◎ 第五批全国中医临床优秀人才研修项目资助（国中医药人教函〔2022〕1号）
◎ 四川省中医药流派工作室建设项目资助（川中医药办发〔2019〕26号）
◎ 成都中医药大学基础医学院2022年度传承创新发展科研基金项目资助〔基础医学院/（0362022011）〕

巴蜀 伤寒践习录

主　审　傅元谋（成都中医药大学）

主　编　鲁法庭（成都中医药大学）

副主编　盖沂超（云南中医药大学）
　　　　罗　勇（中国人民解放军西部战区总医院）

编　委（按姓氏笔画排序）
　　　　贺千里（山西大同大学中医药健康服务学院）
　　　　殷海宽（四川省中西医结合医院）
　　　　高　晔（绵阳市中医医院）
　　　　曾俊辉（成都中医药大学）

人民卫生出版社
·北京·

图书在版编目（CIP）数据

巴蜀伤寒践习录 / 鲁法庭主编 . -- 北京 ：人民卫
生出版社，2024. 10． -- ISBN 978-7-117-37127-8

Ⅰ．R222.29

中国国家版本馆 CIP 数据核字第 20242CT595 号

人卫智网	www.ipmph.com	医学教育、学术、考试、健康，
		购书智慧智能综合服务平台
人卫官网	www.pmph.com	人卫官方资讯发布平台

巴蜀伤寒践习录

Bashu Shanghan Jianxilu

主　　编：鲁法庭
出版发行：人民卫生出版社（中继线 010-59780011）
地　　址：北京市朝阳区潘家园南里 19 号
邮　　编：100021
E - mail： pmph @ pmph.com
购书热线：010-59787592　010-59787584　010-65264830
印　　刷：三河市君旺印务有限公司
经　　销：新华书店
开　　本：710 × 1000　1/16　　印张：26
字　　数：467 千字
版　　次：2024 年 10 月第 1 版
印　　次：2024 年 10 月第 1 次印刷
标准书号：ISBN 978-7-117-37127-8
定　　价：79.00 元

打击盗版举报电话：010-59787491　E-mail: WQ @ pmph.com
质量问题联系电话：010-59787234　E-mail: zhiliang @ pmph.com
数字融合服务电话：4001118166　E-mail: zengzhi @ pmph.com

杨　序

西蜀大地，山水隽秀，人杰地灵。川派中医药有着悠久的历史，自古名医辈出，医派纷呈，素有中医之乡、中药之库的美誉，是我国中医药重要的发源地之一。

川派医家对《伤寒论》的研习历史悠久，独具匠心，影响深远，逐渐形成了颇具地域特色的伤寒学派。如清末扶阳派代表人物郑寿全，以善用姜、桂、附著称，著有《伤寒恒论》《医理真传》《医法圆通》，其弟子卢铸之侍诊从学11年，于1908年在成都开设"扶阳医坛"，听学者众，影响至今。晚清进士唐宗海，著名中医学家，"中西医汇通学派"的代表人物和先驱者，著有《伤寒论浅注补正》《六经方证中西通解》，对《伤寒论》的研究独具慧心。诸如晚清秀才何仲皋的《伤寒原旨》，清末民初我国著名思想家、经学家、中国"儒家学派的思想家""蜀学大师"廖平的《伤寒平议》《伤寒杂病论古本》《伤寒总论》等，均见解独特，学术造诣精深。

20世纪60年代，素有"活伤寒"之称的邓绍先先生，主持编写了全国统编《伤寒论》1～2版教材，先后担任全国中医院校《伤寒论》师资培训班三期主讲，为全国培养伤寒师资，为高校《伤寒论》教材的编写奠定了重要基础，开启了高等中医药教育伤寒教学的新纪元。邓绍先先生是四川国医学院（1936年）的创办者之一，先后任该院教务长、副院长等职，1956年成都中医学院（现成都中医药大学）成立，调入学院任副教务长，以《伤寒论》教学、研究著称，人称"邓伤寒"，也是巴蜀伤寒学派的奠基人。受邓绍先先生学术思想的影响，先后有顾大德、戴佛延、陈治恒、郭子光等一大批伤寒学家及后来学者，孜孜以求，不遗余力地传承和发扬仲景学说，使巴蜀伤寒学派薪传不息，代有传人。

今有鲁法庭、盖沂超、罗勇等一众弟子，在多年教学、科研、临床应用《伤寒论》的基础上，秉承巴蜀伤寒学派的精华，撰著了《巴蜀伤寒践习录》一书。是书继承了邓绍先《伤寒论讲义》的编著方法，遵照原书条文次序，并结合原文所论内容，将条文划分成若干小节，突出原文前后联系，系统阐释，更好地体现了原书的行文逻辑关系及诊疗思想，是本书的一大特点；又于每小节之前辟有导读，提示重点；经文以辨脉证、论治疗、践行案例为重点，详细阐释条文的脉证特点及论治方法，更以巴蜀中医药大家及编著者经方临床应用验案为佐证，以突出《伤寒论》传承，明理致用。

欣闻是书即将付梓，这对广大中医药学爱好者、在校学生、中医药工作者，都是福音！是书的出版发行，必将会嘉惠于医道同仁！乐于推荐，并以上琐言，爰之为序。

中华中医药学会副会长
四川省中医药学会会长
成都中医药大学教授、博士研究生导师

杨殿兴

2022年初秋于成都雅兴轩

林 序

  四川素有"中医之乡、中药之库"的美誉，中医底蕴深厚，名医辈出。天回医简、经穴漆人，彰显着四川中医药深邃的历史底蕴。上世纪 50 年代，蒲辅周、萧龙友、吴棹仙等四川名医汇聚京城，为新中国人民卫生健康事业做出了突出贡献。

  四川气候天阴多雾，多雨潮湿，《伤寒论》在四川广为流传，巴蜀医家于临证中擅用伤寒温阳经方温扶阳气，对《伤寒论》的研究与发挥匠心独具，颇具地域特色，形成了学术特色鲜明，传承脉络清晰的巴蜀伤寒学术流派。

  今欣闻吾师承弟子，巴蜀伤寒学术流派第四代代表性传人、成都中医药大学伤寒教研室主任、全国第五批中医临床优秀人才鲁法庭教授，本着守正创新，传承精华之旨，组织活跃在《伤寒论》教学、经方临床一线的川派伤寒研习、传承者，编撰了《巴蜀伤寒践习录》一书，遵照《伤寒论》原书条文次序，结合原文内容，将条文划分成若干小节，加以系统阐释。该书着重突出原文前后联系，尤其在"辨脉证"和"论治疗"部分，论述精深，将巴蜀伤寒学术流派的临证精要贯穿始终，集中体现了巴蜀伤寒学术流派研究伤寒之学，注重理论规范，尊重原文原旨；传承伤寒之术，倡以辨病为核心的辨证论治；运用伤寒之方，倡经方经用、借用、变用；发扬伤寒之学，因地制宜，倡扶阳，重气化等学术观点。

  全书汇集了巴蜀伤寒学派在《伤寒论》教、学、用三方面的心得体会，书中录入的代表性医案为老、中、青巴蜀伤寒学派中医醉心伤寒，潜心医道所得，其中不乏巴蜀伤寒名家陈治恒教授、国医大师郭子光教授的宝贵医案，并于案后撰有精彩按语体会，对于《伤寒论》践习者，定能起到开启思维，解析玄机的临床指导作用。

  该书的出版，必将对传承中医经典，发扬川派中医学术作出贡献，相信该书出版将对广大医务工作者，尤其是《伤寒论》践习者极有裨益，故乐为之作序。

国医大师 林天东

2024 年仲秋于海口

自序

《伤寒论》是中医临床医学理论的奠基性经典著作，是一部阐述外感热病治疗规律的专著，历代医家奉之为中医成才之圭臬。

四川气候天阴多雾，多雨潮湿，川派医家临证擅用伤寒温阳经方温扶阳气，对《伤寒论》的研究与发挥匠心独具，颇具地域特色。本着守正创新，传承精华之旨，我们组织了活跃在《伤寒论》教学、经方临床一线的川派伤寒研习、传承者，结合自身学伤寒、教伤寒、践伤寒所得所悟，编撰了《巴蜀伤寒践习录》，力争实现理论性和临床性、思维性与创新性的有机结合。

为了更好地体现原书的行文逻辑及诊疗逻辑，本书原文以刘渡舟教授等点校的《伤寒论校注》为依据，原文采用繁体字。本书为横排，故将原文中"右×味"改为"上×味"。遵照原书条文次序，并结合原文所论内容，将条文划分成若干小节，加以系统阐释。为了便于学习，在辨六经病脉证并治每篇之首，都写有概说以介绍该经病证的概念、基本生理及主要病理、预后转归、治疗原则等内容；为了方便读者更好地掌握重点内容，于每小节之前有【导读】，具体条文阐释按【挈要】【释字词】【辨脉证】【论治疗】【践行案例】的体例进行阐释。在书稿撰写过程中着重突出原文前后联系，重点放在【辨脉证】和【论治疗】。

全书汇集了川派中医在《伤寒论》教、学、用三方面的心得体会，书中录入的代表性医案为川派老、中、青中医醉心伤寒，潜心医道所得，特别是录入的川派伤寒名家陈治恒教授、国医大师郭子光教授的宝贵医案，为本书增色不少，对于《伤寒论》践习者，可以开启思维，解析玄机，应用示范。

本书编写者师出同门，默契神会，在本书的编撰过程中大家严谨求实，同力协契，兢兢业业，使得《巴蜀伤寒践习录》顺利付梓。本书的编写更有幸得到恩师巴蜀伤寒学派名家杨殿兴教授、傅元谋教授的首肯和支持，他们在公务、诊务繁忙之余，为本书编撰给予了宝贵的指导，并为本书作序、担任本书主审，为本书增添异彩，在此深表诚挚谢意。

本书内容一定程度上也反映了川派伤寒的学术特色。适合伤寒学习，经方践行者阅读，也可以作为《伤寒论》教学参考书。

本书编写，历经 2 年有余，即使经十数次校稿得以完成，但也会因编撰者学识有限，疏漏谬误之处难免，敬请各位读者批评指正。

鲁法庭

2024 年 4 月于蓉城金沙陋室

目　录

伤寒卒病论集（原序）

论曰：余每览越人入虢之诊，望齐侯之色，未尝不慨然叹其才秀也。怪当今居世之士，曾不留神医药，精究方术，上以疗君亲之疾，下以救贫贱之厄，中以保身长全，以养其生。但竞逐荣势，企踵权豪，孜孜汲汲，惟名利是务；崇饰其末，忽弃其本，华其外而悴其内。皮之不存，毛将安附焉？卒然遭邪风之气，婴非常之疾，患及祸至，而方震慄，降志屈节，钦望巫祝，告穷归天，束手受败。賫百年之寿命，持至贵之重器，委付凡医，恣其所措，咄嗟呜呼！厥身已毙，神明消灭，变为异物，幽潜重泉，徒为啼泣。痛夫！举世昏迷，莫能觉悟，不惜其命，若是轻生，彼何荣势之云哉！而进不能爱人知人，退不能爱身知己，遇灾值祸，身居厄地，蒙蒙昧昧，蠢若游魂。哀乎！趋世之士，驰竞浮华，不固根本，忘躯徇物，危若冰谷，至於是也！

余宗族素多，向余二百，建安纪年以来，犹未十稔，其死亡者三分有二，伤寒十居其七。感往昔之沦丧，伤横夭之莫救，乃勤求古训，博采众方，撰用《素问》《九卷》《八十一难》《阴阳大论》《胎胪药录》，并《平脉辨证》，为《伤寒杂病论》，合十六卷。虽未能尽愈诸病，庶可以见病知源。若能寻余所集，思过半矣。

夫天布五行，以运万类，人禀五常，以有五藏，经络府俞，阴阳会通；玄冥幽微，变化难极。自非才高识妙，岂能探其理致哉！上古有神农、黄帝、岐伯、伯高、雷公、少俞、少师、仲文，中世有长桑、扁鹊，汉有公乘阳庆及仓公，下此以往，未之闻也。观今之医，不念思求经旨，以演其所知，各承家技，终始顺旧，省疾问病，务在口给，相对斯须，便处汤药。按寸不及尺，握手不及足；人迎趺阳，三部不参；动数发息，不满五十。短期未知决诊，九候曾无髣髴；明堂阙庭，尽不见察，所谓窥管而已。夫欲视死别生，实为难矣。

孔子云：生而知之者上，学则亚之。多闻博识，知之次也。余宿尚方术，请事斯语。

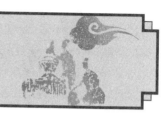

概 论

　　《伤寒论》是东汉末年著名医家张仲景所著的一部阐述多种外感疾病辨证论治的专书,是我国第一部理、法、方、药比较完善,理论密切联系实际,而又自成体系的古典医学著作。该书自问世迄今,历经1 800多年不同时代和无数医家的大量临床实践检验,确认了《伤寒论》既能用于外感疾病的诊疗,又对杂病多可运用,对临床各科具有普遍的指导意义。

一、作者其人

　　《伤寒论》作者张机,字仲景,今河南南阳市邓州市穰东镇人,约生活于公元150～219年,我国东汉末年杰出的医学家。

(一)南阳的高度文明奠定了仲景成名的基础

　　河南地处华夏文明发源地黄河流域、长江流域的核心,仲景所在的南阳早在战国时代就是楚国的著名铁产地。秦统一六国后,南阳是其大郡之一。也是光武帝刘秀起兵反莽之地,很快发展成为全国六大都市之一,有南都之称,当时的豪门贵族多出于此。有着"灵山秀水,南都古城"的美称。与中国四大古都之一的洛阳齐名,现今也是我国河南省重要城市之一,是我国中部地区重要的交通枢纽,豫鄂陕交界地区区域性中心城市。历史上有很多举足轻重的人物在这里出生、成长,如"南阳四圣",除了"医圣"张仲景还有"商圣"范蠡、"科圣"张衡、"智圣"诸葛亮。南阳的文明程度是生于斯长于斯的仲景成才的重要地域背景。

(二)用思精而韵不高的个人秉性决定了仲景"不为良相,便为良医"

　　《太平御览·何颙别传》载:"同郡张仲景总角造颙,谓曰:君用思精而韵不高,后将为良医……颙先识独觉,言无虚发。"通过此文献可知仲景秉性"用思精而韵不高",意思即仲景天资聪颖,思维敏捷,智商高,而且为人谦虚低调,这是名医必备的两大条件,即医德高尚、医术高明。

(三)丰厚的家学渊源是仲景成才的基石

　　《名医录》云:"始受术于同郡张伯祖,时人言,识用精微过其师。"《古今医统大全·历代圣贤名医姓氏》载:"张伯祖,南阳人,志性沉简,笃好方书,精明脉证,疗病十全,当时所重。"虽然没有文献明确仲景与张伯祖是否有亲属关系,但是魏晋时期,多将父亲的伯父称为伯祖。如《魏书》卷一百三之《列传》第九十一《徒何段就六眷》:"其伯祖曰陆眷,因乱被卖为渔阳乌丸大库辱官家奴。"秦汉时期的医学传承对弟子严格筛选,"非人勿传",故我们认为仲景与张伯祖之间有可能存在亲属关系,这样他拜张伯祖为师就显得顺理成章,而张伯祖倾囊相授,使仲景"识用精微过其师"成为可能。

二、伤寒其书

(一)成书背景:时势造英雄,疫情炼名医

仲景所在的东汉末期,政治腐败,三国纷争,社会长期陷入严重动乱,战争连年不断,加上自然灾害、疫病流行,导致民不聊生。经兵祸、天灾、饥饿和疫病而死者,比比皆是。王粲《七哀诗》:"出门无所见,白骨蔽平原;路有饥妇人,抱子弃草间。"曹植《说疫气》:"家家有僵尸之痛,室室有号泣之哀,或阖门而殪,或覆族而丧",都记述了疫疾流行时的死亡惨景。仲景家族也未能幸免,正如《伤寒卒病论集(原序)》中所说"余宗族素多,向余二百,建安纪元以来,尤未十稔,死亡三分有二,伤寒十居其七"。尽管疫情如此肆虐,但不被政府和社会重视,当时的人们不是"竞逐荣势,企踵权豪,孜孜汲汲,惟名利是务"。就是迷信鬼神,祈求巫祝。而当时的医生又"各承家技,终始顺旧",不认真钻研医学,抱残守旧,不能守正创新,以致疫病难以得到有效遏制。百姓生活在水深火热之中。《东汉会要》描述当时的百姓"不死于兵,即死于病"。

无论是大环境的悲凉之状,还是自己家族的惨烈情景,都使作为医生的仲景不得不在积极诊治疾病以"救贫贱之厄"之余,"勤求古训,博采众方",并结合自己的实践经验,守正创新,在仲景岁约五十之时,即公元200~210年之间,仲景撰述了《伤寒杂病论》,流传千古,奠定了医圣之名的基础。

(二)学术渊源

中国是世界四大文明古国之一,以华夏文明为源泉,有着近5 000年的悠久历史。医学方面,早在东汉以前就已经积累了极其丰富的临床治疗经验,先后出现过一些卓越的医学家,并形成了一套独特的医学理论知识。据《汉书·艺文志·方技略》载,西汉汉成帝河平三年(公元前26年)命侍医李柱国校订医书时,就已有古医经7家,216卷,经方11家,274卷。这些文献,虽然大部分已经失传,但从所载书目和涉及的内容来看,其中既有阐发医学理论的鸿篇巨著,又有临床各科的专门著作,这为中医学术的继续发展奠定了必要的基础。

《伤寒卒病论集(原序)》告诉读者,仲景在"勤求古训,博采众方"的基础

上撰述《伤寒杂病论》的，从他所引用的书目来看，的确没有离开上述古医经和经方两大家的内容。如《素问》、《九卷》(即《灵枢经》)、《八十一难》(即《难经》)、《阴阳大论》等明显属于医经家的著作，《胎胪药录》则属于经方家的范围。

对现存《黄帝内经》(简称《内经》)等古典医学著作的基本理论结合《伤寒论》的内容进行考察，就会发现它们之间乃是一脉相承的，仲景将这些基本理论与临床实际紧密地结合起来，创造性地加以发展运用。可以说《伤寒论》是《内经》忠实的践行者。正如《医宗金鉴·伤寒论注》说："《伤寒论》后汉张机所著，发明《内经》奥旨者也。并不引古医经一语，皆出心裁，理无不赅，法无不备。"我校邓绍先教授亦认为《伤寒论》与《内经》《难经》的理论是一脉相承的，其词虽异，其旨则同。

(三)流传

仲景所处的年代天灾不断，战事连年，《伤寒杂病论》从写成那天开始就面临残缺破损的风险。时至西晋太医令王熙对《伤寒杂病论》进行整理时，所得即是残卷，他将其中的伤寒部分整理编撰为《伤寒论》，将残缺不全的杂病部分汇入其所著的《脉经》中。宋代在国家校正医书局的主持下，林亿、高保衡、孙奇、孙兆等人对医书进行校正，首先校订刻印《伤寒论》。随后，他们又将翰林学士王洙在馆阁中所得蠹简《金匮玉函要略方论》(《伤寒杂病论》的节略本)中论杂病和治妇人病等诸篇加以校正，并收集当时各家方书中记载的仲景治杂病的医方及后世医家的良方，分类附于每篇之末，命名为《新编金匮要略方论》(现称《金匮要略》)，至此，《伤寒杂病论》便以官修版分成两书流传于世。

目前，通行较广的《伤寒论》有两种版本，一是宋代国家校正医书局校刊的宋本《伤寒论》，一是金代成无己注解本，即《注解伤寒论》。宋本在国内已无原刻本，只能见到明代赵开美据宋本翻刻《伤寒论》，即赵刻本，该版本比较逼真于宋本《伤寒论》。《注解伤寒论》书成于1144年，是现存最早的《伤寒论》全注本，其特点是"以经解经"，即以《黄帝内经》解读《伤寒论》方证医理。

宋本《伤寒论》，十卷二十二篇，3万余字。由于《平脉法》《辨脉法》《伤寒例》三篇，大多注家疑为王熙所加，痉湿暍篇已收入《金匮要略》中，辨不可发汗等以下诸篇，又多与太阳病等篇重复，因此，自明代方有执以后，多将这些篇章删去不录，剩下辨太阳病脉证并上、中、下三篇，和辨阳明、少阳、太阴、少阴、厥阴、霍乱、阴阳易差后劳复病脉证并治十篇。其实，学习和研究删去的诸篇，更有助于把握《伤寒论》的系统性。

(四)学术成就

《伤寒论》继承了汉代以前的医学成就，并通过张仲景自己大量临床实践和深入研究之后撰述而成，传承了先贤精华，又有所突破和创新。其学术成就主要体现在以下三方面。

1. 创立了六经辨证论治体系　《伤寒论》六经辨证，既是分证方法，也是人体感受外邪之后，把握经络、脏腑、气化失常所产生的病理生理变化的动态规律的方法。同时，六经辨证是理、法、方、药比较完善，理论密切联系实际而又自成体系的一套认识疾病和处理疾病的方法。这个辨证体系，体现了从整体出发，以脉证变化为依据，以辨别阴阳为纲，以三阴三阳为目，寓八纲辨证于其中。在疾病的发展变化过程中，紧紧抓住病机而立法选方用药，能使人对各种错综复杂的证候，辩证地、系统地、具体地加以认识和进行恰当的处理。因此，它不仅适用于外感疾病的诊疗，对杂病亦适用，因此，被后世公认为是中医辨证论治的基础，对临床各科都具有指导作用。

诚如柯琴所说："仲景伤寒已兼六气，六气主病已概杂病，非专指伤寒立言"。又如陈念祖所言："书虽论伤寒而百病皆在其中"。

2.《伤寒论》临床实用价值弥久不衰　《伤寒论》自成书问世以后，它的临床实用价值很快就被医学家们给予了充分肯定。如晋代皇甫谧在《针灸甲乙经》序中说："仲景论广伊尹《汤液》为十数卷，用之多验。"唐代著名医学家孙思邈在《千金翼方·伤寒上》说："尝见太医疗伤寒，惟大青、知母诸冷物投之，极与仲景本意相反，汤药虽行，百无一效。"又在《备急千金要方·发汗吐下后》感慨"江南诸师秘仲景要方不传"。可见他以及当时的医家对《伤寒论》的重视程度。到了宋代，林亿、高保衡等在校正医书时，将《伤寒论》作为首校之列，仍然是取决于它的实用价值。南宋许叔微还专门总结了他运用《伤寒论》方药的经验，写成了有名的《伤寒九十论》。近人曹家达，在所著的《经方实验录》中，记载了他及门人运用伤寒方获效的不少验案，诸如此类，不再一一赘举。

近年来临床研究所取得的某些成果，其中不少都是源于《伤寒论》辨证用药的启示，如用茵陈蒿汤治疗急性黄疸性肝炎，乌梅丸治胆道蛔虫，麻杏石甘汤用于急性支气管肺炎和多种其他呼吸系统疾患，白虎汤用于流行性乙型脑炎、小儿夏季热及某些高热疾患。白头翁汤治痢疾，大柴胡汤、承气汤用于某些外科急腹症，炙甘草汤治某些心律不齐，以及四逆汤用于休克抢救。尤其是 2019 年自新型冠状病毒感染（简称新冠病毒感染）疫情发生以来，国家先后推出十版新冠病毒感染诊疗方案，筛选出的"三药三方"等临床有效的中药治疗办法，被多个国家借鉴和使用。三药中，金花清感颗粒疏风清热解毒，连花清瘟胶囊清热解毒、宣肺通腑，二药核心组方均有麻杏甘石汤；血必净注射液养血活血，由当归芍药散加减而成。三方中，清肺排毒汤，由麻杏甘石汤、五苓散、小柴胡汤、射干麻黄汤合方，三阳合治；化湿败毒方，由麻杏甘石汤、小承气汤、藿朴夏苓汤、平胃散加味而成，偏调中焦；宣肺败毒方，由麻杏甘石汤、麻杏薏甘汤、宣白承气汤加味而成，重通利二便。这些都客观地证明了《伤寒论》旺盛的临床生命力。

3.《伤寒论》立法严谨，处方精审，极具典范作用　《伤寒论》首先运用三阴三阳辨病，使人知有所向，这是六经辨证的前提。再于每病之中，依据脉证的不同表现，辨其因、病位、病势、病性，从而分为不同证型。然后，才凭证立法，以法系方，如此环环紧扣，可以说毫无游移假借之处，确实是十分严谨的。并主张"病皆与方相应者，乃服之"。药物的炮制、剂型的选择、煎服方法、服后反应和将息禁忌等，因证不同，都各有讲求。吴谦在《医宗金鉴》中赞誉《伤寒论》"启万世之法程，诚医门之圣书"。更有"方书之祖"的美誉，都无疑肯定了它确有重要的典范作用。

三、伤寒、六经探讨

（一）伤寒

陆懋修说："昔人谓读《伤寒论》，当先求其立法之意，余谓读《伤寒论》，当先求其所以命名之义，不审论之何以名伤寒，何怪人之不善用伤寒方哉！"（《世补斋医书·伤寒有五论》）。学习《伤寒论》从书名的认识开始，弄清"伤寒"含义是第一步。

《内经》中"伤寒"包括两层含义：一是指感受寒邪引起病热之候，如"人之伤于寒也，则为病热"（《素问·热论》），"人伤于寒而传为热"（《素问·水热穴论》），后世称此为"即病的伤寒"，二是指冬时感寒，不即时发病，而是影响闭藏，郁遏阳气，蕴久成热，暗耗阴液，使机体失调，及至春令，阳气向外发陈，伏热随之由里达表，或为新感引发，则为温病，或至夏日，伏热随之向外发泄，则易病暑。此即"冬伤于寒，春必温病"（《素问·阴阳应象大论》），"凡病伤寒而成温者，先夏至日者为病温，后夏至日者为病暑"（《素问·热论》）之义。后世称之为"不即病的伤寒"。尽管它与"即病的伤寒"引起的发热已有本质的不同，但从病因来看，仍与伤寒有关，正如《素问·热论》说："今夫热病者，皆伤寒之类也。"

《难经·五十八难》曰："伤寒有五，有中风、有伤寒、有湿温、有热病、有温病"，在《内经》基础上引申和扩大了对外感疾病的分类，至此，有了广义伤寒与狭义伤寒之别。广义伤寒泛指外感热病；狭义伤寒，则是指"有五"中的伤寒而言。《伤寒论》所论"伤寒"当属广义伤寒。对此，后世医家多有阐释。如唐代孙思邈在《备急千金要方》中引《小品》之说，谓"伤寒是雅士之辞，天行瘟疫是田舍间号耳"。王焘所著《外台秘要》引许仁则论天行病云："此病方家呼为伤寒。"清代程应旄在《伤寒论后条辨直解》中也说："寒字只当得一邪字看"，雷丰在《时病论》一书中明确提出："汉长沙著《伤寒论》以治风、寒、暑、湿、燥、火六气之邪，非仅为伤寒而设。然则，其书名伤寒何也？盖缘十二经脉，惟足太阳在表，为寒水之经……故曰伤寒"。各医家阐释角度不一样，但总的都是认同《伤寒论》论述的是广义的伤寒。

从论中所述内容来看，如在《辨太阳病脉证并治上》论述了中风、伤寒、温病及风温等；在《辨阳明病脉证并治》论述湿热、寒湿等。此外，在原书杂病部分（即今之《金匮要略》）还有"辨痉湿暍病脉证"一篇。由此可见，《伤寒论》论述的是广义的伤寒，殆无疑义。

（二）六经

1. 六经概念及来源　伤寒"六经"概念源于《内经》，如："六经为川，肠胃为海"（《素问·阴阳应象大论》），"六经调者，谓之不病，虽病，谓之自已也"（《灵枢·刺节真邪》），六经即三阴三阳经。阴阳属于古代自然哲学范畴，指自然界的客观事物，在相对静止状态下，普遍存在对立统一的规律。正如《易传·系辞传》说："一阴一阳之谓道。"自然界的事物是动态变化的，阴阳始终处在运动变化之中，因此，阴阳有由初而盛、由盛而衰、由衰而变的动态变化过程。因而《内经》中大量使用了三阴三阳的理论，明确提出阴阳离合的概念。即阴阳二气在运动过程中随着气的量的不同和作用不同，可有三阴三阳之分。正如《素问·天元纪大论》所说："阴阳之气各有多少，故曰三阴三阳也。"《内经》将上述概念广泛用于人体生理和病理各个方面，三阴三阳（六经）被用来说明人体不同经络的循行部位、气血多少、脏腑属性和生理机能活动以及彼此间的相互关系。

《内经》中"六经"指手足十二经脉而言，《素问·热论》运用六经分证，论述"伤寒病热"实热证的问题，并针对性提出清、泄二法，在证候方面，以经络见证为主。《伤寒论》用以作为辨证纲领和论治准则，在《内经》的基础上，结合张仲景自己实践经验，创新性地加以发展运用，与《素问·热论》的内容不尽相同。

关于《伤寒论》六经的探究，历代医家从脏腑、经络、气化、部位、阶段等多方面做了积极探讨，见仁见智，各有所执，这些研究，由于各从一个侧面着手，虽然各自都有发挥，但难免都具有一定的片面性。巴蜀伤寒学派多以经络、脏腑作为六经的物质基础，用气化学说解释六经之功能，气化与形质并重，探讨六经实质。

因为，脏腑是人体机能活动的核心，其机能活动必然要影响全身各部，而全身各部的机能活动，又必然要从属和影响脏腑，所以对伤寒病变的研究，不能只局限于脏腑，而应从多方面进行。

经络网络全身，运行气血，而根源于脏腑，它既有独立的机能活动，又从属于脏腑，因此对经络在发病过程中所起作用的研究，决不能离开脏腑气血等因素。

气化是脏腑经络机能活动的概括，六经病候的产生，大都是气化活动失常的反映，真正属于脏腑经络形质发生的病变很少，因而从气化这一方面进行研究既重要也必要。但如果片面地离形论气，就会失去物质基础。近年来，越来越多学者主张将脏腑、经络、气化三者结合起来进行研究。伤寒六经也具备对疾病部位和阶段的概括，临床特征显著，是临床诊断不可缺少的部分，但反映在外的部位和阶段，多属表象，要寻其根源，则必须参合各种因素。

《伤寒论》中六经所概括的内容丰富，践行《伤寒论》，必须从临床实际出发，将六经病的证候同脏腑、经络、气化等结合起来，进而运用阴阳离合等一系列理论去认识它的规律性，并参合疾病部位、阶段等内容去认识它的规律性，才能深入理解《伤寒论》六经辨证的全部意义。

2. 六经辨证与八纲、经络、脏腑辨证的关系　六经辨证以三阴三阳为总纲，在经络、脏腑及气化的基础上，以脉证作为主要依据，概括了脏腑经络气血的生理活动和病理变化，并根据人体抵抗力的强弱、病因属性、病势进退缓急等因素，将外感疾病演变过程中所发现的各种证候进行分析、综合、归纳，进而明确病变的部位、证候特点、损及何脏何腑、寒热趋向、正邪消长及立法处方的一个认识疾病和处理疾病的完整辨证体系。

仲景将八纲辨证寓于六经辨证之中，并把两者有机地结合起来，进而指导临床治疗。这样既能在外感疾病发生和发展的变化过程中，依据六经证候的特征及其病机的转化来判明病变的部位（经、脏、腑），分析证候反映的寒热属性和正邪消长的虚实情况，从而明确诊断，提出确切的治法和进行有效的治疗。

至于六经辨证与经络辨证、脏腑辨证的关系，从《伤寒论》以"辨某某病脉证并治"作为篇名可见其端倪。由于经络、脏腑是六经气化的物质基础，虽然六经证候很少是经络脏腑的形质受到了损害所致，而主要是气化失常所出现的病理生理反映，但形质与气化是不可分割的；所以仲景主要以"辨某某病脉证并治"作为《伤寒论》篇名，意在强调践习《伤寒论》既要重视气化及其阴阳离合等有关理论，又不可忽视经络的循行部位和脏腑机能活动的具体内容。因此六经辨证与经络辨证、脏腑辨证密不可分。

从经络辨证的角度看，足太阳经脉起于目内眦，上额交颠，入络脑，还别出下项，挟脊抵腰至足。主要循行于人体的背部，故太阳经受邪，则见头项强、腰脊痛等症。足阳明经起于鼻梁凹陷处两侧，络于目，前从缺盆下行经胸腹，主要循行于人体的前面，故阳明经受邪，则见目痛、鼻干等症。足少阳经脉起于目外眦，上抵头角，下耳后，入耳中，并从缺盆下行经胸胁，主要循行于人体的两侧，故少阳经受邪，可见耳聋、目赤、胸胁苦满等症。三阴主内，其病属里，所以三阴经脉病变反映的证候，不如三阳经那么明显，但表现的某些证候亦与三阴经脉的循行部位有关，如太阴病的腹满时痛，少阴病的咽痛、咽干，厥阴病的颠顶痛等。

从脏腑辨证的角度看，疾病发展过程中，每经病常会累及它所连属的脏腑，从而出现脏腑的证候。例如，膀胱为足太阳之腑，在经之邪不解，可以随经入腑，导致膀胱气化失常，而见少腹里急、烦渴、小便不利的蓄水证。胃与大肠为阳明之腑，邪入阳明，导致胃肠燥热、腑气不通，可见腹满疼痛、拒按、便秘等症。胆为足少阳之腑，邪入少阳，胆火上炎，又可见口苦、咽干、目眩等症。又如邪入太阴，脾阳不振，寒湿不化，则有腹满而吐、腹痛、自利等症。邪入少阴，心肾虚衰，气血不足，则有脉微细、但欲寐等症。邪入厥阴，寒热错杂，肝气上逆，则有气上撞心等症。

脏腑经络本是一体，六经所属的经脉脏腑通过经脉相络，存在着相应的阴阳表里关系，因而发病时必然会相互影响，在《伤寒论》六经辨证中同样有所体现。如太阳病为正气与邪气抗争于表，可见表脉表证，由于太阳与少阴相表里，若太阳之气抗邪乏力，就可传少阴；反之，若病在少阴，阳气得复，则能抗邪于外，病变又可由少阴转出太阳，其余各经亦同。因此，明确六经与脏腑、经络及其相络关系，对认识六经证候的发展变化和各种病理转化是十分重要的。

四、六经病证传变及证治原则

（一）六经病证传变

六经病证是人体感受外邪，致使脏腑、经络、气化的作用失常所呈现的病理反应。人体是以五脏为核心的整体，故无论何经受病，虽然一时病变有它的主要矛盾所在，但随着正邪斗争双方力量的消长变化，病情也会产生由此及彼、由彼及此的变化，从而出现证候的变化。因此，临床诊疗势必考虑六经病证的传变。所谓"传"，是指病情循着一定的趋向或路线发展；"变"则是指病情不循一般规律而起的性质变化。

六经病证传变与否，取决于人体正气的强弱，感邪轻重和治疗当否等因素，所以传变具有多样性和复杂性。临床判断六经病证传变与否，六经次序以及计日传经之说可作参考，关键应以刻下脉证为依据。正如《伤寒论·辨太阳病脉证并治上》所说："伤寒一日，太阳受之，脉若静者，为不传；颇欲吐，若躁烦，脉数急者，为传也。""伤寒二、三日，阳明、少阳证不见者，为不传也。"

《伤寒论》中有关传经的内容，经前代医家的研究，大体归纳为如下几种形式：①循经传（太阳—阳明—少阳）；②越经传（太阳—少阳）；③误下传（太阳—太阴）；④表里传（太阳—少阴、阳明—太阴、少阳—厥阴）；⑤首尾传（太阳—厥阴）。六经病的发生和发展，也有初起不经太阳，而直入阳明或少阳的，一般将此称为"直入"；若初起不经三阳，而直接表现为三阴证候的，则称为"直中"。此外，尚有"犯本"和"两感"之说，所谓"犯本"，是指在经之邪不解，随经入腑之候；所谓"两感"是指互为表里的阳经与阴经同时受邪发病。如此等等，颇为复杂，本来传经就受多种因素的影响，因而这只能看作是对各种可能所做的归纳，并不等于是一成不变的规律。

至于"变证"，在论中并无其名，只有两处提到过"坏病"，所谓"坏病"，是指误法之后，病情恶化，证候错综复杂，难以六经证候称其名者。从一定意义上讲，坏病即后世所称的变证，正如柯琴《伤寒论注·桂枝汤证下》所说："坏病者，即变症也。"但有的变证并不因误治引起，而是因感邪过重或患者的体质因素，病情自身恶化而成，从这个角度上讲，"坏病"与变证又不应等同，它只是在变证范围之中。由此可见，《伤寒论》六经病证的传变确实比较复杂。在临床上除应了解传变的各种可能性之外，还应该明白，阳盛之人，多入三阳之腑，阴盛之人，则多入三阴之脏；再从病机的演变来看，凡是邪气内传，病则由表入里，由阳入阴，由实转虚，这是邪胜正衰的一般规律；反之，凡是病邪外出，则病由里出表、由阴转阳、虚转实，此为邪衰正复的一般规律，前者为病进，后者为病退。明确这个规律是至关重要的。

总之，六经病证的传变，虽有一定规律可循，但又不是绝对的，所以应该始终立足于脉证辨证，才能明确其是否传变和传变到何部位的问题。

此外，六经病证一般先病一经，然后向他经传变，但也可以两经或三经同时受邪发病。或者是一经证候未罢，而又出现另一经证候。前者称为合病，后者则称为并病。在论中明言合病者，有太阳阳明合病、太阳少阳合病、阳明少阳合病及三阳合病；明言并病者，有太阳阳明并病，太阳少阳并病，少阳阳明并病等。论中亦有不少条文未明言合病、并病，实为合病、并病不少，我们学习时要明确这一点。

（二）六经病证治则

总的来讲，六经病证治则包括祛邪、扶正两方面，并始终贯穿了"扶阳气，存阴液"的基本精神，从而达到邪去正安的目的。其实，治标治本，调整阴阳和因人、因时制宜等原则亦寓于其中。一般说来，三阳病多属阳证、热证、实证，治以祛邪为主；三阴病多属阴证、寒证、虚证，治以扶正为主。但每经病证又各有特点，并处在不断的变化之中，所以无论是祛邪或扶正，都应依据不同的情况，采取与之相适应的治法。论中治法内容是相当丰富的，可以说是集汗、吐、下、和、温、清、消、补八法之大成。

在疾病的发展过程中，各经证候常混同出现，尤其是表里同病较多，应当根据表证、里证的先后缓急，采用相当的治疗措施，因而表里先后治则在论中占有十分重要的地位。但就论中有关内容归纳起来，不外先表后里，先里后表，表里同治三种情况。表里同病而以表证为主的病情，都应先解其表，待表解之后，方可治里，这是常法，否则容易导致外邪内陷，使病情加重或造成变证。若里证较表证为急时，又应先治其里，后治其表；若表里证居于同等情况时，又当表里同法，两者兼顾，否则就有顾此失彼此之弊。这两者均属于变法范围。总之，论中对问题的处理，既有原则性，又有灵活性，辩证对待，学习原文时应该认真加以领会。

五、巴蜀伤寒学术流派简介

四川气候天阴多雾，多雨潮湿，湿盛则阳微，《伤寒杂病论》在四川广为流传，川籍医家于临证中擅用伤寒温阳经方温扶阳气，对《伤寒杂病论》的研究与发挥匠心独具，逐渐形成颇具地域特色的巴蜀伤寒学派。

其中，较有影响力的巴蜀伤寒名家代表人物有邓绍先、戴佛延、陈治恒、郭子光、傅元谋、杨殿兴、刘杨等。学术传承脉络始于邓绍先，其后传学于戴佛延、陈治恒、郭子光、苏学卿，戴佛延传学于傅元谋，陈治恒传学于杨殿兴、李铀、刘力红；郭子光传学于刘杨等。傅元谋、杨殿兴传学于何丽清、成玉、高晔、徐姗姗、鲁法庭、盖沂超、姜冬云、江泳、殷海宽、曾俊辉等（图1）。

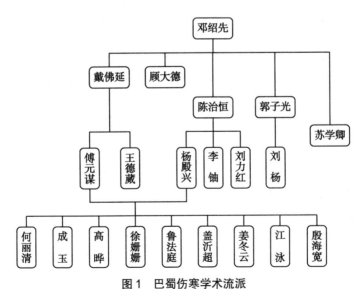

图 1　巴蜀伤寒学术流派

（引自：杨殿兴，田兴军．川派中医药源流与发展，中国中医药出版社，2016：157）

（一）巴蜀学术流派代表性医家

1. 邓绍先（1898—1971），又名续成，四川省华阳县（现成都市双流区）人，著名伤寒论学家。30年代初在成都市中西顺城街、玉泉街行医，医名日盛。邓老学医之始，便致力于经典理论的钻研。博览诸家学说之际，尤对《内经》《难经》《伤寒论》《金匮要略》等典籍加以刻苦研读，一本《伤寒论》竟可背诵如流。1942年，邓老结合临床实践，集20年殚精竭虑研究之所成，撰著《伤寒论释义》一书，并由中国医学文化服务社出版。此书奠定了他在中医内科特别是《伤寒论》研究方面独树一帜的学术地位，"邓伤寒"之誉自此而始。1956年9月，成都中医学院（现成都中医药大学）成立，邓绍先被调入学院任副教务长，兼讲授《伤寒论》。1960年，成都中医学院主持全国中医院校《伤寒论》师资培训班，先后举办三期，均由邓老担任主讲。与此同时，邓老又主持编撰全国中医院校试用教材《伤寒论讲义》，1960年由人民卫生出版社出版，后来习称为一版伤寒统编教材。1964年又经补充重订，由上海科学技术出版社出版，即二版伤寒统编教材。邓老作为伤寒学派的主要专家，为我国高等中医教育《伤寒论》课程教材建设和师资培养作出了卓越贡献。邓老研究《伤寒论》40余年，是我国中医院校《伤寒论》教材的开拓者和奠基人，有许多独特的研习和学术见解。邓老的一生为了中医教育事业和临床而鞠躬尽瘁，为中医人才培养和仲景学术的传承作出了极大贡献。邓老治伤寒学，一直强调临床和不断在临床积累经验，可惜的是在他有生之年末，正值动乱年代，大量的临床资料未能得到妥善存留，因此，我们今天在整理邓老的宝贵学术思想和临床经验时，在临床资料上出现了令人遗憾的空白，亦令人颇感痛惜。

2. 戴佛延（1913—2007），重庆市合川市（今重庆市合川区）人，家传三世中医，自幼研经读史，秉承家学。1936年就读于四川国医学院（现成都中医药大学），毕业后悬壶故里。1956年调至成都中医学院，1978年任伤寒硕士研究生导师，1982年晋升教授。一直从事《伤寒论》教学，曾为全国伤寒师资班辅导，编著《古方医案选编》上、中、下三册作为学生的辅导教材。临床方面主要从事内科疑难症的治疗。提倡治外感疾病应于实处防虚，治内伤病应于虚处防实。处方用药上，提倡"医不执方，医必有方；药不执方，合宜而用"。戴佛延指出，学习《伤寒论》须同时研读《内经》《难经》以探其源，参阅《金匮要略》《温病学》以辟其流。

3. 陈治恒（1929—2017），又名和文，四川巴县（现重庆市巴南区）人，出身于中医世家，幼承庭训，喜好医学，1945年秋从其伯父江津县（今重庆市江津区）名老中医陈心良习医，勤学5年，尽得其传。1950年悬壶乡里，求诊者甚众，被誉为"陈氏医学传人"。1953年入重庆中医进修学校（现重庆中医药学院）专修班学习深造。1956 年考入成都中医学院医学系本科学习，毕业后留校任教，并师从全国著名伤寒专家邓绍先先生，精研中医经典及历代名家著述。1991 年被人事部、卫生部、国家中医药管理局聘为首批全国老中医药专家学术经验继承工作指导老师。

陈治恒长期在教学、临床、科研一线工作，对《伤寒论》研究造诣深。其学术思想一面秉承著名伤寒专家、巴蜀伤寒学术流派创始人邓绍先先生治伤寒首在明理和重在六经气化之说；一面坚持论六经气化不能离形言气，讲伤寒务要理用结合，认为任何理论都必须落实到临床应用上才有意义。在经方的应用中，倡导经方经用、借用、变用，尤其强调要师古不泥，圆机活法。倡导"以辨病为核心的辨证论治"。指出："病有定而证无定，病不变而证常变。"治疗疾病只重视解决病程阶段中的主要矛盾是不够的，还要重视解决贯穿于疾病始终的根本矛盾。

4. 郭子光（1932—2015），四川省荣昌县（现重庆市荣昌区）人，首届国医大师，第三批全国老中医药专家学术经验继承工作指导老师。1952－1955 年，悬壶乡里，后任县城关医院主任。1953 年，于西南军政委员会卫生部中医进修学校专修班进修 1 年。1956 年，考入成都中医学院（现成都中医药大学）医学系本科。1960 年，毕业后留校任教，毕生从事中医药教育、科研和临床医疗工作，贡献颇丰。不断创新中医理论，在继承前人的基础上，提出了六经方证为"病理反应层次"学说，"三因鼎立"学说，创立了"六经辨证新体系"。临床主张"病证结合"，提出"临证八步骤"等临证要诀。1992 年享受国务院政府特殊津贴；2008 年获四川省康复医学会颁发"学科发展杰出贡献奖"。2009 年获中华中医药学会"终身成就奖"，被聘为中华中医药学会终身理事。"郭子光学术思想及临证经验研究"课题被纳入国家"十五"科技攻关计划。

5. 傅元谋（1943— ），四川省成都市人，四川省有突出贡献专家，成都中医药大学杏林名师——伤寒专家，四川省中医名家（四川省中医药管理局）。1962 年考入成都中医学院医疗系六年制中医专业学习，着重研习中医经典；1968 年毕业后赴凉山彝族自治州工作。1979 年考入成都中医学院从师彭履祥、戴佛延攻读硕士学位，其间得到顾大德、陈治恒面训，1980 年硕士研究生毕业后留校工作。长期致力于以《伤寒论》为代表的中医理论与临床研究，以六经证治规律为研究方向，对《伤寒论》课程的讲授因地制宜，紧扣临床，颇具四川特色。经五十余年专心研究和不间断的从事中医继承发扬工作，在临床上以内科呼吸系统疾病和消化系统疾病诊治为主，兼及妇儿科疾病，尤其擅用桂枝汤。代表著作有《听名师讲伤寒论》《许叔微伤寒论著三种》等。

6. 杨殿兴（1955— ），四川省成都市人，伤寒学专家，四川省中医药学会会长、中华中医药学会副会长、《四川中医》杂志主编，全国首批老中医药专家学术经验继承工作指导老师陈治恒的学术继承人。1977 年全国恢复高考后首届成都中医学院中医学专业毕业生，毕业后留校任教。1985—1986 年在上海中医学院攻读硕士研究生课程，师从全国著名伤寒专家柯雪帆。1991 年师从全国首批 500 名老中医药专家、伤寒、临床大家陈治恒教授，为巴蜀伤寒学派第三代传人。长期从事中医药教育、科研、临床和管理工作，重点从事《伤寒论》的教学、科研、临床工作，以中医辨证论治规律、经方临床运用、川派中医药研究为方向。治学严谨求实，理论造诣深厚，精于临床实践。学术上法尊仲景，旁及诸家，博采众家之长，融会贯通。临床擅长治疗伤寒及杂病，倡言以局部病变为核心的辨证论治。杨殿兴教授学术思路清晰睿智，善于理论联系实际，视野开阔，高屋建瓴。主编《中医四部经典解读》《四川名家经方实验录》，独具川味特色、传统特色，理论与实践紧密结合，实用性较强。近年来着手中国医学史、医学名家、川派中医药源流的研究，是唱响川派中医药的倡导者和坚定的实践者。历时 5 年多，主编了《中华医药史话》和《川派中医药源流与发展》两部大型著作，集四川中医药文化历史和发展现状之大成，填补了四川中医药学派发展整理的空白。

7. 刘杨（1956—），国医大师郭子光学术继承人。1978 年考入成都中医学院，硕士阶段师从著名伤寒学家邓绍先的弟子戴佛延、陈治恒。后经国家人力资源和社会保障部、国家卫生健康委员会和中医药管理局确定为全国名老中医郭子光的学术继承人。长期潜心研究仲景六经辨证论治思想、中医临证之术和中医养生学，临床擅长用六经辨证治疗心脑血管疾病及各种杂症。对郭氏学术思想和临床经验有较深理解，运用郭氏辨治冠心病的方案较有心得。主编和参编《国医大师郭子光》《现代中医治疗学》《中医养生学概论》等近 10 部著作。

（二）巴蜀学术流派的学术特点与主流框架

巴蜀学术流派在传承发展过程中，逐渐形成了以下特点。

1. 研究伤寒之学，注重理论规范，尊重仲景原文原旨　巴蜀学术流派邓绍先研究《伤寒论》40 余年，是我国中医院校《伤寒论》教材的开拓者和奠基人，有许多独特的研习和学术见解。为我国中医高等教育《伤寒论》教材制定了影响深远的学术规范，邓绍先是我国成立中医院校后第一版和第二版《伤寒论讲义》的编写主持者，该讲义的主要观点也是邓老研究《伤寒论》几十年形成的成熟的学术观点。突出特点为尊重仲景原文原旨、观点实用平正、语言精练。讲义的编写以突出学习和领会仲景原文原义为目的，使学习者能感悟原著给我们带来的中医临床思维辨证治疗的经典意义和价值。全书围绕原文，以提要、释义、选注、按作为主要编写格式，构成整本讲义的主体内容，再概述伤寒含义、六经概念、六经病证以及《伤寒论》的辨证论治以作导引。高度浓缩以引导读者理解的概论，能使初学者的思路不致偏离《伤寒论》的思想轨迹。这种开拓性的编写方式在后来的伤寒教学中收效甚著，至今《伤寒论》的讲义在编写格式上，依然不脱离以原文的学习为主体，同时辅以概论作为引导。

邓绍先在写作中医院校第一本统编教材时，对《伤寒论》著作的性质做了一个比较合理而中肯的评价。邓老认为："《伤寒论》是一部阐述多种外感疾病的专书，它是东汉张仲景的著作，是祖国医学四大古典著作之一。"东汉末年张仲景原著是《伤寒杂病论》，顾名思义是对整个外感与杂病的综合性著作。但在原书的流传过程中，种种因素造成原著分成了《伤寒论》和《金匮要略》两书。《伤寒论》的辨治精神虽适用于所有外感与内伤杂病，但这部分原文的内容显然还是突出了外感疾病的体系。往后的教材，在《伤寒论》是一本什么样的书这个问题上基本沿用了一、二版教材的观点。

邓老认为《伤寒论》在《内经》《难经》的理论基础上，总结了汉代以前的医学成就，以及作者的临床经验，重点讨论了人体感受风寒之邪以后所引起的脏腑经络的病理变化和临床证候特征，创造性地总结了一般外感疾病的发生和发展的变化规律、治疗原则，以及药剂的配伍方法，始终严密而系统地将理法方药一线贯联，有效地指导着外感疾病及其他杂病的辨证论治，为后世医学的发展作出了极其重要的贡献。

2. 传承伤寒之术，倡"以辨病为核心的辨证论治" 巴蜀学术流派临证非常强调辨证论治，并在此基础上，不断发展创新，倡导"以辨病为核心的辨证论治"。

（1）触机而发，仲景启迪：巴蜀学术流派注重以理论指导临床实践，强调要理用结合。对有些方证条文的理解认识，不囿于传统解释，常常触机而发，别有会心，并从中得到启迪，进而指导临床实践。"以辨病为核心的辨证论治"思想，源于《伤寒论》的研究结果。仲景创立的附子泻心汤，方中既有消痞泻热的大黄、黄芩、黄连，又有温经扶阳的附子，寒热并用。对此方证从局部与整体的关系中去理解认识，可谓掘幽探隐，启人思维。方中大黄、芩、连是针对局部病变心下热痞而设；而配以附子是针对病人素体阳虚。芩、连、大黄治疗病变局部，附子顾及全身整体情况，将局部与整体统一于辨证论治中。这一启迪，通过在长期的临床实践中摸索，逐渐形成了"以辨病为核心的辨证论治"思想，并有效地指导着临床实践。

（2）病证认识，协调统一：巴蜀学术流派强调在病、证的局部与整体认识上，"证"与"病"有区别，"证"是由相对的脉象、症状、体征组成的，具有阶段性;"病"则有它一定的发展变化规律,属于全过程。凡是一种疾病,必定有它一个起决定作用的根本矛盾,并贯穿于疾病的始终。疾病的特殊本质亦由其根本矛盾所决定。基于此,病与病之间才能区分,鉴别诊断始能进行。不同疾病的特殊本质,决定了不同疾病发展的各自表现和规律,故病有定势。证不同于病,证是疾病发展过程中不同阶段表现出来的主要矛盾。陈治恒教授指出"病有定而证无定,病不变而证常变。"治疗疾病只重视解决病程阶段中的主要矛盾是不够的,还要重视解决贯穿于疾病始终的根本矛盾。

从辨病与辨证看,辨病侧重于局部病变分析,而辨证侧重于全身整体情况,因此"病"多是局部病变的反应,"证"则是整体的、综合的、动态变化的过程。病变的局部与全身整体情况,有时表现一致,有时表现并不一致,怎样在治疗中正确认识两者的关系?巴蜀伤寒学术流派以辨病为核心的辨证论治比较好地解决了这一问题。一方面注意围绕病变的局部(这里的局部病变有两方面的意思,一是中医所指的局部,如心下痞、下利、头痛等;二是指西医的诊断,如肾炎、肝炎、冠心病等),或施予专药,或辨病论治;另一方面始终密切注意全身整体情况,辨证论治,两者的有机结合,即是陈氏这一学术思想的体现。

(3) 辨病为核心,结合整体辨证:

1) 结合辨病,借用西医检查:辨识疾病,认清疾病的根本矛盾是必不可少的。在辨病方面,重视西医局部分析的实验室检查,既将之作为诊断局部病变的参考,又不囿于西医检查诊断的束缚,而是西为中用,始终用中医的观点去分析、判断和立法处方。如西医实验室检查血常规白细胞计数高,多称为"感染""炎症",但不能简单对号入座地理解为热毒。毒分阴毒阳毒、寒毒热毒、水毒火毒、湿毒疫毒等,岂能一见"感染",就为热毒?这是以偏概全,曲解了中医的意思。但是,临证时又当重视西医实验室检查,以帮助明确局部病变部位、性质,如咳血病人,常借助西医检查手段,借以弄清楚是支气管炎、支气管扩张引起,还是肺结核、肺癌导致。还可用以帮助明确诊断,对于肝炎、肾炎等慢性病的无症状期,更是重视西医生化指标,借助实验室检查,认清疾病的根本矛盾所在,西为中用,发展中医。

2) 审查局部,重视腹诊:重视局部病情的辨识,除了借助现代科学仪器和方法检验出的客观数据外,常常还通过自己主观望诊、切诊来掌握局部病变情况,这是施用以局部病变为核心的辨证论治中的重要环节,绝对不能忽视。如治疗小儿咳嗽,陈治恒教授指出,小儿咳嗽原因众多,但有一点必须注意,不少小儿是咽喉疾患引起的刺激性咳嗽,纯用止咳化痰、宣肺等法多难收效,若检查明确针对病情采用清利咽喉的方法则每每建功。

3）辨证论治，以辨病为核心：辨证论治是中医学的核心，侧重于人的整体调整，重视调动机体内部的抵抗力和提高机体的适应性，达到"阴平阳秘"。辨病侧重局部器官的改变，辨病论治是采用针对性较强的药物直接作用于病灶，改善局部病损情况，两者各有其长处。

巴蜀学术流派将侧重于整体与侧重于局部的两种论治方法融于一体，大大提高了治病疗效。例如肿瘤的治疗，目前西医常用化疗和放疗，虽然针对性很强，但对全身的毒性和副作用却无法解决，不少病人因此不能继续治疗。陈治恒强调以辨病为核心的辨证论治，既注意针对局部肿瘤的抗癌解毒，又兼顾全身整体情况补益扶正，在常用抗癌药物白花蛇舌草、半枝莲等基础上，又筛选出针对性较强的核桃树枝、山慈菇，用于局部的抗肿瘤治疗；另外根据患者整体情况辨证论治选用八珍汤、归脾汤、十全大补汤、参苓白术散等，以此治疗鼻咽癌、直肠癌、乳腺癌等患者，有效地控制了临床症状，大部分患者可同时接受放疗、化疗且能够坚持，不少人都恢复了工作。治疗肾炎、肾病综合征时，辨证论治加用八月瓜、蛇倒退，利尿消肿，消除尿蛋白；治疗泌尿系感染疾患常适当加用红藤、忍冬藤，能快速控制症状；再如配伍黄连治痢，麻黄平喘，青藤香止胃痛，白鸡冠花止带等。

这种以辨病为核心的辨证论治，其实质是将专药结合于辨证论治中，赋予辨证论治新的内容，使疗效稳定而显著。

3. 运用伤寒之方，倡经方经用、借用、变用

（1）明理是前提，关键在辨证：仲景所撰《伤寒杂病论》并非一般方书，而是一部理论密切联系实际的医学巨著。书中以六经论伤寒，脏腑论杂病，三因类病因，辨证寓八纲，治则创八法，用法系诸方，将脉因证治融为一体，理、法、方、药一线贯穿，从而构成一个以辨证论治为核心的诊疗体系。这个体系能使人"见病知源"，于临床具有重要的指导作用。

因此，要运用仲景之方，若不明仲景书中之理，那就必然会失去理论指导。但明理并非目的，而是要将之落实到临证应用上才有价值，故仲景在论中一再强调"平脉辨证""辨某某病脉证并治""观其脉证，知犯何逆，随证治之"。仲景对证立足于"辨"，因为只有辨证准确，方能施治不误。所以，辨证是应用仲景方的关键。

（2）方证须相应，重法不轻方：方是针对证而设，故不同的证要用不同的方，所谓"有是证，用是方"，仲景论中有"病皆与方相应者，乃服之"的提示。可见只有"方证相应"才能切中病情。巴蜀学术流派主张，证候是表象，它的后面隐藏着病机，病机包含因、位、性、势四个要素，这才是证的实质。所谓"凭证立法（或法本证立）"，实际上是据病机立法；"以法系方（或方从法出）"，实际上是在根据病机立法的基础上进行选药制方。这正是仲景能够做到方证相应的一个重要原因。仲景在著论时是明写方证，暗寓病机、立法、制方之理于其中，只要能抓住这一内在联系，临证时对仲景之方既能运用自如，又可触类旁通。

（3）经方有三用，妙从借变生：如以桂枝汤为例，它本是针对太阳中风证而设，以之治疗太阳中风属于正用，自不待言。但它的运用范围并不局限于此，凡太阳病发汗、吐、下后之外证未解；病常自汗出及病人脉无他病之时发热，自汗出而不愈；阳明病之脉迟汗出多，微恶寒者；太阴病之脉浮；厥阴病下利腹胀满，身体疼痛，先用四逆汤温里后之攻表；霍乱吐利止之身痛不休；妇人妊娠得平脉，阴脉小弱，其人渴，不能食，无寒热等，亦用桂枝汤治疗，此属于借用范围。又在论中以桂枝汤加减，或与他方合用所组成变方更多，属于变用范围。再如小柴胡汤除正用于少阳证外，其借用范围之广和变用方剂之多，也与桂枝汤不相上下。

总之，正用是其常，借用是其变，变用则属变中之变，是非常灵活的。在临床上若以仲景之法为规范，本此加以推求，则可妙从中生，变化无穷。

（4）经方当经用，煎服细节不可忽：应用仲景方时，应把重点放在方中药物相互间用量的比例上，至于具体用量，最好是从实际情况出发，依据病情而定，当重则重，当轻则轻，而不应拘泥。此外，仲景方后所列的煎服方法、注意事项和禁忌等亦很重要，凡未经认真研究，最好予以遵循，不要轻率否定。

（5）经方为方祖，善用可创新：仲景立法严谨，处方精萃，不但疗效卓著，且能开启后学，仲景之方是医方的楷模，为后世医方的发展奠定了基础。如以后世时方来看，虽然它与经方不同，但不少时方却是在经方的基础上加减变化而成，或者是据仲景列方之理依据不同的病情制定的。经方是时方的基础，时方则是经方的发展。因此，临床上不仅要坚信经方的疗效和实用价值，掌握它的种种应用，而且还应看到历代医家在经方基础上发展和形成的一大批有效时方。不可否认这些医家实际都是经方的善用者，只不过他们能够精究其意，善于推广其义，才有所发展和创新，这同样可以作为我们在应用经方时的借鉴。

4. 发扬伤寒之学，因地制宜，倡扶阳，重气化　四川地处盆地，多阴雨少日照，夏季湿热，冬季湿冷，常年湿气偏盛；重庆群山环绕，两江交汇，水汽氤氲，云雾蒸腾。川渝两地气候潮湿，湿为胶滞阴邪，最易伤阳，因而就对人体阳气的重视而言，巴蜀学派堪称首屈一指。医家多以经络、脏腑作为六经的物质基础，用气化学说解释六经之功能，气化与形质并重，探讨六经实质。临床重视扶阳固本，喜用温通、温补、温化、温养之法，擅用喜用乌附桂姜等。

第一章 辨太阳病脉证并治

◇ 第一节 概　说 ◇

一、太阳的概念及其生理

（一）太阳概念

"太"，即"大""巨"之义，故又称太阳为"大阳"或"巨阳"。依据自然界阴阳二气在运动变化过程中，随着气的多少不同和作用不同进行划分。由于太阳之气为盛大的阳气，作用范围也最为广泛。人体体表面积最大，为防止外邪侵袭的最外一层。据"天人相应"之理，分布于人体体表的阳气即为太阳。

（二）太阳生理

在人体太阳有手足两经和所属的小肠、膀胱两腑，并通过经脉的相络，与手少阴心、足少阴肾为表里。上述经络脏腑的关系，正是产生太阳之气的主要生理基础。除此之外，还与脾胃化生的营卫和心肺的敷布有着密切关系。

1. 手足太阳两经的循行部位和相互联系成了太阳主表的客观基础　手太阳经脉起于小指外侧，循臂至肩，入缺盆，下行络心属小肠，其支者，一从缺盆循颈上颊，至目锐；一别颊，上䪼，抵鼻，至目内眦。足太阳经脉则起于目内眦，上额交颠，入络脑，还出别下项，挟脊抵腰中，入络臀，络肾属膀胱，其分支更较手经为多。总体而言，手太阳经较短，分支少，分布区域十分局限；而足太阳经则最长，分支多，分布区域从头至足，行人身之背，实际上是网络一身。所以足太阳经比手太阳经占有更为重要的地位。因两经在目内眦相交，其气相通。

2. 心肾小肠膀胱相合为用，决定太阳主表卫外　小肠为"受盛之官"，以出"化物"；膀胱为"州都之官"，以"藏津液"而出"气化"。所谓"受盛""化物"，是指小肠能接受胃中水谷进行精微的消化、吸收和分清泌浊，使清者为津液而后渗入膀胱，浊者为糟粕再下行传入大肠。所谓"藏津液"出"气化"，是指渗入膀胱的津液，经气化作用，使其清中之清者由三焦而出，输布全身，以充养濡润人体内外，而无用者则可化汗由玄府（汗孔）排除；清中之浊者则由膀胱化溺排出体外。人体随着水谷的不断摄入，不断变化和更新，使水液在体内始终保持动态的平衡。虽然津液主要藏于膀胱，但其来源不能离开小肠，两者在生理功能活动上有着不可分割的联系。

太阳小肠、膀胱两腑通过经脉相络与少阴心、肾不可分割。实际上心肾小肠膀胱相合为用，正如《灵枢·本输》篇"心合小肠……肾合膀胱"。手太阳小肠"化物"和分清泌浊，泌别津液，有赖于少阴心火的下行，足太阳膀胱"气化"能和三焦腠理毫毛其应，必须要得足少阴肾中元阳温煦。只有四者相互为用，才能化生太阳之气。这一过程，不仅表现为津液气化外出，而且少阴阳气亦随之外行于表，从而构成了太阳主表之阳气。

此外，少阴外出的阳气可走督脉而出，督脉行于脊背中央，与足太阳膀胱的经脉并行，总督诸阳经之气。少阴阳气亦可出于下焦，每日平旦由目而出，"目张则气上行于头，循项下足太阳，循背下至小指(趾)之端。其散者，别于目锐眦，下手太阳，下至手小指之间外侧。"(《灵枢·卫气行》)这就成为太阳能够主表卫外的重要支柱，太阳根于少阴的基本内容。

3. 太阳与脾胃心肺的关系 小肠"受盛""化物"之物源于胃中水谷，膀胱所藏津液的气化，本于肾中元阳，输布于外却与脾肺的生理机能密切相关。另外，督脉的阳气或下焦所出的卫气，肾中元阳之气，都必须依赖后天脾胃化生的水谷精微之气的资助。卫气与营气相互协同，且出于中焦的营气与不断资生的卫气配合，然后才经胸腹行于体表，从而为太阳所统属，这就成为太阳能够主表卫外不可缺少的支撑，阳气在太阳体表的布散，还少不了心肺的推动。因为心主血属营，肺主气属卫，营卫只有在心肺的推动下，营才能养脏腑、润筋骨、泽皮毛，卫方可熏肓膜、温分肉、充皮肤、肥腠理、司开合。此外，手太阴肺主气属卫，外合皮毛，太阳主表，两者相通，相互为用。

综上可见，太阳之所以能够主表卫外，除与少阴关系至为密切外，还与脾胃化生的营卫和心肺的推动有着密切关系，可以说是诸多脏腑协同作用的综合表现。

二、太阳病的概念、主要病理机制

(一)概念

太阳病是人体在感受外邪，太阳主表卫外的生理功能失常，随着正邪相争于表所出现的病理反应。以头痛、项强、恶寒、发热、脉浮为其主要特点，在临床上凡见此脉证则为太阳病。它多见于外感疾病初期阶段。

(二)主要病理机制

1. 成因 《伤寒杂病论》凡冠太阳病于前者，计有中风、伤寒、温病、痓病、湿痹、中暍等,说明六淫外邪均可侵袭太阳,都可形成太阳病,依据《伤寒论》第1条"太阳之为病,脉浮,头项强痛而恶寒"的共同脉证来分析,中风、伤寒临床表现与此条吻合度高,其他则不尽相同,因此,《伤寒论》太阳病实际上以风寒作为主要病因。

2. 病性、病机　太阳病为病在表,属于外感疾病的初期阶段,加之风寒为病,正气尚能向外抗邪,病属表寒证。根据中风、伤寒汗出有无,又有表虚、表实之分。至于其余外邪致病,则随所感之邪的性质不同而有所不同,如以太阳温病来说,初起即发热明显,恶寒不典型。

太阳主表卫外,统摄营卫,为六经藩篱。六淫外邪侵袭人体,都可从太阳而入。太阳病篇提出的"太阳之为病,脉浮,头项强痛而恶寒",此乃风寒之邪侵袭太阳时使其主表卫外、统摄营卫的作用失常的典型表现。

太阳病以中风、伤寒为其常,主要病机以中风、伤寒为主。太阳病出现中风和伤寒两种不同证型,与感邪轻重和性质不同有关,更由体质因素决定。如腠理素疏之人,感受风寒,以致卫外不固,营不内守,表现为头痛项强、发热、汗出、恶风、脉浮缓等,即名为中风。若腠理致密之人,感受风寒之邪较重,外束于表,卫阳被遏,营阴郁滞,则表现为头项强痛,发热恶寒,无汗而喘,身疼腰痛,骨节疼痛,脉浮紧等,即名为伤寒。

临床上必须把外因和内因结合起来,从整体上去认识问题。太阳中风与伤寒两者都是太阳主表卫外失常和所统摄的营卫失调引起的病理生理反应,其不同之处在于中风有汗、脉浮缓,伤寒无汗、脉浮紧,前者属表虚,后者属表实。如果从太阳主"外"主"开"的角度讲,中风则为"开"之过,伤寒则为闭而不"开"。

太阳主表卫外,与手太阴肺宣散卫气和外合皮毛有关,故邪客太阳之表,皮毛不利,也会使肺失宣降,故常伴有咳嗽、喘逆等症。邪客太阳之表,常致里气不和而上逆,故可兼见胃失和降的呕逆等症。

太阳病中风、伤寒还可以同时出现多种兼证,亦有两经或三经同时受病者,如太阳与阳明合病,太阳与少阳合病,三阳合病,这些虽然与太阳有关,但所合之经不同,病机亦不相同。同时,还有病在太阳未罢,而又转入他经,则属于并病,如太阳阳明并病、太阳少阳并病之类,其病机则比较复杂,将在后续进行讨论。

三、太阳病的转归、预后及治疗原则

(一)转归及预后

风寒之邪侵袭人体,不能解于表,会传入他经,或因感邪过重,或因误治、失治之后,除引起邪气内传外,还可出现多种变证。

邪气内传途径,一是随经入腑,引起膀胱的病变,太阳经证变成太阳腑证。若入膀胱腑之邪与水相结,影响膀胱气化,则为蓄水证。若热与血结,症见脉沉结,少腹急结或硬满,如狂或发狂,小便自利,则为蓄血证。二是传入他经,其中太阳与少阴为表里,太阳之气根于少阴,两者关系至为密切。因此,少阴阳气不足,太阳感寒之后,邪气较易陷入少阴之脏,或初起即见太阳与少阴"两感"之证,或病在太阳,发汗太过损及少阴阳气,甚至亡阳者。

太阳病预后,若感邪不重,治疗及时和恰当,多可愈于太阳。若感邪重,又失治误治,则病情可能加剧,引发多种变证。至于引发何种变证,与感邪轻重、误治方法、体质差异密切相关。

(二)治则

风寒之邪侵袭人体,病在太阳之表,辛温解表是总的治则。解表既可及时驱邪外出,又可阻止或减少病邪向内传变。但随着病情不同,解表的具体方法有别。对于中风证,宜调和营卫,解肌祛风,方用桂枝汤;伤寒证,宜发汗解表,祛风散寒,方用麻黄汤。若有兼症,又当在随证选方的基础上,随症加减,如桂枝加葛根汤、桂枝去芍药汤等。若有兼证,则当合方同用,如桂麻各半汤、桂枝二越婢一汤等。这些都属太阳轻证的治法。

病在太阳之里的腑证,蓄水应通阳利水,方用五苓散;蓄血当活血祛瘀,如桃核承气汤、抵当汤(丸)等。

至于太阳变证,当"观其脉证,知犯何逆,随证治之",具体问题具体分析,不误治疗。

第二节　第1~11条

【导读】
本节共11条原文,主要讨论辨太阳病中具有纲领性和原则性的问题。

【原文】
太陽之為病,脉浮①,頭項强痛②而惡寒③。(1)

【挈要】
本条为太阳病脉证提纲。太阳外主一身之表,统摄营卫,固护于外,而为诸经藩篱。风寒之邪侵袭人体,太阳首当其冲,使其主表卫外的生理功能失常,随着正邪交争,必然会有相应的脉证出现。本条所列证候正是对邪犯太阳之时所见脉证的高度概括。

【释字词】

①脉浮：《脉经》云："举之有余，按之不足。"浮脉的部位表浅，浮在皮肤上，手指轻按即可摸到搏动，重按稍减，但不空泛无力。

②头项强痛：强（jiāng，音僵），不柔和，有拘紧感。头项强痛即后头部及颈项疼痛不舒，不柔顺貌。

③恶寒：恶（wù）。恶寒，即怕冷。

【辨脉证】

本条第一个症即"脉浮"。此脉轻取即得，重按稍减而不空。中医学认为疾病发生发展的过程都是人体正气与邪气斗争的过程，而证可以理解为是正邪斗争状态的客观反应，症的产生必然也是正邪斗争表现出来的现象。所以"脉浮"提示邪在皮毛肌腠的同时也说明了正气反应状态是由内往外抗击表邪。当正气出表抗邪过程中，人体内部的正气相对减少，所以脉象呈"重按稍减而不空"的特征。

对于太阳病"脉浮"还要注意，当外邪袭表后，病人头项强痛、怕冷等都比较明显，不见浮脉，而见轻取无脉，重按始得且无力。这往往提示是虚人外感，且正气虚损较重，这样脉象的病证治疗核心不是解表而是扶正。如果脉象表现为"轻取即得，重按明显乏力"则说明患者虽然正气虚，但是这种虚损不是很严重，人体尚能调动正气抗邪于外，这样脉象的病证可表里同治以扶正祛邪。当然还有一类脉象轻取即得，重按无脉，往往提示患者正气虚损至极，虚阳欲脱，病情较重。因此临床诊脉至关重要，这一点从仲景《伤寒论》各篇"辨某某病脉证并治"的命名来看也是明证。

第二组证候：头项强痛。这其实说了两个病位的两种不同程度的症状。即头和项部的强和痛。头部的强痛是太阳经所过的后脑勺的疼痛，项指的是后脑勺下面连着项的那一块，强是指僵而不柔和的感觉，比强更重一点就是痛。都是因太阳经受风寒邪气郁闭，经气不利所引起的不通则痛。我们后面会讲到麻黄汤证，麻黄汤证讲到了头痛、身痛、腰痛、骨节痛，我们会讲到葛根汤，葛根汤证条文没提到"痛"，而是"项背强几几"。通过"强"和"痛"的比较，我们一般认为麻黄汤证重于葛根汤证。麻黄汤证从头到骨节都在痛，因此它寒邪郁闭的状态更明显。

"而恶寒"强调这个病人有明显的、典型的恶寒，或者说在诸多的临床表现中，太阳病"恶寒"出现比较早。后世医家认为："有一分恶寒，就有一分表证"，正是本此而来。的确恶寒之存在与否对辨太阳病之表的解与不解，是一个十分重要的判断依据。

综上，太阳病是外邪侵袭太阳所主之体表，遏制卫阳，卫阳不能正常运行且不能发挥其正常生理功能，而人体正气不虚，尚能奋起抗邪于外，临床表现为脉浮，头项强痛而恶寒的一类病位表浅的病证。

【原文】

太陽病，發熱，汗出，惡風①，脉緩②者，名為中風③。（2）

太陽病，或已發熱，或未發熱，必惡寒，體痛，嘔逆，脉陰陽俱緊④者，名為傷寒⑤。（3）

【挈要】

这两条重在阐释太阳病两类病证（中风、伤寒）的脉证提纲。

【释字词】

①恶风：为恶寒之轻者，即遇风则恶之，无风则坦然。

②脉缓：指脉象柔和、柔顺、不紧张，并非指脉之节律缓慢。

③中风：中（zhòng）。中风，指外感病邪所引起的一种表证，与内伤杂病的中风病不同。

④脉阴阳俱紧：阴阳指部位，即寸关尺三部。紧与缓相对，乃脉来紧束、紧张不柔和之象。阴阳俱紧，指三部脉都见紧象。

⑤伤寒：证名，指太阳伤寒证。

【辨脉证】

第1条原文没"发热"，但第2、3条最先讨论的都是发热。第2条太阳中风，因感受风寒邪气较轻，故发热较早出现。第3条"或已发热，或未发热"，言下之意是迟早会发热。太阳病发热的问题，要弄清三个问题：第一，外邪侵犯太阳，为什么会发热？第二，中风为什么早发热，伤寒却有可能晚发热？第三，伤寒、中风发热的高低程度？

外邪侵犯太阳，为什么会发热？《伤寒论》原文第12条作出了解释，"太阳中风，阳浮而阴弱，阳浮者，热自发，阴弱者，汗自出，啬啬恶寒，淅淅恶风，翕翕发热，鼻鸣干呕者，桂枝汤主之。"条文"阳浮者，热自发"就是讲外感发热的机制。

从脉象角度解释"阳浮"就是指浮脉，轻取即得，重按稍减而不空。从病机角度认识，是指人体的阳气浮越于外，反映当前人体感受外来邪气，人的阳气由内往外参与抗邪。因此"阳浮者，热自发"指的是外邪袭人，邪气在表，卫阳抗邪于外，与邪相争则见发热。这种抗邪是积极的，强而有力，又被称为"卫强"。

中风为什么早发热，伤寒却有可能晚发热？机体正气强或者正气虚不明显的时候，一个人感受外邪，正气可以与之相抗击。外袭肌表的邪气性质不一样，感受外邪的个体体质不同，正邪交争的状态就不一样，发热出现的早晚就不一样。当邪气不盛，正气足的时候，正邪交争发生较快，发热出现早，中风是感受风邪为主，风邪与寒邪比较而言，属于较轻的邪气，因此正气能迅速抗邪于外，表现为发热；在感受的邪气较重，正气足的情况下，正气抗邪必经由内出表的调动过程，太阳伤寒是感受寒邪为主，寒邪与风邪比较则属于较重的邪气，正气出表与较重的寒邪抗争尚需时日，故而发热来得可能略晚一些。因此第3条讲发热时是说"或已发热或未发热"。

发热是正邪交争过程中的一种常见现象。太阳伤寒与中风发热孰高孰低？外感病，什么情况下发热会高，什么情况下发热会低？从理论上来讲，只有正邪交争剧烈的时候才会高热，正邪交争不剧烈则低热甚至不发热。那么什么情况下正邪交争剧烈？只有一种情况，正气强，邪气盛的时候。低热或者不发热的情况有三种：第一种，正气强，邪气轻，发低热或不发热，这是好现象，说明正能胜邪，疾病康复快，预后好；第二种，正气弱，邪气强，低热或不发热，说明正不能胜邪，疾病康复慢，预后差；第三种情况，正气弱，邪气弱，还是低热或不发热。因此，当一个外感病人高热，诊断很明确，正气强，邪气盛，当一个外感病人低热，判断相对复杂，需要医生结合脉证综合判断。

太阳病中风、伤寒，按疾病大的分类来讲，这个风寒邪气都是阴邪。病人感受阴邪后发热，病人在怕冷的同时，体温又很高，那你说他到底是热证还是寒证？只能说体温升高是热象，而不是热证，热象不等于热证。

对于中风与伤寒发热高低的问题。因为太阳中风，感受的风邪，邪气比较轻。所以正气能及时抗邪于表，表证发热反映的是人的正气和邪气抗争的状态，中风属于邪轻正气盛，那么他的抗争状态是不剧烈的，所以他的发热不可能是高热，一般见低热或者中等发热。伤寒感邪重，虽然"或已发热，或未发热"，但强调迟早会发热，一发热则多见高热。因此可以把发热迟早、发热高低作为伤寒、中风鉴别参照指标。

中风的一个特征性症状是汗出，反映了人体营阴外泄的一种状态。风寒邪气侵袭肌表，尤其是以风邪为主的时候，影响卫阳固护肌表的功能，腠理疏松，毛孔开启，内在的营阴物质外泄。从邪的角度来讲，风的轻扬开泄作用易致腠理开泄；从正的角度来讲，卫阳固护营阴不力。这种状态即所谓"营卫失调"。

恶风和恶寒有相同点，也有本质的区别。恶风是遇风则恶，避风则缓，如果我们觉得室外吹风，怕冷，咱们躲进屋子里面就不冷了。恶寒是有没有风他都怕冷。这种怕冷程度的不同，可以区分人体感受风寒邪气的轻重，感邪轻则恶风，感邪重则恶寒。恶风、恶寒产生的机制是什么？风寒之邪侵犯肌表，影响太阳经阳气的正常运行，使其温煦功能受到遏制，不能正常发挥，故而恶风、恶寒。若邪气轻，中风之人仅仅表现为轻微怕冷。

脉缓，脉缓不是指脉率，指的是指下感觉脉柔和，不紧张，结合提纲症，中风的脉应该是浮缓。伤寒脉浮紧，紧是指不柔和、紧张。脉搏的搏动是人的阳气推动阴血物质在脉管中运行产生的，寒邪会使人的营阴物质处于一种相对凝滞状态，当人体感受邪气，影响营阴物质的正常流通，他的脉就不柔和了，不畅达了，就紧了。太阳中风有汗出，说明营阴物质是正常流通的，所以中风脉象柔和，不紧张。

综上，太阳病感受邪气较轻者，容易较早出现发热，一般发热不高，伴随自汗、怕冷、脉象浮且柔和，称之为太阳中风。

关于中风，还要注意两个问题：①此中风并非内伤杂病之中风，前者是太阳病，病位浅，病症轻，而后者为内伤杂病，属于脑血管意外，属于病位深、病情重。②如何理解中风和中暑、中寒这三个病证的"中"？中暑指暴露于高温环境，核心体温上升引起的疾病，病人有头晕头痛、高热或神经和心血管系统症状。中寒是指寒邪直中三阴、直中脏腑。中暑、中寒有一个共同特点，即病位较深。那么中风的病位较浅，而病位在何处？关于这个问题咱们学习桂枝汤证时再来详细讨论。

关于伤寒，我们已经讨论了发热、恶寒、脉紧。发热是"或已发热，或未发热"，感受寒邪，邪气相对较重，正气不能马上与邪气抗争，所以"或未发热"，但此时人体阳气由内往外调动，当趋于肌表的阳气达到一定的量，能够跟寒邪相抗争，于是开始发热，正所谓"阳浮者，热自发"。因此伤寒自然病程中就有可能先不发热，后出现发热。

对于"恶寒"，条文强调是"必恶寒"，《伤寒论》多处用到"必"，都不是"一定、绝对、必然"的意思，是指"可能性很高"。第3条"必恶寒"在于强调对于感受寒邪较重的伤寒，恶寒出现比较早或者表现更为突出。原文还强调伤寒的脉象"阴阳俱紧"，即寸关尺三部脉都见紧象。

第3条中的"体痛"，"体"是指身体，没说具体身体部位，根据太阳经的循行走向，我们知道这个体痛指的是太阳经所循行之处的疼痛，太阳经"起于目内眦（睛明穴），上额，交颠，络脑，下项，挟脊、抵腰，络肾，属膀胱"。"体痛"范围广，《伤寒论》第35条将体痛细化为"头痛、身痛、腰痛、骨节痛"。之所以会痛，是因为寒邪郁遏太阳经阳气，寒邪凝滞收引之性使人体营阴相对凝而不运，终致气滞不畅，不通则痛。

"呕逆"是消化系统的症状，是胃气上逆的表现。太阳经阳气源于少阴，在膀胱腑化生，并得益于脾胃后天之本的补充，在心肺向上向外的宣散作用下，循膀胱经布于皮毛肌腠。所以当外邪侵犯太阳经，郁遏阳气，影响功能时，自然也会影响太阳经阳气化生的各个环节，影响脾胃，就出现"呕逆""干呕"等消化系统症状。排除病患素有胃肠病史，在外感表证中短期出现"呕逆"等消化道症状是因为外感邪气导致的功能失调，而不应该把它当作胃肠自身的病证来治疗。

结合第2、3条原文可知伤寒是"无汗"的。人体要出汗有三个关键要素：一是人体内有化为汗的物质基础，即津液；二是津液能正常流通；三是毛孔腠理能正常开启。对于太阳伤寒"无汗"，一是因寒的凝滞收引，导致营阴不能正常流通，脉紧而失于柔顺和缓，津液难以外泄为汗；二是人体感受风寒后，不能马上抗击表邪，为了防止邪气深入，卫阳郁闭，腠理毛孔紧密，待正气由内往外蓄积到足以抗邪的程度时，则会表现出发热。

【原文】

伤寒一日①，太阳受之，脉若静②者，为不传；颇③欲吐，若躁烦，脉数急④者，为传也。（4）

伤寒二三日，阳明、少阳证不见者，为不传也。（5）

【挈要】

太阳病的传与不传应以脉证为依据，得病时日可以参照，但不能拘于日数。

【释字词】

①伤寒一日：外感病早期。一日，约略之辞，指患病初期。

②脉若静：静，静止，未变之意。此处指太阳病初期，脉象还是处于浮脉而没有变化。

③颇：相当地，很。

④脉数急：指脉象已经发生改变，不再符合太阳病脉浮的特点。

【辨脉证】

第4条"伤寒一日，太阳受之"，是指外邪初犯人体，太阳首当其冲，率先发病，当出现脉浮，头项强痛而恶寒之脉证。太阳病虽轻浅，但太阳感受风寒之邪后，随着正邪斗争，其病始终处在一个动态的发展过程之中，不是向愈好转，就是向他经传变，不变只是暂时的。因此掌握它的变化规律至关重要，否则就无法采取正确的治疗方法。由于病情变化非常复杂，仲景提出其判断之法当据患者的脉证表现，不可拘于时日，这就使人有规矩可循，所以这一原则是十分重要的。若患者脉象仍与太阳病的其他见症相符，都未发生变化，说明病证仍在太阳，尚未发生传变；如果感邪初期，患者很想吐，烦躁不安，脉象数急等，脉证已不属太阳病范畴，尽管发病时间短暂，但脉证已经发生了变化，这标志着邪已传向他经。故云"为传也"。因为本条脉证简略，不足以辨明传入何经。在临床，必须四诊合参，具体问题具体分析才能做出准确的判断。

《伤寒论》理论源于《内经》但又不囿于《内经》。如《素问•热论》中本有"伤寒一日，巨阳受之……二日阳明受之……三日少阳受之……"之说。而我们认为此文本意是告诉我们疾病传入次第是由表入里，由浅入深的，而不是执着于受邪时日，计日以论传经。但我想从古至今，定然也有一些医家，片面地理解《素问•热论》之说，误认为这正是伤寒日传一经的依据。仲景在第5条明确提出："伤寒二三日，阳明、少阳证不见者，为不传也。"感邪二三日，若按日传一经，当传至阳明和少阳，然而病人当前未见阳明身热、汗自出、不恶寒、反恶热、烦躁、口渴等，不见少阳口苦、咽干、目眩、往来寒热、胸胁苦满、心烦喜呕等，太阳见证仍在，由此判断病仍在太阳，未传变至阳明或少阳。

综上，第4、5条原文主旨是一致的，要从脉证的变与未变，以辨病之传与不传而不可拘泥于时日。这是对《素问•热论》之说的一个很好的发挥，从而使之能更好地指导临床实际。此两条原文明面上论述如何辨析太阳病传变，其所反映的原则同样适用于其他经，因而这一原则具有普遍的指导意义。

【原文】

太陽病，發熱而渴，不惡寒者為溫病①。若發汗已，身灼熱②者，名風溫③。風溫為病，脉陰陽俱浮④，自汗出，身重，多眠睡，鼻息必鼾，語言難出。若被下者，小便不利，直視失溲⑤。若被火⑥者，微發黄色，劇則如驚癎，時瘛瘲⑦。若火熏之⑧，一逆尚引日，再逆促命期。(6)

【挈要】

论太阳温病的主证及误治后的变证。

【释字词】

①温病：外感病中的一种病证。属广义伤寒的范畴。

②身灼热：扪之灼手，形容发热高。

③风温：指太阳温病误用辛温发汗后的一种变证，与后世温病学中的"风温"不同。

④脉阴阳俱浮：浮代表阳脉，此处有洪大之意。

⑤失溲：(sōu，音搜)指大、小便失禁。

⑥被火：指用火法治疗，如使用灸、薰、熨、温针等治法。

⑦时瘛瘲：瘛(chì，音赤)，指收缩。瘲(zòng，音纵)，松弛之意。时瘛瘲，指阵发性手足抽搐。

⑧若火熏之：同⑥，意思是指如果用火熏等治法，如灸、薰、熨、温针等。

【辨脉证】

在论述了太阳病提纲脉证和中风、伤寒两个基本证型的主要脉证及其是否传经的依据之后讨论太阳温病。主要是要说明温病与太阳中风、伤寒有所不同,应该注意辨别。文中主要论述了几类治疗温病的错误方法以及引起的变证和发生的不良预后。

"太阳病,发热而渴,不恶寒者,为温病"。首先指明温病当属太阳病,为广义伤寒之一种,它是感受温热病邪所引起的一种外感病,属太阳病的范畴。但太阳病提纲证明确了"太阳之为病,脉浮,头项强痛而恶寒",那么温病脉浮吗?温病头项强痛吗?感受外邪形成的温病,其邪气自然是温热邪气,属于阳热邪气,易鼓动气血,因此温病易见脉浮;外邪侵袭太阳经,郁遏卫阳是必然,当然会有不同程度的头项强痛;既然郁遏卫阳,阳气温煦功能受其影响,恶寒是必然的。

不同的邪气,哪怕它有热、寒截然不同的区分,它们侵犯人体之后,最先影响的都是卫阳,卫阳受遏或受损,温煦不及便可见恶风寒。温热邪气因其温热之性,人体感邪后,一是发热症状突出,恶寒不典型,二是其病症变化迅速,容易化热入里。因此文中"不恶寒"是指恶寒不典型或者恶寒时间短暂。

温热病邪致病,易发热,易伤津耗液,其主要证候为发热,头痛,口渴,恶寒轻微,脉浮数。与中风、伤寒相比,其突出的特点是发热而渴,恶寒轻微,反映了温邪犯表,化热伤津,营卫失和的病理特点,故可作为温病的提纲。

对于温热病的治疗,仲景论述了错误的治疗,没有提出正确的治疗。首先说明不能用治疗风寒的方法来治疗温热。如果用辛温发汗的药物来治疗温热性质邪气导致的温病,病人就会出现"身灼热",这是一种发热怕热之象。用辛温药来治疗温热性质的疾病,容易导致"风火相煽",即高热的同时出现神昏、狂躁、惊厥、抽搐。热急生风,风盛则火愈烈,所以病人"多眠睡,鼻息必鼾,语言难出"实际上是内热炽盛动风导致的神昏之象。此处风温强调热盛动风,后世所说的风温是由风热病邪引起的急性外感热病,多发于春冬季节,起病急,初期以发热,微恶寒,头痛,咳嗽等肺卫不固的证候为主。其发于冬季的又称冬温。因春季阳气升发,温暖多风,最易形成风热病邪,若此时起居不慎,寒暖失调,使外邪侵入则发为风温。条文讲到因用辛温解表药治疗温病,导致内热炽盛,邪热鼓动气遏,则"脉阴阳俱浮",即轻取、重按都是浮数有力的。邪热于内,蒸腾津液外泄,导致"自汗出"。邪热耗伤津液,经脉濡养不够而出现"身重"。"多眠睡"是指神昏、嗜睡,"鼻息必鼾"是嗜睡的伴发症状。总之温热病,不能用治疗风寒的温热药物,否则会风火相煽,导致其内热迅速加重,病位加深,病情加重。

用攻下的方法呢？下法作用于人体，会导致津液消耗，更何况本条所说的病证有自汗。因此"若被下者，小便不利，直视失溲"，是指下法耗伤津液，小便量少，伤阴波及肝肾之阴，则目窍失养而不能灵活转动，表现为直视。另外因为邪热扰乱心神，人处于昏蒙状态，而不能自主控制大小便而致大小便失禁。

若医者误认为风温变证的"身灼热"，是汗出不彻，表仍未解，再改用火攻之法以强行劫汗，则使病情加剧或恶化，即"若被火者，微发黄色，剧则如惊痫，时瘛疭，若火熏之"。因为风温已经风火相煽，邪热炽盛，充斥内外，再用火法治疗，必然会使炽盛之热至极，深入营血，熏灼肝胆，轻则见全身发黄，剧则可致心神失守，发如惊痫之状，热极引动肝风，而致四肢抽搐痉挛。由此可见，火法治疗温病导致病情加重更甚于辛温药物发汗法。一误已使病情加剧，尚可图治，如果再用火法治疗，必然会使病情恶化，则难以救治。故云"一逆尚引日，再逆促命期"。

至于太阳温病，应该怎样治疗？尽管本条没有正面论述，但既然不应使用辛温解表，无疑就当使用辛凉清泄，这是自不待言的。对误治所引起的风温变证，则不离"观其脉证，知犯何逆，随证治之"的原则。总之，温病的治法与风寒化热入里之治是相通的。论中有关方药自可选用，之所以仲景将温病放在伤寒传与不传之后论述，其原因或在于此，这正是仲景著论时所采取的一种表述方法。不过，就实际运用来看，论中治疗温病的方药还是不够的，尤其是对误治后的变证更是如此。

本条论述太阳温病的主证及误治变证，但通过条文各种病机演变来看，它却体现了温病在发展过程中具有浅深轻重等多种不同层次变化，可以认为这正是后世温病学家重新采用卫气营血作为温病辨治纲领的基础。我们在践习《伤寒论》的时候，要客观地评价，既要看到它确实对温病有阐释和辨治，但也应该看到其相关论述是简略的，是不系统的，而后世温病学家在《伤寒论》这一块做了必要、较完整、系统的补充，临床上，我们应该将两者结合起来学习和研究。

【原文】

病①有發熱惡寒者，發於陽也；無熱惡寒者，發於陰也。發於陽②，七日愈。發於陰③，六日愈。以陽數七、陰數六故也。（7）

【挈要】

论太阳病发于阳和发于阴以及不同愈期的预测。

【释字词】

①病：指太阳病。

②阳：风。

③阴：寒。

【辨脉证】

本条主要指出太阳病初起辨阴阳的要点。"发热恶寒"是指疾病初起发热和恶寒并见，为外邪袭表，正气不衰，积极抗邪于外，较早表现出发热伴恶寒。"太阳病，发热，汗出，恶风，脉缓者，名为中风"。所言中风即为感邪便见发热伴恶风，风为阳邪，因此条文"病有发热恶寒者，发于阳也"就是指中风。"无热恶寒"是指太阳病初起只见恶寒，没有发热，反映邪气较重，正气短期尚不能抗邪，正如原文第3条所言"或未发热"。而寒为阴邪，所以条文"无热恶寒者，发于阴也"，即是太阳病伤寒。

本条最后还对发于阳和发于阴的愈期提出了预测，明确提出"发于阳，七日愈；发于阴，六日愈"。并自注云"阳数七、阴数六故也"。这是据古代水火生成之数而说的。因一、二、三、四、五为五行的生数，即五行的初生，六、七、八、九、十为五行的成数，即五行的长成，故有"天一生水，地六成之，地二生火，天七成之"之说。六日合水之成数，七日合火之成数，水火为阴阳之征兆，寒热是阴阳失调的反应。因而病发于阳和发于阴的愈期，前人认为可得自然气化之助，而应与之相应，故七日火数足为阳病的愈期，六日水数足为阴病的愈期。但病的愈期受着多方面因素的影响，临床上并不如此固定，所以仲景在其他条文中，论述病或愈或变的时候，不管病发于阳还是发于阴，都常常是六七日并提，同时还列举了不少或多或少的日数，总之始终立足于对脉证的辨析再做出判断，一直谨守病机而立治法和进行选方用药。由此可见，他虽然本此为说，但并未拘泥，故领会其精神就可以了。

对于本条病发于阴为伤寒，发于阳为中风是基于以下两条：第一，此条位列《伤寒论•辨太阳病脉证并治》篇，而且该篇第1～6条讨论的对象都是太阳病，因此第7条讨论的对象也应该是太阳病，其一因为条文中第一个"病"理当界定为太阳病；其二，讨论了太阳病传变与否的判断不可拘泥《素问•热论》日传一经之说之后再立第7条，应该是承前所论。在强调疾病传变判断标准后，又强调临床医生当重视太阳病自愈可能的时日；其三，随后的第8条开始专注讨论太阳病七日以上自愈的机理，这正是第7条的启下作用。整个论述逻辑清晰。然而对此条有学者提出发于阳当为三阳，发于阴当为三阴，或认为发于阳为太阳，发于阴为少阴，然而如此立论与条文后所叙"发于阴，六日愈。以阳数七、阴数六故也"相悖，难道正气足的阳病愈期还比正气不足的阴病更长？因此，对于此条的理解理当着眼于上下文，着眼于太阳病，而没有必要过于泛化和复杂化。

【原文】

太陽病,頭痛至七日以上自愈者,以行其經盡①故也。若欲作再經②者,針足陽明,使經不傳則愈。(8)

【挈要】

承前论太阳病七日以上自愈的机理和防止传阳明的针法。

【释字词】

①行其经尽:指太阳行经之期已经完了。

②欲作再经:指将传于太阳经后的阳明经。

【辨脉证】

此条所说的太阳病,指中风、伤寒。"太阳病,头痛至七日以上自愈"与第7条所述之"发于阳,七日愈。发于阴,六日愈"同义,六日、七日是一个概约之数,非绝对时日,阐释太阳病一般7天左右自愈。在前条论述了太阳病自愈之理"以阳数七、阴数六故也"后,进一步从"以行其经尽故也"来阐释太阳病的自愈机制。这一机理来自《素问·热论》"七日巨阳病衰,头痛少愈"。意思是太阳病一般病情轻浅,正气尚未受损,如若调摄得当,不发生传变,通过机体自身调节,阴阳得以自和,正气抗邪外出,症状逐渐减轻直至7天左右自愈。即太阳病自然病程为7天左右。

《灵枢·岁露论》篇提出"人与天地相参也,与日月相应也",意思是人的生理病理受天地影响,受日月星辰的运动影响。就是说人生活在地球上,要受地球自身规律的影响,地球绕太阳公转一周为一年,形成年节律,一年地球上呈现四季不同的气候,人也当顺应四时变化。故《素问·四气调神大论》:"夫四时阴阳者,万物之根本也。所以圣人春夏养阳,秋冬养阴,以从其根,故与万物沉浮于生长之门。"地球自转一周是24小时,形成一天昼夜变化的日节律。人体的阴阳变化与之相应,所以《素问·金匮真言论》提出"阴中有阴,阳中有阳。平旦至日中,天之阳,阳中之阳也。日中至黄昏,天之阳,阳中之阴也。合夜至鸡鸣,天之阴,阴中之阴也。鸡鸣至平旦,天之阴,阴中之阳也。故人亦应之"。说明地球的运行规律和人体生命规律是对应的。月球绕地球1周,平均天数是28天,根据月球绕行地球一周的过程中,月象分朔月、满月、上弦月、下弦月,28天分成4份,每份7天。人类生理功能活动及疾病病程也对应地表现出7日的节律。

许多疾病都有一定的自限性,不经过治疗,在没有发生合并症和并发症的情况下,机体抗邪和康复能力发挥作用,能在自限时日(即自然界、生命体等普遍存在的7日节律)而自愈。如很多病毒类疾病都有7日自限性,包括流感病毒、副流感病毒、腺病毒、呼吸道合胞病毒、SARS 冠状病毒、2019 新型冠状病毒（SARS-CoV-2）引起的感冒、肺炎，肠道病毒引起的疱疹性咽峡炎、手足口病等。正是因为这类病的 7 日节律，所以很多病毒性流行病、传染病的隔离期是 14 天。

从临床治疗而言，本条建议我们医生治疗这类病的时候，应该把疗程控制在 7 日以内，缩短其病程，这样的治疗才是有效的。

【论治疗】

太阳病至七日以上，若有正能胜邪，可阴阳自和而愈，但若邪气尚盛，正气不能祛之者，又可能会传入他经。此条举例，如有传入阳明经的传变趋势时，则应针刺阳明穴位，可使经气流通，抗病能力增强，防止传变的发生，使邪不致传入阳明，而仍从太阳而解，此即"若欲作再经者，针足阳明则愈"。这种已病防变的思想，与《金匮要略·脏腑经络先后病脉证》中"见肝之病……当先实脾"的精神是完全一致的，具有普遍的指导意义。

条文中未明言针足阳明的具体穴位，以致历来注家众说纷纭，如周扬俊主张针跌阳穴，也有主张针太阳阳明之交的睛明穴者；陈念祖主张针足三里。近代中医学家承淡安认为跌阳穴即冲阳穴，前人早有禁针之诫，睛明穴主治目赤肿痛、目眩等目疾，故而主张针足三里比较符合实际，若再针头维、内庭二穴，则收效更捷，这些观点可供我们临床参考。

【原文】

太陽病欲解時①，從巳至未上②。（9）

【挈要】

太阳病欲解时的预测。

【释字词】

①欲解时：指邪气可能得解的时间。

②从巳至未上：指巳、午、未三个时辰，即上午 9 时至下午 3 时这段时间。

【辨脉证】

此条依据天人相应的理论，以及古天文学中说明昼夜变化的时空概念，推测太阳病欲解的有利时间。虽然不是绝对的，但也有一定的参考价值。随着太阳的出没，昼夜时间、空间的变化，天阳之气亦有阴阳的进退升降，从而使物候和气象产生变化。子、丑、寅、卯、辰、巳、午、未、申、酉、戌、亥十二地支，就是在这一基础上进行的归纳总结，代表一昼夜的时间分配和空间分配。《灵枢·岁露论》："人与天地相参也，与日月相应也。"人与自然息息相关，随着天阳的进退升降，人体的阴阳之气也会应时盛衰。在疾病状态下，自然界的阴阳变化会对其正邪消长的变化产生一定的影响。从巳至未，即 9～15 时为一日中阳气最盛的时候，人身太阳阳气亦在此时最旺盛，故太阳病此时得天阳之助，可获得驱邪外出的有利时机。此时往往表现为正邪交争剧烈，若在此时正能胜邪，则病趋康复，反之，此时若邪气盛，即使太阳阳气得天阳之助尚不能驱邪外出，则又可能因为正邪斗争加剧，而病症表现剧烈，如发热恶寒加剧等。

【论治疗】

影响疾病发生发展的因素较多，如天时、地域、个体禀赋，以及感邪轻重等。太阳病愈与不愈和欲解时有很大的可变性。虽与自然界阳气盛衰有关，但并非仅此唯一要素，更不是起决定作用者。因此，临床应当具体情况具体分析，不能生搬硬套，否则必定会脱离临床实际。

临床应当注意以下四点：一是感受风寒表邪较轻，正气不虚，调摄得当，逢太阳欲解时，得天阳之助，有可能自愈；二是病患服用对证方药，病邪未能解除，逢欲解时辰，借助天阳之气阳气，合药力、正气共同抗邪，则易于治愈；三是太阳病用药时机把握的问题。我们可以在太阳病欲解时（9～15 时）针对性用药，比如一日三次用药时间可以在 9 时、12 时、15 时左右各用药 1 次。如此施药则能更好地利用天阳之气助人体正气和药力一举驱邪外出而病愈。四是六经都各有欲解时，欲解的时间虽然各不相同，但原则精神则是一致的。

【原文】

風家①，表解②而不了了③者，十二日愈。（10）

【挈要】

论太阳病彻底治愈的疗程。

【释字词】

①风家：指感受风寒表邪之人。

②表解：指感受表邪后，发热、恶寒、头痛等症已解除。

③不了了：了，完毕，结束。不了了，精神身体不爽快，老是感觉没有好彻底。

【辨脉证】

本条重点讨论了太阳病解后彻底康复的日期约 12 日。原文第 7、8 条论述了太阳病的自愈之期为六七天，是指人体感受表邪后，病体出现的发热、恶寒、头痛等症消除，而非机体恢复到感邪之前的状态。机体感受表邪后，自愈或者正确用药治疗，都必然经过正邪交争后方可消除症状，而正邪交争抗邪外出的过程势必或多或少消耗人体正气。待表邪侵袭引起的主要临床证候消除后，人的正气尚未复原，因此身体仍觉不适，人体尚需时日休息静养，避风寒,清淡饮食,以待正气恢复,方能达到病前状态。而这个时间尚需一候,约六七日。加上太阳病病愈的六七日,共约 12 日,因此仲景说感受表邪的太阳病彻底康复约需 12 日。仲景所言是符合临床实际的,对今日临床实践具有指导意义。但必须看到,影响病体完全康复的因素很多,因此,12 日为约略之辞,不可拘泥。

【论治疗】

对于此条"风家",有学者认为是特指体质较弱,容易反反复复外感的病人。我们认为不妥,因为如果病人素体虚弱,感受表邪后,恢复的时间当更长,病愈的时间难以在 7 日以内。即使病愈在 7 日以内,那么后续扶正补虚的相关治疗所需时日也难以预测,因此,虚人外感表邪完全康复难以在 12 日内完成。所以我们认为"风家"是泛指外感表邪的病人。

临床上病人表证自愈或服药表证已解,医者应该认识到此时大邪已去,正气未复。应当嘱咐病人在后续约 1 周的时日,休养生息,适寒温,避风寒,清淡饮食,以防止劳复、食复。而临床上病人时常因为外感病初愈后,饮食不节,过食肥甘厚腻而病情反复,或因为不注意休息,过度劳作而反复,亦有不注意保暖避风寒而反复的。因此仲景在《伤寒论》设"辨阴阳易差后劳复病脉证并治"专篇讨论瘥后劳复病的治疗。

【原文】

病人身太热①,反欲得衣者,热在皮膚②,寒在骨髓也;身大寒③,反不欲近衣者,寒在皮膚,热在骨髓④也。(11)

【挈要】

论从病人的主观寒热喜恶及体表触之客观温度高低,以辨寒热真假。用以区别太阳病之恶寒发热。

【释字词】

①身太热:"太"通"大"。指病人体表温度高,触之热,而非病人自我感觉热。
②皮肤:言其浅表,指在外。
③身大寒:指病人体表温度低,触之寒,而非病人自我感觉冷。
④骨髓:代表深层,指在里。

【辨脉证】

病在太阳,一般都是恶寒发热并见。不会有"身大热"或"身大寒"。因此,临床医生有必要辨清两者的区别,把握疾病的本质。

医者触诊病人体表,感觉温度高,发热,而病人却不觉得热,而是觉得冷,想增添衣物以保暖,提示病人内有阴寒之邪凝聚,虚阳被格局于外,因此体表之大热是假象，内体之寒是真象。治病求本，用药理当针对内体阴寒之邪。若病人自觉热，而触之体表温度低有寒象，不欲添加衣物或欲减衣物者，是内有邪热壅遏，阳气不能透达于外。其外现寒象是假象，而内壅邪热是真象。用药理当针对内体邪热。临床医生切不可见发热即断为热证，见恶寒即断为寒证，而要善于透过现象看本质，方不致被表面假象所迷惑。

【论治疗】

中医诊断原则之一"司外揣内"，即通过病人外在表现，来揣测病人内在病理实质。就寒热而言，一般情况下，病人外在寒热也是内体热或寒的病理反应，现象能反映本质。但在特殊情况下，尤其是疾病寒热虚实至极时，外在表现就不能反映内在病理变化，本质与现象相反。正如《素问·阴阳应象大论》所言："寒极生热，热极生寒""重寒则热，重热则寒"。

所以，在临床上，当我们需要辨别现象是否反映疾病本质时，往往提示疾病可能已经较为深重。对于病人表现出的任何一个症状都需要医生细心判断，否则，稍有差池，必然导致雪上加霜或火上浇油的误治，带来不良后果。

在提纲证的学习中，《伤寒论》强调了凭脉辨证的重要性，而本条则从另一侧面让我们知道，《伤寒论》同样重视问诊的应用。本条依据问诊了解病人对寒热的"欲"与"不欲"，以辨寒热的真假，突出问诊的重要性。

第三节　第12～19条

【导读】

本节内容主要论述了太阳中风证治及有关桂枝汤的运用原则。重点论述了典型的太阳中风表虚证，并明示桂枝汤为主治之方，以及使用时的煎服方法、护理及服药时的禁忌等方面的注意事项。提出桂枝汤的主治证是：头痛、发热、汗出、恶风。强调桂枝汤证不等于中风表虚证。意在说明桂枝汤之用并不局限于太阳中风，只要有是证，即可用是方，从而扩大了桂枝汤的应用范围，也是以后各篇推广运用本方的基础。例举了太阳中风证兼证证治。

【原文】

太陽中風①，陽浮而陰弱②，陽浮者，熱自發，陰弱者，汗自出，嗇嗇③惡寒，淅淅④惡風，翕翕發熱⑤，鼻鳴⑥乾嘔者，桂枝湯主之。（12）

桂枝三兩（去皮）　芍藥三兩　甘草二兩（炙）　生薑三兩（切）　大棗十二枚（擘）

上五味，㕮咀⑦三味，以水七升，微火煮取三升，去滓，適寒溫，服一升。服已須臾，啜⑧熱稀粥一升餘，以助藥力。溫覆令一時許，遍身漐漐⑨微似有汗者益佳，不可令如水流漓，病必不除。若一服汗出病差，停后服，不必尽剂。若不汗，更服依前法。又不汗，后服小促其间。半日许，令三服尽。若病重者，一日一夜服，周时观之，服一剂尽。病证犹在者，更作服。若汗不出，乃服至二、三剂。禁生冷、粘滑、肉麵、五辛⑩、酒酪、臭恶⑪等物。

【挈要】

论典型的太阳中风主证、主证的特点，给出了最佳治疗方药，并详论桂枝汤煎服方法及注意事项。

【释字词】

①中风：感受风邪。

②阳浮而阴弱：一指脉象，轻取即得，故称阳浮；重按减而不空，故称阴弱。二指营卫，卫气浮盛，故称阳浮；营阴不足，故称阴弱。

③啬啬：啬（sè），畏怯貌，肢体怕冷畏缩之状。

④淅淅：淅（xī），冷水洒身不禁其寒之状，形容怕风。

⑤翕翕发热：翕（xī），本义是闭合，收拢，可表示合，聚，和顺的意思。翕翕发热，形容发热轻，热不高。

⑥鼻鸣：包括喷嚏，倒吸鼻涕发出的声音、鼻音齆等。

⑦㕮咀：(fǔ jǔ)，《广韵》：㕮，咀嚼。咀，指含在嘴里细嚼品味。此处㕮咀是指将药物碎成小块。

⑧啜：啜（chuò），《说文解字》："啜，尝也。"此处指喝。

⑨漐漐：漐（zhé），《集韵》直立切，音蛰。汗出貌。一曰漐漐，小雨不辍也。形容出汗不多而持续。

⑩五辛：据《本草纲目》为大蒜、小蒜、韭、胡荽、芸苔。

⑪臭恶：指有不良气味或指不新鲜的食品。

【辨脉证】

太阳中风是指太阳病中风证。原文第2条说：太阳病，发热，汗出，恶风，脉缓者，名为中风。因此太阳中风有四大主要证候：发热，汗出，恶风，脉缓。这些证候产生的机制是什么？这些证候有什么具体特征？中风就这四大症吗？有没有其他临床表现？

"阳浮而阴弱，阳浮者，热自发，阴弱者，汗自出"解释了中风表虚证脉浮、发热、汗出产生的机制。阳浮而阴弱：阳浮指轻取脉浮，阴弱指沉取脉弱。中风脉浮缓即脉浮弱。疾病的过程就是正邪相互斗争的过程。阳浮提示邪在表，正气由内出表抗邪，阴弱提示部分正气由内往外抗击表邪，在内的正气就相对不足。"阳浮者，热自发，阴弱者，汗自出"阐述了中风发热出汗的机理。"阳浮者，热自发"指风寒袭人，邪气在表，卫阳抗邪于外，与邪相争则见发热。

这种抗邪是积极的，强而有力，又称之为"卫强"。"阴弱者，汗自出"指邪犯肌表，卫气失于固密，营阴不能内守，泄漏于外，则见汗出。汗出是营阴的消耗状态，是一种不足的状态，又称之为"营弱"。此外，风寒犯表，卫气失其"温分肉"之职，故患者见恶风、恶寒。综上，风寒袭表，导致营卫失调，而表现为卫强营弱。

风寒袭表，导致卫强营弱而产生的主症又有何具体特征呢？翕翕发热提示中风临床多见低热，怕冷，但不严重，至于中风汗出的特点，条文没有明说，结合临床以及仲景在后面讲使用桂枝汤后出汗要求"遍身漐漐"来看，中风的汗出当是局部汗出，少量出汗。条文最后提到了中风可见"鼻鸣干呕"。肺开窍于鼻，肺主皮毛。太阳主表，当太阳的表阳被风寒邪气所伤，常导致肺气不利而鼻鸣。鼻鸣包括齆，鼻道阻塞，呼吸不畅，发音不清等，亦可见喷嚏、流清涕、吸鼻涕等。"干呕"则是因为体表受邪，正气抗邪于表，不能顾护于里，导致里气升降失调的一种表现。

综上，第12条原文阐释了太阳中风证的病因为风寒外袭，主症有发热（低热）、恶风寒、脉浮缓、汗出。兼症有鼻鸣、干呕。病机为风寒袭表，营卫失调，卫强营弱。根据《素问》"发表不远热""其在皮者，汗而发之"的原则，治当辛温解表，因已有自汗，则不应发汗过强，故解肌祛风、调和营卫的桂枝汤主治之。所谓"主之"者，是指"病皆与方相应"，勿需加减之意。

【论治疗】

太阳中风证的病理状态是风寒表邪，趋于肌表，正气由内往外抗击表邪。"中医治人不治病"指中医通过药物组合，调整人体功能活动，增强人体的抗邪能力，从而治愈疾病。中医用药重点考虑的是人，主要关注两点：一是如何帮助人的正气抗邪。二是在帮助人体抗邪过程中不伤人或少伤人。如何帮助人的正气抗邪呢？一个基本原则，即顺应人体抗邪的趋势用药。风寒邪气袭表，正气由内往外抗邪，所以发热，脉浮。用药应该辅助人的阳气，让人的阳气更多，更快，更有效地由内出表抗击表邪。太阳中风汗出，营阴外泄，营阴物质处于相对不足状态。因此桂枝汤应该通过药物助人体阳气由内往外抗击表邪的同时，又要防止这个过程汗出太多。桂枝汤通过酸甘药物组合（芍药、甘草、大枣），化生阴液，来防止桂枝和生姜辛散可能带来的阴液消耗，通过辛甘的药物组合（桂枝、生姜、大枣、甘草）激发鼓舞阳气，增强其抗邪能力。

本方配伍得宜，有发汗不伤正、扶正不留邪之效，所谓"发中有收，收中有补"，是治太阳中风表虚证的最佳选择。同时，还可以用于太阳病的余邪未尽和营卫失调证，以及太阳病误治、失治之后所引起的不少变证亦多以本方化裁施治，因而桂枝汤在论中占有非常重要的地位，故后世将之誉为"群方之冠"。

方中药物用量的比例问题，也十分重要，原方桂枝与芍药的比例是等量，若桂枝大于芍药的用量，则为桂枝加桂汤；反之，若芍药大于桂枝的用量，则为桂枝加芍药汤。随着药量的变化，不仅方名不同，主治之证亦不同。

至于桂枝汤的煎服方法和注意事项，要注意桂枝汤只煮了 1 次，跟煮 2 次再将 2 次熬出的药液混匀后服用不一样。一般来说，第一煎有效成分溶出约 60%，第二煎溶出 30%～35%。因此古今药物的煎煮法也在一定程度上影响了古今处方药物剂量的差异。

桂枝汤具体煎煮时间是"七升水煮取三升"，约 37 分钟[1]。桂枝汤发挥功效主要靠药物的味。要让这个味道更有效地融入药液当中最好的办法就是小火慢炖。为了更好地发挥桂枝汤辛甘化阳激发人的阳气、抗击表邪的作用，药后喝热粥一碗，借助其热性，辅助桂枝汤走表发汗。又因为汗液由营阴所转化，而营阴又靠脾胃生。因此进热粥一碗，可资汗源。除此之外，还要"温覆令一时许，遍身漐漐微似有汗者益佳"，盖上被子，既要让全身微微出汗，汗出彻底，邪气才可全部被散出，又不能够像流水一样出大汗，汗出太多耗伤正气，必然变生他证。"若一服汗出病差，停后服，不必尽剂。"用药治病，过用则致病，强调中病即止。关于发汗，"若不汗，更服依前法"，就按照前面的操作再用 1 服。还不出汗，就缩短每次服药的时间间隔，"半日许，令三服尽。若病重者，一日一夜服，周时观之，服一剂尽。"半天可服 3 次。病情比较重的，可以"一日一夜服"。即 24 小时不停地服用，实时观察出汗状态。"服一剂尽"，是指一天用一剂，不论半日服用 3 次或者 24 小时连续服用，总剂量不增加，只是增加服药的频率。

最后注意饮食禁忌问题。"禁生冷、粘滑、肉面、五辛、酒酪、臭恶"，原则是药物的作用不要因为饮食而减弱，也不能因为饮食而增强。桂枝汤辛甘化阳，辛散走表，食用生冷、粘滑（包括口感黏腻的食物，如汤圆、粽子、肥肉）的食物会抑制桂枝、生姜的辛散作用。"五辛、酒酪"这种高热量、辛散、偏温的食物会增加桂枝、生姜辛散作用。条文提到有的病人已经出现"干呕"，提示胃气已经受到影响，肉面、臭恶等不易消化的食物会增加消化负担，不利于疾病的康复。

【践行案例】

病案 01：翟慕东亲历案[2]

1968 年在家乡芜湖第一次体会桂枝汤的运用，那是阴历六月中旬，江南

[1]　杨殿兴，邓宜恩，冯兴奎，等. 中医四部经典解读（下册）. 北京：化学工业出版社，2006：50.

[2]　翟慕东. 伤寒论学用指要 [M]. 北京：中国中药出版社，2006：24.

的盛夏，骄阳似火，闷热异常。我跟随当地名中医杨文祥在商业诊所临诊，见一产后数日感冒发热的妇女，进门来即要求关掉电扇，引起了其他众多候诊病人的不满，天太热，电扇何以能关？只有让她先就诊，大伙忍耐关闭风扇数分钟，只见她身着厚布衣，衣服已被汗水浸透，但仍恶风不已，发热神疲，并不口渴喜饮，脉象浮而弱。我心想，肯定会用藿香正气合银翘散加减，结合产后体虚，再加些养血补气阴的药。结果，杨老师报方我抄录时，只有5味药，一副桂枝汤（当时只值一角五分钱）。我心中老大疑惑：这么热的天，这样的产后发热体虚之人，能行吗？（因江南人的体质，江南夏天的酷热，医家往往视麻黄汤、桂枝汤等方为虎狼）。但是，第二天病人早早就去复诊了，焕然好像变了一个人：烧已退，已不恶风，神清气爽。这时的我，对杨老不胜佩服，从而也悟出，不论什么天时、地域、病人，只要有是证，即用是药。诚如仲景在方后所言"若一服汗出病差，停后服，不必尽剂"。真是这么神效。

病案02：鲁法庭验案

患者女，82岁，某医科大学退休教授。2016年9月17日初诊。

因自汗、恶风就诊。老太太非常有意思，她自己学医，但是忌讳去医院，忌讳看医生，其女儿讲，她几乎没去过她们大学附属医院，比较固执。她女儿是某医科大学大夫，朋友推荐找笔者诊治。

患者有冠心病、高血压病史，体微胖，自汗、恶风、脉浮缓，无明显乏力之象。因此辨证为阳虚自汗，符合《伤寒论》第53条："病常自汗出者，此为营气和，营气和者，外不谐，以卫气不共营气谐和故尔，以营行脉中，卫行脉外，复发其汗，营卫和则愈，宜桂枝汤。"于是处方3剂桂枝汤，因为虑及老年人脏腑功能相对不足，所以这位患者处方药量偏低，桂枝12g，大枣12g，白芍12g，生姜10g，炙甘草6g。一日一剂，分三次服用。

老太太拿到药，三小包药，折回诊室找我确认药量是否无误，我告诉她安心服药。第二天病人又来了，告知我她用药后整晚没睡着觉，伴胸闷、心慌、气短、多汗。一询问才知道她回到家，想着这三小包药剂量太小，担心无效，就将三包药混成一包药，一起熬了，熬出两小碗，分两次喝完。我的医嘱要求三日三剂，一日三次。结果被她2顿用完，导致用药量超标。辛散有余，出汗太多，耗伤心阳，因此不仅没治愈自汗，反而增添心慌、心悸、汗多。

此患者过用桂枝汤导致大汗，阳虚加重，自汗也加重，我在原方基础上加黑顺片10g，反反复复叮嘱按医嘱服用，这次病人遵医嘱服用，随访至3天后病愈。

按：此案属于过用桂枝汤导致阳虚自汗加重，原文第12条方后注服用桂枝汤"若一服汗出病差，停后服，不必尽剂"，强调中病即止，是告诫医者过用伤正。后面强调如果用之达不到汗出的状态，可以缩短服药间隔，增加服药次数，但不管一天服用多少次，都应是"服一剂尽"，一日的治疗总量不增加。增加服药频率，是要通过短频快的辛甘化阳，更有效地扶正祛邪。

【原文】

太陽病，頭痛，發熱，汗出，惡風，桂枝湯主之。（13）

【挈要】

论桂枝汤的主治证。

【辨脉证】

何谓太阳病？外邪侵犯肌表，正邪交争于肌表的这类病同属于太阳病，因此外感六淫邪气初期，病位尚在肌表者都当属太阳病。《伤寒论》重点论述了风寒表邪所致太阳病，但并非太阳病仅限于外感风寒表证。所以本条讨论的是外感表邪初起具有"头痛，发热，汗出，恶风"如此病症的可以用桂枝汤治疗。

【论治疗】

《伤寒论》中用桂枝汤的条文共 19 条，其中云"主之"者仅两条，即第 12、13 条，用"宜"者 14 条，用""与""可与""却与"者各 1 条，所涉及的范围非常广泛，并不是局限于太阳中风。第 12 条讨论的是典型的太阳中风桂枝汤主之，此条冠以"太阳病"强调"桂枝汤"主之。用意在于告诫医者，桂枝汤除了可以主治太阳中风，还可以用于非中风而具备"头痛，发热，汗出，恶风"主症的表证。

因此第 6 条说："太阳病，发热而渴，不恶寒者为温病。"以此举例加以说明，那么太阳温病可否辛温发散？第 6 条明确谈到了"若被下者""若被火者""若火熏之"产生的种种变证，提示"下""火""火熏"都是错误治法，却没有强调不可以辛温发汗。其言外之意自然是可以用辛温解表轻剂如桂枝汤类辛散表邪。

由此可以明确本条绝非对太阳中风证治的简要概括，而是强调外邪（六淫邪气）袭表，具备卫不外固、营不内守的病机特点，临床表现具备"头痛，发热，汗出，恶风"的太阳病都可以用桂枝汤对证治疗。

但本条讨论外感表邪初起具有如此病症的可以用桂枝汤治疗，临床又不能简单地理解为是此类病证治疗的全部。随着感受邪气的不同，病势演变的态势也不一样，有是证用是方。所以吴鞠通《温病条辨·上焦》篇第 4 条在强调"太阴风温、温热、温疫、冬温，初起恶风寒者，桂枝汤主之"，在《温病条辨·上焦》篇第 5 条又强调"太阴温病，恶风寒，服桂枝汤已，恶寒解，余病不解者，银翘散主之。余证悉减者，减其制。"吴氏自注："恶寒已解，是全无风寒，止余温病,即禁辛温法,改从辛凉。减其制者,减银翘散之制也。"

温邪传变迅速,温病初起使用桂枝汤的适合时机难以把握,因此仲景论述第6条太阳温病不提"桂枝汤主之"。对于其他外邪袭表初起具有太阳病诸症的治疗也当遵此原则。

【原文】

太陽病,項背強几几①,反②汗出惡風者,桂枝加葛根湯主之。(14)

桂枝加葛根湯方

葛根四兩　麻黃三兩(去節)　芍藥二兩　生薑三兩(切)　甘草二兩(炙)　大棗十二枚(擘)　桂枝二兩(去皮)

上七味,以水一斗,先煮麻黃、葛根,減二升,去上沫,內諸藥,煮取三升,去滓。溫服一升,覆取微似汗,不須啜粥,餘如桂枝法將息③及禁忌。

臣億等謹按:仲景本論,太陽中風自汗用桂枝,傷寒無汗用麻黃,今證云汗出惡風,而方中有麻黃,恐非本意也。第三卷有葛根湯證,云無汗、惡風,正與此方同,是合用麻黃也。此云桂枝加葛根湯,恐是桂枝中但加葛根耳。

【挈要】

风寒外感汗出项背几几证治。

【释字词】

①项背强几几:几(jǐ),南阳地区方言,有拘紧、固缩之意。项背强几几,形容项背拘紧不适,俯仰不利之状。

②反:反而,反常。

③将息:调理休息,即服药后护理之法。

【辨脉证】

本条文最后提出"桂枝加葛根汤主之",而桂枝加葛根汤是桂枝汤加葛根组成。这可能会理解为是太阳中风表虚证兼项背强几几的治法,但是条文冠以"太阳病",没有明确说这是太阳中风。因此把这个病证理解为纯粹的风邪所致病证是不合适的。

如果本证是感受风邪所致,当具备"头项强痛",不适的部位局限在头项。"项背强几几"说明此证的不适部位超越了"头项"扩大到了项背。病位显然扩大了,因此证不像风邪所为。如果本证是感受寒邪所致,当具备"身痛",而本证只有"强"没有痛,而且还有"汗出",故而此证又不像寒邪所为。既不像常见的中风,又不像常见的伤寒,说明此证比较反常,所以条文说"汗出"时,在前面加"反"字。仔细揣摩这字,可以体会到仲景面对此证时的思索过程。其实临床上风寒是不能截然区分的,可以理解为"寒为风之重,风为寒之渐",且

"风为百病之长"。鉴于此,本证当为风寒合而为患,即风寒两感。这也是仲景的本意,如第 35 条"太阳病,头痛,发热,身疼,腰痛,骨节疼痛,恶风,无汗而喘者,麻黄汤主之"中,仲景用"恶风"而不是"恶寒"也是在强调典型的太阳伤寒麻黄汤证也有风邪为患。

综上,本条所述病证是感受风寒表邪,导致卫阳郁闭,病患项背部拘紧不适,俯仰不利。

【论治疗】

本证病因病机为机体感受挟寒之风,客于太阳经输,致使经气不利,阻滞津液的运行,经脉失于濡养而项背强几几。因邪以风为主,其性主疏泄,所以有汗出、恶风之症。辨识的关键在汗出。此证若单用桂枝汤解肌祛风难以起效,应在解肌祛风的基础上兼顾经气不利,筋脉失养的治疗,治当解肌祛风,调和营卫,生津舒经,方以桂枝加葛根汤。

对于桂枝加葛根汤当明白原方中有无麻黄的问题。我们认为当依林亿注解,即由桂枝汤加葛根而成,无麻黄。对此,林亿讲了两点理由,一是太阳中风自汗用桂枝,伤寒无汗用麻黄,今证云汗出恶风,而不当用麻黄;二是第三卷有葛根汤证,治无汗,恶风,项背强几几,适合用麻黄,正与此方不同,因此治汗出项背强几几的桂枝加葛根汤就不应该有麻黄。除此之外,由于本条病证有汗出,汗出伤阴,筋脉失养,也会一定程度导致"项背强几几",加入麻黄会导致辛温有余,有可能汗出更甚而不利于缓解"项背强几几"。

方用桂枝加葛根汤以桂枝汤针对汗出恶风之表虚起到解肌祛风,调和营卫的作用。葛根味辛甘而性平,《神农本草经》言其功效:"主消渴,身大热,呕吐;诸痹,起阴气;解诸毒。"葛根在此方中发挥三大功能,一是升阳发表,解肌祛风,助桂枝汤发表解肌,二是宣通经气,三是生津液,起阴气,以濡润缓解其拘急。

煎服要求先煮葛根,浓煎 1 次,分 3 次温服,温覆取微汗。从临床实际看,葛根为块根,质地较坚实,若不先于桂枝汤煎煮,则难以使有效成分溶出,故以先煎为好;同时,葛根含有大量淀粉,煎后药液上面常有一层浮沫,应去掉。因为葛根有鼓舞胃气上行和生津液的作用,不需要啜粥助胃气和培益汗源。其他的注意事项参照前述桂枝汤法将息及禁忌。

【践行案例】

病案 01:鲁法庭自案

2016 年 7 月,因出差,乘坐飞机从上海回成都。上海夏天炎热,一进到机场,一身凉爽,登机进客舱,顿感比机场还凉爽,3 个多小时后下飞机,自觉后背酸不拉几(项背强几几),怕风,成都 8 月室外温度 35 摄氏度左右,气候闷热,自然也出汗了。心想,这正是"太阳病,项背强几几,反汗出恶风者,桂枝加葛根汤主之"。于是掏出手机,编了一条短信(诊断,外感风寒;主症,汗出、项背强;处方,桂枝加葛根汤加减;用药,葛根30g、桂枝15g、白芍15g、生姜10g、广藿香15g、炒苍术12g、炙甘草10g、白芷12g。2剂,代煎6袋,每袋200ml)发给一位开中药房的朋友,请他赶紧把药给我熬好,我回家会顺道去取药。于是乘车约1小时到达朋友处将药取了回家,当天服用2次,第二日起床,诸症消除而痊愈。

过了约4周时间,我因为其他事去拜访这位朋友,走进药房我就看到药房收银台玻璃窗上贴了一张手写处方,走近一看,正是我之前发给朋友的处方,他给打印出来了。处方上还详细写了症状。我很奇怪,我问他为什么把我的处方打印出来贴在这儿。他说我那天发给他处方时,他感觉我的症状他都有,于是也给自己熬了2剂,用了居然就好了。从那以后,但凡因为感冒来他药房买药的顾客,他都有意问人家有没有头项强或痛,如果有,他就建议人家买2剂这个处方服用,居然很多人用后效果都不错。于是他就把处方打出来贴那儿,方便给顾客推荐。

按:此案是因为炎暑汗出肌疏后又身处低温空调环境而感受风寒之邪。致使太阳经气郁遏,故而项背强而不适,汗出恶风。处方以桂枝加葛根汤为主,解肌祛风,升津舒经。考虑成都地域湿气较重,久居于此,湿邪易于内停,故在此方基础上加藿香、苍术、白芷等化湿,疗效喜人。

至于友人自用和推荐他人使用此方有失辨证论治之嫌,但从同处一地域,证候有类同,且在炎夏难以避开人为低温环境这几点来看,他们使用此方有效也在意料之中,若能在此基础上辨证调方用药,或许效果更佳。因此桂枝加葛根汤证虽是感受风寒之邪所致,但是临床多见于炎夏季节。正如《经方实验录》所言:"桂枝汤实为夏日好冷饮而得表证者之第一效方,又岂惟治冬日北地之伤寒而已哉?夫伤寒而必限于北地,北地而必限于冬日。"夏天,人为的低温环境太多,当我们从室外高温环境中出了一身汗,毛孔开启走进人为低温环境,这就给机体感受风寒之邪提供了绝佳条件。

病案02:胡天成验案[1]

吴某,女,5岁,住灌县,初诊时间:1979年11月9日。病史申诉者:患儿母亲。现病史:8天前患儿在田间玩耍,不慎失足落水,当时仅将裤子打湿,头身未见外伤,患儿亦未诉任何不适。傍晚,其父收工回家,即发现患儿颈项向左偏斜,不能转动,入夜不能平睡,呼叫颈项疼痛。因疑为"失枕",次日

---

[1] 胡天成. 桂枝汤加葛根汤治愈"偏颈"1例 [J]. 成都中医学院学报, 1979, (4): 94.

即请人"扯""端"，未见好转。第3日又外敷药2次，均未见效。病后，患儿白天嬉戏如常，暮夜即感不适，要母怀抱。如此已8日，病无起色。亲友又以为"骨伤"所致，嘱来中医院骨科就诊，经检查排除骨折，转到我处诊治。其时患儿头颈明显向左偏斜，颈项肌肉强硬，皮色不变，亦不发热，但压之疼痛，头汗甚多，口干喜饮，饮食减少，大便1日1次，小便不黄，舌质正常，苔白，脉浮。

诊断：偏颈。辨证：太阳中风，经输不利。治法：解肌祛风，舒利经脉。处方：桂枝10g，白芍15g，生姜10g，大枣12g，甘草3g，葛根24g，天花粉18g。二诊（11月12日），上方连服3剂，汗止，颈即不偏，唯转动尚欠灵活。此太阳经输之气尚未完全疏通之故。乃守上方，再加秦艽15g、丝瓜络12g，以祛风通络。三诊（11月16日），第2方服完第2剂后，颈项即活动自如。

按：此案为一典型之太阳病。时值冬令，失足落水，感受风寒之邪，加之腠理不密，藩篱不固，外邪乘虚而入，诚如《素问·经脉别论》所说"当是之时，勇者气行则已，怯者则着而为病也"。太阳主一身之表，统摄营卫，风寒邪气侵袭人体，太阳首当其冲。邪伤太阳，随经入于经输，经气不利，所以头项强痛，卫阳郁遏，不得宣散，故恶寒。此案患儿颈项偏斜，乃项强之甚，暮夜喜投母怀，即恶风之意。风性疏泄，卫外不固，营阴不内守则汗出。观其主要脉证，显系太阳中风，经输不利之证。故投是方以桂枝汤解肌祛风，调和营卫，重用葛根解肌，散经输之邪而治项强疼痛，又因口干喜饮，加天花粉以生津止渴而收效。

上述病案患儿有明显颈项偏斜，是项强之甚，如果临床没有类似体征，学龄前患儿又多无法如实表述项背强而不适，医生无法判断患儿是桂枝汤证还是桂枝加葛根汤证，又该如何处方呢？就笔者个人临床体会而言，这类儿科病人或许有不同程度的项背强几几，他只是没有表述出来而已，此时处方用药，加上适量葛根，效果是比纯粹桂枝汤要好，所以我的儿科病人只要是太阳中风表虚用桂枝汤的，我都会把它开成桂枝加葛根汤。

【原文】
太陽病，下①之後，其氣上衝②者，可與桂枝湯，方用前法。若不上衝者，不得與之。（15）

【挈要】
论太阳病误下后，气上冲与不上冲的治法。

【释字词】
①下：指攻下治法；也可指疾病发展到下一步。
②气上冲：即太阳经气上冲，与邪相争。总为正气不虚或虚不甚。

【辨脉证】

太阳病，无论是中风或伤寒，均属病在表，法当汗解，如果太阳病使用攻下，不仅不能使邪从表解，甚至内陷入里，徒伤里气。当然对正气损伤有轻重不同，若但误下之后，正气受伤不甚，邪气尚未内陷或者内陷不深，正气尚有向上向外抗邪外出之机转者，治疗当顺势而为，辅助正气抗邪于外。本条"其气上冲者"说明正气受伤不甚，尚能与欲陷之邪抗争，邪气仍有外解之机，正气已伤，虽然不重，但亦不可用辛散峻剂，而应用桂枝汤解肌发汗，使其邪从外而解，其服药方法仍当遵前述桂枝汤法。反之，误下后正气损耗较重，气不上冲，无力抗邪，邪气已经随之内陷，无外出之机，则不当再用桂枝汤以治其表，而应当按坏病"观其脉证，知犯何逆，随证治之"论治。

【论治疗】

1. 太阳病失治，邪气内陷入里，治疗当重视脉象之浮沉，顺应正气抗邪态势立法论治

外感风寒表邪，初起仅见头项强痛，发热恶寒，脉浮。失治不愈，表证仍在而增添咳喘等肺系病症时，其气尚能上冲，脉仍浮，提示人体正气抗邪态势依然是向上向外，治疗亦当顺其势而用宣散解表之法，正如第43条："太阳病，下之微喘者，表未解故也，桂枝加厚朴杏子汤主之。"反之，邪气内陷，若脉不浮而沉，其气不能上冲，无论此时其表证有无，治疗都当重在治里，而不能解表，自然桂枝汤不得与之。

2. 临床如何处理太阳表证伴发的胃肠道症状

风寒表邪袭表，正气趋外解表，维持人体内在脏腑功能的正气相对不足而出现短暂的脏腑功能减弱或失调。若胃气上逆可见第12条"干呕"、第3条"呕逆"、纳差等，若是腑气不通，可见"腹胀""便秘"等。脏腑功能失调的病机核心是外邪袭表，而非内在脏腑自身，表邪得解，此类证候自然就消除了。故临证时，不可见呕止呕，不可见便秘即攻下。

3. "其气上冲"是人体正气具备向上向外抗邪能力的明证，是指导临床立法处方用药的重要依据

太阳病"脉浮"是其气上冲。邪气在肌表，正气由内往外抗击表邪，脉轻取即得，重按稍有点不空。

"咳嗽"是其气上冲，反映肺气尚有能力向外排邪（风寒、痰、湿等）。临床可见年老体弱肺病患者，少咳嗽甚至是无咳嗽，但可以闻及呼吸道明显痰鸣音，此类病难治，因为其不咳或者少咳，咳而无力等"气不上冲"之象反映病患正气虚弱，正气无力向外抗邪排邪。因此临床论治咳嗽不可一味地止咳降肺气，还得顺应排邪态势而宣肺。若过用止咳药，必然有碍肺排邪于外，导致邪气久滞于内,病迁延不愈亦或变生他证。

除此之外,其他如积食,胃热呕逆,感冒流鼻涕、喷嚏等,都属于"其气上冲"的表现,治疗这类具备"其气上冲"证候的病证,不应去抑制"其气上冲",而是顺势而为。本条内容体现了临证必须谨守病机,因势利导,才能取得应有的治疗效果,这一原则具有普遍指导意义。

【原文】

太陽病三日,已發汗,若吐、若下、若溫針①,仍不解者,此為壞病②,桂枝不中③與之也。觀其脉證,知犯何逆,隨證治之。桂枝本為解肌④,若其人脉浮緊,發熱汗不出者,不可與之也。常須識⑤此,勿令誤也。(16)

【挈要】

承接上一条,上条乃太阳病误下后,病仍在太阳,且正气有驱邪外出之机,故而仍当解表。此条则讨论太阳病误治后病已不在太阳,变为坏病者,不可解表。并提出坏病"观其脉证,知犯何逆,随证治之"十二字处理原则。同时强调桂枝汤的解肌功效。

【释字词】

①温针:是针刺与艾灸合用的一种方法。操作时,针刺一定穴位,将艾绒缠于针柄上点燃,以使热气透入穴位。

②坏病:即变证。指因误治而致病情发生变化的病证。

③不中:即不可的意思。

④解肌:解除肌表之邪。

⑤识:识(zhì),记住之意。

【辨脉证】

太阳病,治法自应汗解。若汗不如法,或发汗太过,则病不解,若误用吐下,或误与火法,致使病邪或自表入里,或由阳入阴,或由寒至热,或损及脏腑,导致病证不在本经而发生变化,名之曰"坏病"。证已不属于桂枝汤证,则不可再用桂枝汤解表。而应该"观其脉证",即仔细观察当前的症状、体征、脉象等,四诊合参,全面完整地搜集病情资料。分析之前的治疗错在何处,弄清错误的治疗方法对病证造成何种影响,找出疾病的症结所在,从而做到见病知源,使诊断可靠,即条文所言"知犯何逆"。最后"随证治之",即探明病证的中医机理,确立正确的治理方法,选择对证方药予以相应治疗。

条文第二段指出"脉浮紧,发热汗不出"的太阳伤寒证禁用桂枝汤。强调桂枝汤解肌区别于麻黄汤发汗。风邪轻扬开泄,风邪袭人,腠理开,邪气入,易于透过皮毛,深入肌腠。条文"肌"是指肌腠、肌肉。"解肌"乃是指解除肌腠的表邪。这也说明了太阳中风表虚证的病位在"肌腠""肌肉"。《素问·痿论》"脾主身之肌肉",脾胃为气血生化之源,全身的肌肉都需要依靠脾胃所运化的水谷精微来营养。因此要解除犯于肌腠、肌肉之邪,当在辛散表邪的同时顾护脾胃之气,这就不难理解为什么桂枝汤所用四味药皆与饮食相关。如桂枝同植株的肉桂,是我们日常生活中的调味品。煲汤、炒菜、煮火锅,烤面包、蛋糕都会用到。甘草也是日常的调味品。生姜,厨房常备之物。大枣可做食物。除此之外,桂枝汤味甘色黄,甘味入脾,黄色属脾。方后注要求服用桂枝汤后"须臾啜热稀粥一升余",意在顾护脾胃,种种因素决定了桂枝汤能固护脾胃中焦之气,能养胃和胃。理解了这一点,对于后面的桂枝汤治疗虚体外感、太阴表证、妊娠呕吐,以及加减用于治疗脾胃虚弱的小建中汤证、太阴腹痛桂枝加芍药汤证、桂枝加大黄汤证就好理解了。

若太阳伤寒使用解肌祛风的桂枝汤,轻则病重药轻,如原文第 24 条:"太阳病,初服桂枝汤,反烦不解者……"重则可能引起变端,如尤怡在《伤寒贯珠集》中所说:"设误与桂枝,必致汗不出而烦躁,甚则斑黄狂乱,无所不至矣。"所以仲景告诫"当须识此,勿令误也"。意即必须认识到这个问题,不要因此发生错误。本条强调的是方证对应,因此,太阳中风不能使用麻黄汤则是理所当然,否则也会过汗引起种种变证。

【原文】

若酒客①病,不可與桂枝湯,得之則嘔,以酒客不喜甘故也。(17)

【挈要】

借酒客为例,指出湿热内蕴之人,即使患太阳中风,慎用桂枝汤。

【释字词】

①酒客:指嗜酒之人或饮酒、醉酒之人。

【辨脉证】

一般认为,仲景以嗜酒之人为例,提示内蕴湿热,感受风寒表邪者禁用或慎用桂枝汤。因为平素嗜酒太过,多内蕴湿热,桂枝汤辛甘温,生热助湿,故内蕴湿热之人,虽患太阳中风,亦当慎用。如单纯投以桂枝汤,则湿热之邪得辛温甘甜之助,可使湿热更盛,壅滞中焦,势必使胃气上逆而作呕。

酒乃湿热之品,饮酒后多内热而致汗出,若此时贪凉或不慎汗出当风,则易于感受风寒表邪。因此,此处"酒客"不一定是嗜酒之人,也有可能是饮酒者亦或醉酒者。"酒客病"亦可能是饮酒后或者是醉酒后外感风寒表邪,临床表现为"头痛、发热、汗出、恶风、恶心、呕吐、脉浮"等,类似太阳中风证,但是饮酒者内有湿热,故不宜使用辛甘温的桂枝汤,否则徒增内在湿热,变生它病。

【论治疗】

条文没有明确指出"酒客病"该如何治疗。条文只言"不可与桂枝汤",言下之意,并非绝对不能使用桂枝汤。若确是饮酒后内有酒热,外见汗出恶风脉缓等中风表证,则可在桂枝汤基础上酌加清热祛湿之品,如《丁甘仁用药一百十三法》和营达邪法,药用桂枝、佩兰、半夏、芍药、蚕沙、茯苓、苏梗、黄芩、枳壳、焦谷芽、鲜荷叶、佛手,治表虚有汗,营卫不和,兼湿热内蕴。

【原文】

喘家①,作桂枝湯,加厚朴杏子佳。(18)

【挈要】

论喘家得桂枝汤证,用桂枝汤当加厚朴杏仁,以截断病程。

【释字词】

①喘家:指素患咳喘等肺系病证者。

【辨脉证】

"喘家"是素有呼吸系统咳喘病史的病人,他不一定是哮喘。喘家作桂枝汤,指的是素有咳喘病史的患者感受风寒表邪之后首先有桂枝汤证的表现,可以用桂枝汤治疗。这是不是最佳治疗方案呢?不是。临床常见素有咳喘宿疾的患者,每每因为外感表邪而发作或加重。所以,即使当前此"喘家"感受风寒表邪之初没有出现咳喘,但随后出现咳喘的病势是存在的,因此条文说"加厚朴杏子佳",将宽中理气,降气平喘的厚朴、杏子加入解肌祛风的桂枝汤中,客观起到了预防此"喘家"外感诱发咳喘宿疾的作用。这反映了仲景治未病的思想。

【论治疗】

1. 此方用于外感兼明显咳喘效果并非最佳

从个人临床经验来讲,对于临床上明显咳喘的病人,哪怕他有汗出恶风,用桂枝加厚朴杏子汤效果不一定很好,毕竟这个方子宣肺降气,止咳平喘的作用是相对较弱的,厚朴杏仁虽能够宽中理气,降气平喘,但它更多的是预防性用药,我的临床经验告诉我桂枝加厚朴杏子汤治疗太阳中风合并明显咳喘效果不理想。个人对于有些医案记载说桂枝汤加厚朴杏子汤有效治疗哮喘持怀疑态度。也许是临床经验有限,还没有成功地用这个方治愈过一个典型的哮喘病,所以才有这种体会。《伤寒论》的学习应该是"从临床实践中来,到临床实践中去",学习《伤寒论》要践行于临床,通过临床实践来深入理解体会,最终将经典转化为自己的知识。

2. 临床上面对一个外感病人,如何切入本条的治未病思想

必然离不开与患者深入沟通,了解病史。应该询问病人既往感冒后,是否咳喘很快出现亦或询问病人既往是否有呼吸系统宿疾，如哮喘、慢性支气管炎、肺气肿等。病人告诉你感冒基本不会出现咳嗽，这样可以直接按太阳表证治疗；如果病人告诉你以往一感冒很快就发展为咳嗽喘促。这样的病势若再按照治疗太阳病的常规思路用药，则难以控制病势发展。这时，我们应该充分发挥中医治未病思想，提前用药，截断用药。对外感易发展出现咳喘者，加上降气平喘药物。对容易生痰饮的，应该再加上一些化痰饮的药物。中医学治未病的思想告诉我们，治病不应该是追着疾病跑，而应该在前方设关卡，防止其通关，防止其加重加深。

3. 桂枝加厚朴杏子汤方可用于外感病后续出现轻微咳喘者

桂枝加厚朴杏子汤方用厚朴、杏仁，除针对太阳中风后续可能出现咳喘预防性用药外，亦可用于外感病后续出现轻微咳喘者，如《伤寒论》第43条："太阳病，下之微喘者，表未解故也，桂枝加厚朴杏子汤主之。"此方中厚朴杏仁宣降肺气，也可以增强桂枝汤解表之力，由于本方预防和治疗咳喘主要是通过宣肺而起作用，因此一般不宜过多加用以降气为主的止咳平喘药，以免改变全方的升降属性。

厚朴味苦、辛，性温，可燥湿消痰，下气除满。杏仁味苦，微温，亦具备一定的化湿之功。鉴于成都湿邪较甚，故笔者临床常用本方，尤宜于老人与小儿，用于小儿还有一个优点，就是本方味甘，小儿乐于接受。对兼有轻微湿邪的病证，可以不加用除湿药，但对湿邪较重者宜酌加除湿药。若患者伴有大便秘结，可用郁李仁代替杏仁。

【原文】

凡服桂枝湯吐者，其後必吐膿血也。（19）

【挈要】

论毒热内痈证似桂枝汤证者，误用桂枝汤引起的变证。

【辨脉证】

本条文简短，文中既然说"凡服桂枝汤吐者"，就必然是病证疑似桂枝汤证，才可能使用桂枝汤。结合用了桂枝汤后"必吐脓血"，知道是辛温的桂枝汤服用后，加速了化腐成脓的病理过程。因此，本条所论述的应当是毒热内痈证，临床表现疑似太阳中风证。正如《伤寒论·辨脉法》："诸脉浮数，当发热而洒淅恶寒，若有痛处，饮食如常者，畜积有脓也。"《金匮要略·肺痿肺痈咳嗽上气病脉证治》："寸口脉微而数，微则为风，数则为热；微则汗出，数则恶寒"。毒热内痈证表现出疑似桂枝汤证的机理是什么？毒热内盛，壅塞经脉，营卫阻滞，卫气不得畅行而见发热、汗出、恶风寒、脉浮数等疑似太阳中风证。

【论治疗】

风邪、热毒均可出现营卫失和的症状,临床当注意鉴别。

一是症状鉴别。虽然两者有某些相同的症状,但也必然有差异,正如《金匮要略·疮痈肠痈浸淫病脉证治》"诸浮数脉,应当发热,而反洒淅恶寒,若有痛处,当发其痈"所言,两者可能的相同表现有脉浮数、发热、恶风寒。但是内有毒热内痈者必有其痛处或胀或不适所在。

二是病因鉴别。中风证必有外感经历,毒热内痈者则无此经历。

两者病因病机不同,症状有同有异,必须详加鉴别,区别论治。若对毒热内痈疑似桂枝汤证者误用桂枝汤,则犯了火上浇油之误,容易变生吐脓血,必须采用清热解毒之法治之。

第四节　第20～34条

【导读】

本节共15条原文,主要论述桂枝汤的加减运用及其病机演变。

【原文】

太陽病,發汗,遂漏不止①,其人惡風,小便難,四肢微急②,難以屈伸者,桂枝加附子湯主之。(20)

桂枝加附子湯方

桂枝三兩(去皮)　芍藥三兩　甘草三兩(炙)　生薑三兩(切)　大棗十二枚(擘)　附子一枚(炮,去皮,破八片)

上六味,以水七升,煮取三升,去滓,溫服一升。本云,桂枝湯今加附子,將息如前法。

【挈要】

太阳病发汗太过,致表阳虚漏汗证治。

【释字词】

①遂漏不止:漏,渗泄不止,全句是指不间断地少量汗出。

②急:拘急。

【辨脉证】

太阳病,无论中风还是伤寒,其治都应从汗而解。但必须分清表里虚实和注意方药的煎服方法及其用量,才能收到预期的效果,否则就会引起种种变证。原文第12条,桂枝汤证方后注明示解表出汗当"遍身漐漐微似有汗者益佳,不可令如水流漓,病必不除"。本条太阳病发汗以后,漏汗不止,必然是发汗不当。值得注意的是"漏汗"不是"脱汗",漏汗是不间断小汗,脱汗又称绝汗,指病情危重,阳气欲脱时,汗出淋漓不止,如珠如油。中医妇科有一个概念叫"崩漏",崩指的是大出血,漏指的是少量点滴出血,持续时间长。所以,本条的漏汗强调出汗是持续存在的。跟桂枝汤证的出汗也需要鉴别,桂枝汤证大多是间断出汗,局部出汗,出汗大多是偏温的。

本条病证因为过汗,卫阳随汗而泄,腠理大疏,"恶风"必然更加突出。随着卫阳外泄,里之阳气亦伤,以致化气作用不足。加之津液大量耗损,小便量少,故"小便难"。阳虚则不能温煦四肢,阴少则不能濡润筋脉,所以"四肢微急,难以屈伸"。

综上,本证因太阳病发汗大过,卫阳随汗而泄,不能固护营阴,从而又引起汗液漏泄不止,从而形成"汗漏致阳外泄,阳伤致阴不固"的恶性循环,此为本证的病机核心,病性当属阴阳两虚。仲景用方桂枝加附子汤主之,温经扶阳。

【论治疗】

1. 证既属阴阳两虚证,为何温经扶阳而不阴阳同治

这是本条的重点和难点。因本证中漏汗既是发汗过度的结果,又是阴阳两伤的原因。控制"漏汗"是本证治疗的关键环节,只要汗液不泄,阴伤自止,阳伤暂缓。因此治疗上首先撤除错误的汗法,其次鉴于本证虽然较太阳病初起更为严重,但仍是营卫失调,兼见卫阳大虚而已。针对阳虚汗漏这一核心病机,以调和营卫的桂枝汤为基础,调和营卫,加附子温经扶阳固表,使卫阳充实而能卫外为固,漏汗自止。

汗止不等于阴虚得治。证属阴阳两虚,单扶阳能否解决阴阳两伤?《伤寒论》治疗阴阳两虚烦躁证以茯苓四逆汤回阳益阴,治疗霍乱亡阳脱液证用四逆加人参汤回阳救逆,益气养阴,二证虽兼有阴虚,但皆用人参益气生津,而不配伍甘寒养阴之沙参、麦冬、石斛、生地、天花粉等。此仲景"阳回阴存"之学术核心,即阴阳两虚证用药扶阳为主,虽无养阴专属之品,但阳回则又能化气以生津。

正如清末名医陆渊雷《伤寒论今释》所云:"故津伤而阳不亡者,其津自能再生。阳亡而津不伤者,其津亦无后继。是以良工治病,不患津之伤,而患阳之亡……若不知回阳,但喜甘寒生津,岂知滋腻之药,用于阳证则不能减热,用于阴证则不能运化。桂枝加附子汤之证,伤津而兼亡阳(指卫阳大虚)也,仲景则回其阳而已,不养其津,学者当深长思之。"可谓是对仲景"阳回阴存"之理极为深刻的认识。

扶阳学派宗仲景法门,主张"阳回阴存,阳回津生"。如祝积德在《伤寒质难》中所言"良工治病,不患津之伤,而患阳之亡。所以然者,阳能生阴也。是故阴液之盈绌,阳气实左右之……而况一切营养药物,未有不经阳气运化,而能自为荣养者也。"阐明了阳生阴长的道理,阴津靠阳气运化,阳气回复则阴津能随之恢复。阳虚气化不及,津液不能蒸腾,才是病根。扶阳学派也强调"阳回之前,少夹滋阴",如郑寿全在《医法圆通•用药须知》中提出"阳虚一切病证忌滋阴也"。主张阳虚病证治疗用药少兼夹阴药、补药。桂枝加附子汤证虽是阴阳两伤的证候,但主导方面为阳虚,通过扶阳就能够固表,固表则可以止汗,止汗就等于存津液,此即"回其阳则津自生"。

2. 桂枝加附子汤施治桂枝加附子汤证的三种转归

对于阴阳两虚桂枝加附子汤证,我们主张温经扶阳为治,然而鉴于患者个体差异,用药疗程把握当否,以及病患的依从性差异,临床用药变数较多,因此对于桂枝加附子汤施治桂枝加附子汤证后可能的转归也应当清楚。

(1)气恢复,化生水谷,滋生营阴,后续不需滋阴补液,这是最理想的状态。如前所述"回其阳则津自生"。

(2)阳恢复,化生水谷,滋生营阴,不足以缓解阴虚不足之证,后续可阴中求阳,金匮肾气丸或右归丸等。如郑寿全《医法圆通•服药须知》云:"凡服此等热药,总要服至周身、腹中发热难安时,然后以一剂滋阴,此乃全身阴邪化去,真阳已复,即与以一剂滋阴之品,以敛其所复之阳,阳得阴敛,而阳有所依,自然互根相济。"

(3)若用药疗程把握不当,温阳太过,反致原本不足之阴津进一步虚耗,后续当换方专攻滋阴补液。

【践行案例】

病案:鲁法庭验案

徐某某,女,35岁,湖北恩施人,2016年5月20日初诊。主诉:畏寒自汗1年半,停经1年,伴消谷善饥1年半。

病史:2014年11月生育第二胎,当地气候寒冷,不慎受寒,发热咳嗽,住院输液治疗,自述每次输液都感觉一股寒气从针口顺延血管直逼心脏,2周后感冒咳嗽痊愈出院,即出现畏风寒,终日不敢外出,即使夏季亦如此,穿衣裤数层,戴棉帽。伴随严重自汗,饥饿明显,每日进餐5次,停经1年,偶尔夜卧小腿抽筋。

2016年5月因家事前往湖北恩施探望母亲,该患者是朋友亲戚,又因畏寒如此不便出门,便应朋友之请为其上门诊治,湖北恩施5月虽不炎热,但常人已渐着初夏装,进到患者家客厅,首先感到一股热浪迎面而来,患者因为畏寒,在家紧闭门窗,客厅中央的天然气炉火焰熊熊(当地冬冷夏凉,冬季常以天然气炉生火取暖)。患者面浮,体微胖,端坐在沙发,着厚装,戴厚帽,手执汗巾一直擦拭汗液。我第一反应是很惊奇，问她："既然这么热，干嘛穿那么厚，为何生火取暖，为何还紧闭门窗，那有多难受啊？"患者告知我稍减衣物，稍有风袭都会冷得难受。可见常人难以体会其苦楚。诊脉查舌，脉细弱乏力，舌质淡白苔薄白。查阅既往处方，多以黄芪、党参、当归等补益气血之品，然而效果不佳。

患者因外感风寒及低温输液耗伤卫阳，故而恶风寒，阳不固阴以致自汗日久，汗漏持续伤及阳气、阴血，故而患者恶风寒日甚，阴血亏损，胞宫失养，经脉失濡，所以小腿时而抽筋并停经 1 年。至于患者日进 5 餐，饥饿明显，是因为漏汗消耗人体正气，本能求助于进食弥补。

综上，此案与《伤寒论》桂枝加附子汤证相合，属阴阳两虚漏汗证。处方桂枝加附子汤 10 剂（桂枝 15g，大枣 15g，白芍 15g，炙甘草 10g，生姜 12g，黑顺片 15g（先煎30分钟）），一日一剂。

2016 年 6 月 15 日第二诊：办完家事，返回成都，通过微信与患者沟通，知悉患者服用上方诸证均有缓解，自行续服 10 剂后微信复诊，汗出大为减少，恶风寒亦明显减轻，饥饿感大不如前，其能外出，家中不再生火取暖。月经尚未至，汗出怕冷仍不同于常人，舌质淡胖，苔薄白。脉象未及。在前方基础上加防风 10g，白术 10g，人参 15g。嘱服 15 剂后复诊。

2016 年 7 月 10 日，通过微信沟通，自汗基本消失，饥饿感消失，口渴喜饮，一日恢复三餐，7 月 2 日行经，经行 4 天，经量少。余无不适，舌质淡，舌苔薄白少津。综上，患者仍属阴阳两虚，阳虚诸症明显好转，故嘱常服金匮肾气丸善后。后通过微信随访，患者病情基本痊愈。

【原文】

太陽病，下之後，脉促①胸滿②者，桂枝去芍藥湯主之。（21）

桂枝三兩（去皮）　甘草二兩（炙）　生薑三兩（切）　大棗十二枚（擘）

上四味，以水七升，煮取三升，去滓，温服一升。本云，桂枝湯今去芍藥。將息如前法。

若微寒③者，桂枝去芍藥加附子湯主之。（22）

桂枝三兩（去皮）　甘草二兩（炙）　生薑三兩（切）　大棗十二枚（擘）　附子一枚（炮，去皮，破八片）

上五味，以水七升，煮取三升，去滓，温服一升。本云，桂枝湯今去芍藥加附子。將息如前法。

【挈要】

论太阳病误下致胸阳不足证治。

【释字词】

①脉促：脉数而无力。

②胸满：即胸闷。

③微寒：指脉微乏力、畏寒。

【辨脉证】

太阳病逆用下法，既易耗伤正气，又可能使邪气乘机内陷。但误下之后，是伤正气还是邪陷入内，则随着下法力度轻重不同，病人体质差异而有所差异，本条下后见"脉促，胸满"之候。此脉促是脉数而无力，下后损伤心阳，程度不重，表邪亦未至全陷下，而正气尚有一定抗邪外出的可能，故见脉搏加速，表现为脉促。

关于此处"脉促"反映其阳气虚而不甚，我们还可以换个角度理解。人从生、长、壮、老、已的过程来看其脉象或其心率的动态变化，它符合倒置抛物线的特征。壮年前，即由出生到壮年这一阶段，人体脏器功能由弱到盛，因此这一阶段，随着年龄的增长，人的心率逐渐减慢，搏动力量逐渐增强；壮年后，即由壮到已这一阶段，人体脏器功能由强到弱，因此这一阶段，随着年龄的增长，人的心率逐渐加快，搏动力量逐渐减弱。所以在老幼这两个阶段，人的心脏功能相对较弱，因此在心脏搏动力量不强的情况下，"心主血"这一功能的正常发挥，只能通过增加心脏搏动频率来实现。所以在生理状态下，老、幼两个群体的脉应该是促脉。病理状态下，正气虚损不重时，要维系人体生理机能，人体通过自我调节来缓解病理状态下的各种失衡。这类似于西医的代偿，即指某些器官受损后，没有受损的器官或是组织细胞来替代、补偿其代谢功能，使其建立一个新的平衡。在心，可表现为脉率增加。桂枝去芍药汤证中，病人出现脉促，其实便属于"代偿"。但"代偿"有两个特点：一是人体大部分脏器都有一个储备功能，即心、肝、脾、肺、肾等的功能并不是马上就能发挥出来的，它会有一个储备过程，并且在某些特殊情况下，或是在外来因素刺激、激发的情况下，其可以有所加强、激发。但是不同器官的储备能力有所不同，且代偿也不会一直持续下去，如桂枝去芍药汤证中，心阳虚损不重，可通过辛甘化阳，增加运转效率缓解身体不适，但如果仍由其在病损的情况下高效率运转，那么心脏搏动最终会由快变慢。这一阶段又叫失代偿（即靠自身已无法解决）。就脉搏快慢而言，如果一个婴幼儿的脉搏或者一位老人的脉搏只有60次，那有可能是其心脏功能极其衰弱，以至于无法通过增加心率来完成自我调节，此时患者的临床症状也可能相对突出。

本条误下胸阳受损，表邪内陷于里，阻遏胸阳运转，故而"胸满"，患者自觉胸中满闷不适，无疼痛，与论中水热互结之结胸证截然不同。若误下之后，在"脉促胸满"基础上又增"脉微恶寒"之象,则提示阳虚受损已较重。此条两证同属于下法伤及阳气,但有轻重之别,治疗当随证治之。

【论治疗】

胸阳不足,仅见"脉促胸满",方用桂枝去芍药汤辛甘化阳,鼓舞正气奋起抗邪。在桂枝汤原方中去芍药,是因为芍药酸苦微寒,有碍于胸阳鼓动,有碍于桂枝、生姜"辛甘化阳"作用的发挥。再者本证中亦未明言出汗,所以"酸甘化阴"亦非必须,去掉芍药理所当然。

若"脉促胸满"又增"脉微恶寒",阳虚受损较重,此时,若不早加附子,温复阳气,则有可能发生更严重之变故。故于桂枝去芍药汤中加附子。在辛甘化阳的基础辅以温经复阳以达万全。

通过本条,仲景揭示了同一太阳病误下之后,使胸中阳气受伤邪气内陷,但损伤阳气轻重不同,见证亦异,治法有别,其核心在于谨守病机,随证施治。

【原文】

太陽病,得之八九日,如瘧狀①,發熱惡寒,熱多寒少,其人不嘔,清便欲自可②,一日二三度發。脈微緩③者,為欲愈也;脈微而惡寒者,此陰陽俱虛④,不可更發汗、更下、更吐也;面色反有熱色⑤者,未欲解也,以其不能得小汗出,身必癢,宜桂枝麻黃各半湯。(23)

桂枝麻黃各半湯方

桂枝一兩十六銖(去皮)　芍藥　生薑(切)　甘草(炙)　麻黃各一兩(去節)　大棗四枚(擘)　杏仁二十四枚(湯浸,去皮尖及兩仁者)

上七味,以水五升,先煮麻黃一二沸,去上沫,内諸藥,煮取一升八合,去滓,溫服六合。本云,桂枝湯三合,麻黃湯三合,并為六合,頓服。將息如上法。

臣億等謹按:桂枝湯方,桂枝、芍藥、生薑各三兩,甘草二兩,大棗十二枚。麻黃湯方,麻黃三兩,桂枝二兩,甘草一兩,杏仁七十個。今以算法約之,二湯各取三分之一,即得桂枝一兩十六銖,芍藥、生薑、甘草各一兩,大棗四枚,杏仁二十三個零三分枚之一,收之得二十四個,合方。詳此方乃三分之一,非各半也,宜云合半湯。

【挈要】

太阳病迁延日久可能出现的三种转归,并提出表郁不解证治法方药。

【释字词】

①如疟状:指发热恶寒呈阵发性,有数可数。

②清便欲自可:指大小便尚属正常。

③脉微缓:指脉不浮紧,而趋于和缓。

④阴阳俱虚：此处阴阳，指表里而言。阴阳俱虚，即表里皆虚。

⑤面色反有热色：指肌肤发红。

【辨脉证】

前文论述了伤寒的病程多以六七日为一个周期。今"太阳病八九日"，说明邪仍在太阳，邪气留连日久不愈，其病势发展因人而异，条文具体讨论了三种转归：其一，将自愈；其二，病久虚耗正气而致阴阳俱虚；其三，病仍在太阳，病证转轻，邪郁太阳不得外泄，见面赤、无汗、身痒，并对此提出了治法方药。

一般而言，在表证较重阶段，"恶寒发热"发生的频率是比较高的，正邪交争，正胜邪退，其发生的频率应当逐渐减少。"如疟状，发热恶寒，热多寒少，其人不呕，清便欲自可，一日二三度发。"一方面指出此时"恶寒发热"发生频率减少了，如"疟"之寒热往来屈指可数，表现为一天2~3次。而且发热多，恶寒少，提示正胜。另一方又排除了邪传他经的可能。"其人不呕"提示未入少阳，"清便欲自可"提示无阳明病之便结，无太阴少阴厥阴之下利。结合"脉微缓"，微则邪气微，缓则正气复，病证属于太阳病向愈阶段。照此发展"为欲愈也"。

太阳病发九日后，无发热，则说明太阳卫表之气已虚，恶寒的同时而见脉微弱无力，说明少阴里阳之气已虚。所以"阴阳俱虚"表明太阳与少阴的表里阳气俱虚。此时如若用汗、吐、下法，就会进一步耗损正气，而发生更为严重的坏证。所以仲景告诫"不可更发汗、更下、更吐也"。"更"字也说明在上述脉证出现之前，已经使用过汗、吐、下之法，也正是因为误用此类治法，导致了此阴阳俱虚证。此时正确治法应该是用四逆汤之类，温少阴以助太阳。

太阳病发九日后，"面色反有热色"即肌肤发红。文中"以其不得小汗出，身必痒"是本证的辨证要点。因太阳病日久不愈，邪稽留于肤表不得随汗外泄达自愈。阳气受邪郁遏，正邪相争不见发热而见肌肤发红、发痒。说明病缓邪轻，治疗只可小发汗，若用麻黄汤发汗恐太过，若用桂枝汤解肌又忧不及，故仲景二方小剂量合用，拟方桂枝麻黄各半汤治疗。

【论治疗】

1. 临床可以通过对比患者用药前后恶寒发热频率变化判断治疗是否得当

我们医生面对一个太阳表证的病人，大多都可能忽略了病人恶寒发热发生的频率问题。本条原文的学习启示我们可以通过关注病人恶寒发热的发作频率的动态变化来判断这个病到底是加重还是缓解，可以据此调整解表药物发散的力度以适应病证。

2. 临床表证迁延出现"面色反有热色""身痒"貌似皮肤病，实则非也

面指的是脸，但不是仅仅局限在面部。表邪郁闭的面红，既不同于内热炽盛的满面通红，也不同于阴虚阳亢的两颧潮红，更有别于虚阳外越的颧红如妆。这种面红表现为一直存在的局部的肌肤发红，类似于荨麻疹的肌肤发红。而实际上，很多荨麻疹的发病多在外感迁延后出现，这类荨麻疹的治疗也可参照桂枝麻黄各半汤小发其汗，透邪外出。

3. 桂枝麻黄各半汤方

本方为桂枝汤、麻黄汤两方的合剂，但用量为二方总量的三分之一，并非各为半剂。配伍体现了刚柔互济，发小汗以祛邪，无过汗伤正之弊，为辛温轻剂。

本方广泛用于邪（包括一切外邪，非单指风寒）少势微，而有外出之机，症见面有热色、身痒、无汗等。现代临床多用于治疗外感病、荨麻疹、皮肤瘙痒症、湿疹。

【践行案例】

病案：鲁法庭验案

笔者十多年前在云南工作期间，接诊一位 70 多岁老大爷。患者自我感觉皮肤时而如琴弦拨动，时而如蚂蚁爬行，经治多年不愈。因为患者感觉皮肤似有蚂蚁爬行，所以我想他的皮肤可能有皮疹。于是我检查他的上肢皮肤，未发现皮疹，而是发现他的皮肤干燥脱屑。通过询问，得知他平素皮肤很难出汗，结合云南昆明天干物燥，外邪多表现为风燥，所以我认为他是燥邪束表，经气运行不利，故而感觉皮下脉络紧张如拨琴弦，阳郁肌表而不透，故而感觉如蚂蚁爬行。邪郁肌腠，终因不能通过汗透达于表，以至于病程迁延。于是我就给他用了桂枝麻黄各半汤，一日一剂，一周的量。可喜的是病人吃了一周后病好。

按：理论上六淫邪气袭表，邪不重者皆可出现表郁轻证。结合昆明地域特征，此案属于风燥为患，阳郁肌表证。至于患者主观表述的症状，看似不可思议，中医对这些看似不可能的症状首先应该相信它的客观存在，然后结合中医理论去解释其发生的机制，而不能因为你没见过，没听说过就否定它的存在，更不能因此将其诊断为抑郁症、强迫症、疑病症。

【原文】

太陽病，初服桂枝湯，反煩①不解者，先刺風池、風府②，却與桂枝湯則愈。（24）

【挈要】

论太阳病施治过程中，若病重药轻，施针汤药并用。

【释字词】

①烦：《说文解字·页部》中说"烦，热头痛也，从页，从火"。本义指头痛发

热。此处指病症加重。

②风池、风府：风池为足少阳胆经穴名。在枕骨粗隆直下凹陷处与乳突之间，于斜方肌和胸锁乳突肌之间取穴。风府，督脉经穴名。在后项入发际一寸，枕骨与第一颈椎之间。

【辨脉证】

初服桂枝汤以后，病不缓解反而加重。单看条文所述，有两种可能：其一，此太阳病属中风，方用桂枝汤无误，如若不根据患者年龄、身高、体重或体质差异合理调配方药剂量，桂枝汤方药物剂量不足，则会出现病重药轻，其病不仅不缓解，反而出现激惹现象而加重；其二，此太阳为伤寒，方用桂枝汤实属方不对证，亦属于病重药轻，如原文第16条所言："桂枝本为解肌，若其人脉浮紧，发热汗不出者，不可与之也。常须识此，勿令误也。"结合上下文，此条阐释了桂枝汤证治后讨论"太阳病，初服桂枝汤，反烦不解者"应该是针对第一种情况而言，为桂枝汤药物剂量过小而导致病重药轻。

【论治疗】

关于桂枝汤方药物剂量，实际临床应用时，应根据患者的具体特征（身高体重，形体强弱）调整处方的具体药量，身高、体壮、形盛之人当合理增加方中各药剂量，才能避免病重药轻而病情加重。

条文所述仅仅是病重药轻，病证未发生传变，依然属于太阳表证，所以治法不变，当增强辛散发表之力即可。我们可以在原方基础上适当增加各药剂量，亦能解决此类问题。但仲景此处是为了示人针药并用以增强方药解肌祛风之力。故而先采用针刺风池、风府，疏通经脉，泄其邪气，使病势衰减，后再服用桂枝汤，并要求谨遵原文第12条方后注解调摄事宜。

【原文】

服桂枝湯，大汗出，脉洪大者，與桂枝湯，如前法①。若形似瘧，一日再發②者，汗出必解，宜桂枝二麻黃一湯。（25）

桂枝二麻黃一湯方

桂枝一兩十七銖(去皮)　芍藥一兩六銖　麻黃十六銖(去節)　生薑一兩六銖(切)　杏仁十六個(去皮尖)　甘草一兩二銖(炙)　大棗五枚(擘)

上七味，以水五升，先煮麻黃一二沸，去上沫，内諸藥，煮取二升，去滓，温服一升，日再服。本云，桂枝湯二分，麻黃湯一分，合為二升，分再服。今合為一方，將息如前法。

臣億等謹按：桂枝湯方，桂枝、芍藥、生薑各三兩，甘草二兩，大棗十二枚。麻黃湯方，麻黃三兩，桂枝二兩，甘草一兩，杏仁七十個。今以算法約之，桂枝湯取十二分之五，即得桂枝、芍藥、生薑各一兩六銖，甘草二十銖，大棗五枚。麻黄湯取九分之二，即得麻黄十六銖，桂枝十銖三分銖之二，收之得十一銖，甘草五銖三分銖之一，收之得六銖，杏仁十五個九分枚之四，收之得十六個。二湯所取相合，即共得桂枝一兩十七銖，麻黄十六銖，生薑、芍藥各一兩六銖，甘草一兩二銖，大棗五枚，杏仁十六個，合方。

服桂枝湯，大汗出後，大煩③渴不解，脉洪大者，白虎加人參湯主之。（26）

白虎加人參湯方

知母六兩　石膏一斤（碎，綿裹）　甘草二兩（炙）　粳米六合　人參三兩

上五味，以水一斗，煮米熟湯成，去滓，温服一升，日三服。

【挈要】

服桂枝汤大汗出后病不解的三种不同证治。

【释字词】

①如前法：指原文第 12 条桂枝汤服用及调摄方法。

②一日再发：一天发作两次。

③大烦：指大热亦或是心烦至甚。

【辨脉证】

此两条讨论服用桂枝汤大汗出后病不解的三种情况。

服用桂枝汤一般难以致人出大汗，本来太阳中风，服用桂枝汤时不应当大汗出，在前第 12 条后已经作了详细说明，既要求遍身汗出，持续"一时许"以彻底驱邪外出，也告诫不可如水淋漓，防止伤阴耗液变生坏病。

其一，第 25 条先讨论了服用桂枝汤见"大汗出，脉洪大"，显然是汗不如法而致汗出太过引起的，属于误治范畴。但是大汗后无伤阳之脉微畏寒之征，也无烦渴引饮化热伤阴耗气之象，说明病未传入阳明，需与白虎加人参汤证烦渴引饮并见相鉴别。至于为何出现"大汗出，脉洪大"，应当是用药后一时大汗，阳气短暂浮盛于外，而现一时"脉洪大"，或因汗出短暂而祛邪不尽，知病仍然在表，头痛、发热、恶风之症必在，条文未明言，属省文。

其二，是服用桂枝汤一时大汗出后，症见"形似疟，一日再发者"，结合原文第 23 条所言"形似疟"，此处依然指"发热恶寒"似疟状之"寒热往来"有数可数，且发生频率与前述第 23 条恶寒发热一日发 2～3 次比较，减少至"一日再发者"，即一日恶寒发热 2 次。不难知道，服用桂枝汤虽然见一时"大汗出"，但也因汗出短暂，未能尽除表邪，属于汗出不及，邪气稽留肌腠。

第 26 条讨论了服用桂枝汤大汗出后病不解的第三种情况。服桂枝汤后，汗出太过，若阳热素盛，或挟有里热，或病体本身气阴两虚，则易转入阳明，阳明热炽，津气两伤，故大烦、大渴，大量饮水亦不能解。脉洪大伴烦渴之象，

此脉乃阳明之脉，是里热蒸腾，气血运行旺盛之征。此证除里热炽盛之实外，还见气阴不足之虚，所以洪大脉当表现为来盛去衰，呈浮数之象且按之较软。无恶寒之症，知道此证乃转属阳明，故临床尚可有身热、汗自出、不恶寒、反恶热、舌苔黄燥等症。

【论治疗】

第一种情况，桂枝汤汗不得法，仅见一时大汗出，汗出持续时间短，邪气稽留肌表，病仍属太阳，且表证之"恶寒发热"无"如疟状"之特点，稽留表邪相对较重，此种病情自然可以再用初桂枝汤继续治疗。具体操作当遵照前面所说的服用桂枝汤的方法，以达表邪尽除。

第二种情况，服用桂枝汤大汗出后，外邪虽未能尽除，表证之"恶寒发热"一日再生2次，知其稽留表邪相对桂枝麻黄各半汤证更轻，所以只需在解肌发汗的桂枝汤中略加发汗之品，微发其汗即可，宜桂枝二麻黄一汤治疗。

桂枝二麻黄一汤仍为桂枝、麻黄合方，取桂枝汤三分之二，麻黄汤的三分之一合并组成。合方可解肌，微开其表。为辛温轻剂，微发汗之方。

结合本汤证病机，临床本方两点使用指征如下：

①从整体病况来讲，本方的适应证处于麻黄汤证与桂枝汤证之间，机体欲向上向表抗邪，同时需兼顾内在正气与津液不足的情况，从某些方面可以理解为"小发汗"。《金镜内台方议》卷之一提到"如中风证见寒脉，若用桂枝汤，又干脉浮紧；若用麻黄汤，又碍自汗出，故以此方主之"，如过敏性鼻炎、鼻窦炎、身痛、四肢疼痛、头痛等。此外，此方可作为表邪治疗过程中，病邪未尽的后续善后治疗。

②从病位上说，此方治疗的疾病部位在肌表与肌肉之间或偏向于表，未能入里，亦不能出表，如荨麻疹、神经性皮炎、老年性皮肤瘙痒、湿疹、过敏性皮疹、痤疮等，皮肤病是本方具有代表性的适应证之一。

第三种情况，服桂枝汤大汗出后，表证全无，见大热大汗大渴，饮水不解渴，病属阳明，证属里热炽盛，气阴两伤，治用白虎加人参汤，辛寒清热，益气生津。方取白虎汤清阳明之燥热，以保存津液。方中重用石膏辛寒清热，泄阳明炽盛之热，知母苦寒而润，清热养阴，粳米、甘草养胃益气和中，使大寒之剂不致伤胃。阳明里热炽盛，"壮火食气"，加之大汗伤津，气随之而耗，故气虚水入难以化津，所以再加人参甘寒益气生津而治烦渴。

临床使用白虎加人参汤注意要点如下：

①方中人参可用党参、西洋参、太子参替代。

②方中粳米不可或缺，且量不可太少，《方剂学》所示粳米使用量为15g，与仲景所言之6合（120ml）差距较大，按仲景给出的量熬制好的白虎加人参汤

当有米汤的黏稠感，其作用也有物理性保护高热状态下充血的胃黏膜。如果用量较少，病人服用白虎加人参汤有可能发生胃脘不适。临床可用山药替代。

③仲景此方开治疗热证心衰先河。

我校陈潮祖教授认为仲景此方开治疗热证心衰先河，认为气分热盛也可出现心衰。因为热由气郁所化，热盛导致气受其戕，即呈气热犹盛而心气已衰，亦即《素问·阴阳应象大论》所谓"壮火食气"之理。此证与营热犹盛而心气已衰同出一辙，均由热盛耗气所致，仅有一在气分、一在营分之分，可与参犀汤。

【原文】

太阳病，發熱惡寒，熱多寒少。脉微弱者，此無陽①也，不可發汗。宜桂枝二越婢一汤。（27）

桂枝二越婢一汤方

桂枝（去皮）　芍藥　麻黃　甘草各十八銖（炙）　大棗四枚（擘）　生薑一兩二銖（切）
石膏二十四銖（碎，綿裹）

上七味，以水五升，煮麻黃一二沸，去上沫，内諸藥，煮取二升，去滓，温服一升。本云，當裁為越婢湯、桂枝湯合之，飲一升。今合為一方，桂枝湯二分，越婢湯一分。

臣億等謹按：桂枝湯方，桂枝、芍藥、生薑各三兩，甘草二兩，大棗十二枚。越婢湯方，麻黃二兩，生薑三兩，甘草二兩，石膏半斤，大棗十五枚。今以算法約之，桂枝湯取四分之一，即得桂枝、芍藥、生薑各十八銖，甘草十二銖，大棗三枚。越婢湯取八分之一，即得麻黃十八銖，生薑九銖，甘草六銖，石膏二十四銖，大棗一枚八分之七，棄之。二湯所取相合，即共得桂枝、芍藥、甘草、麻黃各十八銖，生薑一兩三銖，石膏二十四銖，大棗四枚，合方。舊云，桂枝三，今取四分之一，即當云桂枝二也。越婢湯方，見仲景雜方中，《外臺祕要》一云起脾湯。

【挈要】

表郁内热轻证的治法。

【释字词】

①无阳：指阳气虚。

【辨脉证】

本条讨论太阳病未经治疗，表郁内热轻证的辨治。"宜桂枝二越婢一汤"应接在"热多寒少"后面。"太阳病，发热恶寒"概述指此病在太阳表证阶段，并非单指伤寒、中风。言下之意是所有外邪袭表所致表证，具备恶寒发热的同时又表现为发热明显，恶寒不突出，究其病机当是太阳之表为外邪所束，不得汗出，致使阳气闭郁化热。其病机与后文大青龙汤证相类，但因邪气轻，郁表不重，因郁而化热也不重，病情较大青龙汤证轻。

【论治疗】

此证乃表邪郁闭，阳气化生内热轻证，治当表里同治，用辛温轻剂以解在表之风寒，复佐以清泄里热之品，方用桂枝二越婢一汤，为桂枝汤加麻黄、石膏。在表之风寒未解，已渐化热入里，桂枝汤加麻黄解表开郁，佐石膏辛寒以清里热，可使表寒和里热随汗而泄。由于表寒郁而不甚，里热亦不甚，故不用麻黄汤加石膏，而用桂枝汤加麻黄、石膏，是取微发其汗，兼清里热之法，故所治为表寒里热之轻剂。此方虽发表力量较弱，但对于"脉微弱"的阳虚患者，不可使用，否则就会引起严重变证。

【原文】

服桂枝湯，或下之，仍頭項強痛，翕翕發熱，無汗，心下滿微痛，小便不利者，桂枝去桂加茯苓白术湯主之。（28）

桂枝去桂加茯苓白术湯方

芍藥三兩　甘草二兩（炙）　生薑（切）　白术　茯苓各三兩　大棗十二枚（擘）

上六味，以水八升，煮取三升，去滓，温服一升。小便利則愈。本云，桂枝湯今去桂枝加茯苓、白术。

【挈要】

论水停膀胱而波及太阳经气不利之太阳经证疑似症证治。

【辨脉证】

根据文中"仍"字，之所以前医考虑服"服桂枝汤，或下之"，是因为患者"头项强痛，翕翕发热，无汗，心下满微痛，小便不利"。单看"头项强痛，翕翕发热，无汗"以为太阳经证，医者会因此处以桂枝汤；单看"心下满微痛"，有可能将此证诊断为实证，治以攻下之法。按此分析处方用药，患者病症不减。说明此证并非太阳表证，又非阳明里实或结胸证。究其原因，是在辨证分析过程中，对于病人表现出来的症状没有系统全面的分析，犯了以偏概全的错误。

本证的关键点是"小便不利"。小便不利一症提示此证为膀胱气化不利，水饮内停。太阳经腑阳气表里相同，当邪气波及膀胱腑，除自身气化失调之外，尚可波及在表之卫阳，而导致太阳经气不利，可见"头项强痛，翕翕发热，无汗"，此症似表证而非因表邪引起，故不可发汗解表。

同样，当太阳经卫阳受表邪遏制，亦有可能波及膀胱腑，使之气化失调而见"小便不利"。如《伤寒论》第74条："中风发热，六七日不解而烦，有表里证，渴欲饮水，水入则吐者，名曰水逆，五苓散主之。"又如《金匮要略·消渴小便不利淋病脉证并治》："脉浮，小便不利，微热消渴者，宜利小便，发汗，五苓散主之。"此二处"小便不利"均是表邪侵犯卫阳，波及膀胱使其气化不利所致。膀胱气化不利，水津不布，停于心下，故见心下满微痛，此证虽属实证，但不可攻下，只可利水。

【论治疗】

1. 治当通利水饮，法用健脾益阴利水

综上分析，此证起于膀胱水饮停留，气化失调。饮邪停于心下，累及胃脘，而见心下满微痛；水停膀胱，小便不利，膀胱经气不和在前；受其影响，在表经气不利在后，而见疑似卫阳受表邪郁遏之症，如"头项强痛，翕翕发热，无汗"。

因此，治法当遵通利水饮。水饮一去，里气调畅，则经脉自通，诸症悉除。但前医误用汗、下，津液或有损伤，不宜单纯渗利，恐更伤阴津，病必不除，又当益阴，故取健脾益阴利水之法，方用桂枝去桂加茯苓白术汤。芍药甘草，酸甘化阴，以补阴津之不足。生姜辛温通阳，宣散水气，加茯苓白术，合上大枣益脾和胃，培补中气，可助脾之转输，使水津四布，阳气流行，小便通利。如此则水邪可去，太阳经腑之气不郁，病可愈。故仲景曰："小便利则愈"。

2. 桂枝去桂加茯苓白术汤证与五苓散证之鉴别

临床实践中，如果患者既有水饮蓄停膀胱，又有表邪外侵太阳经，临床见"头项强痛，恶寒发热，心下满微痛，小便不利"等症，当属表里同病，与桂枝去桂加茯苓白术汤，方证不应，可遵仲景五苓散表里同治，通阳化气利水，同时兼以辛散解表。刘渡舟《伤寒论诠解》认为五苓散"治取发汗以利水的方法，乃外窍得通，则里窍自利，为表里两解之法。而本方则仅仅利水而已，里窍通，水邪去，则经脉自和，是利水以和外之法"。因而两者似同而实异，正如《伤寒论浅注补正》所说："五苓散是太阳之气不外达，故用桂枝以宣太阳之气，气外达则水自下行，而小便利矣。此方是治太阳之水不下利，故去桂枝，加重苓术，以行太阳之水，水下行，则气自外达，而头痛发热等证，自然解散。无汗者，必微汗而愈矣。然则五苓散重在桂枝以发汗，发汗即所以利水也；此方重在苓术以利水，利水即所以发汗也。实知水能化气，气能行水之故，所以左宜右宜。"

3. 桂枝去桂加茯苓白术汤与真武汤的鉴别

真武汤为治少阴阳虚，水气不化之证，故在茯苓、白术、生姜、芍药四药的基础上，加附子温少阴之阳以化水；桂枝去桂加茯苓白术汤为治脾虚水停，气化不利之证，故在茯苓、白术、生姜、芍药四药的基础上，加入甘草、大枣以培土制水。

4. 关于此方去桂去芍与否的争议

这一问题，历来争论较多，如柯韵伯等认为原文无误，方中应该去桂；以《医宗金鉴》为代表的各家，主张去芍药，并认为去桂是去芍药之误；甚至还有主张桂、芍都可以不去者，如成无己《注解伤寒论》说："与桂枝汤以解外，加茯苓白术利小便行留饮也。"如此等等，可以结合临床进一步研究。

【原文】

伤寒脉浮，自汗出，小便数，心烦，微恶寒，脚挛急，反与桂枝欲攻其表，此误也。得之便厥①，咽中乾，烦躁，吐逆者，作甘草乾薑湯与之，以復其陽；若厥愈足温者，更作芍藥甘草湯与之，其脚即伸；若胃氣不和，讝語②者，少与調胃承氣湯；若重發汗，復加燒針者，四逆湯主之。（29）

甘草乾薑湯方

甘草四兩（炙）　乾薑二兩

上二味，以水三升，煮取一升五合，去滓，分溫再服。

芍藥甘草湯方

白芍藥　甘草各四兩（炙）

上二味，以水三升，煮取一升五合，去滓，分溫再服。

調胃承氣湯方

大黃四兩（去皮，清酒洗）　甘草二兩（炙）　芒硝半升

上三味，以水三升，煮取一升，去滓，内芒硝，更上火微煮令沸，少少溫服之。

四逆湯方

甘草二兩（炙）　乾薑一兩半　附子一枚（生用，去皮，破八片）

上三味，以水三升，煮取一升二合，去滓，分溫再服。强人可大附子一枚、乾薑三兩。

問曰：證象陽旦③，按法治之而增劇，厥逆、咽中乾、兩脛拘急而讝語。師曰：言夜半手足當溫，兩脚當伸。後如師言，何以知此？答曰：寸口脉浮而大；浮為風，大為虛，風則生微④熱，虛則兩脛攣。病形象桂枝，因加附子參其間，增桂令汗出，附子溫經，亡陽故也。厥逆、咽中乾、煩躁、陽明内結、讝語煩亂，更飲甘草乾薑湯，夜半陽氣還，兩足當熱，脛尚微拘急，重與芍藥甘草湯，爾乃脛伸。以承氣湯微溏，則止其讝語，故知病可愈。（30）

【挈要】

第29条以伤寒兼中阳不足，阴液虚少之证作为前提，提醒在使用桂枝汤时必须注意鉴别，否则就会导致误治。并论述了误治后的三种变证及随证施

治之法。第30条对第29条变证治疗进行补充和分析。

【释字词】

①厥：此指手足逆冷。又称厥逆。

②谵语：音 zhán yǔ，指病中说胡话。

③阳旦：即桂枝汤证。

④微：微不足道。

【辨脉证】

本条症见脉浮，自汗出，微恶寒，证似太阳中风证，但是无发热。结合第12条"阳浮则热自发"，患者应当属于中阳不足之人，因阳不足，卫气必虚，故而感受风寒之邪，正气抗邪乏力而无发热之症，毕竟仅是中阳不足，所以患者正气还不至于完全不能抗邪，其脉尚能浮越于外，只不过因为中阳不足，所以其脉当浮大无力，正如第30条"寸口脉浮而大；浮为风，大为虚，风则生微热"。正气抗邪无力，其发热不明显，或微不足道。中阳虚则阴液化生不足，阴虚生内热，扰神可致心烦；阳虚不能制水可见小便数，临床常表现为尿次多而量少。筋脉失于阳气的温煦和阴液濡养而见"脚挛急"，亦即第30条所说"虚则两胫挛"。

综上，本条所述病证，虽似桂枝汤证，但实以里虚为急为重，证属阴阳两虚之人外受风邪，治疗当扶正解表，表里同治。可遵循前述第20条桂枝加附子汤治法。绝不可解肌发汗，否则必犯虚虚之戒，仲景告诫"反与桂枝欲攻其表，此误也"。

若医者不顾患者阴阳两虚之本而妄用桂枝汤解肌祛风，单图表邪，必然导致变证。就条文所述，其可能的变证有三。

其一，桂枝汤辛温发汗致使其中阳损伤加重，阴液进一步虚耗。

此证本已中阳不足，阴液虚少，再误用桂枝汤解肌发汗，必然会使阳气和阴液进一步受损。因脾主四肢，使用桂枝汤后，中阳虚损加重，四肢失于阳气的温煦，故由微恶寒脚挛急加重至四肢厥逆。中阳虚损，阴寒犯胃则胃气上逆而发呕逆。阴液进一步虚耗，不能上济于咽，故见咽中干燥。文中未见畏寒蜷卧、脉微欲绝、完谷不化等典型少阴阳虚之征，故上述阳虚仅为太阴脾阳虚损，未至少阴肾阳虚。

其二，桂枝汤辛温之剂用于阴阳两虚之人致使患者内热滋生。

"若胃气不和，谵语者，少与调胃承气汤"，此言阴阳两虚证，用桂枝汤温散，使阴津更伤，致使邪从燥化，转入阳明腑，化燥成实，形成阳明燥实之证，从而可出现谵语、腹胀、不大便等阳明腑实之征。

其三，桂枝汤辛温发汗后不效，又"重发汗，复加烧针者"致使其阴阳两虚进一步加重,阳虚及少阴。

医者在误用桂枝汤之后不效,增强发汗力度或重复发汗,又采取烧针强汗之法,必致大汗亡阳,少阴阳气虚耗,故见四肢厥逆,下利清谷,恶寒脉微等证,提示阳虚已然波及少阴肾阳。

【论治疗】

变证一:汗后中阳虚损加重,阴液进一步消耗。

阴阳两虚证治疗,当仿桂枝加附子汤证,遵阳固则阴存,阳生则阴长的理论。本证再次强调了先复中阳后复阴液的治疗原则,从而体现了"阳生阴长"之义。若阳复之后,阴液尚不复者,又可用益阴之法继之,这又体现了对问题的灵活处理,而不是拘泥不变。故而仲景明示先投甘草干姜汤以复脾阳,若阳复厥回之后,阴液未复,脚仍挛急者,继用酸甘化阴的芍药甘草汤以复其阴液,缓其挛急,其脚即伸。这充分体现了"急其所当急,缓其所当缓"的治有先后原则。

甘草干姜汤方由甘草和干姜组成。方中重用甘草益气补中,干姜温中复阳,二药同用,辛甘化阳,使中阳得复,则厥愈足温。同时甘草又可使恢复的阳气有所依附,不至于回而复散。本方为理中汤之半,炙甘草用量为干姜两倍,意在避免过用干姜导致辛散太过,加重已有之阴津不足也。

芍药甘草汤方由芍药和甘草组成。芍药益阴和营,甘草补中缓解,两药合用,酸甘化阴,能复其阴液,又可养血复阴,能缓解挛急,专治阴血亏虚筋脉失养所致的拘急之证。本证用之则阴液得复,筋脉得养,脚挛急自除。

变证二:桂枝汤辛温之剂用于阴阳两虚之人致使患者内热滋生。

治当从阳明腑实证论治,与调胃承气汤泻热和胃,以止其谵语。但此证毕竟由虚转实,与邪热内传阳明的腑实燥热证有所不同。故仲景明示"少与"和"少少温服之",中病即止,以防攻下太过又变生他病。

方用大黄苦寒泄热,芒硝咸寒软坚润燥,甘草甘平和中以调和诸药,三药共奏泻热和胃之功。方后云:"少少温服之",明示此证与未经误治的阳明腑实燥热内结证不同,故不宜"顿服"。

变证三:阳虚损及少阴。

急温之。当以四逆汤主之。方用附子大辛大热,急温少阴之经以回阳气,干姜温中散寒以复中阳,甘草甘缓以调中补虚,三药合用起回阳救逆之功。方后注云:"强人可大附子一枚,干姜三两",随人的体质强弱不同增减姜附之用量,体现了"因人制宜"的原则。加重附子、干姜的用量后,与通脉四逆汤方的用量相同,因此"若重发汗,复加烧针"引起的变证与少阴病中的通脉四逆汤证相似,突显其病情的严重程度。

【原文】

太陽病，項背強几几，無汗，惡風，葛根湯主之。（31）

葛根湯方

葛根四兩　麻黃三兩（去節）　桂枝二兩（去皮）　生薑三兩（切）　甘草二兩（炙）　芍藥二兩　大棗十二枚（擘）

上七味，以水一斗，先煮麻黃、葛根，減二升，去白沫，內諸藥，煮取三升，去滓，溫服一升。覆取微似汗，餘如桂枝法將息及禁忌。諸湯皆仿此。

太陽與陽明合病者，必自下利，葛根湯主之。（32）

太陽與陽明合病，不下利，但嘔者，葛根加半夏湯主之。（33）

葛根加半夏湯方

葛根四兩　麻黃三兩（去節）　甘草二兩（炙）　芍藥二兩　桂枝二兩（去皮）　生薑二兩（切）　半夏半升（洗）　大棗十二枚（擘）

上八味，以水一斗，先煮葛根、麻黃，減二升。去白沫，內諸藥，煮取三升，去滓，溫服一升。覆取微似汗。

【挈要】

论风寒外束，运行于三焦的津气升降失调，津气不上行而项背强几几，内归胃肠则下利、呕。

【辨脉证】

条文冠以"太阳病"，而不点明是中风或伤寒，因此单凭文中"无汗"即将本证定义为太阳伤寒兼证恐违仲景本意。"无汗"之后不言"恶寒"而云"恶风"，似乎也表明仲景暗指本证兼有风邪为患特点，因此条文"无汗恶风"应当是指本证乃风寒两感。与前述第14条相同，皆属风寒客于太阳，只不过第14条之风寒表邪重在风邪为患，阳气郁闭不重，津气升降失调不明显，故而项背强几几伴随汗出。本证风寒表邪重在寒邪为患，阳气郁闭较重，津气升降失调突出，故而津不上行而项背强几几伴无汗。《金匮要略·痉湿暍病脉证治》："太阳病，无汗而小便少，气上冲胸，口噤不得语，欲作刚痉，葛根汤主之。"所谓"痉"指经脉挛急、不舒，刚痉指经脉挛急、不舒伴无汗。与之相对出汗的痉，为柔痉。"项背强几几"属于"痉"的范畴。人体感受风寒表邪，外可致卫阳郁闭，经气不利，内可使津液升降运行失调，上文"小便少"实乃外邪影响津液气升降失调的明证。因此，导致葛根汤证项背强几几的，不是项背津液亏损，而是津液不能上达项背。

若将第31条"项背强几几"与原文第14条桂枝加葛根汤证的"项背强几几"比较，两者均有卫阳郁闭，但葛根汤证卫阳郁闭更甚，不仅如此，葛根汤证津气升降失调，津不上行，经脉失养亦比桂枝加葛根汤证更重，所以葛根汤证

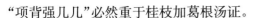

"项背强几几"必然重于桂枝加葛根汤证。

如果风寒束闭，津气内归胃、肠，在胃则呕，胃肠皆属阳明，所以条文 32、33 都冠以"太阳与阳明合病"，此处病在阳明乃症状病位，病机病位仍在太阳。

【论治疗】

上述三条论述病证虽主证各有不同，症状病位有差异，但病机病位同属于太阳，核心病机同为风寒外束，当用辛温发汗解表。又因所感风寒邪气重于桂枝加葛根汤证，所用方药辛温散邪的力度当在桂枝加葛根汤之上。方药可在桂枝加葛根汤的基础上化裁，增强其发表散寒之功。仲景给出的是葛根汤，即桂枝加葛根汤再加麻黄三两。

第 31、32 条病证均侧重在津气不能上行，方中葛根"起阴气"，生津液，津液上行。对于第 31 条病证，濡润筋脉，则缓"项背强几几"，对于第 32 条病证，津液上行则下利止。葛根汤加半夏，取半夏和胃止呕则可治第 33 条"不下利，但呕"。

对于葛根汤证是麻黄汤证兼证还是桂枝汤证兼证？葛根汤是麻黄汤加减还是桂枝汤加减？有一定争议，笔者认为但凡病机属于卫闭营郁，津气升降失调，筋脉失于营阴濡养的"项背强"都不适合过于辛温发汗，过汗有伤阴之弊，若过汗伤阴，则由导致津液亏虚经脉失养，项背强则难愈，因此不考虑在麻黄汤的基础上化裁。葛根汤乃桂枝汤减桂枝、芍药各一两加麻黄三两葛根四两而成，从方证应用的角度讲，第 31、32、33 条仍然是基于第 12 条讨论的桂枝汤证的兼证，把葛根汤证置于麻黄汤证之后来谈论是不合适的，更何况麻黄汤证条文是第 35 条，本证是第 31 条，仲景不可能在尚未讨论麻黄汤就提前讨论麻黄汤兼证。

【践行案例】

病案：陈潮祖验案[1]

李某某，男，42 岁。1994 年 4 月 2 日就诊。

自述 2 年前曾患感冒，愈后大便次数增多，每日五六次，每当晨起食后活动量较大时即欲如厕，急不可待。询知脘腹不胀，便虽溏而不稀；观其舌质正常，舌苔薄白，细审脉弦而兼寒象。因思脘腹不胀，不是湿滞中焦升降失调的藿香正气散证。大便次数虽多但不清稀，不是脾不运湿，清浊不分的胃苓汤证。久泻而便无黏液，腹亦不痛，不是疫邪侵犯胃肠，久病正虚而余邪未尽的乌梅丸证。急欲如厕，但不后重，大便不稀，亦非肠胃失禁的真人养脏汤证。此证继发于感冒之后，时日虽久，而津气升降功能未复，以致晨起食后或运动

---

[1]　陈潮祖. 中医治法与方剂 [M]. 北京：人民卫生出版社，2009：139-140.

之时，阳气欲上升，鼓动肠道蠕动增强，始呈泄泻。其基本病理应是：表为寒闭→津气出入受阻→从少阳三焦内归胃肠→津随气陷→肠道蠕动增强→泄泻。法当辛温解表，逆流挽舟，柔肝缓急，恢复津气升降出入之常，庶能见效，遂书此方（葛根汤）3剂，2日1剂。

4月9日再诊，自述每日大便已减至2次。效不更方，继服3剂，2日1剂。2年腹泻，半月而愈。

按：《伤寒论》所载之方，并非只为外感疾病而设，只要病机相符，即可使用，此案可以说明这一论断。临床报道葛根汤治荨麻疹46例，均愈。此证亦称风丹，是风寒客于皮下腠理，外不得疏，内不得泄，津气出入受阻，郁于少阳三焦之腠，影响少阳三焦之膜，以及脉络挛急不通的病理改变。此方有麻黄、桂枝、生姜宣通腠理毛窍，泄卫透营，令邪从表出；亦有葛根、白芍、甘草、大枣解痉缓急，是善用古方的典范。

【原文】

太陽病，桂枝證，醫反下之，利遂不止，脉促者，表未解也；喘而汗出者，葛根黃芩黃連湯主之。(34)

葛根黃芩黃連湯方

葛根半斤 甘草二兩(炙) 黃芩三兩 黃連三兩

上四味，以水八升，先煮葛根，減二升，内諸藥，煮取二升，去滓，分溫再服。

【挈要】

太阳病桂枝证误下致太阳与阳明湿热下利证治。

【辨脉证】

承接前文论述了太阳与阳明合病下利用葛根汤之后，本条又提出太阳病桂枝证误下致太阳与阳明湿热下利证治，实有前后呼应之意，旨在告诉我们太阳表不解合阳明胃肠病证时，要辨清寒热。

太阳病桂枝汤证，本应使用桂枝汤解肌祛风，调和营卫，若误用攻下从里治，损伤里气，以致下利不止，表邪必然乘机内陷，但随着患者的体质不同，引起的变证也各不相同。文中"脉促"，显然是正气受伤不甚，表邪未致全陷且有向外抗邪之机，与原文第22条"太阳病，下之后，脉促"同一机理，只是彼见"胸满"，此则见"利遂不止"。因此，本条同样有一定的表证未解，条文用"表未解也"一语概之。

风寒之邪在表，即使误下致变，正气仍有向外抗邪之势，都应因势利导，准原文第16条"太阳病，下之后，其气上冲者，可与桂枝汤"原则，从表治，随其具体情况不同，药味可以适当加减。太阳病桂枝汤证误下，而见下利不止和"喘而汗出"，属于下法致使表邪内陷阳明肠腑从阳化热，肠"喜湿恶燥"，热与湿相合成湿热，下迫大肠而致下利。肺主气，外合皮毛，亦主表，误下必然会导致肺的宣肃失调，肺与大肠相表里，肠中湿热熏蒸亦会影响肺之肃降，故而表现为"喘而汗出"。所为本证乃表里同病，即肠道湿热夹风寒外束。下利的症状病位在阳明，故而本病与前述第32条葛根汤证同属于太阳与阳明合病。仲景在此先后论述，其目的在于说明风寒外束兼下利，虽病位、病症有类同之处，但治疗当谨守病机，随证施治。

【论治疗】

此证下利与第32条有本质不同，第32条葛根汤证之下利本因表寒较甚，津气升降失调，寒水内趋，合于阳明而下利，治当辛温解表，使表里解而病愈。本证"喘而汗出"不同于邪热壅肺，邪热壅肺者当治用麻杏石甘汤宣肺泄热平喘。本证为阳明里之湿热下利，兼表邪未解。只有表里两解，才切合病机，仲景曰"葛根黄芩黄连汤"主之。方用葛根、黄芩、黄连、炙甘草。

病人湿热在肠道，按三焦病位划分，其属于下焦，为什么不用清下焦的黄柏而用清中焦的黄连和清上焦的黄芩？"利遂不止"提示下利严重，那么此下利需要去止利吗？明白这两个问题是理解此方用药的关键。

葛根芩连汤证病人湿热在肠道，而病症是腹泻。疾病的过程本质就是正气与邪气斗争的过程，因此从正邪斗争的角度来看此证的"下利"，其既是湿热导致的病理结果，也是正气祛除湿热的排邪反应。下利提示下焦湿热有出路，自然就没有去清，更不能去止。肠道湿热熏蒸于上，可波及中上焦，因此用黄芩黄连不是为了清肠道湿热，更多是为了清中上焦之热。取其苦味燥肠道之湿，让肠道泄利更为清爽，湿热能轻松排出。两者清热燥湿，药非止泻专药，但气味苦能厚肠胃以坚阴止利。重用葛根，轻清升发，既能解肌表之邪，又能鼓舞胃气上行，以升津液，减缓因为下利导致的津液消耗。方中葛根在此方中严格意义上是不可替代的，且用量不能过轻。甘草甘平调和诸药，故四药合用，即可收表里两解，坚阴止利之功。

葛根芩连汤证在四川、重庆的夏天比较常见，如夏季在空调房吃火锅，室内外温差过大，进出空调房有外感表证的风险；火锅辛辣油腻厚重，进食火锅之人往往汗出肌疏，空调房低温易致表邪所犯。如果餐后出现腹泻、发热、流鼻涕，那么风寒外涉，湿热内扰的病理状态就形成了。此即葛根芩连汤证。由于本方重在治肠道湿热下利，所以无论表证有无，只要属于湿热下利，即可使用。后世医家常将此方用以治疗热性泄泻，如治疗急性肠炎、急性痢疾等，在表有怕冷、发热，在下有热痢、里急。《伤寒论》中下利伴有表证发热的有两个汤证，一是外感兼肠道湿热下利的葛根芩连汤证，二是脾阳虚寒下利伴有外感发热的桂枝人参汤证。所以对于表里同病之下利，首先要判断是热性下利还是虚寒下利。

<hr />

第五节　第35～41条

【导读】

本节共 7 条原文，主要是论述太阳伤寒表实麻黄汤证证治及麻黄汤证兼证证治。

【原文】

太陽病，頭痛發熱，身疼腰痛，骨節疼痛，惡風無汗而喘者，麻黄湯主之。(35)

麻黄汤方

麻黄三兩(去節)　桂枝二兩(去皮)　甘草一兩(炙)　杏仁七十個(去皮尖)

上四味，以水九升，先煮麻黄，減二升，去上沫，内諸藥，煮取二升半，去滓，温服八合。覆取微似汗，不須啜粥，餘如桂枝法將息。

【挈要】

太阳伤寒表实证证治。

【辨脉证】

本条论太阳伤寒证治。列举麻黄汤证八症，将其分为三组。

第一组是太阳病共有症：恶寒发热。条文冠以"太阳病"，意指太阳伤寒具有第 1 条太阳病的提纲脉证。条文明言"恶风"而不言"恶寒"，意在强调风与寒不可割裂而论，正如《素问·风论》曰："风者，百病之长也。"典型的太阳伤寒麻黄汤证亦有风邪为患的因素存在。"发热"具有原文第 2 条"或已发热，或未发热"的特点，根据第 12 条原文"阳浮者，热自发"所揭示发热是阳气抗邪于外的反应，那么感受邪气较重正气又不虚的伤寒，阳气抗邪强而有力，故而伤寒发热多为高热。

第二组是伤寒的特有症：也就是第 2 条所言"体痛"。足太阳膀胱经，起于目内眦，上额交颠，入脑下项，挟脊抵腰，络肾属膀胱，主行人体之背。因此寒邪袭表，卫阳郁闭，营阴郁滞，阳气与营阴均失于畅达流通，故而不通则痛。按人体从上至下细化为：头痛，身痛（肩背痛）、腰痛、骨节疼痛。又《灵枢·经脉》曰："（太阳）主筋所生病"，太阳为风寒所伤，亦可见骨节疼痛。

第三组是：无汗而喘。当人体感寒，卫阳关闭腠理，寒邪凝滞营阴，故而伤寒无汗。对于伤寒无汗的机制，本书在第 3 条原文时已经做了详细阐释，在此不再赘言。《素问·痿论》：" 肺主身之皮毛" ，肺与皮毛相表里；又《灵枢·本输》："肺合大肠"，肺与大肠相表里；所以通过肺，皮毛与肠腑归属为同一系统，皮毛、肠腑对于肺而言，同属于表里关系。伤寒在皮毛无汗，在肠道则会肠道渗液减少，有的患者患伤寒无汗的同时，有可能大便干结或排便次数减少。此时的便秘不属于内实热证，不可攻下。知道了这一点，对于《伤寒论》中多处讨论太阳病误用下法治疗，就不难理解了。

" 无汗" 是太阳伤寒的主要见症之一，是确定它属于伤寒表实的依据。基于此，后世方剂学以有汗、无汗作为临床使用桂枝汤与麻黄汤的鉴别要点。"无汗而喘"的字面意思因为无汗所以喘，而寒邪袭表是无汗的直接原因，所以导致喘的原因是风寒邪气袭表。如上分析，伤寒无汗及肠腑不通，致使肺气既不能通过皮毛宣发，又不能走肠腑肃降，所以"无汗而喘"。

太阳伤寒与前述之太阳中风，两者同中有异，不可不加以鉴别，归纳起来，其主要不同之点在于：太阳伤寒多见于腠理致密之人，正气抗邪力量较强。一经寒邪束表，而且正气抗邪有力，故恶寒无汗而喘，身疼腰痛、骨节疼痛和脉浮紧等症表现突出。太阳中风又多见于腠理素疏之人，正气抗邪的力量较弱，一经感受风邪，虽然闭郁不甚，但正气抗邪乏力亦不如伤寒反应强烈，故恶风汗出、发热、头痛等症明显，且一般不兼见喘逆，身疼痛亦较轻。至于说伤寒表实、中风表虚，则是相对伤寒无汗脉浮紧、中风有汗脉浮缓而说的。

【论治疗】

典型的太阳伤寒麻黄汤证是一个什么样的病理状态？其一，从邪气轻重的角度看，麻黄汤证感受的表邪定比桂枝汤的邪气要重，所以解表药的辛散走表力度要比桂枝汤更强。其二，邪气侵犯太阳肌表，卫阳关闭腠理，防止邪气进一步入侵，要祛除表邪，离不开人体正气由内往外，趋于肌表，抗邪于外。其三，邪气虽在太阳之表，但已经影响到肺之宣发肃降。

基于此，治疗实际需要解决三个问题：第一，发散表邪；第二，鼓舞阳气趋外抗邪；其三，恢复肺的宣发肃降功能。从治疗目的看麻黄汤，麻黄" 发表出汗，祛邪"（《神农本草经》），相当于" 外援" ，发散表邪，解决束缚于太阳肌表的风寒邪气，伤寒感邪较重，故用麻黄三两，桂枝配甘草，辛甘化阳，由内往外激发鼓舞阳气，调动正气抗邪于表。

麻黄汤当中杏仁 70 个，到底用了多少克？有学者做过统计，将不大不小的杏仁拿来称重，做统计学分析，最后得出 70 个杏仁的标准剂量是 28g。这是一个学术研究得出的结论，有一定学术价值，但不能因此就认为临床医生开麻黄汤就需要开杏仁 28g。对于杏仁这样一个以个数为单位的药物，看上去似乎用量存在极大的不确定性。仲景用意与桂枝汤当中用 12 枚大枣一样，杏仁的具体用量应该根据麻黄汤证患者的具体特征来确定。杏仁在这个方当中的两个作用是不能够回避的。其一,通肠腑,畅通肺的肃降通道。肺的宣发是通过皮毛,肃降是走肠道。风寒外袭太阳,导致皮毛无汗的同时,患者肠腑也失于畅通。肺的宣发肃降失调。要恢复肺之宣降,就应该让皮毛打开,肠道渗液增加,或者是腑气要通。麻黄辛散走表、发汗散寒,解决皮毛紧闭问题;杏仁苦降、润滑通便,解决腑气不通问题。临床上,正是因为感受风寒表邪的病人腑气不通的差异性,才有了麻黄汤方中杏仁量的不确定。大便干结、腑气不通的状态比较明显时,杏仁可以多开一点;腑气不通的状态不明显时,杏仁可少用点。其二,杏仁除通肠腑以肃降肺气之外,在麻黄汤当中还有一个非常关键的作用,即配伍麻黄,一升一降,针对肺宣发肃降功能失调,是治疗肺系咳喘病症的常用药对。

麻黄汤的发汗力度是相对比较强的,除麻黄发汗之外,还有桂枝、甘草辛甘化阳,由内往外抗邪的这样一个态势。像打仗一样,用上麻黄汤之后,这个作战的激烈程度就比较强烈一些,因为它是内外夹击,双管齐下。那么今天麻黄汤我们到底该怎么开?我们在临床上可不可以把麻黄开成45g,把桂枝开成30g?今天在临床上有没有麻黄汤证?有麻黄汤证,我们该如何科学合规合法地开这个方,解决这个病证?

作为一个临床中医,经常感慨很难在临床上遇到一个新鲜的感冒。新鲜的感冒就是病人感受风寒表邪最初阶段的病程还存在。实际上,大多数病人外感后可能自己做一些处理,也可能首先选择吃西药。经过这些早期自己的干预,或西医西药的干预后,到我们这儿来看病的人,已经不是新鲜的感冒。所以,新鲜的感冒非常难得。麻黄汤证是典型的太阳伤寒,是外感风寒邪气较重初期阶段典型的伤寒表证。从这个角度来讲,在临床上碰到一个典型的或者是新鲜的感冒、新鲜的伤寒还是比较难的,但是并不是说没有。在哪些病人身上我们可能会遇到这么一个典型的、纯粹的麻黄汤证呢?第一,儿科病人;第二,青壮年的患者。这类病人身体里没有其他的基础性疾病,往往在感受风寒表邪初期,我们能够遇到这类典型的麻黄汤证。有的学者认为,今天在临床上没有医生敢开麻黄汤。真如此?我们做一个深入的探讨。麻黄汤药用麻黄3两、桂枝2两、甘草1两、杏仁70个。杏仁为什么用70个前面已经讨论了。现在侧重讨论麻黄、桂枝的量。麻黄45g,桂枝30g,在今天确实没有医生敢这么开。即使敢,我们也不主张这样开。因为这个剂量超出药典规定的量,而且超出了两三倍,要规避临床上的这种医疗风险。抛除这个用药的法律限定,从经方经用的角度,探讨一下仲景是如何使用麻黄汤的。第一,《伤寒论》中大多数方都是煮1次,煮1次的药物有效渗出率约是煮2次的2/3。从这个角度看,麻黄汤原方剂量虽大，但并没有把所有有效治疗成分煎煮出来。其次，处方配伍了桂枝甘草，即桂枝甘草汤，主治"心下悸，欲得按"。临床上，如果病人发汗太多，易耗伤心阳。汗为心之液，汗出太多后会导致心阳气虚，病人出现心慌、心悸、胸闷，这时候可以用桂枝甘草汤，辛甘化阳缓解病人的不适。所以麻黄汤发汗虽强，但配伍桂枝甘草在一定程度上预防性地规避了发汗过多耗伤心阳的风险。所以有学者提出"麻黄汤是安全的发汗剂"。再者，麻黄汤煎煮出来的二升半（500ml），单次服用8合（160ml），与桂枝汤服用量相比，属于减量服用。第三点，就是减少每次服用的量。通过减量服用规避麻黄汤服用后过汗的风险。第四点，服用麻黄汤应遵循"若一服汗出病差，停后服"，即中病即止。麻黄汤药用量大力宏，若服用8合即"病差"，则余下的340ml不再服用。那么单日麻黄汤的摄入量仅仅8合，约摄入麻黄15g、桂枝10g。这个量从日用量的角度看，是没有问题的。《伤寒论》用方，大多用药峻猛，追求速效，使用得当能尽快遏制病情，逆转病势。如果把握不住"中病即止"的法度，有可能峻药猛方过度使用，导致变证。因此，临床若能严格按仲景原方原量处方用药是相对安全的。遗憾的是，今天临床医生只看到麻黄汤发汗力强大，而忽略了麻黄汤使用的细节，故而临床惧怕使用麻黄汤。因此必须遵循上述麻黄汤使用要点，才可能安全有效地使用麻黄汤，胆大心细效佳。

关于麻黄去节的问题，由于方中用麻黄的目的在于发汗平喘，节有阻截之形，前人根据取类比象之义，故去节更利于麻黄宣散走表。是否如此值得研究，加上去节不易，近人已不讲求。至于"先煮去上沫"，是因沫为浊物，自当先煮后去之。

麻黄汤到底在临床上能解决什么问题呢？第一，当然是典型的伤寒，或是感受风寒较重的这类伤寒表证。这个病证除条文所讲的疼痛，恶寒发热，无汗而喘的特征之外，我们还需要注意可能会有咳嗽、咯痰，这个痰大概是清稀的白痰。第二，临床上还可以用于风寒湿邪导致的身体痹痛。病人或许没有打喷嚏，没有流鼻涕，没有恶寒发热，但身疼痛，可见于淋雨后、下田后、出海后等。主要是因为病人感受风寒湿邪，寒湿在表导致身体痹痛。我们注意到很多人喜欢用推拿、拔火罐来解决身体痹痛或是酸胀问题，其实亦可以使用麻黄汤来祛除表寒、表湿，同样可以起到通痹止痛的作用。

关于麻黄汤的使用注意事项，强调麻黄汤发汗力量比较强，只适用于风寒束表较重的太阳表证。表虚自汗、外感风热、体虚外感、产后失血等病人均不能够使用，还有处于月经期的女性外感时，哪怕是伤寒典型的临床特征，这个方也不能够随便用的。

麻黄汤的使用也要反复强调此方不可盲目多服。给病人使用麻黄汤，建议处方开一至三剂,嘱病人服药过程中观察自身出汗的状态,做到中病即止。如果汗后表证仍不解,但不再是麻黄汤证,后续仍当治疗,可根据病情改用桂枝汤或者桂枝麻黄各半汤、桂枝二越婢一汤、桂枝二麻黄一汤等。

麻黄汤是后世治疗呼吸系统咳喘的基础方,除了《伤寒论》的大青龙汤、小青龙汤、麻杏甘石汤、麻黄升麻汤等,还有《金匮要略》的射干麻黄汤、厚朴麻黄汤、小青龙加石膏汤、麻黄加术汤、麻杏苡甘汤等,这些都是在麻黄汤的基础上随证加减而来。另外,一些时方当中,我们也可以看到麻黄汤的影子,如《太平惠民和剂局方》的华盖散,乃麻黄汤去桂枝加上紫苏子、桑白皮、陈皮、茯苓,用于治疗肺受寒邪所致的咳嗽气喘,此方加了降气行经之品,对于肺失宣降、肺气壅滞的咳喘非常有效。此外,三拗汤是麻黄汤去桂枝而成,用于治疗风寒感冒、头痛、身痛、喘咳、胸闷或者痰白清稀。此方善于开宣肺气,降逆平喘,不过发汗的力度不如麻黄汤。

【原文】

太陽與陽明合病,喘而胸滿者,不可下,宜麻黃湯。(36)

【挈要】

太阳伤寒津凝便结证治。

【辨脉证】

前面第32、33条已经论述了太阳与阳明合病,症见下利或呕逆,用葛根汤或葛根加半夏汤治疗。其病机属于风寒外束,影响津气升降,津气不升而项背强几几,内归胃肠则下利、呕。本条之太阳与阳明合病,病机当属于太阳伤寒津凝便结。

本条紧接在第35条后面,自然是对第35条的补述。因此第36条讨论的重点依然是麻黄汤证治相关问题。在讨论第35条"无汗而喘"时,讨论了"肺主身之皮毛""肺合大肠",皮毛与肠腑通过肺归属为同一系统,皮毛、肠腑对于肺而言,同属于表里关系。因此伤寒皮毛无汗时,在肠道则渗液减少,患者有可能大便干结或排便次数减少。只不过第35条没有明确提出"太阳伤寒便秘"的问题。本条所言"太阳与阳明合病"即明确提出太阳伤寒导致了阳明肠腑的便秘。此类便秘不属于阳明腑实内热证,不可攻下。换句话讲,此便秘的症状病位在阳明,病机病位却在太阳。"喘而胸满",是因胸膺部乃太阳之气出表所经之地,风寒之邪侵袭人体,太阳之表为邪所郁,使胸中的阳气不得流畅,故除头痛、恶寒、发热、无汗、脉浮紧等表证外,还可见喘而胸满之候。

【论治疗】

综上,此证乃太阳伤寒,肠腑津凝便结,阳明大肠之气不降。病机核心在太阳伤寒而非阳明热结，根据《素问·至真要大论》"从外之内而盛于内者，先治其外而后调其内"的治疗原则，治宜发汗解表，表解里和则病可愈。如果先行攻下，必然会导致里虚邪陷，发生其他变证，所以仲景明言"不可下，宜麻黄汤"。

【原文】

太陽病，十日以去，脉浮細而嗜臥①者，外已解也。設胸滿脅痛者，與小柴胡湯；脉但浮者，與麻黄湯。（37）

【挈要】

辨太阳病多日后的三种转归。

【释字词】

①嗜卧：指病人精神倦怠而喜静不好动。

【辨脉证】

本条的"太阳病"，结合后文的"脉但浮者，与麻黄汤"来看，应当指太阳伤寒。"十日已去"，是指其病已经过了十天以上。论述的是太阳伤寒日久，病情可能呈现以下三种情况。

1."脉浮细而嗜卧者，外已解也"，脉由浮紧变为浮细，脉象趋于和缓，此是表邪已去。此时病人表证已罢，唯身倦嗜卧，说明病邪已去，故言"外已解也"，而正气尚未完全恢复，"身倦嗜卧"乃正气恢复过程中的常见现象，此时无需治疗，仅需安心静养，待以时日必痊愈。

2."设胸满胁痛者，与小柴胡汤"，胸胁乃少阳经脉循行部位，若病在太阳日久，邪气已由太阳传入少阳，可见胸满胁痛。治疗当按少阳病论治，用小柴胡汤和解少阳。此段以太阳伤寒日久传入少阳为例，说明太阳日久可传他经，属于传经之变，具体传入哪条经，以当前临床证候为准。

3."脉但浮者，与麻黄汤"，若太阳伤寒虽经十日以上，其脉仍浮，而非浮细，也非浮弱，提示邪仍在太阳之表，属于邪未内传，亦未外解，且正气未虚，仍在太阳本经。治疗仍按太阳伤寒论治，故提出"与麻黄汤"。

前文第8条言"太阳病，头痛至七日以上自愈者，以行其经尽故也"强调太阳病七日节律的重要性，本条则强调，太阳病病程超过七日后，病证还在不在太阳，取决具体的脉证，而非时日。

【论治疗】

太阳伤寒日数虽多，但病邪并不一定都会传变。其中既有邪退正气未复，此时无需特殊处理，只需安心休养，假以时日自可痊愈；也有邪传他经的，分经论治即可；病邪仍在表无发生变化的，仍当解表。这再一次告诫医者，在临床上,即使伤寒日久,病证仍在者,亦可使用,体现了"有是证,用是方"治疗原则。

【原文】

太陽中風,脉浮緊,發熱惡寒,身疼痛,不汗出而煩躁者,大青龍湯主之。若脉微弱,汗出惡風者,不可服之。服之則厥逆,筋惕肉瞤①,此為逆也。(38)

大青龍湯方

麻黃六兩(去節)　桂枝二兩(去皮)　甘草二兩(炙)　杏仁四十枚(去皮尖)　生薑三兩(切)　大棗十枚(擘)　石膏如雞子大(碎)

上七味,以水九升,先煮麻黃,減二升,去上沫,内諸藥,煮取三升,去滓,溫服一升,取微似汗。汗出多者,溫粉②粉之。一服汗者,停後服。若復服,汗多亡陽遂虛,惡風煩躁,不得眠也。

傷寒脉浮緩,身不疼但重,乍有輕時③,無少陰證者,大青龍湯發④之。(39)

【挈要】

风寒表实兼内热烦躁证治和使用大青龙汤的禁例以及误用引起的变证。

【释字词】

①筋惕肉瞤:惕(tì),瞤(shùn),筋惕肉瞤,此处指筋脉挛急,肌肉跳动。由于亡阳脱液筋肉失于温养所致。

②温粉:炒热之米粉。

③乍有轻时:乍,忽也,猝也。指时而减轻。

④发:指发汗。

【辨脉证】

第38条首云:"太阳中风",按理当有头痛、发热汗出恶风、脉浮缓等症,但却以"脉浮紧,发热恶寒,身疼痛,不汗出而烦躁"等症继之,说明它与常例不同,实际上这是仲景由常及变的一种论述方法,太阳中风之风,本多挟寒,伤寒之寒,亦多挟风,虽然各有主从,但却包含着相同之处。在临床上,凡腠理疏松之人,无论是以何者为主,大都表现为表虚之证;反之,若属腠理致密之人,则多表现为表实之证。因此感受风邪之重者,而其人又属腠理致密,体质素健,则可发生卫阳闭遏,营阴郁滞,而见表实的脉证,故风与寒不能截然分开,应以所见之脉证为辨。本条虽以太阳中风冠首,若从见证来看,当系感受寒邪较重,其人体质素健,腠理致密,才有可能出现上述卫闭营郁的脉证。由于表气闭郁较重,不得汗出,致使阳气内郁为热,从而形成寒包火的病理状态,内扰于心则烦,烦甚则燥。

第39条对大青龙汤的伴随症状反复进行辨别,便于医者更好地掌握大青龙汤的运用。因此,发热恶寒,不汗出而烦躁之症,仍然是本条必具的前提条件，否则大青龙汤证就不能成立，不言属于省文。上条"太阳中风"而见"脉浮紧，发热恶寒，身疼痛"，明显系感受邪气较重，才形成表实内热的"不汗出而烦躁"证。此条太阳伤寒，而见"脉浮缓，身不疼，但重"，则是在表的寒邪随闭郁的阳气呈化热的趋势，不过此表寒虽渐化热，但因表闭不开，阳气闭塞，致使全身气机流行不畅，故脉由浮紧变为浮缓，症由身痛变为身重。不过应该明确，此种由寒渐趋化热的脉浮缓当属宽大纵缓有力，与太阳中风表虚汗出的浮缓乏力，自是不同，此其一；其二，是必有"不汗出而烦躁"之症，且有身但重，乍有轻时，方能断为表寒里热的大青龙汤证。换言之，也就是要脉证合参，才能作出上述诊断。云"大青龙汤发之"，正是针对表气郁闭无汗，里热烦躁之症，服汤后可使内郁之热从汗而解，故云"发之"。

由于身重与烦躁之症，不是大青龙汤证独有，少阴病亦多有此见症，故云"无少阴证者，大青龙汤发之"，意在要人注意鉴别才不致犯虚虚实实之戒，诚然，少阴病的身重，为气血虚衰，阴寒内盛所引起，多作无休止；烦躁亦是阴盛阳衰，水火不交，故伴有一系列阴寒见症，与本条见症似是而实不相同，必须注意辨别。又本条之"无少阴证"一语，与上文之"脉微弱，汗出恶风"正是相互补充，说明大青龙汤是绝对不能用于虚证的。仲景对此一再申言之，以免医者误用，故医者在临床上千万不可掉以轻心。

【论治疗】

根据病机而立治法的原则，它已非桂麻二方所能对证，只能使用既能发汗解表，又能内清郁热的大青龙汤主治。

由于大青龙汤发汗之力较麻黄汤峻猛，又能清泄里热以除烦躁，所以它只适用于风寒外束肌表闭郁较甚，内有郁热烦躁之证。文中例举"若脉微弱，汗出恶风者，不可服之"以示医者此方不可用于里虚证。误用则会引起严重变证，文中指出："服之则厥逆，筋惕肉𤸷，此为逆也"，因表里俱虚之证，发汗亡阳，四肢失于温煦，故见厥逆；汗出津液耗损，筋脉失于濡养，故见筋脉挛急、肌肉跳动，此乃误用大青龙汤使病情变坏，故称为"逆"。

本方由麻黄汤加石膏、生姜、大枣组成。方用麻黄配合桂枝、生姜辛温发汗、开泄腠理，以散风寒。石膏辛寒以清散里热，且与辛温之麻、桂相合并用，可使内郁之热随汗从表而泄，防止寒冷伤中和辛温助热之弊。因无明显咳喘，故减轻杏仁用量，炙甘草较麻黄汤加倍，并与大枣相配，则能甘温益气和胃，以资汗源。诸药合用，借发汗以解表里之邪。

服用本方注意以下几点：其一，应温服取微似汗。其义与桂枝汤、麻黄汤两方相同，意在有利于发汗，而又可以防止汗出太过。其二，关于温粉的问题，论中未说明"温粉"为何物，后世医家有据《肘后备急方》辟温病粉身方为温粉者，方用川芎、白芷、藁本三药研粉，由于三药均非止汗之品，近人多疑而不用。又据《孝慈备览》所载，用龙骨、牡蛎、麻黄根、铅粉研末者。临床实践证明，两方研末粉身均有一定止汗作用，值得研究。其三，一服汗者停后服。本方的目的在于取汗，故一服得汗者，应停后服，以防过剂，亦即中病即止之义。如果得汗再服，则会引起严重变证，故方后例举"若复服，汗多亡阳遂虚，恶风、烦躁、不得眠也"，以示警诫。即使一服汗后，病瘥未愈，亦不能续用大青龙汤，当随证治之，换其他方进行后续善后治疗。

【原文】

傷寒，表不解，心下有水氣①、乾嘔、發熱而欬，或渴，或利，或噎②，或小便不利、少腹滿③，或喘者，小青龍湯主之。（40）

小青龍湯方

麻黄（去節） 芍藥 細辛 乾薑 甘草（炙） 桂枝（去皮）各三兩 五味子半升 半夏半升（洗）

上八味，以水一斗，先煮麻黄，減二升，去上沫，内諸藥，煮取三升，去滓，溫服一升。若渴，去半夏，加栝樓根三兩；若微利，去麻黄，加蕘花，如一雞子，熬④令赤色；若噎者，去麻黄，加附子一枚，炮；若小便不利，少腹滿者，去麻黄，加茯苓四兩；若喘，去麻黄，加杏仁半升，去皮尖。且蕘花不治利，麻黄主喘，今此語反之，疑非仲景意。

臣億等謹按：小青龍湯，大要治水。又按《本草》，蕘花下十二水，若水去，利則止也。又按《千金》，形腫者應内麻黄，乃内杏仁者，以麻黄發其陽故也。以此證之，豈非仲景意也。

傷寒，心下有水氣，欬而微喘，發熱不渴。服湯已渴者，此寒去欲解也，小青龍湯主之。（41）

【挈要】

表寒兼里饮证治及药后病解的机转。

【释字词】

①心下有水气：心下，即心以下，包括胃、肺、肠、膀胱等。水气，病理概念，即水饮之邪。

②噎：噎（yē），指咽喉部有气逆梗阻感。

③满：满（mǎn），指小腹或下腹部胀满。

④熬：《说文解字·火部》："熬，干煎也"，与烘、炒、焙近义。

【辨脉证】

第40条"伤寒表不解"，概指感受风寒之邪，有发热、恶寒、头痛、无汗等症。"水气"，即水饮之邪。对于小青龙汤证，重点、难点在于如何理解两条原文都强调的"心下有水气"。包括弄清水气所在的病位，水气从何而来，更要弄清心下水气与伤寒表不解的关系。

关于水气所在病位，原文明言"心下"。在《伤寒论》当中，跟"心"相关联的病位描述有"正在心下""心""心中""心下"。"正在心下"指正好在心的下面，即胃脘，也包括肺的部分。如"小结胸病，正在心下，按之则痛，脉浮滑者，小陷胸汤主之"。"心"即心脏，如炙甘草汤证的"脉结代，心动悸"。"心中"即心、胃。如"伤寒二三日，心中悸而烦者，小建中汤主之"。结合第40条"或渴，或利，或噎，或小便不利、少腹满，或喘者"等诸多或然症，小青龙汤证"心下有水气"病位心下当指心及以下，包括心、胃、肺、肠、膀胱等。水饮之邪变动不居，随三焦气机升降，可以停留于人体各个部位，产生多种或然症。水饮不化，津液不得上升则渴；水饮内渍大肠，见下利；水寒之气上逆咽喉，气机不畅则噎；水气流于下焦，影响膀胱气化，则见小便不利，甚或少腹满；水寒射肺，肺气失于宣肃，则见喘逆。综上可见咳、喘、渴、噎上焦证候；干呕中焦证候；小便不利，少腹满，下利等下焦证候。

关于水气的形成，一是伤寒太阳之表邪，使太阳本寒之气运行受阻，停于心下，属于新病水饮。二是可因其人素有水饮内停心下，"邪之所凑，其气必虚"，素有水饮者必有阳虚，属于宿疾阳虚水停。

一旦水饮内停，又感受风寒之邪，势必两相搏击，内外合邪。发热为正气向外抗邪，病位在表的征象。水饮内停于胃，胃失和降而干呕。风寒外束肺卫，宣降不畅，同时水饮内停，上逆犯肺，进一步加剧肺气宣降失常，而见咳喘。可见小青龙汤证中导致肺宣发肃降功能失调的有两个因素：在表的风寒与心下水气。因此，小青龙汤证的咳喘要比麻黄汤证的咳喘更重，如《金匮要略·痰饮咳嗽病脉证并治》云："咳逆倚息不得卧，小青龙汤主之。"指出小青龙汤证咳喘不能平卧。40条将咳嗽、干呕并提，亦有因为咳嗽剧烈而致干呕之意，突显了咳嗽在小青龙汤证中的主症地位。

对于小青龙汤证"痰"的问题，"心下有水气"暗指小青龙汤证之"痰"如"水气"，即白色清晰如水样，带有泡沫。

综上，40条所述小青龙汤证是太阳伤寒表实兼水饮内停证。以急性咳、痰、喘为主症，咯痰清稀色白。

【论治疗】

40条提出小青龙汤主之，41条对小青龙汤临床应用中可能出现的问题进行了补述。小青龙汤的作用有3个，即解表寒，化内饮，平咳喘。

小青龙汤方用麻黄辛温发汗解表，配伍桂枝辛温解肌，重在解表散寒；干姜、半夏、细辛温化水气；五味子配麻黄宣降肺气，止咳平喘；芍药、甘草柔肝缓急，专为气道挛急和肺气上逆的喘咳而设。此方八药同用，能够消除致病原因，恢复肺气宣降功能，缓解气道痉挛，为宣肺降逆、温化水饮名方。

原文方后注对五个或然症列出了加减法，随证治之。"若渴，去半夏，加栝蒌根三两"。因渴为上焦失于津液濡润，故去半夏之燥，加瓜蒌根以生津润燥。但原方证水饮停于心下之渴，为水不化津上滋，一般饮化则渴止。此似属水饮化热，始有如此加减方法。此外，在《金匮要略》中用小青龙加石膏汤主治水饮挟热。"若微利，去麻黄，加荛花，如一鸡子，熬令赤色"。因微利为水气下趋，加荛花以下之，去麻黄，恐其两伤津液。"若噎者，去麻黄加炮附子一枚"。因噎多属少阴阳气不足，水寒之气上逆，故加炮附子以温阳，去麻黄是虑其发汗再伤阳气。若患者心下之水气为宿有之疾，亦或患者久病，亦或年老体弱，则此证论治当虑及少阳阳虚之本，小青龙汤亦当加附片同用。"若小便不利、少腹满者，去麻黄加茯苓四两"。因小便不利，少腹满，为水气流于下焦，膀胱气化不利，加茯苓以利水去，去麻黄以防再伤其津液。"若喘，去麻黄，加杏仁半升"。本来麻黄有宣肺平喘作用，应不去为宜，此当是表邪不甚，故去之。而苦温降气的杏仁，亦可平喘。五个加减法中，四去麻黄加入它药，说明完全是针对病机趋势论治，可见其中既有定法，又有活法，值得重视。

41条提出小青龙汤证本无口渴，使用小青龙汤后，出现口渴的应对之法。即先辨明"此寒去欲解也"，是服药之后寒饮消解的反应，并非化热之象。据此后续治疗可仍用小青龙汤。小青龙汤用药以温燥为主，用以治疗外寒内饮证，在治疗过程中，患者或许会出现疑似化热伤阴的表现，医者当明辨，如果如条文所言仅仅是口渴，无喜饮、多饮的表现，则当为"寒去欲解"，若药后患者确实出现口干口渴喜饮，或咯黄痰，或小便黄，大便结等明显化热伤阴之象，可随证治之，选用《金匮要略》小青龙加石膏汤。

另外，小青龙汤证属表寒里饮，故以发热、咳嗽、干呕或微喘为主症，治当解表化饮。它与大青龙汤证属表寒兼里热烦躁，以不汗出而烦躁为主症，治当外散风寒，内清郁热，有所不同，必须注意鉴别。

《金匮要略》用此小青龙汤有3条。①痰饮咳嗽篇："病溢饮者，当发其汗，大青龙汤主之，小青龙汤亦主之。"饮流四肢，当从汗解，本方有发汗作用，故可用。②痰饮咳嗽篇："咳逆倚息不得卧，小青龙汤主之"。此条乃脾肺虚寒，不能输布津液，水饮内停，肺失宣降。说明水饮内停的喘咳，虽无表证亦可应用此方温化水饮，宣肺降逆。③妇人杂病篇："妇人吐涎沫，医反下之，心下即痞，当先治其吐涎沫，小青龙汤主之。涎沫止，乃治痞，泻心汤主之"。"吐涎沫"是脾肺虚寒不能输布津液之象，用此方温脾肺之寒，使脾能散精，上归于肺，肺能布津，达于体表，通调水道，下输膀胱，则吐涎之象自愈。

《伤寒杂病论》用小青龙汤共 5 条，所治有咳喘、身体重痛、浮肿、吐涎沫、干呕、或噎、或利、或小便不利、少腹满等肺脾肾三脏征象，其病机均与肺失宣降、寒饮内停有关。用此方可使水饮从毛窍外出，随小便下行，故可治。本方与温阳化气的真武汤恰成一对，此方以治肺为主，兼治脾肾；真武汤以治肾为主，兼治脾肺，充分反映了方剂配伍的协同作用和整体联系。

【践行案例】

病案 01：傅元谋验案[1]

孙某，女，63 岁。2004 年 12 月 12 日初诊。

患者久居成都，半月前感受风寒，见咳声重浊，日间为甚，痰液稀白、有泡沫，咽干欲饮温饮，微恶寒。无发热，纳眠可，二便正常。舌质淡苔白腻，略带水滑，尖有红点，脉滑。

证属外有表寒，内有水饮。治当解表散寒，温肺化饮。方以小青龙汤化裁。

处方：桂枝 10g，白芍 10g，炙甘草 10g，干姜 10g，细辛 10g，五味子 10g，法半夏 10g，香薷 10g，茯苓 10g，苇茎 20g，葛根 20g。

授方 5 剂，服药后诸症悉除。

按：患者久居湿地，素体阳虚，因"脾为生痰之源，肺为贮痰之器"，脾阳虚则寒饮内生，饮留于肺，时值冬日，偶遇风寒，外寒引动内饮，交结于肺，肺失宣降而发病。考虑患者素体阳虚，不耐麻黄峻汗，故易以香薷，其性辛而微温，入肺经能解表散寒，入脾胃能化湿和中。茯苓健脾利湿，以杜生痰之源。苇茎化痰止咳。本证出现口渴，非津液亏少，乃饮阻胸中，津不布散所致，故加葛根升发清阳，布散津液，兼可解表。

病案 02：杨殿兴验案[2]

张某，男，67 岁。1995 年 11 月 2 日初诊。

慢性支气管炎反复发作 20 多年，每于入冬则病情反复，偶得风寒即会加重。现病已半月余，咳喘，咳吐清稀白痰，但黏滞难于咯出，胸闷，气促，面色无华，神疲乏力，舌胖淡，白腻苔，脉滑小数。观前医以痰饮为患，处以苓甘五味姜辛汤、小青龙汤等效不佳。痰涎黏滞不爽，胸胀闷喘息。前医以痰饮为患诊治，应属对路，但患者体弱，气虚乏力，痰滞胸中，郁久化热，痰饮成涎，黏滞不爽。

辨证：阳气不足，痰饮犯肺，兼有郁热。治以温阳益气，蠲化痰饮，兼以清

[1] 杨殿兴，罗良娟，邓宜恩，等. 四川中医名家经方实验录 [M]. 北京：化学工业出版社，2006：360-361.

[2] 杨殿兴，罗良娟，邓宜恩，等. 四川中医名家经方实验录 [M]. 北京：化学工业出版社，2006：170.

热。处方：小青龙汤合葶苈大枣泻肺汤加减。

处方：炙麻黄10g，桂枝15g，干姜12g，北细辛5g，姜半夏15g，白芍10g，五味子6g，葶苈子20g，大枣10g，党参30g，茯苓15g，白术15g，炙甘草3g。

连服5剂，咳喘明显减轻，咳稀白痰，胸闷稍减。以上方为主，适当加减再用5剂。患者咳喘渐平，偶有稀白痰，容易咳出，但仍感神疲乏力，以六君子丸调理善后。另嘱其在病情控制后服用《金匮要略》肾气丸合人参蛤蚧散加减方，补肾纳气，调补阴阳，健脾益肺，扶正培本。半年后患者偶患风寒再寻余问诊，谓按余嘱方法病证已基本得到控制。

按：本案辨证的着眼点在于咳清稀白痰但黏滞不爽，清稀白痰是寒饮为患无疑，但如果不注意痰涎黏滞不爽难于咯出，一味地温化寒饮，不仅痰饮不能除，反而加重郁热，痰涎胶滞黏稠，使病情加重。老年性痰饮咳喘病人，多伴有此症，究其原因，一是老年慢性支气管炎患者，年老体弱，多伴有肺气肿或肺源性心脏病（简称肺心病），病程长，阳气不足，无力推动，常年痰滞胸中；二是咳痰不利，痰涎郁久化热，黏滞不爽。因此治疗除温化寒饮外，还必须加用清肺泄热之品，双管齐下。本证患者年事已高，病程长，气虚明显，在"青龙"与"葶苈"合方的基础上，加用了四君子汤健脾益气。若痰色变黄，热象明显，可以加用石膏、黄芩、桑白皮、鱼腥草等。培本扶正可以考虑"冬病夏治"，对于阳虚患者，借"天阳"之助，常可收到佳效。

病案03：鲁法庭验案

王某，女，56岁。

首诊：2020年5月19日。反复咳嗽咳痰1年，加重10多天。

10多天前高热，曾于某西医院住院输液治疗。刻下精神萎靡，神疲乏力，面色晦暗，目眼无神。症见咽痒，胸闷，咳嗽（夜甚）痰音重浊、咳声低微，气紧、喘、短气，纳差，厌油，大小便正常，阵发性潮热出汗（头颈部明显）。既往肺良性肿瘤术后，慢性阻塞性肺疾病（简称"慢阻肺"），胸膜粘连，支气管扩张，浅表性胃炎。查及舌体胖大，苔白微腻、中部微泛黄色，脉沉乏力。

诊断：咳嗽（少阴肾阳亏虚，痰湿阻肺）。处方：小青龙汤合麻黄附子细辛汤合瓜蒌薤白半夏汤合三子养亲汤加减。

处方：白芍10g，干姜10g，五味子6g，炙麻黄8g，炙甘草10g，细辛5g，桂枝10g，薤白10g，法半夏10g，瓜蒌皮12g，橘络10g，厚朴10g，杏仁10g，黑顺片10g，白果10g，紫苏子10g，葶苈子10g，白芥子6g，人参6g。

共6剂，一日一剂，一天3次，一次200ml，服用6天。

第二诊：2020年5月26日，服药后胃口好转，厌油有所缓解，咳嗽有所好转，咽痒、胸闷，咳嗽（夜甚），气紧、喘、短气，大小便正常，阵发性潮热出汗

（头颈部明显），晚上睡眠差，经常口干、干咳（闻诊咳嗽声音粗糙沉闷），平素怕冷。舌淡胖大有齿印，舌面多津，苔白微腻、中部微泛黄色，脉沉乏力。

诊断：咳嗽（肺脾肾气虚，痰浊阻肺）。处方：效不更方，续用小青龙汤合麻黄附子细辛汤合瓜蒌薤白半夏汤合三子养亲汤加减，处方同一诊。

第三诊：2020 年 6 月 30 日，咳嗽基本好转，有少量痰，夜晚已经不咳嗽，走路快了或上楼梯仍有些累，不影响正常生活，胃口基本恢复正常，大小便正常，阵发性潮热出汗，头颈部明显。睡眠较好，轻微怕冷。舌淡胖大有齿印，苔薄白而润，中部微厚，脉濡缓乏力。

诊断：咳嗽（少阴肾阳亏虚，痰湿阻肺）。治以温补脾肾，调和营卫。处方：桂枝加附子汤合三子养亲汤加减。

处方：桂枝 10g，大枣 10g，白芍 10g，生姜 10g，炙甘草 10g，黑顺片 10g，细辛 5g，法半夏 10g，人参 8g，白术 10g，防风 10g，五味子 6g，茯苓 10g，紫苏子 10g，炒白芥子 8g，炒莱菔子 10g。

共 8 剂，一日一剂，一天 3 次，一次 200ml，服用 8 天。

按：该患者肺良性肿瘤术后身体虚弱，加之有慢阻肺、支气管扩张、浅表性胃炎宿疾，因生活调摄不适而感冒发病，就诊 10 多天前高热，曾于某西医院住院输液治疗，除发热消除外，咳嗽严重，食欲极差，精神萎靡。门诊就诊时咽痒、胸闷，咳嗽（夜甚）、黄白痰多、气紧、喘、短气，纳差，厌油，周身酸软无力，二便调，阵发性潮热出汗（头颈部明显），面色晦暗，目眼无神。舌淡胖大有齿痕，苔白微腻中部微泛黄，脉沉乏力。闻其咳嗽，声音重浊，咳嗽乏力。

病机以肺脾肾阳虚为本，痰浊阻肺为标。肺主气司呼吸，肾主纳气。"脾为生痰之源，肺为储痰之气""病痰饮者当以温药合之"。因此治疗当温肾健脾益气，宣肺化痰排浊。标本同治，断不可止咳平喘，否则痰浊内结，闭门留寇，病将难治。首诊及第二诊均以小青龙汤、麻黄附子细辛汤、三子养亲汤为主随症加减。病人症状逐步改善，病情好转后，至第三诊，病人总体恢复不错，但因久病体虚，正气虚耗，阳虚自汗成为主要矛盾，故以桂枝加附子汤温阳益气固表以善后。该病人后以其他病证就诊，自诉服用上方后，趋于痊愈，无咳嗽，无自汗，睡眠食欲均可。

第六节　第 42~57 条

【导读】

本节共 16 条原文，主要是结合临床反复阐明桂、麻二方的宜、禁以及运用中有关辨证的问题，旨在明确义理，示人以法，帮助医者掌握其精神实质。

【原文】

太陽病，外證①未解，脉浮弱②者，當以汗解，宜桂枝湯。（42）

【挈要】

论太阳病外证未解而见里虚（不甚）者，当先解外，可用桂枝汤治。

【释字词】

①外证：即表证。指发热，恶风寒等表现。

②浮弱：轻取即得，重按乏力。

【辨脉证】

本条"太阳病，外证未解"，指头痛、发热、恶寒、恶风等症仍然存在，条文没有明言，反而是特别突出了"脉浮弱"，意在医者必须注意脉证合参。本条"脉浮弱"是重点，"脉浮"提示邪在太阳之外，"脉弱"反映人体正气偏虚。"外证未解"明示病邪气在表，正气尚能抗邪于外而见"脉浮"，可见此处"脉浮弱"反映正气虚损不重之人兼有太阳表邪。

【论治疗】

"脉浮"提示邪气在表，且正气可抗邪于外，与"脉弱"同见，提示正气相对不足之人兼有表证。此类病证治疗当注意"祛邪不伤正，扶正不留邪"，故而仲景曰"宜桂枝汤"。前述第12条原文阐释了桂枝汤扶正解表的特性。本条进一步强调桂枝汤可用于正气相对较弱但亏虚不重之人兼有外感。如若里虚较重之人兼有外证未除，正气无力抗邪于外，多见脉沉，治当扶正为主。如若正气虚极之人兼有外证未除，脉若呈浮象，往往是虚阳外越，正气欲脱，急当回阳救逆。

【原文】

太陽病，下之微喘者，表未解故也，桂枝加厚朴杏子湯主之。（43）

桂枝加厚朴杏子湯方

桂枝三兩（去皮）　甘草二兩（炙）　生薑三兩（切）　芍藥三兩　大棗十二枚（擘）　厚朴二兩（炙，去皮）　杏仁五十枚（去皮尖）

上七味，以水七升，微火煮取三升，去滓。温服一升，覆取微似汗。

【挈要】

太阳病误下而微喘证治。

【辨脉证】

太阳病在表，法当解表，表虚用桂枝汤，表实用麻黄汤，即使里有不大便之症，一般都应先解表，后治里，绝不能轻率地使用下法，否则就是误治。因表未解而用下法，既伤里气，又易使表邪趁机内陷。误下之后，随正气受伤的程度和邪陷状况不同，病情转变不一。如下之后，其人正气尚旺，邪气未能内陷，"其气上冲者"（第16条）；也有变为"脉促胸满者"（第22条）；甚或见"遂利不止者"（第34条）。本条"下之微喘者"，因喘为肺气上逆，微则言其不甚。此乃表邪未陷入里，只是影响肺气之肃降而已。此时表证必然存在，故云"表未解故也"。

【论治疗】

关于桂枝加厚朴杏仁汤的使用，《伤寒论》见于第18条、43条。第18条是接续桂枝汤证第12条原文，讨论素有咳喘的病人感受风寒表邪之后当前之证符合桂枝汤证（如汗出，恶风，脉缓等），没有咳喘，此时可用桂枝汤。但治疗有呼吸系统咳喘病史兼外感表邪的病人后，容易诱发宿疾而出现咳喘，因此在治疗桂枝汤证的基础上，预防性地加上厚朴、杏仁，起到治未病的作用。

本条则重在讨论太阳病下后，在太阳表证的基础上兼见"微喘"的治疗。条文"表未解"，但终因误下伤正，所以此表证多有正气不足的因素，而"微喘"一是反映病证肺气不畅程度不严重，二则反映虽遭误下伤正但不重，仍属于"气上冲"，因此遵第15条原文"太阳病，下之后，其气上冲者，可与桂枝汤"，治疗选用祛邪不伤正，扶正不留邪的桂枝汤为主方。本证还有兼症"微喘"，虽不重，但也得应对用药，故在桂枝汤的基础上加入宽中理气、降气平喘的厚朴、杏仁，才能方证对应，故云"桂枝加厚朴杏子汤主之"。

对于桂枝加厚朴杏子汤，第18条加厚朴杏仁治未病，以及第43条明言"微喘"加厚朴杏仁，不难理解喘家若外感诱发咳喘急性发作或太阳病发展过程中出现明显咳喘时，桂枝加厚朴杏子汤难以对证，《伤寒杂病论》中针对明显咳喘论治较多的当属"麻黄剂"，如大小青龙汤，麻黄汤，麻杏石甘汤，射干麻黄汤，厚朴麻黄汤等。

【践行案例】

病案：傅元谋验案[1]

柳某，男，26岁。2005年3月27日初诊。

患者时有胸闷气紧发作。现胸闷气紧咳嗽10余天。咽痒痰少，舌质红，苔薄白，脉数沉弱。证属本虚标实。脾肾阳虚，阴盛阳郁。治当标本同治，以标为主。宣肺化痰，兼补肾纳气。方用桂枝加厚朴杏子汤加减。

处方：桂枝10g，白芍10g，干姜10g，厚朴10g，杏仁10g，桔梗10g，瓜蒌10g，淫羊藿10g，薤白15g，炙甘草5g，沉香末5g（冲服），黄连5g，4剂，每日1剂，分3次服。

---

[1] 杨殿兴，罗良娟，邓宜恩，等. 四川名家经方实验录[M]. 北京：化学工业出版社，2006：363.

二诊（2005 年 4 月 3 日）：服上方 4 剂后胸闷咳嗽好转，后因出差自行停药 3 天。1 天前感寒后又增鼻塞，涕白而黏，现气促、咽痒，唇周感干燥。舌尖边有红点，苔薄白。脉数，左寸部单按大于齐按。

仍宗前法，加强解表宣窍，兼除郁热。

处方：桂枝 10g，赤芍 10g，杏仁 10g，厚朴 10g，香薷 10g，瓜蒌 10g，川芎 10g，金荞麦 10g，苍耳子 10g，白芷 10g，天花粉 10g，薤白 15g，干姜 5g，炙甘草 6g，黄连 5g，细辛 3g，8 剂，每日 1 剂，分 3 次服。

三诊（2005 年 4 月 17 日）：服上方 8 剂后胸闷气紧明显好转，1 周仅发作 1 次，每次发作约 10 分钟，现仍咽痒咳嗽，痰多色白而黏，鼻塞涕少带绿色。舌尖红点基本消失，舌质红，苔薄白。脉来乍快乍慢，沉按较弱。拟加强扶正治本，并重用炙甘草以宁心气。

处方：桂枝 10g，赤芍 10g，干姜 10g，厚朴 10g，杏仁 10g，香薷 10g，瓜蒌 10g，川芎 10g，金荞麦 10g，白芷 10g，淫羊藿 10g，炙甘草 20g，薏苡仁 20g，苇茎 10g，细辛 5g，6 剂，每日 1 剂，分 3 次服。

按：此案证属上实下虚。"上实"主要表现为上焦气血运行不畅，肺气壅滞致胸闷咳嗽；下虚主要从脉沉按较弱得知。故一方面用桂枝加厚朴杏子汤加瓜蒌、薤白以通阳宣肺化痰，另一方面用淫羊藿、桂枝、干姜及沉香末温脾肾以纳气；反佐一味黄连以防化生郁热。傅元谋临证辨脉强调寸、关、尺三部齐按与单按相比较以取脉义。若寸部脉单按脉象强于三部齐按，则说明多有上焦实证（此案为肺卫表证）。若关尺脉齐按脉象强于单按，则说明中下焦有虚损。二诊时患者由于再次感寒，其肺卫表证比初诊时更为突出，主要反映在鼻塞、舌象、脉象上。并因邪气阻滞加重导致郁热化生，征象分别反映在唇周感干燥及舌尖边红点上。故拟方以祛邪为主，去淫羊藿、沉香末以免影响宣散之力，加细辛、天花粉、川芎、金荞麦以加强解表邪、化痰瘀、除郁热之效，加苍耳子、白芷、香薷以解表宣窍。三诊时患者症状明显改善，由痰少转为痰多色白而黏是寒凝日久之痰涎被温化稀释的缘故，本着应该继续温化痰涎的原则，细辛用量加至 5g。病程到此，"上实"明显减轻，治疗重点应调整以本虚为主。故去薤白、苍耳子、香薷、天花粉防伤正，而加淫羊藿、炙甘草、薏苡仁。其中重用炙甘草 20g，是取炙甘草汤之义，针对"脉来乍快乍慢"而设。里证重急，当先治里。心气不宁是必须引起重视的里证重证，故以大剂甘草以稳定心气是此证治疗的又一重点。

【原文】

太陽病，外證未解，不可下也，下之為逆①，欲解外者。宜桂枝湯。（44）

太陽病先發汗不解,而復下之,脉浮者不愈,浮為在外,而反下之,故令不愈。今脉浮,故在外,當須解外則愈,宜桂枝湯。(45)

【挈要】

太阳伤寒兼便结不通证治辨析。

【释字词】

①逆:错误,失误。

【辨脉证】

第44条"不可下也"一语,说明此证有疑似可下之里实证。若该条讨论病证果真是表证兼有里实热证,则后续当讨论治疗先后的问题,按仲景论述,里实热证不重者当先解表后治里,如第106条"太阳病不解,热结膀胱,其人如狂,血自下,下者愈。其外不解者,尚未可攻。当先解其外,外解已。但少腹急结者,乃可攻之,宜桃核承气汤"。如若实热证重则当先治里,如第124条:"太阳病,六七日,表证仍在。脉微而沉,反不结胸,其人发狂者,以热在下焦,少腹当硬满,小便自利者。下血乃愈,所以然者,以太阳随经,瘀热在里故也,抵当汤主之。"

但原文中,仲景没谈论先后治疗问题,而是直接告诫"不可下也,下之为逆",由此可断定本条所讨论的太阳病应当兼见大便不通,而且这个大便不通还不能攻下。因此本条讨论的重点是太阳伤寒兼便秘证。

【论治疗】

此便秘的根本原因是外感寒邪,治疗当然是麻黄汤主之。如果医者不明就里,对于此症,用攻下之法,则有可能致外邪内陷,产生坏病,也可因攻下徒耗正气。因此仲景言"下之为逆"。本证虽误用攻下,但所幸未致坏病,且表证仍在,但虑及误用攻下对正气或有伤伐,再解表时当避免过用辛温以防伤正,可以考虑使用桂枝汤,祛邪不伤正。

第45条在第44条的基础上,着重讨论了太阳伤寒兼便秘治疗失当的问题。太阳病伤寒伴便秘,使用汗法后,病证未除,理应寻求表未解的原因,是否为汗不如法,或是病重药轻,还是病人体质等。然后确定方药。若医者一见服解表药病证未愈,而改用下法。殊不知脉浮为病势在表,不应下而妄用下法,有可能正伤邪陷。本条所论病证,其人正气尚强,表邪未陷,没有出现结胸,下利等变证,其脉仍见浮象,表明邪仍在外,这时仍可治以解外的方法。因病属汗下之后,正气已经受到一定损伤,故不能再用麻黄汤发汗,只能用祛邪不伤正的桂枝汤,则病可愈,故云"宜桂枝汤"。

【原文】

太陽病,脉浮緊,無汗,發熱,身疼痛,八九日不解,表證仍在,此當發其汗。

服藥已微除，其人發煩①目瞑②，劇者必衄③，衄乃解。所以然者，陽氣重④故也。麻黃湯主之。(46)

【挈要】

太阳伤寒迁延日久，服用麻黄汤病解时可能发生的两种反应及机理。

【释字词】

①烦：心烦。

②目瞑：闭目不睁。

③衄：指鼻出血。

④阳气重：指阳气闭郁较重。

【辨脉证】

第46条论太阳伤寒日久证治及服麻黄汤后可能出现的反应。本条为倒装句，"麻黄汤主之"应接在"此当发其汗"之后。"八九日不解"，说明病已日数较久，但脉证未变，又未经汗下，故病仍属于太阳伤寒。本条强调外感病传变与否不必拘于时日，当以脉证为凭。

【论治疗】

病虽"八九日不解"，但通过脉证得知病仍为太阳伤寒，仍当与麻黄汤发汗解表。在临床上，医者不可拘泥于计日传经之说，日数稍久，但表证仍在，若不敢使用麻黄汤发汗解表，往往导致病程缠绵难愈。故仲景明言"表证仍在，此当发其汗""麻黄汤主之"。

迁延多日的太阳伤寒较之伤寒初起用药反应有差异。初起者，病证汗解容易；病程久者，邪气闭郁较重，用麻黄汤后，有可能引发系列貌似病情加重的短暂现象。久郁之阳得麻黄汤鼓动，奋起抗邪，阳气进一步浮越于上、外。患者可出现胸中烦闷不适，目不欲开，此乃"发烦目瞑"。药后正邪交争更激烈，若不得汗解，反内迫营血，致阳络损伤而出现鼻衄，衄后邪随血外泄而解。但要认识到此类出血量不会太多，且易自止。

服麻黄汤后得衄而解，此其转归之一。医者当明辨，不可见衄就改弦更张，换辛温发汗为清营凉血。若衄血不多，且衄后病情随之减轻，脉静身和，为邪去向愈之兆；当然，若衄血量多，衄后身热不退，或身热夜重，心烦不寐，舌绛苔燥、脉细数者，为热入营血，自当与清营凉血之法。

上述两种反应轻重不同，是太阳伤寒日久，邪气郁闭阳气太甚所致，故仲景概之为"阳气重故也"。

【原文】

太陽病，脉浮紧，發熱，身無汗，自衄者，愈。(47)

【挈要】

太阳伤寒，有通过衄自愈的机转。

【辨脉证】

太阳病表证若调摄得当，可自愈。常通过三种方式实现自愈。其一，为自汗。风寒表证初，通过增棉被、喝热粥，着厚衣等方式促使机体出汗，往往可以得汗而解。其二，是战汗而解，指先寒战，然后高热，高热后全身出汗而病解。中医学认为战汗是疾病发展的一个转折点，战汗过后，脉静身凉，病向愈，反之战汗后，身热不退，则说明病情恶化。其三，则为衄解，即本条所述。

本条未明言发病时间，又未经服用麻黄汤治疗，而是自衄而愈。阳气盛之人，感受寒邪以后，卫闭营郁甚，正邪剧争，阳气上升，汗与血同源，若不从汗解，损及络脉，可导致自衄，邪从衄而解，故病可自愈，这种现象又被称为"红汗"。

【论治疗】

表证因自衄而愈，实乃表气郁闭，邪气被遏，借衄为泄邪之道路。表闭不得外解的原因多是应汗而失汗。黄玉璐《伤寒悬解》云："卫郁莫泄，蓄极思通。"亦在强调，当汗则汗，发汗过迟势必会出现发汗致衄乃解等非常态的邪去之象。由此也可以体会到早期治疗，因势利导的重要意义。

因此，虽太阳表证有自愈之机，但从医生的角度，并不主张坐等自愈，应当采取积极的手段进行治疗，以缩短病程，避免极端反常之症的出现。当然在用药治疗的过程中，病人出现衄解之象也当客观认识，不必惊慌失措，更不必贸然自我否定而更法换方，使治疗陷入茫然境地。

【原文】

二陽併病①，太陽初得病時，發其汗，汗先出不徹，因轉屬陽明，續自微汗出，不惡寒。若太陽病證不罷者，不可下，下之為逆，如此可小發汗。設面色緣緣正赤②者，陽氣怫鬱③在表，當解之熏之④。若發汗不徹不足言，陽氣怫鬱不得越，當汗不汗，其人躁煩，不知痛處，乍在腹中，乍在四肢，按之不可得，其人短氣，但坐⑤以汗出不徹故也，更發汗則愈。何以知汗出不徹？以脈濇，故知也。（48）

【挈要】

论太阳病发汗不彻的转归及太阳阳明并病证治。

【释字词】

①二阳并病：此处指太阳病证候未罢，又出现阳明病证候。

②面色缘缘正赤：满面通红。

③怫郁：抑郁，郁滞不通。此处指阳气被外邪所闭郁。

④解之熏之：解，指发汗解表；熏，指以药熏蒸取汗。

⑤但坐：但，只是；坐，责，归咎。只是归咎。

【辨脉证】

原文可分为三段。从"二阳并病"至"不恶寒"为第一段，太阳病初得病时，用发汗的方法治疗，或病重药轻，或服药不如法，汗出不够透彻，祛邪不尽，且外邪入阳明。阳明主燥化，为多气多血之经，邪入其中，化燥成热。二阳并病，此时病既在太阳又在阳明。若"续自微汗出，不恶寒"，是病人由无汗或者局部间断出汗变为持续自汗，由发热恶寒变为不恶寒但发热，乃二阳并病的进一步发展，太阳表证已罢，病已转属阳明，阳明外证显露。当用清下阳明之法。

从"若太阳病证不罢者"至"当解之熏之"为第二段，太阳阳明并病之初，太阳表邪尚未完全入阳明，"太阳病证不罢者"，此时邪气初入阳明，里热尚未炽盛。此时治宜先表后里，不可贸然使用阳明清下之法，故曰："不可下，下之为逆。"

"设面色缘缘正赤者"，意即假设满面通红，则为阳明经中邪怫郁不散，使阳气不得向外发越，故云"阳气怫郁在表"，其证与第23条之"以其不得小汗出"的小邪不解而面有热色者相较，其红更深，因它不仅是太阳病证未罢，而且邪还怫郁阳明之经，故当"解之熏之"，既用药物发汗以解外，又应配合熏法，在遵前小发汗的基础上又强调发汗要彻底。

从"若发汗不彻"至"以脉涩故知也"为第三段。补叙了二阳并病的病因病机和主要脉证。"若发汗不彻，不足言"，是指二阳并病尚处在初始阶段，按"解之熏之"之法治疗，发汗不够透彻，汗出微不足道，使"阳气怫郁不得越"，病因当责之于"当汗不汗"，邪不得从汗而泄，阳气郁而化热而见手足躁扰和心烦不适；邪气漫无出路，使营卫之气流行不畅，病者周身不适，似有所苦，而难以表述，或时而在腹中，或时而在四肢，感到不适；因非实邪，故不知病痛处，按之亦不可得；邪郁于表，不得外泄，使肺气不利，故见短气。这一系列见症，究其成因，只不过是因汗不彻，邪气闭郁太阳之经所致，因此，当"更发汗则愈"。

条文中"脉涩"是汗出不彻的另一明证。脉涩本来是指脉象滞涩不利，引起的原因很多，但本条文中"脉涩"，是由外邪郁闭营卫流行不畅所致，表现为脉涩而有力。诚如《素问·脉要精微论》云："诸过者切之，涩者阳气有余也""阳气有余为身热无汗"。

【论治疗】

若二阳并病进一步发展，太阳表证已罢，病已转属阳明，阳明外证显露。

当根据阳明病辨证,用清下阳明之法。

二阳并病之初,若病程尚在太阳又在阳明。太阳病证未罢,而且邪气还怫郁阳明之经,即"阳气怫郁在表",病患可见"面色缘缘正赤",即满面通红。此时治宜先表后里,不可贸然使用阳明清下之法,故文中指出"不可下,下之为逆"。若先解表,必须顾及阳明内热,不可过于辛温,以防过汗耗伤津液,助其已入之邪更易化燥成实,故而仲景曰"如此可小发汗"。结合临床实际,借用微发汗兼清里热的桂枝二越婢一汤比较适宜。在用药物小发汗的同时又强调发汗彻底可配合熏法并用。故文中提出当"解之熏之"。由于熏法今人已经少用,故其说不一。关于熏法黄玉璐《伤寒悬解》:"以盆盛滚水,以被热熏,取汗最捷,宜于下部用之"可作参考。刘渡舟等则主张用葛根汤清解阳明经热,兼解太阳表邪,亦可供借鉴。

若按上述方法"解之熏之"后,"其人躁烦,不知痛处,乍在腹中,乍在四肢,按之不可得,其人短气,但坐""脉涩"。是发汗不彻底,邪气闭郁太阳之经所致,当"更发汗则愈",即继续小发其汗,以达到祛邪务尽之目的,病方可愈。

【原文】

脉浮数者,法当汗出而愈。若下之,身重,心悸者,不可發汗,当自汗出乃解,所以然者,尺中脉微,此裏虛,須①表裏實,津液自和,便自汗出愈。(49)

【挈要】

表证误下,致里虚邪陷,尺中脉微者禁汗。

【释字词】

①须:必得,应当。

【辨脉证】

因风寒之邪侵袭太阳,病位尚在太阳之表,正气不虚且能积极抗邪于外,故见脉浮数。原文并非指仅仅因为"脉浮数者"而言"法当汗出而愈"。脉浮数的同时,当见头痛、发热、恶寒、无汗等症,方可解表发汗,若无太阳表证见症,仅见脉浮数者则另当别论,不可贸然发汗。

病者若病伤寒,脉浮数的同时易见便秘。医者若不明了伤寒便秘当发汗而行攻下,势必导致里虚邪陷,从而引起种种变证发生。文中"身重,心悸"乃误下之后,阴阳两伤。因阳气损耗,失于运转,故见身重;阴液受损,心失所养,而见心悸。"尺中脉微,此里虚",尺脉候下焦,尺微者,阳气根于下焦,阳气微,脉搏鼓动乏力。综上,本条病证是太阳病误下所致的以阳虚为主的阴阳两虚证。

【论治疗】

本证属于以阳虚为主的阴阳两虚证,不可用汗法,仲景提出了"当自汗出而解"的处理原则。

如何实现"自汗出",要点在于"津液自和"。"当自汗出"的"自",是针对药物发汗而言。"须表里实"指扶其正气治其里虚,才能使表里的阳气阴液得复,津液自和,便自汗出而愈。

误下导致里虚,人体自身有一定的调节功能,或有自愈者。但坐等其阴阳调和而自愈是不科学的。从调摄的角度,有主张糜粥自养以调和阴阳。从治疗的角度,应具体问题具体分析、具体处理,才符合辨证论治的精神。清代医家顾尚之:"不可发汗者,言不可用麻黄大发其汗,非坐视而待其自愈也。以小建中从和其津液,则自汗而解也。"提出此证可用小建中汤治疗,临床可作为参考。

【原文】

脉浮紧,法当身疼痛,宜以汗解之。假令尺中迟者,不可發汗,何以知然?以榮氣不足,血少故也。(50)

【挈要】

营血不足之人,虽有表证,不可发汗。

【辨脉证】

常人伤寒,脉浮紧,身疼痛,自当发汗解表,正如文中"脉浮紧,法当身疼痛,宜以汗解之"。但是外感风寒兼身疼痛亦有不可以汗解之者。如脉非浮紧而是"尺中迟者",即使有外感风寒之征,有身疼痛之症,亦不可发汗。因为脉象"尺中迟者"提示病患机体营血不足。正如条文所述:"何以知然?以营气不足,血少故也。"其身疼痛或由寒邪所致,不通则痛,亦或因营血亏虚,不荣则痛。此证无论是不通则痛还是不荣则通,若发其汗,必然虚耗营血,而变生他证。

尺中脉迟提示营血不足是本条难点。寸属阳主气,尺属阴主血,今尺中脉迟,既是阴血不足,而又反映了阳气虚衰,否则就不会见迟象。尺主下焦肾与命门,若少阴肾中元阳不足,生化的营血必然虚少。但此证与上条表证误下而致"尺中脉微"有所不同,本条未经误治,是平素阳气不足,其所化生的营血虚少,故表现的脉证各不相同,必须加以鉴别。

【论治疗】

本条针对营血不足之人兼外感表证,仲景只言"不可发汗"。未明示该用何法何方治疗。根据《伤寒论》第62条"发汗后,身疼痛,脉沉迟者,桂枝加芍药生姜各一两人参三两新加汤主之"。本证可用此方益气和营。

【原文】

脉浮者，病在表，可發汗，宜麻黃湯。（51）

脉浮而數者，可發汗，宜麻黃湯。（52）

【挈要】

对伤寒证治概括性小结，即伤寒病在表，正气不虚者可用麻黄汤发汗。

【辨脉证】

第51条文"脉浮者"说明了病在表，且正气不虚，能浮越于外抗邪。第52条"脉浮而数"与第49条"脉浮数者"皆因风寒之邪侵袭太阳，病在太阳之表，正气积极抗邪于外，故见脉浮数。

【论治疗】

上述两条强调太阳表证用麻黄汤注意的两个要点：一是病在表，二是正气不虚。其治法与第49条"脉浮数者，法当汗出而愈"一致，所以第51条、52条均言"宜麻黄汤"。"宜"字，一是说明麻黄汤可用，二是告诫医者还应当斟酌使用，体现了灵活对待之意，而不是要人一成不变。

【原文】

病常自汗出者，此為榮氣和，榮氣和者，外不諧，以衛氣不共榮氣諧和故爾，以榮行脉中，衛行脉外，復發其汗，榮衛和則愈，宜桂枝湯。（53）

病人藏無他病，時發熱，自汗出而不愈者，此衛氣不和也，先其時發汗則愈，宜桂枝湯。（54）

【挈要】

论非外邪所致营卫不和之自汗证治。

【辨脉证】

第53条之首不用"太阳病"而用一"病"字。意在说明本条讨论之自汗并非局限于太阳病，也包括内伤杂病。即桂枝汤适宜的自汗证，是卫气失固，使营不能内守所致。故云："此为荣气和，荣气和者，外不谐，以卫气不共荣气谐和故尔"。

《素问·阴阳应象大论》："阴在内，阳之守也；阳在外，阴之使也。"若风寒外袭，卫外不固，营阴不能得到卫气强而有力的固守，就如第12条所言"阴弱者，汗自出"。若非外邪所致，而应责之于卫阳亏虚，导致营阴失于固守。

第53条讨论了外感自汗及阳虚自汗后，第54条首先阐明"病人脏无他病"，意在强调"时发热自汗出而不愈者"既非外感表邪，亦非卫阳亏虚。结合临床应当是脏腑功能失调。例如形气未充之婴幼儿夜卧自汗，围绝经期女性发热自汗等，就其汗出结果而言，都属于营卫不和。

【论治疗】

仲景在第 53 条引用《难经·十三难》所说的"荣行脉中，卫行脉外"作为依据，从而提出"复发其汗"，使"荣卫和则愈"的治法。本病从起因来看，虽然责之于卫不能护营，但从结果来看，又是营卫失于谐和，故仍然可以借用调和营卫的桂枝汤来治疗。因病人本来自汗出，再用桂枝汤以解肌发汗，故称"复发其汗"。必须强调桂枝汤并非直接发汗，是通过桂芍相须、姜枣相得，甘草和中，滋阴和阳，起到调和营卫的作用，因此其关键在"和"。而且桂枝汤辛甘化阳，能振奋阳气，增强卫外功能，卫阳振奋既能驱散表邪而合营卫，亦能增强卫阳固守营阴之力。用桂枝汤治疗阳虚自汗者又当注意，此证自汗应属于轻微自汗，如若自汗如"漏汗"，治疗当遵原文第 20 条"太阳病，发汗，遂漏不止，其人恶风，小便难，四肢微急，难以屈伸者，桂枝加附子汤主之"。

第 54 条对于脏腑功能失调之自汗证的治疗，提出"先其时发汗则愈，宜桂枝汤"。之所以要"先其时发汗"，是因为发热汗出之前，营卫之气尚和，此时投以滋阴和阳，调和营卫的桂枝汤，即可使之得微汗出而愈，避免在发热自汗出之时服药，否则容易使汗出过多。

【践行案例】

病案：鲁法庭验案

高某，女，湖北武汉人，51 岁。

2016 年 10 月 9 日初诊。

患者绝经 2 年，自 2015 年夏开始出现潮热自汗，汗出恶风，偶尔夜半潮热心烦，入睡慢，易早醒，患者形体微胖，颜面红润，爪甲润泽，压之血色恢复较快，头发未见花白，记忆力尚可，二便正常。查及舌深红苔白，脉数有力。

诊断为更年期综合征，治以调和营卫，处以桂枝汤加减，药用桂枝 15g，酒白芍 12g，炙甘草 10g，生姜 10g，煅龙骨 30g，煅牡蛎 30g，大枣 15g。共 6 剂，每日 1 剂，煎汤服用，分 3 次服，每次 180ml。

2016 年 10 月 16 日复诊。

自述服用上方，潮热汗出症状明显缓解，不影响正常工作与生活。舌脉与前次无明显差异，治疗守前法，方用桂枝汤合生脉饮加减，药用桂枝 15g，酒白芍 12g，炙甘草 10g，生姜 10g，煅龙骨 30g，牡蛎 30g，大枣 15g，五味子 10g，党参 20g，麦冬 15g。共 6 剂，每日 1 剂，煎汤服用，分 3 次服，每次 180ml。嘱患者若潮热自汗反复，可以此方常规调理。

该患者间断续用此方近 1 年后，诸症消失。

按：对于更年期综合征的治疗，临床多滋补肝肾，育阴潜阳；滋阴降火，交通心肾；疏肝理气，清热养阴等。方用甘麦大枣汤、丹栀逍遥丸、六味地黄丸、黄连阿胶汤等。辨证准确用方恰当，自然疗效确切。但我们也必须认识到，亦有围绝经期女性正如"脏无他病"所言，既不血虚，也不阴虚，既不是肝肾阴虚，也非心肾不交。仅仅是脏腑功能不协调而致"时发热自汗出而不愈"，治疗此类更年期综合征病人用桂枝汤调和营卫，调和脏腑，以达协调脏腑功能之功。

【原文】

傷寒，脈浮緊，不發汗，因致衄者，麻黃湯主之。(55)

【挈要】

伤寒表实证，未经发汗而见衄者，用麻黄汤发汗解表。

【辨脉证】

"伤寒，脉浮紧"，概指太阳伤寒表实证。"不发汗"提示了此伤寒证未经发汗。太阳伤寒表实证，多发于体质壮实腠理致密之人，寒邪外束，卫闭营郁较甚，邪无从出，壅逼阳络，随着正邪交争，可发生衄血病愈的机转。如第47条所述"太阳病，脉浮紧，发热，身无汗，自衄者愈"是其例。但本条属于衄后表证仍未解。

【论治疗】

本证虽见衄而病证不解，是因为卫闭营郁重，虽衄而不畅，犹如解表汗出不彻底一样，以致邪未能得泄。太阳伤寒仍在，治疗当用麻黄汤发汗解表，使汗出邪去，后世医家称此为"汗以代衄"之法。临床医生多见衄即用凉血止血之法或补气摄血之法，此条告诫医者断不可忽略寒邪外束，卫闭营郁亦可见衄，以温散之法治之方可病愈。临床上确有伤寒日久化热入里，即使衄后表证未解，亦不可妄用辛温发汗的麻黄汤。因此，临证应辨清其确无化热之象，否则必致火上浇油之变证。

【原文】

傷寒不大便六七日，頭痛有熱者，與承氣湯。其小便清者，知不在裏，仍在表也，當須發汗。若頭痛者，必衄，宜桂枝湯。(56)

【挈要】

依据小便清否，辨伤寒便秘及里热便秘的不同证治。

【辨脉证】

"伤寒不大便六七日"提示两点：一是伤寒较重，卫闭营郁所致阳明肠腑津凝便结不通，且头痛发热，治当解表，不可攻下，如第36条所言"太阳与阳明合病，喘而胸满者，不可下，宜麻黄汤"。二是伤寒日久化热入里，阳明热盛伤津而致不大便六七日,邪热内结阳明,腑气不通,浊热上扰清窍,故见头痛发热,治当从阳明清下之法。

医者不详加辨析,对"伤寒不大便六七日,头痛有热者"按阳明病用承气汤论治,病证不愈。后因患者小便清而不是短少而黄,醒悟此证并非阳明热结,而是太阳伤寒便秘,病证仍在太阳。

【论治疗】

病证仍在太阳,治疗理当发汗。本证若未经之前的误下,当遵第36条所言"太阳与阳明合病,喘而胸满者,不可下,宜麻黄汤",但此证毕竟有过误下,对正气或多或少有损伤,因此后续解表不可过于辛温峻猛,适宜用祛邪不伤正的桂枝汤。"宜桂枝汤"应接在"当须发汗"后,此为倒装句。

后文"若头痛者,必衄"则是说明邪郁在表太久,阳气重而上扰于头,不仅可发生头痛,而且还可损伤阳络发生衄。阳郁较盛发生衄的辨治,可参照第46、47、55条所论。

【原文】

傷寒發汗,已解,半日許復煩,脉浮數者,可更發汗,宜桂枝湯。(57)

【挈要】

伤寒汗后,余邪未尽复烦证治。

【辨脉证】

太阳伤寒用麻黄汤发汗后,若汗后脉静身凉则表证已解,但仅仅经过半日左右,又见烦热脉浮数之候,显然是汗后大邪已去,病得暂解,由于余邪未尽,邪气复聚,正气与之相争,故见复烦。此种病情,也可能因汗后将息失宜,复感风寒所致。"脉浮数"则为病在表的明证。

【论治疗】

病在表,自当解表,故曰"可复发汗"。此时发汗必须考虑之前已经发汗,腠理已开,不宜再用麻黄汤,以防发汗太过而生它变。此时可以考虑祛邪不伤正的桂枝汤解肌祛风,调和营卫,如此可使邪气去而正气不伤。

通过这一条,我们知道在太阳伤寒的治疗过程中,用麻黄汤治疗后,病证减轻,病证未痊愈,但腠理已开,后续还得继续治疗,可病证已经不适合用麻黄汤时,可借用桂枝汤来完成后续的治疗。

【践行案例】

病案:鲁法庭验案

陈某某,女,四川成都人,32岁。

2015年12月11日初诊。

前日在四川绵阳出差，因衣着单薄而受凉，回成都后全身怕冷，发热，体温最高 39℃。就诊时测体温 38.7℃，前额、颠顶痛，后脑勺尤甚，鼻塞、口干舌燥而不欲饮水，声音沙哑，肩背酸，困重，身无汗，轻微咳嗽，舌质淡白，舌苔薄白，脉浮数有力。

诊断为太阳伤寒（葛根汤证），治以发汗解表舒经，处以葛根汤加减，药用桂枝 15g，蜜麻黄 10g，赤芍 12g，炙甘草 10g，葛根 30g，生姜 10g，杏仁 10g，厚朴 10g，白芷 10g，大枣 15g。共 1 剂，煎汤服用，1 剂服用 4 次，每次 180ml，并嘱咐若汗出明显后停药复诊。

2015 年 12 月 12 日复诊。

自述服用上方 3 次后，汗出明显，体温降至 38℃ 以下，怕冷已不明显。测体温 37.7℃，头痛减轻，咳嗽不明显，肩背强依然存在，查及脉浮缓，舌淡苔白。

诊断为桂枝加葛根汤证，治以解肌祛风，调和营卫。方用桂枝加葛根汤加减，药用桂枝 15g，白芍 12g，炙甘草 10g，葛根 20g，生姜 10g，杏仁 10g，厚朴 10g，大枣 15g。共 2 剂，煎汤服用，1 剂服用 3 次，每次 180ml。两日后电话告知病已痊愈。

按： 本案初起为太阳伤寒麻黄汤证，考虑患者肩背强而不适，故方用葛根汤化裁，虑及患者轻微咳嗽，故加厚朴、杏仁。一诊后服药 3 次，病证减轻明显。复诊时虑及诸症缓解，病证不符合太阳伤寒（葛根汤证），然病未痊愈，表证仍在，故续用桂枝加葛根汤完成后面的治疗，2 日后病愈。此案 2 日 2 诊，换方 1 次，一诊方有效，却非"效不更方"，是因为证已变，固守定方无异于刻舟求剑，于病无益。

第七节　第58~70条

【导读】

本节共 13 条原文，论述的内容涉及的范围十分广泛，主要论述伤寒发汗、吐、下以后所引起的多种不同转归及其辨治。

【原文】

凡病①，若發汗、若吐、若下、若亡②血、亡津液，陰陽自和者，必自愈。（58）

大下之後，復發汗，小便不利者，亡津液故也。勿治之，得小便利，必自愈。（59）

【挈要】

论病阴阳自和者，可自愈。

【释字词】

①凡病：泛指一切疾病，并不局限于太阳中风或伤寒。

②亡：失去。亡血即出血。

【辨脉证】

汗、吐、下本属祛邪之治，若使用不当，会导致阳气和阴液耗损。此种病情能否自愈，又取决于正气的衰旺。如果正气尚旺，人体就能够通过自身调节，使阴阳之气在新的条件下重新趋于平衡而愈。旨在强调人体自身的调节作用及饮食护理、休息调养对于病愈的重要性，而并非告诉医者消极对待，徒等病患自愈。中医强调"治人"，即使是药物治疗，药物的功效亦要通过机体内部的作用才能发挥疗效，而非药物直接针对病邪发挥作用。

【论治疗】

第58条提出的凡病"阴阳自和者，必自愈"是一个重要原则。第59条是第58条的例举。论述了汗下之法致亡津液的自愈证。汗下之法必然会耗伤阴液和阳气，但引起的变证因人而异，病情亦有轻重的不同。条文只见"小便不利"而无他症，显然是正气强，汗下仅仅导致津液一时耗伤，阳气虚耗不明显，气化作用正常。所以可以"勿治之，得小便利，必自愈"。

人体只要气化功能没有发生障碍，阳能化气生津，就可以通过饮食调理、休息静养进行自身调节，一旦津液来复，得小便利则可以自愈。所以，在临床上不能一见小便不利，不问原因，就妄行利小便，那就会引起新的变端。

【原文】

下之後，復發汗，必振寒①，脉微細。所以然者，以内外俱虛②故也。（60）

【挈要】

论下后复汗阴阳两虚的脉证。

【释字词】

①振寒：畏寒怕冷而身体颤抖。

②内外俱虚：此指表里阳气俱虚。

【辨脉证】

本条为汗下所致的又一变证。先误下损伤阴液而致里虚，里虚复发其汗，再损伤阳气则阳不能主外，而致外失温煦，故必振栗恶寒；脉微为阳气虚，细则为阴血少，阳气虚则无力鼓动血行，阴血少则不能充盈诸脉，故见脉微细。由于阳主外（表），阴主内（里），故云"所以然者，此内外俱虚故也"。

【论治疗】

本证见症以阳虚为主，而兼阴液不足，自当以扶阳为主，兼顾阴液为治。

张路玉说:"误汗亡阳,误下亡阴,虽不出方,其用附子回阳,人参益阴,又有成法,不必赘也。"尤怡则说:"既下复汗,身振寒而脉微细者,阴阳并伤,而内外俱虚也,是必以甘温之剂和之养为当。"在临床上必须详细辨证,分清主次,才能精准施治。若属阳虚为主者,当以张氏之说为是;若属两者之虚相对均衡时,又以尤氏之说可从;若属阴虚为主者,又当重在救阴,兼顾阳气,方属病皆与方相应。

【原文】

下之後,復發汗,晝日煩躁不得眠,夜而安靜,不嘔,不渴,無表證,脉沉微,身無大熱者,乾薑附子湯主之。(61)

乾薑附子湯方

乾薑一兩　附子一枚(生用,去皮,切八片)

上二味,以水三升,煮取一升,去滓、頓服。

【挈要】

下后复汗而致阳虚烦燥证治。

【辨脉证】

本条继续论述下后复汗引发变证。"下之后,复发汗"引起"昼日烦躁不得眠,夜而安静","烦躁"多由邪热扰心所致,论中邪热内扰可见于少阳病、阳明病及太阳病"无汗而烦躁"症,亦可见少阴热化证及厥阴热证。"不呕,不渴,无表证"排除了病在少阳、阳明、太阳。"脉沉微"表明病在少阴,"身无大热"并非无热,它与"脉沉微"并见,显然是误治之后,阳气受伤,阴寒内盛,虚阳浮越于外的表现,可见诸如"颧红如妆"之热象。综上可以断定"烦躁不得眠"的性质属于阳虚阴盛,虚阳外扰。昼剧夜静,这是因为白天阳气旺,人体已虚之阳得天阳之助尚能与阴寒相争,故见烦躁不得安卧;夜间阴气盛,已虚之阳则无力再与阴寒相争,故"夜而安静"。

【论治疗】

"烦躁不得眠""脉沉微、身无大热"等变症,是下后复汗,使阳气骤然大虚所致,尚未见吐利、四肢厥逆,畏寒蜷卧、汗出亡阳等症,但阴寒内盛,阳气外越,阴阳相争,病势已经相当急迫,常为虚脱之先兆,此时如不急救回阳则发展可忧,故曰"干姜附子汤主之"。

药用大辛大热的生附子,有单刀直入之势,所谓"生用则力锐",以急扶肾阳,干姜味辛性温以扶中阳,两者配伍,则破阴回阳之力更强,故合而能奏急救回阳之功。

由于本方重在急救,故于四逆汤中去甘草,以防其甘缓牵制姜附迅速之疗效,同时采取急煎、顿服,使药力更为集中,以达急救之功。

【原文】

發汗後，身疼痛，脉沉遲者，桂枝加芍藥生薑各一兩人參三兩新加湯主之。（62）

桂枝加芍藥生薑各一兩人參三兩新加湯方

桂枝三兩（去皮）　芍藥四兩　甘草二兩（炙）　人參三兩　大棗十二枚（擘）　生薑四兩

上六味，以水一斗二升，煮取三升，去滓，温服一升。本云，桂枝湯，今加芍藥、生薑、人參。

【挈要】

汗后营气不足的脉证及治法。

【辨脉证】

身疼痛为风寒之邪侵袭太阳，病在表时的常见症状之一。但表证的身疼痛，脉必浮紧，一般都可随发汗后表解而愈。本条发汗后，身疼痛与脉沉迟并见，显然并非表证之不通则痛，结合汗后身疼痛，当是因为发汗太过，耗伤津液，由于汗血同源，致使营血不足，筋脉失于濡养，所以不荣则痛。

对于"脉沉迟"，一般而言脉沉主里，脉迟主寒，但本条"脉沉迟"是在太阳病发汗后，又与身疼痛并见，且无其他里虚寒证，脉证合参可知其并非阳虚之脉。又《伤寒论·辨脉法》云："其脉沉者，营气微也。"第50条"脉浮紧者，法当身疼痛，宜以汗解之。假令尺中迟者，不可发汗，何以知然？以营气不足，血少故也"。参照此两条，本条发汗后之脉沉迟当属营血不足无疑。

【论治疗】

本证身疼痛并非卫闭营郁，不能使用麻黄汤复发其汗，否则重损其营阴变生坏病；脉沉迟非少阴阳虚，身疼痛亦非寒湿阻滞或水饮泛溢所致，故不可用附子汤、真武汤，否则，温燥峻烈势必耗伤营血。

治当用调补营卫之剂，使营气恢复，筋脉得养，诸症可愈。所以仲景曰"桂枝加芍药生姜各一两人参三两新加汤主之"。

本方于桂枝汤中加重芍药用量，以和营养血；加重生姜用量，以宣通阳气，使药力向外，更加人参益气养营，以补汗后之虚。方后云："上六味，以水一斗二升，煮取三升，去滓，温服一升"，与桂枝汤只以水七升，微火煮取三升有所不同。是因为本方为补剂，宜久煮故用水多，且不言微火。

【原文】

發汗後，不可更行①桂枝湯，汗出而喘，無大熱者，可與麻黄杏仁甘草石膏湯。（63）

麻黄杏仁甘草石膏湯方

麻黄四兩(去節)　杏仁五十個(去皮尖)　甘草二兩(炙)　石膏半斤(碎,綿裹)

上四味,以水七升,煮麻黄,減二升,去上沫,内諸藥,煮取二升,去滓,溫服一升。

【挈要】

发汗后邪热壅肺作喘证治。

【释字词】

①更行:更,再也;行,用也。更行即是再用之意。

【辨脉证】

太阳病汗下之后,只要外证未解,可再用桂枝汤治疗。本条文强调"发汗后,不可更行桂枝汤",言下之意是之前已经用过桂枝汤了,不可再用,同时也强调当前已无表证,不可解表。

之前的病证在发汗后变成了"汗出而喘,无大热"之候。可能因为汗不得法,邪不得外解而内传化热,蕴结于肺。因肺主气,外合皮毛,热壅于肺,蒸迫津液外走毛窍,故见汗出;肺司呼吸,热壅于肺则气逆不得肃降,故见喘。"无大热"是指邪热壅遏于肺,势不及白虎汤之"大热",故而伤阴不明显,耗气不突出,不见口渴更不见消渴等症。本条病症是外无大热,汗出而喘,为误行汗下后,邪热壅肺所致。它既不同于麻黄汤证的表寒郁肺之无汗而喘,也不同于风邪引动之宿喘,更不同于表病误下外证未解而致的气逆作喘当用桂枝加厚朴杏子汤之证。

【论治疗】

本证主症为"汗出而喘",而第18条"喘家,作桂枝汤,加厚朴杏子佳"亦或具备"汗出而喘",然两者病机截然不同,前者为邪热壅遏于肺,后者是风邪袭表,卫阳郁遏。如果此时再用辛温解肌的桂枝汤加厚朴杏仁,必致火上浇油之乱。

既然本证核心病机是邪热壅遏于肺,那么清肺热,恢复肺之肃降功能是重中之重,因此,可与麻黄杏仁甘草石膏汤,汗止则热退,热去则喘平。

本方为麻黄汤去桂枝加石膏而成。方中麻黄为辛温发汗,宣肺平喘要药,今与石膏配伍,重在宣肺泄热,并一变辛温为辛凉之用,故汗出不忌麻黄,无大热不禁石膏。因石膏用量多于麻黄,故能牵制麻黄辛温之性;伍苦降之杏仁,协同麻黄则能增强平喘作用。甘草甘平,安胃和中,调和诸药,共奏宣肺泄热平喘之功。药虽四味,但配伍十分得宜,而又切中病情。

本方配伍对后世颇多启迪,如麻黄配杏仁以治喘,配桂枝以发散风寒,配石膏以宣肺泄热和发越郁阳。有的注家还主张将本方用于发热较高,无汗而喘之证,和温病初起者。近人常以此方为基础进行加味,以治急性支气管肺炎和其他多种呼吸系统热病，均获疗效，从此扩大了它的运用范围，已不再局限于伤寒误行汗下后的热邪壅肺作喘之证。

【原文】

發汗過多，其人叉手自冒心①，心下悸，欲得按者，桂枝甘草湯主之。（64）

桂枝甘草湯方

桂枝四兩（去皮）　甘草二兩（炙）

上二味，以水三升，煮取一升，去滓，頓服。

【挈要】

发汗过多损伤心阳证治。

【释字词】

①叉手自冒心：交叉两手，按在心胸部位。

【辨脉证】

病在表，应当发汗，但绝不能发汗过多。所有汗法当遵循"遍身漐漐微似有汗者益佳，不可令如水流离"，太阳伤寒服用麻黄汤，大青龙汤证服用大青龙汤，只能"覆取微似汗"。否则，轻者则病不得解，重者则发生他变。

本条发汗失误在于汗出过多，因汗为心液，发汗过多，不仅心阴受伤，而且还会使心阳随之外泄。心阳受伤，空虚无主，则惕惕然不能自守，故见心悸不安；心阳虚欲得外助则喜按，故见患者交叉两手，按在心胸部位，以求稍安。

【论治疗】

本证病情虽不算重，但病势急，此时急当复其心阳之虚，则病可愈，故用桂枝甘草汤主治。药用桂枝作为主药，辛温入心以复心阳，佐以甘草甘缓补益中气，且两药相配，辛甘化阳，有温复心阳之效。

由于本证是因发汗过多，一时心阳受伤所致，故药少力专而煮后顿服之，实寓有急救和中病即止之意。本方实为温复心阳的基础方，有其他兼证，又当随证化裁。

【原文】

發汗後，其人臍下悸者，欲作奔豚①，茯苓桂枝甘草大棗湯主之。（65）

茯苓桂枝甘草大棗湯方

茯苓半斤　桂枝四兩（去皮）　甘草二兩（炙）　大棗十五枚（擘）

上四味，以甘瀾水一斗，先煮茯苓，減二升，內諸藥，煮取三升，去滓，溫服一升，日三服。

作甘澜水法：取水二斗，置大盆内，以杓扬之，水上有珠子五六千颗相逐，取用之。

【挈要】

汗后心阳受伤欲作奔豚证治。

【释字词】

①奔豚：豚即猪，奔豚则是以猪的奔跑状态来形容患者自觉有气从少腹上冲胸咽，时发时止的证候。

【辨脉证】

发汗耗损心阳，或平素心阳不足之人，发汗使心阳更伤，因其心阳受伤，心火不能下蛰于肾，肾水则无以蒸化，致水停下焦而复上逆，故"其人脐下悸者，欲作奔豚"。正如清代医家魏荔彤《伤寒论本义》所言："肾属水，宜静不宜动，今反悸动，皆因发汗亡阳于上，阴邪乘之而起也，悸为奔豚之兆。"

【论治疗】

本证虽未发奔豚，但水饮已经停居下焦，有冲逆于上之势。若不快速解决积聚水饮，一旦水饮冲逆于上，则病势更难遏制。本着见微知著的精神，用化气行水、温复心阳的茯苓桂枝甘草大枣汤主治，意在防患于未然。

方中重用茯苓至半斤，为《伤寒论》群方之最，取其利小便、攻伐聚集之水饮，治水之上逆，大有毕其功于一役之势。桂枝温通心阳，以复其虚，并能助茯苓利水。重用大枣与甘草相配，则能培土制水，使之不致上逆，全方可使心阳复，水气去，而脐下悸可止。之所以方中不用白术，而重用茯苓，《医宗金鉴·订正仲景全书伤寒论注》说："盖以水停中焦，故用白术，水停下焦，故倍茯苓。"随着水停部位的不同，选用药物亦异。

关于甘澜水煮药的问题，周扬俊《伤寒论条辨》说："虑以水煮药，恐助水气，用法扬之，取其上之轻活速走者，疾趋于下，无党恶长祸之患矣。"此虽属取类比象之说，但药物溶剂不可不重视，是值得研究的。从阴阳属性的角度来看，甘澜水为动起来的水，与平静的水相比，其性属阳。本方治属阴的水气病，又用属阴的水来熬药，似有以水（阴）治水（阴）之弊，从治疗的角度来讲是不完美的，但是如果可以让熬药的水具备一定阳的属性，再用其来煮药治疗属阴的水气病，则相对完美些。临床我们不主张按仲景法制作甘澜水使用，但仲景用此水追求完美治疗的理念我们应该掌握。临床为了方便，鉴于冷水属阴，开水属阳，我们一般建议此方可用温水或者开水熬制，则能合仲景之旨。关于先煮茯苓的问题，是因为本证首当攻伐水饮，先煮茯苓则其利水之功更显著。正如徐大椿《伤寒类方》所言："专重之药，法必先煮。"

【原文】

發汗後，腹脹滿者，厚朴生薑半夏甘草人參湯主之。（66）

厚朴生薑半夏甘草人參湯方

厚朴半斤（炙，去皮）　生薑半斤（切）　半夏半升（洗）　甘草二兩　人參一兩

上五味，以水一斗，煮取三升，去滓，溫服一升，日三服。

【挈要】

论脾虚气郁湿滞腹胀证治。

【辨脉证】

这段文字非常简短，症状单一，"腹胀满"。单一症状值得仲景写进《伤寒论》的，说明这个胀满不是一般的胀满，是一个让病人很痛苦，亟需解决的症状。

从治疗方药来看，厚朴、生姜、半夏三个药都是以祛邪为主的，厚朴重在理气，生姜重在化水饮，半夏重在燥湿化痰。显然，让病人出现胀是因为气滞，出现满是因为痰湿。结合"发汗后"出现的腹胀满，应该是发汗太过，伤脾胃；或平素脾阳不足之人，发汗后使脾阳愈虚，从而导致脾虚运化失职，脾主大腹，故而气滞湿壅而见腹胀满。因汗后脾虚失运，致使清阳不升，浊气因之不降而上逆，故病机重在脾虚气郁湿滞。正如黄玉璐《伤寒悬解》："汗泄中气，阳虚湿旺，枢轴不运，脾陷胃逆，则生胀满。"

【论治疗】

病证以腹胀满为急为标，以汗伤中阳为缓为本。治疗当急则治其标，故而治疗以消胀除满为主，兼补脾阳。"胀"是因为气滞，气滞是因为脾气虚而失运，"满"是因为痰湿壅滞，痰湿壅滞是因为脾虚不化水饮，因此除胀用厚朴，化痰湿当用半夏、生姜，三药用量特重，相互为用，有宣阳行气和除腹满之效。补益脾气助运化，用甘草、人参。如此合用则消而无伤，补而不滞，切中病情。

但有一点必须注意，本证本为脾虚，标为胀满，然而厚朴生姜半夏甘草人参汤用药重在除胀满以治标，补益脾虚力度不够，因此，用此方消除胀满后，脾阳虚尚未得愈，后续当用理中汤等温补脾阳气之剂从本而治，方可使本证痊愈。

【原文】

傷寒若吐、若下後，心下逆滿①，氣上衝胸，起則頭眩②，脈沉緊，發汗則動經③，身為振振搖者，茯苓桂枝白朮甘草湯主之（67）

茯苓桂枝白朮甘草湯方

茯苓四兩　桂枝三兩（去皮）　白朮　甘草各二兩（炙）

上四味,以水六升,煮取三升,去滓,分温三服。

【释字词】

①心下逆满:心下指胃脘,"逆"指胃气上逆,如反胃,呃逆、呕吐等;满指胃脘饱胀。心下逆满指的是呃逆、反胃、呕吐及胃脘胀满的症状。

②头眩:头晕目眩。

③动经:扰动经脉。

【挈要】

论脾虚水停证治及治疗禁忌。

【辨脉证】

本条为倒装句,"茯苓桂枝白术甘草汤主之"应接在"脉沉紧"之后。

伤寒邪在太阳,不用汗解而用吐、下,吐、下作用于人体胃肠,所以一般而言,误吐、下伤脾胃阳气。脾胃阳气虚弱,水气失于运化而停滞胃脘,亦或冲逆向上,而见胃脘胀满或恶心、反胃、呕吐。更甚者可上冲于心胸,见胸闷气短等症。

中阳亏虚,水饮不得运化,清阳不得上升,可见头晕目眩,尤以站立时更明显。正如条文所言"心下逆满,气上冲胸,起则头眩"。脉沉主里,紧则为寒,故"脉沉紧"为水寒在里之征。上述变证,医者若不加鉴别,又误行发汗,致使阳虚进一步加重,经脉失于阳气温养,此刻水饮不但冲逆于上而见前述诸症,更会泛溢于经脉,使身体振摇不能自持。所以仲景说"发汗则动经,身为振振摇者",此与《金匮要略·痰饮咳嗽病脉证并治》"其人振振身瞤剧,必有伏饮"的见症基本相同,同时也与论中第84条"太阳病发汗,汗出不解……头眩身瞤动,振振欲擗地"之症大体一致,只是病情较轻而已。总之,此乃阳虚引发之候。

【论治疗】

本条见症与《金匮要略·痰饮咳嗽病脉证并治》所说的"心下有痰饮,胸胁支满,目眩者"见症基本相同,当遵"病痰饮者,当以温药和之"之旨,用温阳化水的茯苓桂枝白术甘草汤主治。

方中重用茯苓淡渗利水,佐白术健脾燥湿,复其运化;桂枝、甘草辛甘合化,通阳化饮,且桂枝尚有平冲降逆作用,甘草又能益脾和中。四药合用以健脾利水。本方是苓桂剂中的代表,对中虚水气上逆和痰饮内留之证,确有较好疗效。

对于本证未行茯苓桂枝白术甘草汤治疗,再行误汗伤阳之后的"身为振振摇者",病情已在茯苓桂枝白术甘草汤证的基础上加重一筹,有主张用温阳化水的真武汤治疗者。若要详细鉴别,"发汗则动经,身为振振摇者"虽较原有之"心下逆满,气上冲胸,起则头眩"之症为重,但仍较真武汤证之"头眩,身瞤动,振振欲擗地"者为轻,所以《伤寒论译释》(南京中医药大学)提出"真武汤证之轻者,未尝不可用苓桂术甘汤,苓桂术甘汤之重者,未尝不可用真武汤",在临床可供参考。究其实质而言,茯苓桂枝白术甘草汤与真武汤制水之力有轻重之分,并无本质区别。临床用于治水,先用苓桂术甘汤不愈者,再用真武汤较为妥当。

【践行案例】

病案 01:李孔定验案[1]

张某,男,40岁,农民。

平素嗜酒。1987年夏,觉腹中胀满不适,日渐增剧,同年9月至某县医院求治,诊为肝硬化腹水。收院治疗半月,服利尿药后腹水稍减,但仍食欲不振,小便短涩,全身乏力。诊见面色晦暗,脉沉涩,苔白滑,舌黯淡。

诊为水臌,辨证为脾虚不运,水气中阻,血行不畅。治宜健脾利水,行气活血。

处方:苓桂术甘汤加减

茯苓30g,白术30g,桂枝12g,大枣30g,大腹皮15g,车前子30g。

水煎2次,分为4份,1日服完。

连服15剂后,小便通利,腹水全消,食量大增,继以参苓白术散加山楂、丹参、玉米须、茵陈为散,调治3个月而愈。

按:①中医治病,历来有"同病异治,异病同治"之法。究其异同之实质,应是病虽同而病机异者,应以异法治之;病虽异而病机同者,应以同法治之。同是苓桂术甘汤,《伤寒论》用治本条伤寒而见脾虚水泛之证,《金匮要略》用治心下有痰饮,胸胁支满,目眩及短气,有微饮之证。可见运用某方治疗疾病,其病症可不完全相同,亦可完全不相同,但其病机必须是相同或相近的才可用同一首方治疗。近世用苓桂术甘汤治冠心病、飞蚊症等(裴永清《伤寒论五十论》),日本汉医用苓桂术甘汤治口疾、耳聋、痿证、惊悸等(陆彭年《伤寒论今释》)道理即在于此。《素问·至真要大论》云:"谨守病机,各司其属。"就是说求"属"是诊治之本。"属"就是指所诊治的病属于何病位,何病因,何病性。执此以立法、处方,虽不能尽愈诸病,但可以见病知源,应付自如。②凡水饮较盛、病势较急的,仲景在逐饮、利水方中均用大枣不用甘草,如十枣汤、葶苈大枣泻肺汤便是。乃甘草补中益气,守而不走,有缓和逐饮、利水之效。大枣补中益气之功与甘草相似,而《神农本草经》称其能"通九窍",张锡纯

---

1 杨殿兴,罗良娟,邓宜恩,等. 四川名家经方实验录 [M]. 北京:化学工业出版社,2006:132-133.

解释说："谓其能通九窍者,因其津液润滑且微有辛味,故兼有通利之能也。"
(《医学衷中参西录•大枣解》)

病案02：傅元谋验案 [1]

刘某,女,50岁。2004年7月4日初诊。

患者于2个月前无明显诱因出现前额印堂处流血,自止不住。经某医院诊为小血管破裂,用烧灼法治疗后血止。但自此后患者常感前额印堂处胀痛,有搏动感,痛苦不已。经多次治疗效不佳,遂来余处。

刻诊：体形偏胖,面虚浮萎黄,伴咳嗽,咳白色稀痰,纳一般,寐不安,二便尚调。舌淡胖水滑有齿痕,苔薄白,脉偏细滑。

此属脾虚水停,予苓桂术甘汤加味。

处方：桂枝10g,茯苓10g,白术20g,炙甘草10g,潞党参10g,法半夏10g,薏苡仁20g,炮姜炭10g,细辛3g,五味子5g,川牛膝10g。

服药7剂后病大减,继以健脾利水收功。

按： 该患者脾虚较甚,故加潞党参益气,法半夏、薏苡仁取半夏秫米汤之意健脾除湿安神,且还可散结通络,炮姜炭、细辛、五味子三药温化肺中痰饮,取炮姜炭兼可防再出血,细辛小量兼辛润通络。因曾出血病涉及血分,故加川牛膝,既可活血利水,又可引血下行。其前额搏动感似《伤寒论》中"身瞤动"之意,乃水饮之邪浸润,脉络不通的表现。"身瞤动"一症,脾阳虚饮停证可见,并非区别肾阳虚饮停与脾阳虚饮停的要点。

【原文】
發汗,病不解,反惡寒者,虛故也,芍藥甘草附子湯主之。(68)

芍藥甘草附子湯方

芍藥　甘草各三兩（炙）　附子一枚（炮,去皮,破八片）

上三味,以水五升,煮取一升五合,去滓,分溫三服。疑非仲景方。

【挈要】
发汗后阴阳两虚证治。

【辨脉证】
病在太阳,法当汗解,本属证治。若发汗不当,病必不解。不解有两种情况：一是表证仍在,二是变生他病。本条"病不解"见"反恶寒","反"说明本证恶寒非表证恶寒,当是里证恶寒。其病机当系发汗不当,阳气亦多随汗而泄,导致阳虚。汗法本是耗伤阴液的治法,阴液亏虚自是必然,患者可能还见脉

---

[1] 杨殿兴,罗良娟,邓宜恩,等. 四川名家经方实验录 [M]. 北京：化学工业出版社,2006：369.

微细，脚挛急等症。文中说此"虚故也"，实则是误汗导致阴阳两虚证。

【论治疗】

仲景针对此阴阳两虚证，给予扶阳益阴，方用芍药甘草附子汤。重用芍药，芍药、甘草酸甘以补阴，附子辛热、性猛，附子、甘草辛甘以补阳，以实现阴阳同调。

本证虽有"恶寒"，但无少阳阳虚典型证候：脉微细，四肢厥逆，下利清谷等。结合方中芍药多附子少，以方测证，可知此条阴阳两虚证以阴液亏虚为主，阳气虚损较轻。此与桂枝加附子汤之漏汗证需要鉴别，后者虽也属于阴阳两虚，但卫阳亏虚更甚，所以后者治疗重在温经扶阳固表。

【原文】

發汗，若下之，病仍不解，煩躁①者，茯苓四逆湯主之。(69)

茯苓四逆湯方

茯苓四兩　人參一兩　附子一枚(生用，去皮，破八片)　甘草二兩(炙)　乾薑一兩半

上五味，以水五升，煮取三升，去滓，溫服七合，日二服。

【挈要】

汗下后阴阳俱虚而见烦躁证治。

【释字词】

①烦躁：烦指心神不宁，躁指肢体躁扰不安。

【辨脉证】

发汗太过或攻下不当都会使阴阳两伤。本条病证是汗下失当后变生的坏病。"病仍未解"并非表仍不解，而是变生了以"烦躁"为主症的坏病。通看《伤寒论》涉及的烦躁症，有如下特点：凡伤寒不经汗下，发生烦躁者，多属实证热证，如第38条"太阳中风，脉浮紧，发热恶寒，身疼痛，不汗出而烦躁者。大青龙汤主之"。若已经汗下而致烦躁者，则多属虚证寒证，如第300条："少阴病，脉微细沉，但欲卧，汗出不烦，自欲吐，至五六日，自利，复烦躁不得卧寐者，死"。本条"烦躁"乃汗下不当伤及阴阳所致。阴虚内热扰心，心神不宁而"烦"，阳虚肢体扰动不安而"躁"。

【论治疗】

病属阴阳两虚，仲景拟回阳益阴治法，方用茯苓四逆汤。茯苓四逆汤由四逆加入人参加茯苓而成。第384条四逆加人参汤证乃霍乱吐利所致"恶寒脉微而复利，利止亡血也"。阳气虚则恶寒脉微，复利又伤阴液，故而"止亡血也"。两证阴阳两虚病机相同，本条虽然只突出"烦躁"之症，但当有四逆人参汤证的"脉微、恶寒、下利"，甚或肢厥、心下悸，小便不利，身眴动等症。在四

逆加人参汤的基础上重用淡渗利尿，宁心安神的茯苓，显然是针对本条"烦躁"主症以及本证阳虚水停之病机。

以方测证，本条虽然是阴阳两虚，但以阳虚为主，故用回阳益阴的茯苓四逆汤主治。以四逆汤回阳救逆为基础，加人参益气生津以救阴，重加茯苓以宁心安神，淡渗利水。

【原文】

發汗後惡寒者，虛故也。不惡寒，但熱者，實也，當和胃氣①，與調胃承氣湯。（70）

【挈要】

发汗后虚实不同的辨治。

【释字词】

①和胃气：使胃气调和。

【辨脉证】

本条论述了发汗后虚实不同的辨证要点。发汗后病不解，可因患者体质差异而有多种不同病机转变。体虚之人，汗后易于伤阳损阴，或为阳虚，或为阴虚，或为阴阳两虚，本条在前面多条原文论述汗后转虚的基础上再次提出"发汗后，恶寒者，虚故也"，重申临床不辨体质差异，妄用汗法对人的正气必有耗损。

对于素体阳盛，汗不得法，外邪入里化热，可成热证。如条文所言"不恶寒，但热者，实也"。结合第182条"身热，汗自出，不恶寒，反恶热也"，及第248条"太阳病三日，发汗不解，蒸蒸发热者，属胃也，调胃承气汤主之"。此热证为发汗后，耗伤津液，邪气入里，而从阳明燥化，而致阳明胃腑实热证。

【论治疗】

本条针对汗后转里实热证者，仲景提出了泻热和胃法，即"与调胃承气汤"。

第八节　第71~81条

【导读】

本节共11条原文，接续前文继续讨论太阳病误治之后的变证。第71至74条主要讨论太阳病蓄水证，阐释蓄水证成因、临床表现和证治。第75条论述发汗导致心肾阳虚证及水寒伤肺致喘证。第76至81条讨论栀子豉汤类方证，为误治后出现的热郁证提出系列治方及具体使用禁忌。

【原文】

太陽病，發汗後，大汗出，胃中乾，煩躁不得眠，欲得飲水者，少少①與飲之，令胃氣和則愈。若脉浮，小便不利，微熱消渴②者，五苓散主之。(71)

五苓散方

猪苓十八銖(去皮)　澤瀉一兩六銖　白术十八銖　茯苓十八銖　桂枝半兩(去皮)

上五味，擣為散，以白飲③和服方寸匕④，日三服。多飲煖水，汗出愈，如法將息。

【挈要】

论太阳病过汗后可能出现的两种转归，并分别提出相应治法。

【释字词】

①少少：少量频服。

②消渴：消渴有消渴病与消渴症之别，此处指口渴大量饮水之症状。

③白饮：米汤。

④方寸匕：方寸匕，是一寸见方之量器，以抄散不落为度。《中国古代度量衡图录》考秦汉一寸，约合今之 2.3cm，知方寸匕即边长约为 2.3cm 的方形药匙。

【辨脉证】

本条原文对太阳病在过用发汗之法治疗后出现的两种转归进行了阐释，并提出了对应证治。

太阳病用麻黄汤、桂枝汤等进行发汗治疗是常规方法。但如果在发汗时不得其法，力量过强，就可能导致大汗出。仲景曾在第 12 条桂枝汤的服用方法之中提到须"遍身漐漐微似有汗者益佳，不可令如水流离，病必不除"，大汗出则病难解，甚至会出现变证。本条文就提出了胃中干和蓄水证两种情况。《素问·阴阳别论》说："阳加于阴谓之汗。"过汗后会导致阴阳异常，胃中干和蓄水证都会在大汗后出现口渴的表现，并列在此也提示我们需要注意鉴别。

如果患者素有阴液不足，在发汗之后，虽然表证可能因为汗出而得以解除，但津液也会随之进一步消耗。胃的特性是喜润而恶燥，如果过用发汗则容易使胃中津液亏耗，于是出现胃中干。胃不和则卧不安，进而会出现烦躁不得眠。津液不足需要饮水自救，所以欲得饮水。此时，必须少量频服水液，待胃中津液得以恢复，使胃气和，诸症自愈。必须强调的是，如果口渴而大量饮水有可能会因为饮水过多而导致水停心下变成饮证，因此"少少"二字千万不能忽视。

如果发汗后表现为脉浮、微热，说明因为不能恰当地运用汗法，不仅表邪不解，反而在发汗太过之后使太阳经气受损，邪气循经而入里，可能变为蓄水证,属表里同病。《素问·灵兰秘典论》提出:"膀胱者,州都之官,津液藏焉,气化则能出矣。"邪气影响膀胱气化功能,水液停蓄于内,可出现小便不利。水道失调,气化失司,不能化为津液上承,于是出现口渴欲饮。由此可见,太阳蓄水证脉浮,以小便不利为主症,伴微热,口渴而大量饮水。

仲景提示我们需要注意蓄水证与胃中干的鉴别,胃中干时少少饮水可缓解,而蓄水证不仅饮水不解,并且有可能会越饮越重。

【论治疗】

五苓散中药物以苓为主,共有五味药,剂型为散剂,故而得名。方中猪苓、泽泻甘淡利水渗湿,茯苓、白术健脾除湿,少量桂枝可以通阳化气,兼以解表。"散者,散也",本方选用散剂寓有使其迅速发散之义。方后注提出,服药后多饮暖水,也是帮助出汗的方法。五苓散具有通阳化气利水之功效,属于表里分消的方剂,但重在化气利水,而不必拘于有无表证。

【践行案例】

医案:陈潮祖验案[1]

1982 年,某女,50 余岁。自述大便困难,5~7 日一行,服药无效,已有年矣。讯其四肢无力,别无所苦,面色淡黄,舌淡脉缓。遂嘱助手小许书五苓散一帖付之,亦未说明何以要用此方。

第二周复去应诊,病人自述服此方后竟一日大便两次,一周来已一日一行。余问小许是否知道使用此方之理。回答不知。余谓:便秘一症,无非四种基本病理,一是阴津枯竭,二是水津不布,三是传导无力,四是三焦气滞。今病人面色淡黄,舌淡脉缓,身软无力,显系肾的气化不及,以致水精不能四布,五经不能并行,虽有湿滞体表征象,肠道却见燥涩,与水肿而兼便秘同理。用此方化气行水,令其水精四布,内渗肠道,大便自然正常。医者但知五苓散能治气化失常的泄泻,不知能治气化不行的便秘,是对《黄帝内经》"水精四布,五经并行"之理未透彻理解,亦对治病求本之旨尚未彻底明了。

【原文】

發汗已,脉浮數,煩渴者,五苓散主之。(72)

【挈要】

本条阐释蓄水证的临床脉证。

【辨脉证】

本条在第 71 条的基础上补充了蓄水证的脉证。发汗后,脉象为浮数,体

---

[1] 陈潮祖. 中医治法与方剂 [M]. 北京:人民卫生出版社,2009:728.

现此时太阳表邪不能通过汗而缓解。烦渴是水蓄下焦,气不化津,津不上承的征象。

本条之脉浮数、烦渴与第 71 条之微热、消渴合在一起,有一定的争议。有学者认为是指有里热,即蓄水证为水热互结。但从五苓散的组方来说,本方茯苓、泽泻、猪苓为甘淡药,桂枝性味辛温,白术性味苦温,难以解决水热互结的问题。而且对于水热互结伤阴之证,仲景还专门设立了猪苓汤治疗。再说对浮数脉之数,也不一定阐释为热证,如第 52 条的麻黄汤证与第 57 条的桂枝汤证都提出了浮数脉,仲景使用麻黄汤和桂枝汤治疗,难道这些就是热证吗?因此,如果直接把《伤寒论》里的脉数等同于热证是不符合仲景之本意的。脉数,烦,微热,消渴均为正邪交争后的表现,并不能与热证画等号。

【原文】

伤寒汗出而渴者,五苓散主之;不渴者,茯苓甘草汤主之。(73)

茯苓甘草汤方

茯苓二两　桂枝二两(去皮)　甘草一两(炙)　生薑三两(切)

上四味,以水四升,煮取二升,去滓。分温三服。

【挈要】

论两个不同部位水停证治。

【辨脉证】

本条明确指出口渴与否是鉴别五苓散证和茯苓甘草汤证的关键点。在区别之前必须要明确的是,这二者为什么要鉴别?两个汤证有什么相同之处?以方测证,五苓散和茯苓甘草汤的组成均有茯苓和桂枝,茯苓可健脾利水,桂枝可通阳化气,故从这两味药来看,这两个汤证均会出现水液停蓄的情况,这是其相同点。

下面我们同样用以方测证的方法来分析一下水液停蓄的差异问题。五苓散是茯苓、桂枝与泽泻、猪苓、白术配伍,偏于淡渗,其病位偏于下焦。茯苓甘草汤是茯苓、桂枝与生姜、甘草配,生姜温中,炙甘草补中,偏于温补中焦,其病位偏于中焦。再从症状上来看,五苓散证强调口渴,是因为水停下焦,难以上承于口所致,其症以小便不利为主要特征。茯苓甘草汤证强调不渴,是因为饮停中焦,水津尚能够敷布于口,所以口不渴,但可见心悸、腹满,严重时可闻及振水音。临床鉴别时应注意结合主症与病位,不能局限于字面意思。

【论治疗】

茯苓甘草汤中茯苓健脾利水,桂枝通阳化气,生姜温中散饮,炙甘草补虚和中,兼能调和诸药。是温中化饮,通阳利水之剂。

【原文】

中風發熱，六七日不解而煩，有表裏證，渴欲飲水，水入則吐者，名曰水逆①，五苓散主之。（74）

【挈要】

论水逆证治。

【释字词】

①水逆：蓄水证重症。临床表现为渴欲饮水，饮不解渴，甚至水入则吐。

【辨脉证】

本条论述了水逆证的临床表现。太阳中风证可见恶寒发热，经过一段时间仍未缓解。此处的六七日是约数，不必拘泥。患病日久影响情绪，因此心情不佳而烦。有表里证，说明此时患者既有未解之表证，又有蓄水之里证。于是用五苓散表里双解，既能通阳化气行水，又兼以解表。方后注中提出"汗出愈"即表明五苓散有解表的功效。但本方重在治里，而表证不必一定具备。

水逆证是蓄水证之重症。患者因水蓄下焦，影响膀胱气化，津液不能上承于口则口中干燥。口干则欲饮水，但饮水不能从根本上解决问题，反而加重水液停蓄，越饮则水停越多。饮入之水终被格拒而吐出，但吐后仍不能尽除水饮，故依旧渴饮。此时应该除去停蓄之水饮，则水逆自除。

【原文】

未持脈時，病人手叉自冒心①，師因教試令欬，而不欬者，此必兩耳聾無聞也。所以然者，以重發汗，虛故如此。發汗後，飲水多必喘；以水灌②之亦喘。（75）

【挈要】

论重发汗导致心肾阳虚证及水寒伤肺致喘证。

【释字词】

①手叉自冒心：指双手交叉护在心胸部位。

②灌：用水浴身体。

【辨脉证】

本条论述发汗后损伤人体阳气所导致的变证。

汗为心之液，发汗过多既损伤心阴，也使阳气外泄而损伤心阳。心肾同属少阴，心阳不足可累及肾。心阳虚则心悸，虚则喜按，患者用双手交叉护在心胸部位，这样可以使心悸有所减轻。肾开窍于耳，心寄窍于耳，心肾阳虚可出现耳聋失聪。医师让患者咳嗽，而患者罔闻不顾，这说明其听力太差，对医师的指令充耳不闻。心悸、耳聋与心肾密切相关，都是重发汗损伤了阳气而导致,所以原文说"以重发汗,虚故如此"。

发汗后既可以损伤心肾阳气,也会导致胃中津液不足出现胃燥而口干渴。此属于胃燥阴伤,如果患者大量饮水,水饮停留则会变成痰饮病。水饮上逆犯肺则可见喘。另外,汗后腠理疏松,如果沐浴可能使水气由皮毛内入犯肺,也可以引发喘证。

【论治疗】

对于重发汗导致虚证而出现的心悸、耳聋,《伤寒论辑义》提出"张氏用大剂参附,固为得矣",可供参考。

【原文】

發汗後,水藥不得入口為逆,若更發汗,必吐下不止。發汗吐下後,虚煩^①不得眠,若劇者,必反復顛倒,心中懊憹^②,栀子豉湯主之。若少氣^③者,栀子甘草豉湯主之;若嘔者,栀子生薑豉湯主之。(76)

栀子豉湯方

栀子十四個(擘) 香豉四合(綿裹)

上二味,以水四升,先煮栀子,得二升半,内豉,煮取一升半,去滓,分為二服,温進一服。得吐者,止後服。

栀子甘草豉湯方

栀子十四個(擘) 甘草二兩(炙) 香豉四合(綿裹)

上三味,以水四升,先煮栀子、甘草,取二升半,内豉,煮取一升半,去滓,分二服,温進一服。得吐者,止後服。

栀子生薑豉湯方

栀子十四個(擘) 生薑五兩 香豉四合(綿裹)

上三味,以水四升,先煮栀子、生薑,取二升半,内豉,煮取一升半,去滓,分二服,温進一服。得吐者,止後服。

【挈要】

论汗吐下之后热郁胸膈证的治疗。

【释字词】

①虚烦:指无形之邪热内郁胸膈之心烦。

②懊憹:心中烦躁,扰乱不安,难以名状。

③少气:气少不足以息。

【辨脉证】

本条主要论述发汗吐下后导致热郁胸膈的栀子豉汤类证。原文中的"虚烦"二字是理解的难点。此处之虚,并非"精气夺则虚"之虚,是与有形"实"

邪相对而言之"虚"，指无形之热。千万不可以把虚烦理解为由于阴虚或虚阳
上越而导致的烦躁。栀子豉汤证中因为发汗吐下后邪气内陷，热郁胸膈导致
患者心中烦闷，有无可奈何、难以名状之感，严重时可见反复颠倒，心中懊侬。
辨证要点是邪热内郁，而且未与有形之痰、水等物相结。如果是水热或痰热
互结于胸膈，应该按结胸证来论治。

【论治疗】

栀子豉汤由栀子和豆豉组成。栀子苦寒清热可以导火下行；豆豉宣透郁
热，有火郁发之的功效。二药相合宣降和调，使郁热得除。本方中豆豉有一
定争议，豆豉炮制的方法有两种：一是夏季取桑叶、青蒿，加水煎煮，滤过，
煎液拌入净大豆，蒸透，取出，稍晾，再置容器内，用煎过的桑叶、青蒿覆盖，
闷至发酵到黄衣上遍时，取出，除去药渣，洗净，置容器内再闷15～20天，
等到充分发酵，香气逸出时，取出，略蒸，干燥，即得。二是黑大豆用苏叶、
麻黄，水浸汁，将黑豆煮透，药汁煮干，倒于竹匾内，晒至八成干后，装入大
坛内，封口，夏季3天，待其充分发酵，取出晒至将干，再行蒸透，然后晒干
收存。这两种方法，用青蒿、桑叶发酵的豆豉辛凉、微苦；用麻黄、苏叶发酵
的豆豉辛微温、微苦。若用辛凉的豆豉则可助栀子清热；若用辛温的豆豉则
可用其温性以散郁热，取"火郁发之"之意。两种炮制法所得的豆豉到底选
用何种，所论不一，且皆有一定道理。若患者热邪偏重，可用辛凉以助清热；
若患者热郁较重，邪无出路，可用辛温以助宣散。依据治疗的方向选择相应
的药。

如果栀子豉汤证兼有少气，正气不足者，加甘草以益气和中；如果兼呕
吐，加生姜，寒温并用，和胃降逆止呕，且可增强方药温性以散郁滞。三方的
豆豉都用后下之法，是考虑取其轻宣之性，有"治上焦如羽"之意。

《医宗金鉴》："未经汗吐下之烦，多属热，谓之热烦；已经汗吐下之烦，多
属虚，谓之虚烦。不得眠者，烦不能卧也，若剧者，较烦尤甚，必反复颠倒，心
中懊侬也。烦，心烦也；躁，身躁也。身之反复颠倒，则谓之躁无宁时，三阴死
证也。心之反复颠倒，则谓之懊侬，三阳热证也。懊侬者，即心中欲吐不吐，
烦扰不宁之象也，因汗吐下后，邪热乘虚客于胸中所致。既无可汗之表，又无
可下之里，故用栀子豉汤顺其势以涌其热，自可愈也。"

后世对方后注"得吐者，止后服"有争议。有人认为是因为服药后郁解而
正气得伸，驱邪外出，借吐而解，吐为祛邪之途径。也有人提出栀子、豆豉均
无涌吐作用而加以否定。还有人因本方为清宣之剂，有解表作用，将之改为
"得汗者，止后服"。临床实践证明，服栀子豉汤后吐、汗出都不一定会出现，
不必过于强调。

【践行案例】

病案：李孔定验案[1]

赖某，女，70岁，1997年5月28日诊。失眠难寐，寐中易醒，咽中干热，头昏心烦，手足心热，小便黄，舌红苔黄，脉沉弦。诊为失眠，证属阴虚火炎，心肾不交。治以益阴清热，交通心肾。栀子、淫羊藿各12g，淡豆豉、牡蛎、青蒿、知母各30g，丹参20g，白薇、桑叶15g，甘草3g。水煎分服，2日1剂。服3剂后睡眠改善，头不昏，心不烦，咽中和，小便清，遂以知柏地黄丸善后。

按：栀子豉汤具有清心滋肾之功效，医师常于临床运用中加淫羊藿以益肾中真阳，兼制栀子之苦寒，相须为用，引火归元，交通心肾，又兼有交泰丸之功；加丹参能除心腹邪气及烦满，增强了本方除烦安神作用，名之为"栀豉新加汤"，可用于多种原因所致的脏腑阴阳气血失和，虚实错杂，心肾不交之失眠。本例失眠，乃阴虚于下、火炎于上、阳气不潜、扰动心神，故当清心滋肾、引火归元，加白薇、知母清下焦虚热，青蒿、桑叶助栀子散火，牡蛎以潜阳，少佐甘草以和之。全方切中病机，故获良效。

【原文】

發汗，若下之，而煩熱，胸中窒①者，梔子豉湯主之。（77）

【挈要】

论邪热内陷，气机郁滞的论治。

【释字词】

①窒：阻塞的感觉。

【辨脉证】

前条论述了热郁胸膈的论治。本条承接前文分析，心主血，肺主气，二者都居于胸中，热郁胸膈影响到心肺二脏则涉及气血。汗、下之后，邪热内陷，可见"烦热"，邪热扰心则心烦身热；火郁胸中可使其气失于宣畅，可见"胸中窒"，即有阻塞之感。

【论治疗】

此证为热邪壅滞所致，故用栀子豉汤宣散郁热则气机自调，胸中窒塞可消。

栀子苦寒，入心、肝、肺、胃、三焦经，善泻心肺胸膈之热而除烦，泻三焦之火而利小便，还可以用于清热利湿，凉血止血。所谓"凡一切热病，热蕴胸膈，心烦懊憹，或热郁血分，吐衄下血，以及湿热蕴结之黄疸、淋病等证皆为要药"。豆豉辛微温，入肺、胃经，气味清薄，宣透解郁，二药配合，升降相宜，并

1　袁胜. 李孔定临床应用栀子豉汤经验. 实用中医药杂志，2005，（11）：685.

可和阴阳，济水火，交心肾。栀子豉汤类方药物配伍的苦辛同施、寒温并用、上下同治等协同作用给后世医家树立了用药典范。

【原文】

伤寒五六日，大下之後，身熱不去，心中結痛①者，未欲解也。栀子豉湯主之。（78）

【挈要】

论热郁胸膈致心中结痛证治。

【释字词】

①心中结痛：指火热郁结心中而疼痛。

【辨脉证】

原文提到，伤寒五六日，曾用过下法治疗。先贤有"有一分恶寒便有一分表证"之语，如今不提恶寒，仅有"身热不去"，反证说明邪气不在太阳之表，已经化热入里。火热邪气内郁胸膈，影响心肺，气血不利，不通则痛，可以出现心中结痛。本证气血不利乃因火邪内郁所致，故仍然使用栀子豉汤。

【论治疗】

火郁之证，临床多用清热泻火之法治之，往往会忽略"火郁发之"之法。《素问·六元正纪大论》曰："木郁达之，火郁发之，土郁夺之，金郁泄之，水郁折之，然调其气。过者折之，以其畏也，所谓泻之。"辛以发散，要发火之郁，仅用苦寒之栀子力所不逮，必须依靠辛味之豆豉，该药是方中"发之"的具体担当。此思路推而广之，可指导热邪郁闭而成热毒证治。至于用药则可灵活多变。

【原文】

伤寒下後，心煩，腹滿，臥起不安者，栀子厚朴湯主之。（79）

栀子厚朴湯方

栀子十四個（擘）　厚朴四兩（炙，去皮）　枳實四枚（水浸，炙令黃）

上三味，以水三升半，煮取一升半，去滓，分二服，溫進一服，得吐者，止後服。

【挈要】

论热郁胸膈且兼有腹满证治。

【辨脉证】

本条依然对误治后的情况进行讨论。太阳伤寒本应该用汗法，如果误用下法，会使邪气内陷胸膈，郁热内阻。邪热扰心就会出现心烦；热壅气滞影响胃脘可见腹满，卧起不安。此时虽然会有心烦、腹满、卧起不安等阳明病热证的症状，但并无燥屎内结、潮热、谵语、腹痛拒按等腑实症，故不可以用承气汤攻下燥屎，而应该用栀子厚朴汤清热除烦，宽中消满。

【论治疗】

本方中栀子苦寒清热除烦；厚朴与枳实相伍，行气破结，消痞除满。枳实、厚朴之组合是仲景常用于治疗胸腹胀满的配伍，最典型的就是在大小承气汤中的运用。我们可在临床运用中加以体会。

本证邪热内陷的情况较栀子豉汤证深入，气机阻滞较重，豆豉宣散之力偏弱，于是用枳实、厚朴取代豆豉行气除满。本证虽然病位深入但尚未形成阳明腑实证而出现燥屎结聚，因此无须用大黄攻下。

【原文】

傷寒，醫以丸藥①大下之，身熱不去，微煩者，栀子乾薑湯主之。（80）

栀子乾薑湯方

栀子十四個(擘)　乾薑二兩

上二味，以水三升半，煮取一升半，去滓。分二服，溫進一服。得吐者，止後服。

【挈要】

论热郁胸膈兼有虚寒下利证治。

【释字词】

①丸药：具有强烈泻下作用的一种成药，具体不明。

【辨脉证】

病在太阳经，应以发汗为主治法，而用丸药"大下"是为误治。误用下法，使中阳亏损，可见下利、腹满疼痛等；误下后，热郁胸膈不去而身热；误治后邪已离表，热势尚轻，故有微烦。综合分析，患者属虚寒实热错杂之证。

【论治疗】

寒热错杂证之病情较为复杂。"寒者热之，热者寒之"，对寒热错杂证的治疗应寒温并用，故用栀子清上焦邪热，以除心烦；干姜温中散寒，以复中阳。二味药相配伍，寒温并用，清上温中，药性虽反，而功合奏。

如尤怡所言"大下后，身热不去，证与前同，乃中无结痛而烦，又微而不甚，正气虚不能与邪争，虽争而亦不能胜之也，故以栀子彻胸中陷入之邪，干姜复下药损伤之气。"

【原文】

凡用栀子湯，病人舊微溏①者，不可與服之。（81）

【挈要】

论栀子汤的禁例。

【释字词】

①旧微溏：指素有大便稀溏。

【辨脉证】

"凡"字，统括了以上诸栀子汤类证。本条文须着眼于"旧微溏"上，患者大便素来稀溏提示中阳偏虚，而栀子汤类方以栀子为主药，该药苦寒清热，易损阳气，所以使用时需要慎重。但并非有大便稀溏者就完全不可使用，如栀子干姜汤，方中有温中散寒之干姜，亦可运用于热郁胸膈且中焦虚寒之证。如此事例在《伤寒论》中比比皆是，我们需要认真体会，方可体会仲景真意，灵活运用经方。

【论治疗】

栀子诸汤证除有"虚烦"主症外，其兼症有少气、呕吐、胸中窒、心中结痛、腹满卧起不安等。只要辨证为热郁胸膈均可用栀子豉汤类方治疗。薛雪《湿热病篇》云"阳明之表，胸中也，肌肉也"，栀子豉汤还会在之后第221条所论的阳明病中再次出现。

第九节　第82～95条

【导读】

本部分有14条原文。第82条论太阳表证不解由表内陷进入与其互为表里的少阴之阳虚水泛真武汤证。第83至89条阐述汗法的禁例。第90至93条论述表里先后治疗原则。第94条论述从脉象分辨战汗、汗、下的不同证治。第95条论述太阳中风证的病因、病理和治疗。

【原文】

太陽病，發汗，汗出不解，其人仍發熱，心下悸，頭眩，身瞤動①，振振欲擗地②者，真武湯主之。（82）

真武湯方

茯苓　芍藥　生薑(切)各三兩　白术二兩　附子一枚(炮，去皮，破八片)

上五味，以水八升，煮取三升，去滓。溫服七合，日三服。

【挈要】

论阳虚水泛证治。

【释字词】

①身瞤动：身体筋脉肌肉跳动。

②振振欲擗地：指身体震颤，站立不稳，欲扑倒在地。

【辨脉证】

太阳病病位在表，本应该用汗法治疗。若汗出太过，或患者本有阳虚，汗出后可进一步损伤与太阳互为表里的少阴之阳气。汗后病未能缓解，其人仍发热，此处有争议。有学者认为发热是汗后少阴阳虚，虚阳外越所致。亦有人提出发热是太阳病未解之发热。从真武汤的主治证及其组方来看，我们认为发热应属于少阴阳虚，虚阳被阴寒水气格拒于外的表现。太阳、少阴互为表里，并且肾主水，过汗之后，肾阳不足，难以蒸腾气化水液，阴水泛滥则出现诸水液停蓄症。水气凌心则心下悸；水气上攻，清窍失养，则头目眩晕；少阴阳虚致筋脉失于温养，而且水湿浸渍筋脉，则可见身体筋肉跳动，震颤不稳甚至欲跌扑倒于地。

【论治疗】

本证因过汗伤及少阴，导致阳虚不制水，水湿泛滥，治用真武汤温阳化气以利水。方中用附子温经回阳以散寒水；白术健脾补土以制水；且术、附合用还能温煦经脉以除寒湿；茯苓淡渗利水，与白术同用，则能增强其健脾利水作用；生姜辛温散水，与附子相配，则能增强扶阳消阴散水作用；芍药益阴合营，开阴结利小便，并能制姜、附之辛燥，如此刚柔互济，使之温经散寒而不伤阴。诸药合用则可温阳化水。

【原文】

咽喉乾燥者，不可發汗。（83）

【挈要】

论发汗的禁例。

【辨脉证】

汗法是太阳病的主要治法，具体使用时需要注意其运用范围。如果误用汗法，或发汗不得其法，均会产生诸多变证。

咽喉是三阴经所过之处，须依靠阴液的滋润。如果阴津亏少，不能上承滋润，就会出现咽喉干燥。仲景借用咽喉干燥来提示阴液不足者禁用辛温发汗。由此还可推断，素有津伤的患者即使兼有风寒表证也不应该单纯使用辛温剂发汗。如果阴津不足，汗出无源，这时勉强发汗，可导致阴虚热炽，变证蜂起。

【论治疗】

阴虚咽喉干燥，辛温发汗为禁例。而滋阴解表法是后世对之重要的补充和发展，如加减葳蕤汤。另外，外感温热邪气，即使没有阴虚也可以导致咽喉干燥甚至疼痛，同样不可用辛温发汗，此时可考虑选用吴塘《温病条辨》中的辛凉平剂——银翘散。临床上，如果把辛温、辛凉的治疗思路加以整合，则可以使外感病诊治体系更加完善，疗效更佳。

【原文】

淋家①，不可發汗，發汗必便血②。（84）

【挈要】

论下焦湿热者禁汗。

【释字词】

①淋家：久患淋病之人。

②便血：指小便出血。

【辨脉证】

久患淋病之人，小便淋漓不尽，多属于下焦有热，或兼有湿邪。此时即使外感，也不可以径直使用辛温发汗，这样会使得阴液更伤，甚至出现邪热灼伤血络，迫血妄行，导致小便出血。

【论治疗】

阴亏、下焦蓄热而兼表证，辛温发汗自然不可以直接使用。根据其病机，当治以育阴清热、利水通淋并兼顾解表。

【原文】

瘡家①，雖身疼痛，不可發汗，汗出則痙②。（85）

【挈要】

论素有疮疡者禁汗。

【释字词】

①疮家：久患疮疡之人。

②痙：颈项强直，角弓反张。

【辨脉证】

久患疮疡而难以痊愈的人，多见气血阴阳不足。如果出现身体疼痛，这是因为其体虚，不荣则痛。如果再用辛温发汗，会使气血更弱，筋脉失养而出现身体僵直，甚至动风而筋脉痉挛。即使患者此时兼有外感邪气而出现身疼痛，也不能单纯地使用汗法，汗后容易导致虚弱加重而出现筋脉拘挛。

【论治疗】

体虚外感也可以导致身体疼痛，治疗可参考第 62 条之桂枝加芍药生姜各一两人参三两新加汤证。如果属于单纯的气血亏耗，不荣则痛，也可以考虑用益气养血之八珍汤类方。体虚兼有外感之人如果使用汗法之后出现痉病可以参考《金匮要略》中刚痉、柔痉等论治。

【原文】

衄家，不可發汗，汗出必額上陷，脉急緊①，直視不能眴②，不得眠。（86）

【挈要】

论阴血亏虚者禁汗。

【释字词】

①额上陷，脉急紧：指额部两旁凹陷处动脉拘急。

②眴：指转动眼珠。

【辨脉证】

平素易出现衄血之人，多见阴血亏虚，即使有表证，也不可以径直发汗。血汗同源，如果纯用辛温发汗可更加损耗阴血。津血亏虚，经脉失养，则额部两旁凹陷处动脉会出现挛急；五脏之精皆上注于目，若精血亏耗，目失所养，则眼球难以转动而直视；心主血，精血不足，血不养心，难以舍神，则睡眠异常，故阴血亏虚者应禁用汗法。

【论治疗】

《灵枢·营卫生会》言"夺血者无汗"，若阴血亏耗者再用汗法，出现"额上陷，脉急紧，直视不能眴"则表示病情危重。

【原文】

亡血家①，不可發汗，發汗則寒慄②而振。（87）

【挈要】

论亡血者禁汗。

【释字词】

①亡血家：大失血之人。

②寒栗：即寒战。

【辨脉证】

大失血之人，多阴血亏耗较重。"气为血之帅，血为气之母"，气血相依，血虚气亦不足，日久则气血两亏。"阳加于阴谓之汗"，汗后既可以伤阳，又可以伤阴，因此亡血之人若再发汗则可导致气血更虚，身体失于濡养温煦，出现恶寒、寒战，甚至震颤动摇等变症。

【论治疗】

若亡血家复有外感，可在气血双补的基础上兼以解表，切不可单纯发汗解表。桂枝加芍药生姜各一两人参三两新加汤方可作为基础方选用。

【原文】

汗家，重發汗，必恍惚心亂①，小便已陰疼②，與禹餘粮丸。（88）

【挈要】

论平素汗多之人禁汗。

【释字词】

①恍惚心乱：神志模糊，不能自主。

②阴疼：指尿道涩痛。

【辨脉证】

平素易出汗之人，多属阳气虚弱，卫外不固，而汗出之后阴液也随之外泄。如果再用汗法，就会进一步加重阴阳两虚。汗为心之液，汗后阴阳两虚导致心失所养，心神浮越，就会神志模糊，不能自主；汗后津液亏耗，则小便后会出现尿道疼痛。

【论治疗】

对此反复发汗之后出现阴阳两亏的变证，《伤寒论》多采用扶阳益阴之法，偏重补阳。如桂枝加附子汤证，太阳过汗致阳虚，阳不固守而汗漏不止，仲景不滋阴而用附子温经复阳，阳气旺，汗自止，表亦自解，使人体恢复阴平阳秘的状态。仲景用禹余粮丸治疗，虽禹余粮丸方已失。但禹余粮丸治则也应遵从平衡阴阳的原则，通过扶阳益阴，一方面卫外之力正常，津液不得外泄；另一方面阳气健旺，人体产生及输布津液功能正常，使机体得养。

【原文】

病人有寒，復發汗，胃中冷，必吐蚘①。（89）

【挈要】

论平素中阳不足者禁汗。

【释字词】

①蚘：蛔字的异体字。

【辨脉证】

病人平素阳气虚弱，若患太阳病，治宜温阳解表。如果纯用辛温发汗，必然会加重阳气的耗伤，使中阳虚损。蛔虫喜欢温暖的环境，如果中焦阳虚，温暖的环境被破坏，则蛔虫可能会随着胃气上逆而出。

【论治疗】

患者若本有中焦阳虚而又有外感，可考虑用桂枝汤或桂枝人参汤。若为少阴阳虚而有外感,可考虑麻黄细辛附子汤或麻黄附子甘草汤。

如果患者本有蛔虫复用汗法,加重阳虚,可参考《医宗金鉴》"病人有寒,谓胃中寒也。复发汗,谓汗而复汗也。胃寒复汗,阳气愈微,胃中冷甚,蛔不能安,故必吐蛔也,宜理中汤送乌梅丸可也"的治法。

以上第83至89条,诸条都在讨论发汗的禁忌。合而言之,阴阳两虚、气血亏耗、阴虚有热、中焦虚寒等患者运用辛温发汗时均需谨慎。

【原文】

本發汗,而復下之,此為逆也。若先發汗,治不為逆。本先下之,而反汗之,為逆。若先下之,治不為逆。(90)

【挈要】

论辨证施治的先后顺序。

【辨脉证】

前面论述了汗法禁忌,提醒我们治疗外感病,不可以仅依靠汗法。本条继而讨论使用汗法时机的问题。使用汗法,必先分辨病证之表里、轻重、缓急而施治。一般情况下,凡有表证,当用汗法,使表邪从汗而解。如果当用发汗,反而使用下法,属误治,易产生变证。如果里实已成,表证已罢,则应攻下实邪。即使此时尚有表证未解,但因其里证急重,也应该先用攻下法。如果应该先用攻下时反而用了汗法,也属于误治,容易产生变证。

【论治疗】

辨表里先后的治疗是临床治疗复杂疾病的常见问题。若选择准确,依法治疗,则效若桴鼓,反之则易产生多种变证。本条论治可谓"急则治其标,缓则治其本"之具体体现。

【原文】

傷寒,醫下之,續得下利清穀①不止,身疼痛者,急當救裏;後身疼痛,清便自調②者,急當救表。救裏宜四逆湯,救表宜桂枝湯。(91)

【挈要】

论具体表里先后的治法。

【释字词】

①下利清谷:腹泻内容物为没有消化的食物,即完谷不化。

②清便自调:大便恢复正常。

【辨脉证】

继前条论表里先后的治疗原则后,本条举例说明具体的治疗。患者因外感风寒之邪而出现太阳病,应该用辛温解表法治疗。但误用攻下法,于是损伤正气而出现了下利,腹泻之物为未消化的食物。从下利之物来看,属于火不暖土之征象,提示病证由太阳之表内陷入少阴之里。病及少阴,阳气衰微,即使有身体疼痛等表证未除的临床表现,病证以里虚寒证急重。此时不能先治太阳表证而应该先急救少阴里证。所以仲景先用四逆汤回阳救逆,待少阴阳气恢复,大便恢复正常,仍有身体疼痛者,此时仅剩下太阳表证不解,再用桂枝汤治表。

【论治疗】

即便不是因太阳病误下引起变证,临床表里同病的情况亦较为常见。当分辨表里缓急而先后施治,切不可因表证未解,一律先表后里,而导致变证丛生。

本条中身疼痛为表证之象,而腹泻为里证之象。既有表证,又有里证,一般治疗是先表后里,以免表邪入里而使病情变得更加复杂难治,此为常法。仲景在《金匮要略》中亦提出:"夫病痼疾,加以卒病,当先治其卒病,后乃治其痼疾也。"在里证比较急、比较重的时候选用先里后表之法,此为变法。但我们如何判断里证急、重?有何依据?在原文中,仲景已经给出了明示,下利清谷,即患者下利的内容物可作为判断里证是否急重的重要指征。腹泻内容物可为大便溏,垢腻不爽,水粪杂下,还可出现下利完谷不化等等。这些都能体现体内脏腑的病变,《素问·五脏别论》"魄门亦为五脏使"就是明证。如今患者腹泻表现为完谷不化,为少阴阳虚,火不暖土所致,故真阳不足证较太阳表证为急为重,须用四逆汤急救其里。由此可以看出辨别大便的性状是仲景辨阳虚轻重的重要方法之一。

另外,如果表里病较为均衡,解表有助于治里,治里亦有助于解表时,当考虑表里同治。

【原文】

病發熱,頭痛,脉反沉,若不差[1],身體疼痛,當救其裏,四逆湯方。(92)

【挈要】

论判断表里轻重的方法。

【释字词】

①差:即瘥,病解的意思。"差"与"愈"有区别。瘥是消除了导致阴阳不平衡的因素,愈是不平衡的阴阳恢复了相对平衡状态,或建立了新的平衡。瘥是愈的基础,愈是瘥后的进一步康复。新瘥,即疾病初愈,病邪已解,阴阳未平,元气未复。

【辨脉证】

本条与前条同属里虚,急当救里之治,但病情各别,不可不详加辨析"病发热,头痛",多属病在太阳,今见"脉反沉",则不属太阳病的脉象,故称为"反沉"。此证属于太阳少阴合病,属于少阴阳气不足,太阳感受风寒之邪。如"少阴病,始得之,反发热,脉沉者"(第301条),则属于此种病情。其脉当沉而乏力,其发热当为低热。

【论治疗】

病证属于太少两感,常规思路自然是考虑用麻黄附子细辛汤或麻黄附子甘草汤温经散寒,表里两解,所以"若不差"是指用表里同治后病不差。

表里同治无效,则说明了阳虚较重且急,此时虽有身体疼痛的表证未解,亦当本"急其所当急"的治疗原则,用四逆汤温经回阳,急救其里。

【原文】

太陽病,先下而不愈,因復發汗,以此表裏俱虛,其人因致冒。冒家①汗出自愈。所以然者,汗出表和故也。裏未和,然後復下之。(93)

【挈要】

本条阐释表里同病之治疗。

【释字词】

①冒家:头目眩晕的病人。

【辨脉证】

太阳病,当发汗解表,用下法属于误治。攻下后损伤正气,此时再用汗法,以致"表里俱虚"。此时正气已经受损,邪气虽减弱但仍然存在,正虚而邪留,上蒙清阳,清窍失养,可出现头目眩晕,有如被物蒙蔽之感受。冒家,既有邪气,也有正虚,不能再使用发汗的方法治疗,必须等待正气恢复,阴阳自和,正气除邪而汗出自愈。如果汗出眩晕缓解后,又出现大便难下,属于里气未和的,可再用攻下法以和胃气则愈。

【论治疗】

本条所论之证是因正气一时性受挫所致,并非严重耗伤,因此可能会有自愈的情况。在误治后,表邪未尽,且又有内陷,属表里同病。治当分先后缓急,宜先发汗使表和,然后复下之,以和其里。和里可考虑用调胃承气汤以和胃气。本条与前面第92条合参,可谓表里先后治疗具体运用之范例。

【原文】

太陽病未解,脉陰陽俱停①,必先振慄汗出而解。但陽脉微者,先汗出而

解；但陰脉微者，下之而解。若欲下之，宜調胃承氣湯。（94）

【挈要】

本条阐释以脉象辨战汗、汗、下的不同证治。

【释字词】

①脉阴阳俱停：指尺、寸脉俱隐伏不出。

【辨脉证】

太阳病之主脉为浮脉，今寸脉、尺脉俱隐伏不出，表明气血被邪气抑郁而不能外达。气血虽然被郁，但并非极虚而无力抗邪，待机体蓄积力量之后驱邪外出，于是出现寒战振栗，发热，则继而周身汗出而解，即可以通过战汗而缓解。如果只见寸脉微动，说明表郁难伸，此时应该用发汗解表之法助正气祛邪；如果只见尺脉微动，说明里之正气被邪实闭郁，此时应用泻下之法攻里，使里气通，邪气去，而病可愈。如果欲用泻下之法，可用调胃承气汤。

【论治疗】

本条所论以阴脉、阳脉为凭而分别治疗，体现了辨证的精确性及治疗上因势利导之原则，这也是中医治病的重要思路。

黄坤载："太阳表证未解，脉忽尺寸俱停止而不动，此心气虚不能外发营卫郁闭之故也，顷之必先振栗战摇而后汗出而解。其未停止之先，尺寸之脉必有大小不均，若但寸脉微弱者，是阳郁于下，必阳气升发，汗出而后解，此先振栗而后汗出者也。若但尺脉微弱者，是阴虚阳燥，下窍堵塞，不得汗解，必下之，通其结燥，使胃热下泄而后解。阳明病府热蒸发，则汗出表解，今太阳病表证未解，是内热未实，此时若欲下之，宜于汗后用调胃承气，硝黄甘草调其胃府之燥热也。"

【原文】

太陽病，發熱、汗出者，此為榮弱衛强，故使汗出。欲救邪風①者，宜桂枝湯。（95）

【挈要】

论太阳中风证的病因、病理和治疗。

【释字词】

①邪风：指风邪。

【辨脉证】

本条论太阳病具有发热、汗出的特点，用"荣弱卫强"总结了太阳中风证的病理。荣弱，即营弱，是因外邪侵犯太阳经脉，卫外不固，营不内守所致，阐明了太阳中风证出现有汗出之原理；卫强，指因外邪袭表，卫气浮盛于外而抗邪引起发热的原理。因此营弱卫强为太阳中风证的病理。另外,本条还补充说明了太阳中风证的病因是外感风邪。

【论治疗】

本条提出太阳中风证之外感邪气乃以风邪为主,提出宜桂枝汤治疗,说明桂枝汤具有调和营卫及解肌祛风之功效。

第十节　第96~109条

【导读】

本节涉及条文共14条,主要论述太阳病不解,邪入少阳、太阴、血分等各证的论治。

【原文】

傷寒五六日,中風,往來寒熱①,胸脅苦滿②,嘿嘿③不欲飲食,心煩喜嘔,或胸中煩而不嘔,或渴,或腹中痛,或脅下痞鞕,或心下悸、小便不利,或不渴、身有微熱,或欬者,小柴胡湯主之。(96)

小柴胡湯方

柴胡半斤　黃芩三兩　人參三兩　半夏半升(洗)　甘草(炙)　生薑(切)各三兩
大棗十二枚(擘)

上七味,以水一斗二升,煮取六升,去滓,再煎取三升。溫服一升,日三服。若胸中煩而不嘔者,去半夏、人參,加栝樓實一枚。若渴,去半夏,加人參合前成四兩半,栝樓根四兩。若腹中痛者,去黃芩,加芍藥三兩。若脅下痞鞕,去大棗,加牡蠣四兩。若心下悸、小便不利者,去黃芩,加茯苓四兩。若不渴、外有微熱者,去人參,加桂枝三兩,溫覆微汗愈。若欬者,去人參、大棗、生薑,加五味子半升、乾薑二兩。

【挈要】

论少阳病小柴胡汤证。

【释字词】

①往来寒热:指恶寒发热交替出现。

②胸胁苦满:指病人苦于胸胁胀闷。

③嘿嘿:同默默,指表情淡漠,不欲言语。

【辨脉证】

太阳伤寒或中风,经过五六日后,出现往来寒热、胸胁满闷、情志抑郁等症,是病邪已入少阳。因病位在半表半里,使枢机不利,正胜则热,邪胜则寒,正邪纷争，于是恶寒发热交替出现。关于往来寒热的分析，也可以结合之后第 97 条"血弱气尽，腠理开，邪气因入，与正气相搏，结于胁下，正邪分争，往来寒热，休作有时"进行分析。少阳经阳气较弱，气血不足。如果邪入少阳，正气欲驱邪外出，与之交争，则发热，之后正气力量有所不逮则邪盛而恶寒，正气不断积聚力量以祛邪，于是出现忽冷忽热之表现。往来寒热是少阳病的主要热型，既与太阳病的发热恶寒同时并见有异，也与疟疾之有规律性的定时寒热发作有区别，更与阳明病的不恶寒、反恶热不同。"发热恶寒发于阳也"，对《伤寒论》中三阳经不同热型的把握一定要准确，方可鉴别邪气所伤的部位。足少阳经脉，下胸中，贯膈，络肝属胆，循胁里。邪犯少阳，经气不利，故见胸胁苦满，这里的苦是以胸胁胀满为苦的意思，不能理解为口苦。木郁失于条达，疏泄失职，则神情默默。木郁乘土，影响脾胃，脾失健运而不欲饮食，胃失和降而喜呕。木郁化热扰心则心烦。以上皆是小柴胡汤证主症。小柴胡汤证的主要表现还需要与第 263 条少阳病提纲"少阳之为病，口苦，咽干，目眩也"相合参。

因少阳枢机不利，气血失调，所以在主症之后有"或胸中烦而不呕，或渴，或腹中痛，或胁下痞硬，或心下悸、小便不利，或不渴、身有微热，或咳者"七个或然症。如果邪郁胸胁，未犯胃腑，则烦而不呕；如果邪热耗伤津液就会出现口渴；肝胆气郁，横逆犯脾，则腹中痛。少阳统辖胆与三焦，三焦为决渎之官，是水气通行之道路。邪入少阳三焦则影响水液的代谢：水饮停于心下，出现心下悸；水停于下焦，膀胱气化失常，出现小便不利；寒饮射肺出现咳；水停胁下则出现痞硬。至于不渴、身有微热，是里和而表证未解。

【论治疗】

病证属于少阳枢机不利，气血失调，治当和解枢机，方用小柴胡汤。方中柴胡气轻而味薄，可疏解少阳郁滞。黄芩苦寒，气味厚重，清胸腹蕴热。《神农本草经》称柴胡推陈致新，黄芩主治诸热，柴、芩合用，是和解少阳半表半里之邪的重要配伍。半夏、生姜调理胃气，降逆止呕。人参、炙甘草、大枣益气和中、扶正祛邪。全方寒温并用，升降协调，有疏利三焦、调达上下、宣通内外，和畅气机的作用，是和剂的代表方。

对于少阳病或然症。当在小柴胡汤的基础上，根据病情随症加减治之。"胸中烦而不呕"，是邪热聚于胸膈，胃气尚未上逆，故去甘壅之人参、辛温之半夏，加栝楼实以清热宽胸。"渴"，是木火内郁，津气受伤，故去辛燥之半夏，加人参、栝楼根甘苦凉润，清热生津。"腹中痛"，是木邪乘土，故去苦寒之黄芩，以免再损中阳，加芍药以柔肝和脾止痛，仲景常用芍药治疗此类腹痛，这个经验可以在多个方证中得以佐证。"胁下痞硬"，是邪入少阳，经脉不利之象,故去甘壅之大枣,加咸寒软坚之牡蛎。"心下悸,小便不利",是三焦决渎失常,水饮蓄而不行之征象,故去苦寒之黄芩,加入具有淡渗利水,宁心安神功效的茯苓。"不渴"是邪热伤津不甚,"外有微热"是兼表邪未解,故去壅补之人参,加桂枝以解外。"咳者",为木郁侮金,肺寒饮停,故加温中散寒之干姜,酸收之五味子,去甘壅之人参、大枣,生姜之辛亦恐有过散之弊,故去之。姜、夏、味之组合为仲景治疗寒饮内停之常用配伍,可与小青龙汤之方药合参。

小柴胡汤用去滓再煎之法,是取其气味醇和,有和解少阳枢机之功,必须要加以重视,是和剂的重要煎煮方法。

【践行案例】

病案:陈达夫验案[1]

朱某,男。12岁。

主诉:左眼碜涩畏光,伴左耳后疼痛6个月。检查:双眼视力1.2,左眼球结膜轻度充血,巽廓血丝粗大。屈光介质清晰,眼底未见异常。舌质红,苔薄黄,脉细。

中医诊断:左眼白涩症(少阳目病)。西医诊断:左眼慢性结膜炎。

治则:枢转气机,和解表里。处方:小柴胡汤加减。药用柴胡10g,黄芩10g,北沙参10g,法半夏10g,青皮12g,白芍10g,薄荷6g,防风10g,红花10g,甘草6g。守方连服12剂,诸症悉愈。

按:正常情况下,经脉隐伏不显。当相应脏腑出现病变,其经脉会显露征象。辨八廓病变以白睛血丝为凭。若见满目血丝,而某廓血丝特甚者,多属表证;若某廓血丝一二缕者,则属里证或虚证。凡廓上血丝深红紫赤或紫黑者,则相应脏腑热甚伤血,血热成瘀的表现。

八廓定位巽廓属少阳胆经。患者畏光,血丝粗大乃血热成瘀的表现,属实证、热证。耳后为足少阳胆经循行经过的部位,该处疼痛是胆经气滞不通的表现,故辨证为少阳经目病,选《伤寒论》的小柴胡汤加减和解少阳,疏风清热。本方为和解少阳之主方,方中之柴胡为少阳专药,轻清升散。疏邪透表,为君药;黄芩性寒,善清少阳相火,故为臣配合柴胡,一散一清,共解少阳之邪。法半夏和胃降逆,散结消痞。助君臣药攻邪之用为佐药。人参、甘草为佐,生姜、大枣为使,益胃气,生津液,和营卫,既扶正以助祛邪,又实里而防邪入。如此配合。以祛邪为主,兼顾正气;以少阳为主,兼和胃气,故可使"上焦得通,津液得下,胃气因和,身溅然汗出而解"。加入青皮疏理气机,红花活血化瘀,白芍柔肝,薄荷、防风驱风散邪,使邪气外达而愈。

1 杨殿兴,罗良娟,邓宜恩,等. 四川名家经方实验录 [M]. 北京:化学工业出版社,2006:25-26.

【原文】

血弱氣盡，腠理開，邪氣因入，與正氣相搏，結於脅下，正邪分爭，往來寒熱，休作有時，嘿嘿不欲飲食，藏府相連，其痛必下，邪高痛下，故使嘔也，小柴胡湯主之。服柴胡湯已，渴者屬陽明，以法治之。(97)

【挈要】

论少阳病病理及转属阳明证治。

【辨脉证】

本文之"血弱气尽，腠理开，邪气因入"，在上条已经分析过。少阳经气血偏弱，外邪乘机侵入半表半里，结于少阳经所循行之胸胁，正邪交争，经气不利而胸胁苦满，往来寒热。邪入少阳，木郁乘土，脾为阴土，主大腹，故有腹痛；胃为阳土，失于和降则呕逆。"高"与"下"指部位而言，胆之部位偏高，腹痛的部位较之偏下，故称为"邪高痛下"。

【论治疗】

邪入少阳，枢机不利，当用和解法，以小柴胡汤治之。若服柴胡汤后反见渴者，表明此病不在少阳，而属阳明，故应治从阳明。虽然小柴胡汤证或然症中有或渴一症，但如今文中言明是服柴胡汤后而渴，并且确定属阳明，应是少阳证已罢而入里化热成阳明病，应按阳明病辨证论治。

【原文】

得病六七日，脉遲浮弱，惡風寒，手足溫，醫二三下之，不能食而脅下滿痛，面目及身黃，頸項強，小便難者，與柴胡湯，後必下重。本渴欲飲水而嘔者，柴胡湯不中與也，食穀者噦[①]。(98)

【挈要】

论表病里虚误下后所致变证及中焦亏虚兼有饮停的疑似证。

【释字词】

①哕：欲吐而不能吐发出的声音谓之哕。

【辨脉证】

患者得病虽有六七日，但脉浮弱，恶风寒，为表证仍在。同时其脉迟则表明有寒，不发热而手足温，提示与太阴有关。此时中阳偏虚，感受风寒，邪已入里而表证未解，若误用下法，使脾胃更虚，受纳无权，则不能食；脾虚寒湿困阻，"浊气在上则生䐜胀"，故胁下满痛；湿困太阴，脾色外露，因而面目及身俱黄；湿阻气化，故小便难。颈项强是表犹未解。此时治法应以温中散寒祛湿为主兼以解表。若误认胁下满痛为少阳病枢机不利而治用小柴胡汤，会导致进一步损伤中阳，脾不升清，"清气在下则生飧泄"，故会出现重坠泻利。此段言脾阳虚而寒湿中阻者，出现柴胡疑似证，不可妄用小柴胡汤。

"本渴饮水而呕者"，指脾失健运而出现寒饮的病理机转。由于中阳不足，输布失职，津液不能上承则渴。饮停于胃，胃失和降，故水入而呕。此证若误认为少阳病之呕，妄用柴胡汤，则中气必败，出现食谷则哕之变证。此段言寒饮病不可与柴胡汤之例。

【论治疗】

太阴虚寒兼湿，寒饮内停，不可用小柴胡汤，小柴胡汤中之主药柴胡、黄芩均性寒，若用于本有虚寒之体或有寒饮内停之人则更伤中阳而加重湿邪停聚。这也提示了小柴胡汤的使用禁忌。此时应"当温之，宜服四逆辈"及"病痰饮者当以温药和之"治疗。

成无己云："不因饮水而呕者，柴胡汤证。若本因饮而呕者，水停心下也。《金匮要略》曰：先渴却呕者，为水停心下，此属饮家……饮水者，水停而呕。食谷者，物聚而哕。皆非小柴胡汤所宜。二者皆柴胡汤之戒，不可不识也。"

【原文】

傷寒四五日，身熱，惡風，頸項強，脅下滿，手足溫而渴者，小柴胡湯主之。(99)

【挈要】

论三阳证俱见，病情较为均衡，治从少阳。

【辨脉证】

从原文所述症状分析，身热，恶风，颈项强为太阳表证；胁下满，为少阳半表半里证；手足温而渴，为阳明里证。本条三阳证见，且病情均衡，可以用和解法，治从少阳，用小柴胡汤。

【论治疗】

本条所论三阳经均有症状，为何可以从少阳经论治？进一步思考，若从太阳病论治，用汗法，可加重津伤而使病情从燥化、热化而深入阳明；若从阳明病论治，用清法或下法，用药过寒可损伤阳气使邪气深入而变证叠现。若用小柴胡汤治从少阳，可使枢机运转，上下宣通，内外畅达，则三阳经之邪，均可得解。但具体用方则宜参照小柴胡汤或然症之例，适当加减治之。

之后第219条白虎汤证中论述"三阳合病"但治从阳明，用白虎汤。可与本条相参。

【原文】

傷寒，陽脉①澀，陰脉②弦，法當腹中急痛，先與小建中湯；不差者，小柴胡湯主之。(100)

小建中湯

桂枝三兩（去皮） 甘草二兩（炙） 大棗十二枚（擘） 芍藥六兩 生薑三兩（切） 膠飴一升

上六味，以水七升，煮取三升，去滓，内飴，更上微火消解。溫服一升，日三服。嘔家不可用建中湯，以甜故也。

【挈要】

论少阳病兼里虚寒证，治宜先补后和。

【释字词】

①阳脉：指浮取。

②阴脉：指沉取。

【辨脉证】

阳脉涩，指脉浮取而涩，为本虚，体现气血虚弱，通行不利。阴脉弦，是脉沉取而弦，提示气血郁滞不畅，不通则痛，可见腹中急痛。合而分析，"阳脉涩，阴脉弦"指该患者中焦虚寒，气血不足，复为少阳之邪相乘，导致气血通行不畅，即少阳兼里虚寒证。

【论治疗】

对少阳兼中阳虚损证宜先予小建中汤，建中止痛，治里虚，调气血，并寓扶正祛邪之义。若服汤后中气建立，而少阳病未解者，则用小柴胡汤和解少阳。

小柴胡汤或然症有兼腹痛之情况，治用小柴胡汤去黄芩、加芍药，是因为其病以少阳木郁克土为主，并没有显著的阳虚之象，因此仅去苦寒的黄芩加芍药以柔肝和脾缓急止痛。本证腹痛以中焦虚寒为主，少阳之邪次之，治法侧重先宜建立中气，而后和解少阳。二者看起来证情相似，但实际上差异明显，故而治法不同，为我辈明示了辨证精确的重要性。

【原文】

傷寒中風，有柴胡證，但見一證便是，不必悉具。凡柴胡湯病證而下之，若柴胡證不罷者，復與柴胡湯，必蒸蒸而振，却復發熱汗出而解。（101）

【挈要】

论小柴胡汤的使用及误下后服用小柴胡汤的变化。

【辨脉证】

本条论述外感之后，出现小柴胡汤证，但见一证便是，不必悉具。所谓一证，诸多医家学者争论不一，有认为当指少阳病主症之一而言者，如往来寒热，胸胁苦满，心烦喜呕，胸满胁痛，胸胁满不去，呕而发热等，均可予小柴胡汤。个人认为，如此理解有将辨证论治变为辨症论治之虞，与仲景观点不尽相符。就本条所论，应以"不必悉具"为重点。临床所见小柴胡汤证变化多端，并不能具体到某一症状就可以确定。故本句话理解重点应放在后半段，临床上只须见到一部分少阳病之症状，而这些症状能体现其病机为邪入少阳枢机不利即可使用小柴胡汤，不必主症悉具，也不可能悉具。

少阳病见柴胡汤证，当治以和法，如果用下法应属于误治。若误下后仍属小柴胡证，照样可以使用小柴胡汤治疗。此时要判断疾病是否发生传变，必须要以患者的脉证为依据。经过了误下会使本就不足的正气进一步受损，抗邪乏力，但是服药后正气得到药力之助，奋起抗邪，正邪剧烈交争，则会出现发热寒战。如果正胜邪退，就会发热汗出而解，即所谓"战汗"而解，这也是最佳的转归。需要警惕的是，患者在战汗之后并非都能一汗而解，也有反复战汗，甚至还有变为脱证者，必须认真分辨以免贻误病情。

【论治疗】

本条之"但见一证便是，不必悉具"诊疗原则在其他方证中同样适用。只有准确辨证才能保障论治的方向无误。但如何在繁杂的具体症状中分析出相应之病机，这是一个中医师必须经过千锤百炼才能具备之能力，也是决定其临床疗效的重要因素。

【践行案例】

病案：熊大经验案[1]

杨某，女，50 岁。初诊时间：2003 年 1 月 29 日。

主诉：咽堵塞感、口苦、口干不欲饮、咽喉疼痛 2 年余，伴大便干结。

检查：咽部充血明显，咽后壁淋巴滤泡少许增生，小血管扩张，喉部未见明显异常，舌质淡红，苔薄黄，脉弦。

诊断：喉痹。

处方：柴胡 9g，黄芩 6g，法半夏 9g，枳壳 9g，瓜蒌 9g，白芍 12g，薄荷 12g，郁金 6g，香附 9g，浙贝母 9g。

上方服用 6 剂后，患者复诊，自诉咽部不适感明显减轻，现仍余轻微口苦、咽干，查见咽部充血减轻，效不更方，仍遣上方，继服 3 剂后痊愈，随访 1 年未复发。

按：根据病人舌脉兼及年龄特点，其证乃是由于少阳郁而气结日久，导致咽部失养所致，治宜行气散郁，利咽开窍，故选取小柴胡汤加减，在小柴胡汤基础上加重行气解郁之力。因其正虚不甚，故去方中补虚之品，以求药力专一，行气开结，稍佐养阴开音之品以利咽喉。

---

[1]　杨殿兴，罗良娟，邓宜恩，等. 四川名家经方实验录 [M]. 北京：化学工业出版社，2006：396-397.

【原文】

伤寒二三日，心中悸而烦者，小建中汤主之。（102）

【挈要】

论里虚伤寒，心悸而烦之证治。

【辨脉证】

伤寒仅二三日，为外感病早期，如今未经误治即见心中动悸，烦扰不宁，应属里先虚，气血不足，复被邪扰。

外有邪犯太阳，内则里虚邪扰，气血不足，心无所主则悸，神志不宁则烦，治以小建中汤，外合营卫，内益气血，安内以攘外，有表里兼顾之妙。

【论治疗】

小建中汤由桂枝汤倍用芍药加饴糖而成。方用桂枝汤调脾胃、和阴阳；倍用芍药，以增益营血；加饴糖以温养脾胃，而与芍药和合，又有酸甘化阴之功。

建中者，有建立中气之意。脾胃居中州，为营卫气血生化之源，中气立则化源足，五脏皆可得养。仲景还用本方来治疗多脏腑阴阳两虚之虚劳病。挟虚伤寒用本方，不仅可以健脾胃、益气血、治悸烦，而且利于祛除外邪。

【践行案例】

病案：刁本恕验案[1]

马某，女，62岁。

失眠10年，始服冬眠宁镇静药有效，后越服越不能眠，加大剂量亦无效，精神紧张。每到夜晚口中念念有词："怎么办？怎么办？"上床难眠，致怕上床。昼夜辗转不安。经多方治疗无效。

症见：面色萎黄，精神恍惚，烦躁不安，畏寒，自汗频作，稍动或精神紧张即刻汗出如雨，顿湿衣衫，四肢困倦，整日欲睡，卧则清醒，或稍有睡意则梦不断，惊恐而醒。食少，腹微满，头发干结而无华，自觉整日头昏。脉弦细而微，舌质淡，苔薄白。初诊先用天王补心丹、酸枣仁汤无效。次诊，思虑再三改予小建中汤加龙骨、牡蛎、生麦芽，仅两剂烦躁顿减并能安然而卧，虽仅能入睡2～3小时，但患者高兴万分。后守前方，稍做加减，服药数月诸症俱除。

按： 失眠，西医谓之神经衰弱。用镇心安神之剂何以不效？予养心安神之天王补心丹亦效不佳？何也？细审此证，畏寒汗出，面色萎黄，四肢困倦，脉细舌淡，皆中阳不足之证，烦躁而失眠乃中阳不振，化源竭而气血不足，阴阳失调之过，仲景小建中汤为中焦阴阳失调、气血不足而设，服之中气足，阴

---

[1] 杨殿兴，罗良娟，邓宜恩，等. 四川名家经方实验录 [M]. 北京：化学工业出版社，2006: 28-29.

阳平。心神得养，则心烦失眠自消。临证详审、细思为取效之要。

【原文】

太陽病，過經十餘日，反二三下之，後四五日，柴胡證仍在者，先與小柴胡。嘔不止，心下急①，鬱鬱微煩者，為未解也，與大柴胡湯下之則愈。（103）

大柴胡湯方

柴胡半斤 黃芩三兩 芍药三兩 半夏半升（洗） 生薑五兩（切） 枳實四枚（炙）
大棗十二枚（擘）

上七味，以水一斗二升，煮取六升，去滓，再煎，溫服一升，日三服。一方加大黃二兩。若不加，恐不為大柴胡湯。

【挈要】

论太阳病变为少阳兼阳明里实证之治疗。

【释字词】

①心下急：胃脘部有拘急的感觉。

【辨脉证】

本来是太阳病，过经十余日。过经，告诉我们已经不属于太阳表证的范畴了。反二三下之，后四五日。那么这个疾病是变化到哪里了呢？从后面提到的"柴胡证仍在者"推测，应该是到少阳了。因此仲景说先用小柴胡汤，这是少阳病的主治方。但是服用完小柴胡汤后病情并没有缓解，反而又变化了，变成了大柴胡汤证。这部分可以看作是对大柴胡汤证病因的一种分析讨论。症见呕不止，心下急，郁郁微烦等，是因多次使用攻下之后，病邪兼入阳明，化燥成实之故。少阳病不解，本来不应该用下法，但现在又兼阳明里实，不得不用下法，故仲景选用了和解与通下并行之大柴胡汤。

【论治疗】

大柴胡汤证的学习必须把握住其少阳与阳明合病之特点。大柴胡汤中柴胡、枳实、芍药的组合与后面提到的四逆散组方有相似之处，而大黄、枳实的组合寓有承气汤之意，因此可以把大柴胡汤看作是既可以散三阳郁结又可以散三阴郁结，疏通六经的枢机，解六经的方。

【践行案例】

病案：陈绍宏验案 [1]

刘某，男，34岁，大学职工。1998年6月14日初诊。

患者素喜饮酒。每日饮白酒500ml左右，既往有结石性胆囊炎病史，这次

---

[1] 杨殿兴，罗良娟，邓宜恩，等. 四川名家经方实验录 [M]. 北京：化学工业出版社，2006：284-285.

于 8 小时前与朋友聚餐，饱食肥甘厚味，又加饮白酒 500ml，而于 3 小时前中上腹剧烈绞痛，频繁呕吐胃内容物和黄绿色胆汁，急诊以"急性胰腺炎"收入住院。入院查体：皮肤和黏膜轻度黄染，中上腹及右上腹肌紧张，明显压痛，无反跳痛，余未见异常。血常规：白细胞 18.6×10^9/L、中性粒细胞百分比 90%，淋巴细胞百分比 10%。血清淀粉酶 1 024U/L。B 超示结石性胆囊炎，急性胰腺炎。症见颜面黄染，寒热往来，中上及右上腹胀满、痛剧不可触，呕不止，口苦，咽干，心下痞硬。矢气不通，大便不解。舌红，苔黄厚干，脉沉弦。

中医辨证：少阳兼阳明腑实证。

治法：通腑泄浊，兼清少阳。

处方：大柴胡汤合大承气汤化裁

用药：柴胡 15g，枳实 15g，黄芩 15g，赤芍 30g，半夏 15g，厚朴 15g，生大黄 60g，芒硝 60g。

上药共煎，予以 100ml 每 2 小时一服，药后 4 小时肠鸣矢气，6 小时后开始腹泻。先泻燥屎五六枚，后泻稀水便，当夜十数次，第二日早晨腹痛明显减轻，黄疸消失，此后减少大黄用量至 30g，芒硝至 30g，每日 1 剂，1 日分 4 次服，同时禁饮水，每日静脉输液 2 500ml 以维持水、电解质平衡。5 天后，腹痛消失，B 超示胰腺水肿消失，血尿淀粉酶和血常规正常，痊愈出院。

按：此病是临床急危重症，西医既往只有"禁食、输液、阿托品"对症治疗，疗效甚差，最近有生长抑素疗效较好，但价格昂贵，多数病人经济难以承受，而中药治疗效佳而价廉，但在具体使用，还需特别注意服药方法，如病人口服后痛剧，或呕吐不受，可用中药灌肠，但最好予胃肠减压，每 2 小时鼻饲 100ml，半小时给予引流。这样，既不刺激胰腺分泌，又可收中药之功，直到病人矢气泄泻，疼痛明显减轻后，改为口服。

【原文】

伤寒十三日不解，胸胁满而呕，日晡所发潮热，已而微利。此本柴胡证，下之以不得利，今反利者，知医以丸药下之，此非其治也。潮热者，实也。先宜服小柴胡汤以解外，后以柴胡加芒消汤主之。（104）

柴胡加芒消汤

柴胡二两十六铢　　黄芩一两　　人参一两　　甘草一两（炙）　　生姜一两（切）　　半夏二十铢（本云五枚，洗）　　大枣四枚（擘）　　芒消二两

上八味，以水四升，煮取二升，去滓，内芒消，更煮微沸，分温再服。不解，更作。

臣亿等谨按金匮玉函方中。无芒消。别一方云。以水七升。下芒消二

合。大黃四兩。桑螵蛸五枚。煮取一升半。服五合。微下即愈。本雲柴胡再服以解其外。餘二升加芒消大黃桑螵蛸也。

【挈要】

论少阳兼里实证误下后证治。

【辨脉证】

本条文应分三段来理解。"伤寒十三日不解"至"已而微利"为第一段，言外感发病已有一段时间，有由表向里传变之趋势。从胸胁满而呕的症状来看应属邪入少阳而影响半表半里；从日晡所发潮热的表现来看同时也有阳明里实证。合而分析则应属于少阳兼阳明里实之证。此时当用和解兼通下之剂为治，则诸症可愈。但阳明里实多为大便燥结，如何会出现微利？

自"此本柴胡证"至"此非其治也"，为第二段，进一步分析，出现下利，是曾误用丸药攻下所致。误下之后未能除去胃肠燥实，正气受损，于是出现微利而病不解，故仲景言非其治也。

余下为第三段，是言误治之后，有潮热而里实未去，又因少阳病未解，加之先因误攻而大便微利，故先用小柴胡汤以和解少阳，再观察病情变化。若病证不愈，服用柴胡加芒硝汤，和解中兼通下里实。

【论治疗】

柴胡加芒硝汤为和解少阳兼泻下里实之剂。方用小柴胡汤以和解少阳，加芒硝泻热去实，软坚通便。因正气较虚，里实未甚，故用人参、炙甘草以益气和中，但药量较轻。较之大柴胡方，本方没有用峻猛的大黄、枳实荡涤热结，可以看作是和解枢机兼通下实热之轻剂。

【原文】

傷寒十三日，過經讝語者，以有熱也，當以湯下之。若小便利者，大便當鞕，而反下利，脉調和者，知醫以丸藥下之，非其治也。若自下利者，脉當微厥①，今反和者，此為内實也，調胃承氣湯主之。(105)

【挈要】

论少阳兼里实证误下后证治与调胃承气汤证的鉴别。

【释字词】

①脉当微厥：脉微肢厥，或单纯指里虚有寒的脉象。

【辨脉证】

本条承上文阐释太阳表邪内转阳明而未涉及少阳者，与上条之病情、病程类似，须加以鉴别。太阳表证不解，日久而邪气内传，可入少阳亦或阳明，甚至三阴。具体因个人体质、邪气等情况而定。如今，病已十余日，临床见潮热谵语、小便自利等症,说明邪入阳明。阳明里实,当大便硬而如今却见下利,症状与病机不相吻合。追究病因,与前条所论用丸药下之相同。如果下利是由于里虚寒而引起,脉象多为沉弱无力,并伴有肢冷等症。但条文所提到的下利,伴有沉实有力的脉象,并兼谵语潮热,是因为下后病机未变仍然属于热结于里,治宜用调胃承气汤。

【论治疗】

本条与上面的第 104 条合参,均是太阳表证日久内传,而见潮热,并因误下而有下利。但第 104 条是病在少阳而涉及阳明,第 105 条是病转入阳明而不涉及少阳,二者症状相似但病机不同,故将之并列加以鉴别。

【原文】

太陽病不解,熱結膀胱①,其人如狂②,血自下,下者愈。其外不解者,尚未可攻,當先解其外。外解已,但少腹急結③者,乃可攻之④,宜桃核承氣湯。(106)

桃核承氣湯方

桃仁五十個(去皮尖)　大黃四兩　桂枝二兩(去皮)　甘草二兩(炙)　芒消二兩

上五味,以水七升,煮取二升半,去滓,内芒消,更上火,微沸下火。先食温服五合,日三服。當微利。

【挈要】

论蓄血证治。

【释字词】

①热结膀胱:膀胱指下焦。热结膀胱即邪热与瘀血结于下焦。

②如狂:神志异常,但病情略轻。

③少腹急结:下腹部拘急硬痛。

④攻之:指祛邪的治法。

【辨脉证】

太阳病之表证不解,化热入里,循经内传至太阳之腑,导致热结膀胱。"血自下,下者愈"既说明了病因病机,也提示了治法应该以活血为主。由于瘀血停蓄在下焦,故见少腹急结。心主血脉,主藏神,邪热与瘀血互结,上扰心神,则出现如狂的症状。对本证的治疗,其表证不解者,当先解表,不可先攻逐瘀血。外邪已解,只有蓄血证的表现时,才可用桃核承气汤攻下瘀热。从病人如狂,尚未至发狂之甚;有瘀血自下,邪热随瘀而去,病证可愈的机转;兼有表证,当先解表的治则这三点分析,可以判断本证是蓄血轻证。

【论治疗】

桃核承气汤以活血逐瘀的桃仁为主药;辛温的桂枝,可助桃仁通经活血;

苦寒的大黄可以泻热荡涤实邪；咸寒的芒硝，软坚散结；炙甘草调和诸药，并且兼可防止伤正。从方药组成看，本方以活血为主，兼以清热，为泻热逐瘀的轻剂。由无形之邪热与有形之瘀血相结的复合型邪气，在治疗上，仲景以活血去其有形之瘀血为主，使无形之邪热无从依附而自散。符合《金匮要略》中"夫诸病在脏，欲攻之，当随其所得而攻之"的治疗思路。

【原文】

傷寒八九日，下之，胸滿煩驚，小便不利，讝語，一身盡重，不可轉側者，柴胡加龍骨牡蠣湯主之。（107）

柴胡加龍骨牡蠣湯方

柴胡四兩　龍骨　黃芩　生薑(切)　鉛丹　人參　桂枝(去皮)　茯苓各一兩半　半夏二合半(洗)　大黃二兩　牡蠣一兩半(熬)　大棗六枚(擘)

上十二味，以水八升，煮取四升，内大黃，切如棋子，更煮一兩沸，去滓。温服一升。本云：柴胡湯今加龍骨等。

【挈要】

论误下后，病入少阳，烦惊谵语证治。

【辨脉证】

表证误用攻下后邪气内陷，弥漫全身，形成表里虚实俱见之变证。下后正气受伤，邪气陷于少阳，则见胸满而烦；邪郁化热，扰及心神则见惊惕谵语；枢机不利，三焦失职而见小便不利；气机郁滞而不得畅达，故出现一身重滞而不可转侧。

【论治疗】

柴胡加龙骨牡蛎汤由小柴胡汤加减变化而成。病位在少阳，故主治以和解枢机的小柴胡汤。加桂枝通阳和表，大黄清泻里热，龙骨、牡蛎、铅丹质地沉重可重镇安神，茯苓宁心安神并通利小便。因邪热弥漫于全身，故去甘缓之甘草，以增速除热之力。

【践行案例】

病案：刁本恕验案[1]

孙某，男，48岁。

家属代述：4日前因大怒伤气而致昏厥，醒后神情呆滞，谵语，时时悲伤哭泣不能自制，夜不能寐，头昏眩晕，惧怕黑暗，更畏阳光，心烦，大便秘结，舌质淡红，苔薄黄微腻，脉弦微数。

---

[1] 杨殿兴，罗良娟，邓宜恩，等. 四川名家经方实验录[M]. 北京：化学工业出版社，2006：30-31.

诊断：郁证。

辨证：肝气抑郁，气郁血瘀，心失所养，神失所藏。

治法：疏肝解郁，安神镇惊。

处方：柴胡加龙骨牡蛎汤。

用药：柴胡 15g，龙骨 30g，牡蛎 30g，半夏 10g，大黄 12g，茯苓 10g，南沙参 15g，桂枝 6g，黄芩 10g，生姜 3 片，大枣 10g，生铁落 30g。

服上药 2 剂后神志稍清、哭闹减少，夜能安寐，头眩已除，已不畏黑暗，饮食增加。前方再进 2 剂。

患者神志清楚，夜能安静入睡，但胁下胀气，时呃逆，舌黄腻苔已退，脉细微数。家属代诉服药后神情安定，哭泣、谵语止。于原方加郁金 10g，再剂。

患者服药后，诸症失，乃愈。随访两年未发。

按：郁证虽有气、血、痰、湿、热、食之分，但究其主因，皆为少阳枢机不利，肝胆疏泄失常，气机郁滞，郁久化热，伤津耗液，伤气伤血，而表现各种症状。患者因大怒伤气，气伤而少阳相火上炎，心神被劫，加上肝郁结热上扰，故心烦、惊惕、谵语，夜不能寐，舌质红，苔薄黄均为热结于内的表现。始用柴胡加龙骨牡蛎汤全方，二剂好转，后期加郁金以帮助宽胸解郁而愈，实为药简效佳之方。

【原文】

傷寒，腹滿譫語，寸口脉浮而緊[①]，此肝乘脾脾也，名曰縱[②]，刺期門。（108）

傷寒發熱，嗇嗇惡寒，大渴欲飲水，其腹必滿，自汗出，小便利，其病欲解，此肝乘肺也，名曰橫[③]，刺期門。（109）

【挈要】

论肝乘脾和肝侮肺证治。

【释字词】

①脉浮而紧：此指脉弦。

②纵：五行顺序相克者谓纵。

③横：五行逆次反侮者谓横。

【辨脉证】

此二条根据五行生克制化原理讨论了肝木克脾土和肝木侮肺金证治。脾为阴土而主大腹，若肝木郁而克脾土，可使大腹胀满；若木郁而化火，扰及心神则见谵语。浮紧脉为弦象，是肝木郁滞之表现。第 108 条所述病证为肝木郁而克脾土并扰及心神，故当疏肝解郁而用刺其募穴期门之法治之。腹满谵语，类似于阳明腑实证，但其脉象并非沉实，腹部满而无硬痛，则可辨其非阳明腑实证。至于浮紧脉，虽可在太阳伤寒证见到，但并无恶寒发热、头身疼痛的表现，则可辨其非太阳伤寒证。

第109条"自汗出，小便利，其病欲解"应置于"刺期门"之后，可视为刺期门后的疗效，也可看作是本证自愈后的机转。据此推测，本证应有恶寒发热、渴欲饮水、腹胀、无汗、小便不利等症，类似太阳阳明合病，然其腹虽满，但无潮热便秘；虽有恶寒发热、无汗，但无头痛项强。故均似是而非。本证是肝木郁滞，反侮肺金，肺失宣肃，可见恶寒发热，无汗，小便不利。木邪旺盛而侵犯脾土，脾失健运则腹满，津液输布异常可见口渴欲饮。此时若患者自身阴阳调和则自愈；若不能自愈则刺期门，泄肝郁，则可愈。

【论治疗】

此两条从五行生克制化论治肝郁影响脾、肺的病变。肝脾之间的关系在仲景《金匮要略》中有论述，"见肝之病，知肝传脾，当先实脾"。肝肺之间的关系在《金匮要略》肝着病中也有所体现，"肝着，其人常欲蹈其胸上"。另外，此两条提及了刺期门之法，在临床治疗肝木郁滞之时亦可常常配合使用，丰富了《伤寒论》中的针灸治法。

第十一节　第110～119条

【导读】

本部分涉及条文共10条，主要论述误用火法之后的系列变证及部分证治。

【原文】

太陽病二日，反躁，凡熨①其背而大汗出，大熱入胃。胃中水竭，躁煩，必發讝語，十餘日，振慄，自下利者，此為欲解也。故其汗從腰以下不得汗，欲小便不得，反嘔，欲失溲，足下惡風，大便鞕，小便當數，而反不數及不多，大便已，頭卓然而痛②，其人足心必熱，穀氣下流故也。（110）

【挈要】

论太阳病误用火法后的变证及自愈的机转。

【释字词】

①熨：指将药物炙热，或以砖瓦烧热，外用棉布包裹，放置人体，以散寒凝的治疗方法。

②卓然而痛：突然出现明显疼痛。

【辨脉证】

本条宜分两段分析。从"太阳病二日"至"此为欲解也"为第一段，太阳病仅二日，此时邪尚在表，反而见烦躁，提示里热已盛。此时医生误用熨法取汗，迫津外泄，里热愈炽，内扰心神则可见躁烦、谵语等症状。如果病情迁延，邪气日衰，津液得复，则有正胜邪却，振栗，自下利而解的可能。

从"故其汗从腰以下不得汗"至结束为第二段，论述误治后变证的另一种情况。阳热亢盛，迫津外泄，可见气逆而呕，腰以上出汗；但是上盛而下虚，阳气与津液不能下达，因此从腰以下没有出汗并且出现欲小便而不得，时欲失溲，足下恶风等症。如果阳明燥热迫津液偏渗于膀胱，可见小便数而大便硬。如今虽然有大便硬，但小便既不数也不多，这是阳虚不能通达所致。此时如果大便通行，阳气骤然下达，上焦之阳气一时不足而会出现头痛。水谷之气下达后下肢得温，其人足心必热。

【原文】

太陽病中風，以火劫發汗。邪風被火熱，血氣流溢，失其常度。兩陽①相熏灼，其身發黃。陽盛則欲衄，陰虛小便難。陰陽俱虛竭，身體則枯燥，但頭汗出，劑頸而還，腹滿，微喘，口乾咽爛，或不大便。久則讝語，甚者至噦，手足躁擾，捻衣摸床，小便利者，其人可治。（111）

【挈要】

论太阳中风用火劫发汗后的变证及预后。

【释字词】

①两阳：风、火俱为阳邪，故称两阳。

【辨脉证】

太阳中风，应用桂枝汤治疗。若误用火劫强迫发汗，则风邪合并火邪伤人，气血被邪扰动而失其正常运行，出现变证。风火相煽，邪热进入血分，熏蒸肌肤则身体发黄，气血阴阳俱损则肌肤筋脉失于濡润而身体枯燥不荣。火热上逆，灼伤血络则会出现衄。热邪上攻，迫使上焦津液外泄，于是仅有头汗出，齐颈而还。火热灼伤津液，则口干咽烂。火热耗伤津液则小便难。燥热内结，气机壅滞，腑气不通，则腹满、微喘，大便干结不下。邪热扰及心神则生谵语；严重者可使津大伤，胃气败绝，而致哕逆。如果出现手足躁扰不宁，捻衣摸床，神识昏惚，则属于热极津枯，阴阳欲离绝的危象。热邪伤人的预后，取决于津液之存亡，此时应注意观察小便是否通利。如果小便利，说明津液虽然有所损伤，但并没有亡尽，还有生机，故云"可治"。如果已无小便，则是津液已经消亡，预后不良。

【论治疗】

本条之发黄，非湿热所致，是由于火毒内攻而成。仲景分析发黄的原因除湿热之外，还极为强调"瘀热"二字。热入血分，肌肤失养，也是发黄的重要机理。故临床诊治黄疸病应注意从血分论治，而不可仅仅着眼于湿热气分。

【原文】

伤寒，脉浮，醫以火迫劫之①，亡陽②，必驚狂，卧起不安者，桂枝去芍藥加蜀漆牡蠣龍骨救逆湯主之。（112）

桂枝去芍藥加蜀漆牡蠣龍骨救逆湯方

桂枝三兩（去皮）　甘草二兩（炙）　生薑三兩（切）　大棗十二枚（擘）　牡蠣五兩（熬）　蜀漆三兩（洗去腥）　龍骨四兩

上七味，以水一斗二升，先煮蜀漆減二升，内諸藥，煮取三升，去滓。溫服一升。本云桂枝湯，今去芍藥，加蜀漆、牡蠣、龍骨。

【挈要】

论火劫发汗后而生惊狂证治。

【释字词】

①火迫劫之：指用烧针、瓦熨之类的火法强迫发汗。

②亡阳：此指心阳亡失。

【辨脉证】

伤寒脉浮，为病在表，应以汗解，但不可以用火劫强迫发汗。若用烧针、瓦熨等火法强行发汗会使汗出过多。汗为心之液，发汗太过可伤心阳，使心神失养；又因心胸阳气不足，水饮乘机扰心，而可以见到惊狂、卧起不安等症。

【论治疗】

治当助阳安神除痰饮，用桂枝去芍药加蜀漆牡蛎龙骨救逆汤。本方由桂枝汤加减而成。因为用于治疗心阳虚证，故以桂枝配甘草为主要药物以复心阳之虚；去阴柔而有碍于心阳恢复之芍药；生姜、大枣补益中焦而调和营卫，且能助桂枝、甘草以温运阳气；蜀漆味苦辛而性寒，可以涤痰，也能兼散火邪；龙骨、牡蛎重镇潜敛以安定心神。

【原文】

形作傷寒，其脉不弦緊而弱。弱者必渴，被火必讝語。弱者發熱脉浮，解之當汗出愈。（113）

【挈要】

论火劫发汗后而生谵语证治。

【辨脉证】

本条文一开始提到"形作伤寒"，应该是表明临床有类似太阳伤寒恶寒发热、头项疼痛之表现。但太阳伤寒脉象为浮紧脉，现在患者脉象不是浮紧，而反有弱象，证明其并非太阳伤寒证。如果脉弱而伴见发热脉浮、口渴等，多为温邪犯表，阴分不足之象，故应治以辛凉透表、甘寒益津等法。如果反而使用了火法，则会使热邪伤津，扰及心神而谵语。

【论治疗】

温热之邪侵犯卫表可参考温病学之法，根据情况选用辛凉轻剂、辛凉平剂等随证使用，切不可再用辛温发表。若有津伤则可考虑俞根初之加减葳蕤汤。

【原文】

太陽病，以火熏之，不得汗，其人必躁。到經①不解，必清血②，名為火邪。（114）

脉浮，熱甚，而反灸之，此為實。實以虛治，因火而動，必咽燥，吐血。（115）

【挈要】

论火劫发汗后邪热入血证治。

【释字词】

①到经：成无己注为：六日传经尽，至七日再到太阳经，则叫"到经"。

②清血：此指便血。

【辨脉证】

病邪在太阳之表，当用辛温发汗。但若患者阳郁较重而且医生以火熏发汗，汗而不得其法，则火热不能随汗外越而会内攻，扰及心神而出现烦躁。第8条说："太阳病，头痛至七日以上自愈者，以行其经尽故也。"六日为太阳一经行尽之期，七日则是太阳到经之日。此时正气来复，驱邪外出，其病当愈。若"到经不解"，说明阳郁太甚，不能从汗出，则必内陷于阴而迫血妄行，势必发生便血。本证因火为病因，故名"火邪"。

浮脉主表。"脉浮，热甚"，是太阳受邪，表阳闭郁，邪气盛之象，故曰"此为实"。邪实在表，应发汗解表。若再用艾灸助阳，故为"实以虚治"，阳气闭郁更甚。火热内攻可见咽燥、吐血等伤津动血之症。

【论治疗】

热郁用火熏或艾灸等火法可使热邪深入至血分而导致便血、吐血，此时应参考温病热入血分，治以凉血散血之法，治方如犀角地黄汤之类。

【原文】

微數之脉，慎不可灸，因火為邪，則為煩逆，追虛逐實①，血散脉中，火氣雖微，内攻有力，焦骨傷筋，血難復也。脉浮，宜以汗解。用火灸之，邪無從出，因火而盛，病從腰以下必重而痹，名火逆也。欲自解者，必當先煩，煩乃有汗而解。何以知之？脉浮，故知汗出解。（116）

【挈要】

论虚热或表证不解，误用灸法所致各种变证。

【释字词】

①追虚逐实：即虚者益虚，实者更实。

【辨脉证】

本条宜分三段理解。第一段从"微数之脉"到"血难复也"。微数之脉，即言脉数而无力，多为阴虚火旺，宜养阴清热，慎不可灸。如果误用艾灸，助热伤阴，邪热内扰心神则烦。逆，指误治而生病邪。本有阴虚，再用灸法而更伤其阴。本有实热，用灸法而更增其热。误治后的结果可导致热入血分，迫血妄行，血液散乱于脉中。误用灸法可导致阴血大伤，使肌肤筋骨失养，形成肌肤枯燥，骨焦筋伤等严重后果。

第二段是从"脉浮，宜以汗解"到"名火逆也"。脉浮提示病在表，当治以发汗解表，使邪随汗解则愈。但若误用火灸，可以使表阳闭郁而邪不能出。因为本有阳郁，更加火邪，则使阳热更盛，火热上壅，而下部却无阳以温，故从腰以下沉重而麻痹不仁，故名"火逆"。

余下部分为第三段。如果正气来复，火邪能透表外解者，而邪退而愈。其证候为"先烦"，随后汗出而解。此时，浮脉反映正气驱邪外出。

【论治疗】

火疗，是我国汉代一种常用的物理疗法。如果用之得当，疗效可靠。但若误用则必然导致各种"火逆"证。如今火疗法运用较少，但依然可见火逆证。故我们不能拘泥于原文火法所致之变证，而应该积极地扩大辨证思维，拓展其运用思路。以此引申，若为阴虚或是感受温邪，切不可误用辛温大热之品治疗，否则易见"耗血动血"等热入血分之变证。同时，亦可见热伤气津，阴阳气血失调等病理变化及证候特点。故研讨此类原文，并以此为借鉴，必然具有一定的临床指导意义。

【原文】

燒針令①其汗，針處被寒，核起而赤者，必發奔豚②，氣從少腹上衝心者，灸其核上各一壯③，與桂枝加桂湯，更加桂枝二兩也。（117）

桂枝加桂湯方

桂枝五兩（去皮）　芍藥三兩　生薑三兩（切）　甘草二兩（炙）　大棗十二枚（擘）

上五味，以水七升，煮取三升，去滓。温服一升。本云：桂枝湯，今加桂滿五兩。所以加桂者，以能泄奔豚氣也。

【挈要】

论心阳虚所致奔豚病证治。

【释字词】

①令：有强迫之意。

③一壮：指将艾绒做成柱状，灸完为一壮。

【辨脉证】

医生用烧针的方法强迫发汗，汗出则卫气减弱而腠理开，外寒从针处侵入，寒闭阳郁而卫气不行，于是局部可见"核起而赤"。汗为心之液，强迫发汗，损伤心阳，水寒之气乘虚上犯心胸，故发奔豚。其治当先以艾柱灸针处之赤核各一壮，助其温阳散寒；再内服平冲降逆，扶心阳之虚的桂枝加桂汤。

【论治疗】

本方是桂枝汤的变方。为桂枝汤加重桂枝用量而成。重用桂枝，配伍以甘草、生姜、大枣，辛甘发散为阳，可以助心阳，平冲降逆。同时芍药与甘草相配，酸甘化阴，共为调和阴阳，平冲降逆之方。

对于本方是用桂枝还是用肉桂，历来有争议。如从"更加桂二两""今加桂满五两"来看，似当以加桂枝为宜。但从具体运用来看，若用于治疗肾邪上冲，宜加肉桂；而用于解太阳之邪，宜加桂枝。

【践行案例】

病案：杨殿兴验案[1]

秦某，男，54岁。1988年11月28日诊。

自述1年前发生一怪病，自觉有冷气从脚心（涌泉穴）处上冲，沿双腿上至腹部，然后至胸中，旋即咳嗽频发难遏止，其人昏蒙，肢体厥冷，一会儿又自行消散，时发时止，冬季尤甚。未发作时，亦如常人。经多方治疗未见明显好转。余细问病史，患者自述，病起于冬季，由于患者系某厂保卫人员，每晚要巡视厂房、守夜，寒冬腊月亦如此，自认为是由受寒引起。诊其脉沉迟，舌淡红胖大有齿痕，舌苔白。

余辨此证为"奔豚"证，乃因屡屡感受寒气。寒邪痼沉，肾阳被遏，水寒之气上冲所致。投以桂枝加桂汤，重用桂枝20g。

处方：桂枝20g，白芍12g，生姜10g，大枣10g，炙甘草5g。

3剂，水煎服。

[1]　杨殿兴，罗良娟，邓宜恩，等. 四川名家经方实验录 [M]. 北京：化学工业出版社，2006：174-175.

　　药尽 3 剂，患者复诊，谓病证改变不大。余诊视病情，舌脉同前，且有夜尿多，小便清长之症。细加考虑，则认为患者年岁较大，加之由于工作性质而经年累月受寒冷侵袭，阳气已虚，肾阳虚不能温煦。阳虚阴乘，外邪直中少阴（涌泉穴为足少阴肾经穴），水寒之气上冲。因此有上述症状。

　　处方：肉桂 6g（研为末，吞服），桂枝 15g，白芍 12g，生姜 10g，大枣 10g，炙甘草 5g，法半夏 12g，杏仁 12g。

　　3 剂，水煎服。

　　再诊时，病人兴奋告曰：服药 1 剂后，发作明显减少，一日偶发一两次（原为一日数发），服完 3 剂后，症状消失。为了巩固疗效，在原方上加用温补肾阳的杭巴戟天、淫羊藿、菟丝子，调理一周而愈。追访至今未发。

　　按：奔豚气一病，早在《内经》中就有记载。至后汉末年，医圣张仲景对本病有了比较完整的认识。分析其病机，与冲脉的上逆直接相关。冲脉起于气街（胞中），并少阴之经挟脐上行。至胸中经喉环绕口唇。若元阳不足，阳气不能温煦而化蒸水液，水气结于少腹。冲脉受袭，故发为奔豚。日本人丹波元简说："奔豚一证，多因寒水上冲，故治法不出降逆散寒。"通过这一案例，值得思考和重视的是，临床对于桂枝加桂汤是加用桂枝还是加用肉桂仍需辨证选用，桂枝气味较薄，表散之力大，若寒邪侵袭，心阳受损，表邪不解，选用桂枝可固护心阳，解外止冲；而肉桂气味俱厚，温里之力为大，若肾阳已虚，水寒之气上冲明显，必用肉桂无疑。生姜辛温散水寒之气，并辅桂枝通阳降逆；甘草、大枣甘温助脾土以制肾水；白芍调和阴阳，且柔而舒缓冲任之脉；再辅以法半夏降逆化痰，杏仁降肺气，则共奏助阳抑阴降逆之效。

【原文】

　　火逆下之，因烧针①烦躁者，桂枝甘草龍骨牡蠣湯主之。（118）

　　桂枝甘草龍骨牡蠣湯方

　　桂枝一兩（去皮）　甘草二兩（炙）　　牡蠣二兩（熬）　　龍骨二兩

　　上四味，以水五升，煮取二升半，去滓。温服八合，日三服。

【挈要】

　　论心阳虚所致烦躁证治。

【释字词】

　　①烧针：又称温针。指在针刺过程中，烧灼针柄以加温的一种治疗方法。

【辨脉证】

　　本已经误用火疗，又用攻下，一误再误，损伤心阳。尤其是烧针强迫发汗,即可迫使汗液外泄而损伤心阳,心阳亏虚,失于温养,心神不能潜敛,神不守舍,故烦躁。

【论治疗】

本证属于心阳虚,心神浮越,治当辛甘化心阳,潜敛心神除烦躁。方用桂枝甘草龙骨牡蛎汤。本方是桂枝汤变方。方中桂枝、甘草补益心阳,龙骨、牡蛎重镇收涩,潜敛心神以治烦躁。陈蔚云:"取龙牡……抑亢阳以下交于阴;取桂枝辛温之品,启阴气以上交于阳;最妙在甘草之多,资助中焦,使上下阴阳之气交通于中土,而烦躁自平也。"可作参考。

【原文】

太陽傷寒者,加溫針必驚也。(119)

【挈要】

论温针可致惊。

【辨脉证】

本条简明扼要。说明伤寒证若误用温针强迫发汗,损伤心阳可致心神不宁,可见惊悸等症。心主血脉而舍神,心阳不足,失于温养,神越于外,轻者惊悸,甚者可见躁狂。

【论治疗】

本条虽未提到治法。但根据《伤寒论》中的原文,应该用温心阳,敛心神的治法,治方可用桂枝甘草龙骨牡蛎汤类方。

第十二节　第120~123条

【导读】

本部分涉及4条原文,论述太阳病误吐之后的变证。

【原文】

太陽病,當惡寒發熱,今自汗出,反不惡寒發熱,關上脈細數者,以醫吐之過也。一二日吐之者,腹中飢,口不能食;三四日吐之者,不喜糜粥,欲食冷食,朝食暮吐,以醫吐之所致也,此為小逆。(120)

太陽病吐之,但太陽病當惡寒,今反不惡寒,不欲近衣,此為吐之內煩也。(121)

病人脈數,數為熱,當消穀引食,而反吐者,此以發汗,令陽氣微,膈氣虛,脈乃數也。數為客熱[①],不能消穀,以胃中虛冷,故吐也。(122)

太陽病，過經十餘日，心下溫溫②欲吐，而胸中痛，大便反溏，腹微滿，鬱鬱微煩。先此時自極吐下者，與調胃承氣湯。若不爾者，不可與，但欲嘔，胸中痛，微溏者，此非柴胡湯證，以嘔故知極吐下也。調胃承氣湯。（123）

【挈要】

论太阳病误用吐法治疗后的变证。

【释字词】

①客热：此指假热。

②温温：与愠愠、蕴蕴同。指郁结满闷之感。

【辨脉证】

此四条论述太阳病误用吐法之后所生的变证。

第120条论述胃气耗伤证。太阳表证，当见恶寒发热。如今因为误用吐法，病人出现汗自出、不恶寒、发热、关脉细数，说明表邪已除，但在误用吐法之后导致脾胃不和而发生变证。在发病一二日病证轻浅时误用吐法，病人虽知饥饿，但不能多食，可知胃气已伤；发病三四日误吐，导致病人不喜稀粥，想进冷食，朝食暮吐，这是误用吐法后损伤胃阳，胃阳虚浮，属于假热，应该注意分辨。这两种变化，虽然都是太阳病误治引起的变证，但不算十分严重，因此称为"小逆"。

第121条承上条论述误用吐法导致的内热烦躁证。汗、吐、下法，用之不当，可耗伤津气。太阳病在误用吐法之后，恶寒消失而不欲近衣，烦躁不安，是在吐后导致津伤而有化热之象。在第11条中，仲景曾经提出用是否"欲得衣"来辨别寒热真假的方法。本条反不恶寒而不欲近衣，是属内热之烦，与上条"关上脉细数""欲食冷食"有本质区别。

第122条论述胃虚呕吐证。脉数主热，胃有实热则应该见多食而善饥。如今患者脉数，反而呕吐不食，是因为发汗太过，胃气受损导致。其脉数是假热之象，多应见数而无力。胃中冷而致呕吐才是其真寒之本质。

第123条论述里实呕吐证。太阳病久而不愈，邪可入里化热，如果误用吐下法，损耗津液，化燥成实，而见胸中结痛、胸满、微烦、欲呕等，为里邪壅滞、气机逆乱之证。此时反而见到大便溏薄，是因为胃气虚，腐熟不足，虚而夹滞，虽大便溏，但必有不爽之感。因为实邪内阻，胃气不和是其根本，故用调胃承气汤以微和胃气。呕而胸痛，类似少阳病证，但无寒热往来，咽干，目眩等症，故似是而非。

【论治疗】

此类条文以寒热虚实为辨，论述了误治后出现变证之要点，对临床诊疗亦有重要意义。

第十三节　第124~127条

【导读】

本节4条原文论述蓄血重证证治,并对蓄血证和蓄水证加以鉴别。

【原文】

太陽病,六七日表證仍在,脉微而沉,反不結胸①,其人發狂者,以熱在下焦,少腹當鞕滿,小便自利者,下血乃愈。所以然者,以太陽隨經,瘀熱在裏②故也。抵當湯主之。(124)

抵當湯方

水蛭(熬)　䗪蟲各三十個(去翅足,熬)　桃仁二十個(去皮尖)　大黃三兩(酒洗)

上四味,以水五升,煮取三升,去滓。溫服一升。不下,更服。

太陽病身黃,脉沉結,少腹鞕,小便不利者,為無血③也。小便自利,其人如狂者,血證諦也。抵當湯主之。(125)

傷寒有熱,少腹滿,應小便不利,今反利者,為有血也,當下之,不可餘藥④,宜抵當丸。(126)

抵當丸方

水蛭二十個(熬)　䗪蟲二十個(去翅足,熬)　桃仁二十五個(去皮尖)　大黃三兩

上四味,擣分四丸。以水一升煮一丸。取七合服之。晬時⑤當下血,若不下者,更服。

太陽病,小便利者,以飲水多,必心下悸,小便少者,必苦裏急也。(127)

【挈要】

论蓄血重证证治。

【释字词】

①结胸:指实邪结聚于胸膈脘腹的病证。

②太阳随经,瘀热在里:指太阳经邪,由表入里,热与瘀血蓄于下焦。

③无血:指无瘀血。

④不可余药:不可用其他的药剂。或解释为不可剩药渣,即连汤带渣一并服。

⑤晬时:一昼夜。

【辨脉证】

本部分条文论蓄血重证证治,并将蓄血证和蓄水证作出鉴别。

蓄血证有轻重之别。太阳表邪未解,随经入腑,邪热与瘀血结于下焦而

成瘀热互结之证。临床表现以少腹硬满疼痛、小便自利、神志异常、舌绛脉涩为其主要特点。应使用破血逐瘀、泄热除实的治法。病重而病势急治用抵当汤，病重而病势缓治用抵当丸。

第124条论述蓄血证的病机。太阳表证不解而邪热可随太阳之经入里，与瘀血结于下焦。太阳表证六七日不解，有不传、传变之区别。如今无结胸证，而病人出现发狂、少腹硬满，是邪热与瘀血结于下焦，且上扰心神的表现；脉象沉微，为血停蓄于里，气血受阻，脉道沉滞所致，并非微弱无力的虚证之脉象；小便自利，是膀胱气化功能正常，水道通调，用以排除蓄水证。仲景行文惜字如金，专门提出阴性体征是作鉴别之用，万不可忽略。若机体调节能力较强，则蓄血自下，瘀热得通而病情可得缓解。"下血乃愈"亦提示了治疗之法应以除瘀血为主要方向。其表邪不解而不先治其外，反映里证深重。综合辨析，的确属于蓄血证之重证，因此急治其里，用抵当汤攻下瘀血。

第125条承接上条再次论述蓄血证重证的临床诊断及鉴别要点。太阳病化热入里，见少腹硬结，神志失常，小便自利，脉沉结等临床表现，属于血热互结，蓄于下焦之证。脉沉结是瘀血内阻之象。瘀热互结，热入血分，气血难以荣身可导致身黄，此身黄与湿邪所致发黄不同，应加以鉴别。仲景提出病人小便不利者，是指湿邪无出路，多为湿热内蕴，即湿热发黄；小便自利，有神志失常者，可确诊属于蓄血发黄。这里提示我们小便通利与否，是辨别有无蓄血的一个要点，同时提示蓄血也是形成发黄的原因之一，治疗蓄血所致发黄证，要攻逐瘀血，故用抵当汤。

第126条讨论蓄血证重证病势缓时证治。外感病发热，又见少腹硬满，若小便不利，可见于膀胱气化异常之蓄水证；若小便通利，是邪气不在气分而是深入血分，为邪热与瘀血结于下焦之蓄血证。但病人未见神志失常，同时仲景用丸剂缓下，也说明病证较缓。邪在下焦，应分辨是蓄水还是蓄血。从小便通利，即可排除应有小便不利的蓄水证，使蓄血证的诊断更为明确。

第127条论述若为蓄水亦须明辨水饮停留之部位。即使是水停之患，亦要鉴别小便是否通利。蓄水部位不同治疗自应各异，须知常达变。

【论治疗】

抵当汤为破血逐瘀峻剂。方中水蛭、虻虫直入血络，破血逐瘀；桃仁活血化瘀；大黄泻热导瘀。

抵当丸药物与抵当汤相同，但方中水蛭、虻虫的剂量减少三分之一，桃仁加重五分之一，且将剂型由汤改为丸，以体现峻药缓攻之义。

蓄血证与蓄水证，皆为下焦病，发病均为太阳表证未解，随经入腑，故两证病位相同、症状相似，都可见少腹胀满。但蓄血证是邪与血结，深入血分，故可见神志异常；而蓄水证是水液停蓄，邪在气分，故影响气化而见小便不利。仲景文中每以小便通利与否作为鉴别二者之重要指征。

【践行案例】

病案：何文绍验案[1]

杨某，男，42 岁，因车祸于 1999 年 3 月 6 日急诊入我院骨伤科，经 X 线摄片诊断为 L_3～L_5 椎压缩性骨折。经骨伤科常规处理，外伤后 4 天未排便，伴腹痛、腹胀，患者要求服中药。检查：低热，体温（T）：37.8℃，汗出、口干、食欲减退，舌紫红、苔黄干，脉弦细略数。证属外伤瘀阻，气滞化热，肺气不通，治以活血逐瘀，清热通便，方用抵当汤加甘草。处方：水蛭、桃仁各 10g，虻虫 6g，大黄 12g，甘草 5g。服药 3 小时后即排便，便质软，服第 2 次药后又排便 1 次，腹痛、腹胀消失，热退，T：36.7℃，思食，舌淡红、苔薄白，脉缓有力。遂停服上方，以沙参麦冬汤加丹参、当归，调理善后。

按：外伤后因瘀血内阻，加之卧床，致气机不畅。症见腹部胀痛，无排便，腑气不行，瘀阻易化热，又可影响外伤的修复。故用抵当汤攻下瘀热，加甘草缓和水蛭、虻虫、大黄峻烈之性。诸药合用，瘀去便通，气血和调。

第十四节　第 128～133 条

【导读】

本节共 6 条，主要论述结胸证治的纲领，它包括了以下几个问题：论结胸证病机及主症；论结胸证与脏结、痞证鉴别；论结胸证治法。

【原文】

問曰：病有結胸①，有藏結②，其狀何如？答曰：按之痛，寸脉浮，關脉沉，名曰結胸也。（128）

【挈要】

论结胸的主要临床特点。

【释字词】

①结胸：证候名，是有形之邪气凝结于胸膈，以胸脘部疼痛为主症的一种病证。

②藏结：藏通脏，脏结是证候名，是脏气虚衰，阴寒凝结，气血阻滞的一种病证。

1 何文绍. 抵当汤加甘草治疗外伤后便秘 30 例 [J]. 新中医，2003，35（11）：52-53.

【辨脉证】

太阳统营卫,而营卫之气聚于胸中则为宗气,所以当太阳病发生转变,邪气内传之时,往往影响胸脘而成结胸。正因如此,结胸虽不是太阳病,却放在太阳病篇讨论。脏结是因脏气虚衰,阴寒凝结,气血阻滞而致,乃本虚标实,虚实夹杂的病证。结胸与脏结病机虽异,但二者临床上均有胸胁脘腹部疼痛拒按的表现,临证时需要仔细辨别。结胸为邪气内陷,与有形之物如痰水之类凝结于胸膈,其证属实,故按之疼痛。"按之痛"是结胸证的主要特点。寸脉以候上,脉浮者,表明阳热在胸上;关脉以候中,结胸病位以胃脘为中心,结胸证脉象关键在关脉,脉沉者,说明痰水结于中。寸脉浮、关脉沉的脉象,反映了热与水结为结胸的证候,乃是仲景以脉象释病机的特色表现。条文中未论及尺脉,其用意是为了突出关脉。因为本证重在饮热相结于中,上下不通,故关尺脉均沉伏不显,但是从病机来看仍以中焦为主,所以仅言关脉。

【原文】

何謂藏結?答曰:如結胸狀,飲食如故,時時下利,寸脉浮,關脉小細沉緊,名曰藏結。舌上白胎①滑者。難治。(129)

【挈要】

论脏结证纲要。

【释字词】

①胎:通"苔"。

【辨脉证】

脏结是脏气虚衰,阴寒内盛,气结不通所致。脏结是脏虚成结,而不是有形之邪停聚在脏,纵有胸部结满紧实亦属无形气结。往往喜温喜按,如若寒凝太甚也可出现按之疼痛。由于其为无形气结,胃无实邪壅滞,所以饮食如故。但是这个饮食如故,不是能食,只是尚可进食而已,由于素体脏虚,食必不多。脏虚火衰,脾胃不能正常运化水谷,故时时下利。由于阴寒内盛,阳气被格拒于上,故见寸脉浮,但是这时的浮必然是浮而无力;阳衰阴盛故关脉小细沉紧,沉主里,小细为虚,紧为寒。由此可知,脏结虽连及五脏,但以脾阳虚为主,又每兼心肾阳虚。

"如结胸状"说明脏结与结胸在证候上有类似之处,诸如心下硬满疼痛、少腹疼痛等,但二者阴阳、寒热、虚实有别。二者鉴别要点有:一是饮食能下还是不能下;二是大便下利还是不下利;三是关脉小细无力还是实大有力。此外,舌苔或黄或白,按之疼痛与否也是不同之处。

【论治疗】

脏结为阴寒虚证，当以温补为基本治法。但是如果舌上出现白滑苔，是阴寒更盛，邪结更剧，而为虚中夹实之证。从中医治疗原则来讲，邪实应当攻逐，正虚应当补益，正虚邪实攻补两难，故为"难治"。虽为难治，但并非不治，治疗上仍可采用温化散结之法，一方面温脏于里，另一方面散结于中。

【原文】

藏結無陽證。不往來寒熱。其人反靜。舌上胎滑者。不可攻也。（130）

【挈要】

补论脏结证候及治疗禁忌。

【辨脉证】

脏结是脏气虚衰，阴寒凝滞，气血阻滞所致，从其阴阳属性来说，属于阴证，故"无阳证"三字，不仅突出了脏结的性质，而且还说明它不同于病在三阳和结胸等证候。接着条文中提到"不往来寒热，其人反静，舌上胎滑"等表现，这正是脏结不同于少阳证和结胸证的关键之处。由于脏结以胸部结满紧实为主症，可以连及胁下，虽与少阳证胸胁苦满，胁下痞硬相似，但它不往来寒热，则并非少阳病；另外，脏结不烦躁而安静，不渴，舌苔白滑，则亦非结胸证。至于与太阳、阳明证相较，因其无阳热证候表现，则更易鉴别。结合第129条及本条内容来看，脏结临床表现主要为胸胁心下硬满紧实，不烦躁而反静，口不渴，时时下利，寸脉浮，关脉小细沉紧，总属脏气虚衰，阴寒凝结，气血阻滞之证。

【论治疗】

针对因脏气虚衰，阴寒凝结，气血阻滞导致的脏结，在治疗上绝不可使用攻下之法，否则就会犯虚虚之戒，导致病情恶化。至于治法，条文中并未言及，可根据脏结证的病因病机，运用温脏散寒之法。柯韵伯："结胸是阳热下陷，当有阳证见于下，故脉虽沉紧，有可攻之里。脏结是积渐凝结而为阴，五脏之阳已竭也，外无烦躁潮热之阳，舌无黄黑芒刺之苔，虽有硬满之证，慎不可攻，理中四逆辈温之，尚有可生之义。"实乃明言，可供临证时参考。

【原文】

病發於陽而反下之，熱入因作結胸。病發於陰而反下之。因作痞①也。所以成結胸者。以下之太早故也。結胸者，項亦強，如柔痓②狀，下之則和，宜大陷胸丸。（131）

大陷胸丸方

大黄半斤　葶藶子半升(熬)　芒消半斤　杏仁半升(去皮尖,熬黑)

上四味,擣篩二味,内杏仁、芒消,合研如脂,和散。取如彈丸一枚;別擣甘遂末一錢匕,白蜜二合,水二升,煮取一升,溫頓服之。一宿乃下。如不下,更服,取下為效。禁如藥法。

【挈要】

论辨结胸与痞证的成因,以及病位偏于上结胸证治。

【释字词】

①痞:证候名,指痞证,以心下痞塞不舒,按之柔软不痛为主要症状的一类病证。外感病中的一种病证。

②柔痓:痓当为痉,证候名。痉病的主要表现为颈项强直,甚至角弓反张。其中,汗出者名柔痉,无汗者名刚痉。

【辨脉证】

结胸"病发于阳",痞证"病发于阴",首先我们要理清"阳""阴"的含义。结合结胸证与痞证的病机,对"阴""阳"的理解有三重含义:一是表为阳,里为阴。病发于阳即病发于表;病发于阴即病发于里。二是患者体质,病发于阳是阳热体质病人经误下,病发于阴是阴寒体质病人经误下。三是病邪的有形与无形,病发于阳指素体有痰水之实邪内停,病发于阴指素体无有形之痰水内蓄。

结胸证当下,但若未成结胸,仅为太阳表证兼里饮,纵有心下结满,也不可下。所以在临床诊治结胸时,必须分清已成未成,已成者下之则愈,未成者下之反而导致结胸的形成。临证时把握时机非常重要,不当下而下为误治,下之过早亦为误治。只有痰饮,无寒热之邪相结,也是不会形成结胸的。由于痞证为无形邪则无论早晚均不当下,这又提示了痞证与结胸相比,邪实不及而正虚较甚。

结胸证从性质上可分为热实结胸和寒实结胸。在病情轻重上,热实结胸有大、小结胸证之别。大结胸证是以心下为中心,病位有偏上和偏下之分。本证为大结胸证之病位偏上者。既为结胸,当有胸部结满紧实,按之痛,寸脉浮,关脉沉紧等结胸证的基本特征。柔痉见于《金匮要略·痉湿喝病脉证治》,指项背强直,角弓反张而见"发热汗出而不恶寒者"。本证仅见项强未见角弓反张,同时有发热汗出不恶寒,故称"如柔痉状"。这些脉证的病机为水热互结于胸中。热邪内盛故发热,水热互结,肺气不宣,外不能主表,故见汗出,内不能布散津液以养经脉。由于邪结偏上,容易导致上部经脉不利从而出现项强。本证发热汗出,项强颇似太阳中风,但因其不恶寒,表明病不在表,而在里。

【论治疗】

有形之邪结于里，自当攻其热实，水热互结又应以逐水为主，所以以逐水破结为基本治法。鉴于病位偏上，又非峻下急攻所宜。《素问·至真要大论》言"补上治上制以缓"，所以采用大陷胸丸，峻药缓攻使药力留于上。就实证而言，病位偏下的宜用下法，病位偏上的宜用吐法。结胸病位偏上的当下，那病位偏下的自不言而喻。所以本条通过对病位偏上结胸证的讨论，提出了结胸证的治疗原则：宜攻宜下。

本方主药为甘遂，以其峻猛逐水之性，长于泻胸腹之积水，药量虽仅一钱匕，但仍不失方中主力地位。大黄、芒硝邪热破结去饮，增强甘遂攻逐水热邪气的力量。杏仁、葶苈子宣降肺气，使气行则水行，同时水热互结病位偏上，肺气不降每兼有气逆喘促，而杏仁、葶苈子又有平喘之功。方中采用白蜜，一则护胃，以防过下伤正，另一方面缓甘遂峻下之势，使药力留于上部。

本方名虽其名为丸，实为汤剂。但用量甚小，全方除白蜜外，不过一丸一匕而已，总量仅 10g 左右，因此其力缓，一般于服药后一昼夜方见效。若不下则于次日再服，一日只服药一次。以取下为效，意在中病，既不可不及，又不可太过。

【原文】

結胸證，其脉浮大者，不可下，下之則死。（132）

結胸證悉具①，煩躁者亦死。（133）

【挈要】

论结胸证脉浮大禁用下法及结胸证预后。

【释字词】

①悉具：指主症全备。

【辨脉证】

结胸证是因太阳病误下或表邪内陷而致水热互相结于胸中，其脉当见寸脉浮关脉沉或沉而紧，这般方属脉证相应，攻下才无后顾之忧。如果三部脉见浮大，为脉证不相符合。出现脉浮大可能有两种情况：若浮大有力，则属邪气内结，表证未罢，法当先解表，后攻下，否则会使表邪随误下尽陷，病情必然加重，容易导致恶化。若浮大无力，则属水热互结较盛，正气已虚，虚阳外浮之候，如此邪实正虚当先补后攻，或攻补兼施，若用下法，不顾根本，则犯虚虚之戒，使正气愈加虚脱。可见两者误下预后皆为不良。

"结胸证悉具"，是指结胸证的脉证如心下痛，按之石硬，或从心下至少腹硬满疼痛不可近，不大便，舌上燥而不渴，日晡所小有潮热，脉沉紧，或寸脉浮，关脉沉等具备。此时热与饮交结，不扰于心，故无烦躁。如果出现烦躁，则为邪结甚深，升降之机被阻，上下阴阳之气不能相互交通，致使真气散乱神无所附之候，故预后多不良。《伤寒论》条文中的"死"，我们不应单纯地理解为死亡，其实它往往有着更宽泛的含义：预后不良。

【论治疗】

从条文中可以看出，仲景非常重视失治和误治的问题。结胸证的治疗，当下之时，必须果断用下，方不致失去机宜。如果犹豫不决，待邪结已深，病情发展严重，那就后悔莫及了。倘若不当下时而使用下法，孟浪从事，同样也会产生不良后果。这也提醒临床医生，在临证处置时，犹如两军对阵用兵，一定要善于把握时机，犹豫不决容易导致贻误战机，孟浪从事必然遭受损兵折将。

第十五节　第134～141条

【导读】

本节共 8 条，论结胸证治，共讨论了以下几个问题：结胸证分类以及治法。具体讨论了大陷胸证、小结胸证、寒实结胸证治；太阳病误治后除了转为结胸证，还有成为湿热发黄，少阳阳明合病，协热利等，需要辨别，强调早诊断，早治疗。

【原文】

太陽病，脉浮而動數，浮則為風，數則為熱，動則為痛，數則為虛。頭痛，發熱，微盜汗出，而反惡寒者，表未解也。醫反下之，動數變遲，膈內拒痛，胃中空虛，客氣①動膈，短氣躁煩，心中懊憹，陽氣②內陷，心下因鞕，則為結胸。大陷胸湯主之。若不結胸，但頭汗出，餘處無汗，劑頸而還③，小便不利，身必發黃。（134）

大陷胸湯方

大黃六兩（去皮）　芒消一升　甘遂一錢匕

上三味，以水六升，先煮大黃，取二升，去滓，內芒消，煮一兩沸，內甘遂末。溫服一升。得快利，止後服。

【挈要】

论太阳病误下形成结胸证治或发黄的变证。

【释字词】

①客气：即邪气。

②阳气：此处指属阳之表邪。

③剂颈而还：剂通齐。剂颈而还，指头部汗出，到颈部而止，颈部以下无汗。

【辨脉证】

头痛、发热、恶寒是太阳病的主症，脉浮数也是太阳病的常见脉象。"脉浮而动数"，指脉象浮而数急躁动，是太阳病外邪未解、邪欲化热的表现。条文中"浮则为风，数则为热"，是以脉象来诠释病证。浮主风邪在表，数指邪热为患，身体发热；此外，邪盛于表，可以出现头身疼痛，故称"动则为痛"。动数相合，提示脉来数急躁动，表明病证将有内传之势。"数则为虚"，指此时病证虽然阳热较盛，但病位仍在表，尚未与体内有形之实邪相结。"虚"不是指正气虚弱，而是指无形之热盛。若病邪入里与邪实相结，脉则以沉实为主。"头痛，发热"属于表证，"微盗汗出"显示表之阳热较盛，有内传入里的趋势。因内入之热不甚，故白天无明显汗出，但是到了晚上，由于卫气夜行于阴，与内热相合，助里热外蒸，见微盗汗出。此时，如表邪已尽入里，那么就没有恶寒表现，但是现在出现头痛、发热而反恶寒，反映了"表未解也"。

表证当解，未解之时使用下法当属误治，故曰"反下之"。误下后若外邪内陷，则脉由动数转为沉迟，是内陷阳热之邪与体内有形之邪相结于胸膈。病变部位不在胃中，而在胸膈，所以临床上表现为胸膈处疼痛拒按。邪阻气机而短气，热扰胸膈故烦躁，懊恼不安。结胸证的特点为阳热之邪内陷与有形之邪相结，以心下硬满而痛为主症，应当用大陷胸汤治疗。

太阳病兼水饮证，误下后邪热入内除水热互结成为结胸外，还可因水热互蒸而为发黄之证。由于水热互蒸，津液不能四布，上熏于头，故见但头汗出，余处无汗。水热互蒸，熏蒸肝胆，胆汁疏泄失常则为发黄。湿热之邪以汗为出路外，小便也是其出路，所以湿热发黄之证，除汗出不畅但头汗出之外，还应有小便不利之症。我们在临床中时常也会遇到湿热发黄的患者，除了头汗之外，也可见到身汗，但身汗的表现往往是量少黏腻，汗出不畅。

本条以"汗"为主线将太阳中风兼水饮证与结胸证、湿热发黄证贯穿起来，说明了其间的区别与联系。自汗为太阳中风主症，盗汗为其兼水饮，卫气不能卫外之症。结胸证有汗出是水热互结，肺气不宣，不能卫外，因其为或然之症，故此不明言"有汗"或"无汗"。湿热发黄，通常无汗，即使有汗也仅为头汗。故从"汗"的不同情况揭示出三者病机上的不同。太阳中风兼水饮是邪热客表，水饮内伏，两者未结；结胸证是邪热内陷，与水热互结于胸中；湿热发黄是邪热内陷，水热互蒸，充斥三焦。

【论治疗】

大陷胸汤方是泻热逐水破结之峻剂。甘遂辛苦寒，攻逐水饮，破其结滞；

大黄苦寒，泻热荡实；芒硝咸寒，软坚泻热破结。三药合用，共奏泻热逐水破结之功。本方使用时先煎大黄，从六升水煮至二升水，可见煮的时间较长，那么此处用大黄的目的不在泻下，而是重在泻热涤饮。甘遂后下，连渣服用，能使其药效充分发挥作用。现代研究证实甘遂泻下的有效成分难溶于水，只有以末冲服，在胃肠吸收，才能充分发挥药效。常用的甘遂用量一般为2～3g适宜。方后云："得快利，止后服"，是因为本方峻猛，服药之后水热从大便而出，所以应注意过服损伤正气，中病即止。

【原文】

伤寒六七日，结胸热实，脉沉而紧，心下痛，按之石鞕者，大陷胸汤主之。（135）

【挈要】

论典型的热实结胸证候。

【辨脉证】

大结胸的病机是水热互结，只要是热邪内陷与水饮相结于胸中均可成为结胸。至于热邪来自何处，可以是由风寒之邪化热中来，也可以由误下邪热内陷而来。本证即是伤寒日久化热，至六七日为疾病变动之期，由于疾病自身发展，未经误下病邪内传与水饮相结而成的热实结胸证。

所谓水饮，实际上指胃中痰水饮食等。尤怡在《伤寒贯珠集》里提到："胃为都会，水谷并居，清浊不分，邪气因入，夹痰夹食，相接不解，故成结胸。"这与邪传阳明同肠中糟粕互结的腑实证之腹部硬满不同。"结胸热实"，不仅说明了它的病位，而且还指出了它的证候性质。言其热实，并不意味着它只是热而不与水结，但热无水不是结胸证。而被后人称之为"结胸三证"的"脉沉而紧，心下痛，按之石硬"正是结胸与阳明腑实证在临床上鉴别的关键。

同为水热，其结有轻重之别。脉见沉紧，心下满痛，按之石硬，可见本证是结胸之甚者。结胸有热实结胸与寒实结胸之分，尤其是脉见沉，不可误以紧为寒，因此特别指明是热实之证。紧脉主水、主实、主痛，是结胸水热交结成实的典型脉象。即为热实证，当有热象如身热口渴等，即成结胸，治疗上当以大陷胸汤泻热逐水破结。

结合上条（134）和本条来看，同为结胸证，有初起及已成之不同，都用大陷胸汤治疗，这是由结胸证的病机特点决定的。结胸证为水热互结，阻碍气机，其病重急，临床上只要明确是水热互结就应急下开结，若待其已成，则恐窒塞升降出入之机，后果不堪设想。本条论述虽简单，但却包含了热实结胸证的病史、病位、病性、主症、主脉和主方。

【原文】

伤寒十餘日，熱結在裏，復往來寒熱者，與大柴胡湯；但結胸，無大熱者，此為水結在胸脅也，但頭微汗出者，大陷胸湯主之。（136）

【挈要】

论少阳实证与结胸证鉴别。

【辨脉证】

伤寒十余日，在表之邪不解，可致内传，而有成少阳阳明合病与结胸的不同。"热结在里"，是对里热实的病机概括。由此推之，一般应有不大便和舌苔黄燥等证候。又见往来寒热，说明少阳之邪尚未解，故此当属少阳兼阳明里实之证。其实，除前述见症之外，还应有呕逆，心下痞满而痛，或胸胁满闷等表现，此处未言系省文。故与大柴胡汤，一方面和解少阳，另一方面攻下里实。

"但结胸"其含义是如果只见心下硬满疼痛而无腹部硬满胀痛，那么就不是阳明腑实而是水热互结的结胸证。由于水热互结，水邪偏盛，热郁于内不能外达，所以"无大热"。临床上，固然水热有偏盛，但缺一则不成结胸。如果只是热结胸膈则为栀子豉汤证，如果只是水结胸胁，那就是十枣汤证。"但头微汗出"，则为水热结于胸胁，阳气不得周流，郁而上蒸的表现。由于水饮内结，虽然热气内蒸而见头汗出，但汗出较微，这又是结胸证不同于其他证候见头汗出的特征之一。由此可见，一字之别，用意不同。汗在结胸是或然症，或有汗或无汗，有汗又有身汗与头汗的不同，在一定程度上汗的情况如何，反映了水热互结的程度不同。一般来说无汗者重，有汗者轻，有汗之中头汗者重，身汗者轻。治疗上因本证属结胸，故用大陷胸汤治疗。

本条运用对比的手法，将少阳兼阳明里实的大柴胡汤证和水热互结胸胁的大陷胸汤证的主要不同点作了比较，从而使两者的异同分明，实属言简意赅，重点突出。如两者都有心下或胸胁硬满疼痛之类似症状，但前者用"往来寒热"，点出了少阳之邪未罢，再结合"热结在里"，便知阳明已有里实燥结。后者则用"无大热"，既说明了热已入里，又突出了它与"往来寒热"不同。因为热陷于里，与水饮互结于胸胁，所以没有少阳证表现。但"头汗出"则说明它不同于阳明腑实之濈濈然汗出，而是水热互结在胸胁之候。

【原文】

太陽病，重發汗而復下之，不大便五六日，舌上燥而渴，日晡所[1]小有潮熱[2]，從心下至少腹鞕滿而痛，不可近[3]者，大陷胸湯主之。（137）

【挈要】

论结胸重证与阳明腑实证的鉴别。

【释字词】

①日晡所：指申时前后，即下午3时至5时左右。

②潮热：指发热如潮水之起落，定时而发，或定时增高。

③不可近：指疼痛拒按，不可触摸。

【辨脉证】

太阳病发汗，乃是正治之法，但要遵循中病即止的原则。如果重发汗，必然会导致津液损伤；再加上攻下则使邪热内陷。本已津伤胃燥，而邪热又与水饮互结于胸膈，致使津液不能布达于上，则见舌燥口渴；实热内结，腑气不通，故"五六日不大便"。燥热已累及阳明，故也可见日晡潮热，但是由于水热互结的原因，所以潮热的表现程度不甚，只是"小有"，且并未伴有阳明燥热腑实之谵语等症。水热之结弥漫腹腔，泛滥于上下，所以患者从心下至少腹硬满疼痛不能触摸。硬满而痛，既包含了胀满疼痛的自觉症状，又含有按之石硬的客观症状。尤其是"不可近"的表述，更加形象地突出了腹痛的严重程度。这种证候是一般的阳明腑实证所不具备的。治疗上仍以泻热逐水破结之大陷胸汤主之。

本条所述的结胸证，病变范围广泛，病情重笃，其证与阳明腑实证有类似之处，但又有区别，在一定条件下可以相兼为病。从病因病机上来看，重发汗而复下之，邪热内陷，津伤化燥者，转属阳明；热入与水结，则为结胸。从病位上来看，阳明热实在肠胃，结胸热实在胸膈。从临床表现来看，结胸表现为胸胁、心下或心下至少腹硬满而痛不可近、但头汗出等，阳明腑实表现为腹满痛，绕脐痛，潮热，谵语，手足濈然汗出等。

【原文】

小结胸病，正在心下，按之则痛，脉浮滑者，小陷胸汤主之。（138）

小陷胸汤方

黄连—兩　半夏半升（洗）　栝樓實大者一枚

上三味，以水六升，先煮栝樓，取三升，去滓，内諸藥，煮取二升，去滓，分温三服。

【挈要】

论小结胸病证治。

【辨脉证】

结胸病前冠之以"小"，明显是相对于结胸之"大"者而言。从小结胸的主要脉证来看，它的病变范围，病情轻重和病势缓急等方面，都较之于大结胸证小、轻、缓。小结胸证的结满紧实之象仅见于心下，而大结胸证下可连及少腹,旁可波及胁肋。小结胸证疼痛为按之则痛,既没有自痛,也没有按之石硬之感。小结胸证脉见浮滑,浮为阳热盛,滑为气血流畅结滞不甚,而大结胸证脉多沉紧,虽初起轻证可见寸部浮脉但必与关部紧、迟脉并见。因此仲景抓住两者的不同特点,在全面论述了大结胸证有偏热、偏水、偏上、偏下、初起、已成等种种不同之后,仅用简略的论述反映了小结胸证的特点。

小结胸证的成因与大结胸证基本相同,一般多由表邪传里,或因表证误下,邪热内陷,与心下之痰饮相结而成。故《伤寒论》详论大结胸证,略论小结胸证,言大则小亦在其中。现在一般认为大结胸为热与水结,小结胸为热与痰结。此处之水与痰,其实并没有本质的区别,仅仅是借水性泛滥,痰性留着的特性,反映大、小结胸病变的轻重而已。

【论治疗】

由于小结胸证病情相对较轻,邪气相对势微,所以在治疗上不必峻攻,而是以小陷胸汤清热涤痰开结即可。栝蒌实,即全瓜蒌,其性甘寒清润,清热化痰,利膈,开胸中痰热互结,为方中之主药。在煎煮时,采用先煎的方法使其开结之力更专。黄连苦寒清热,半夏辛温化痰蠲饮,二药配伍具辛开苦降之性,能使痰热分清,辅佐栝蒌实共奏清热涤痰开结之功。诸药合用使痰热分消而无结滞之患。

由于小结胸证病邪交结尚浅,热势不重,所以小陷胸汤选药组方与大陷胸汤不同。小陷胸汤用栝蒌实清热涤痰开结,而兼润滑导下,大陷胸汤则以甘遂泻热逐饮开结,峻下有形之邪。小陷胸汤用黄连清热于中,大陷胸汤则是以大黄泻热导下。小陷胸汤用半夏辛开化痰,大陷胸汤则是以芒硝除痰导饮下行。两方用药完全是根据病情的轻重缓急为出发点,药物迥异,药性轻重明显有别。虽然两方无一味药物相同,但在治疗时均重在逐饮涤痰,使痰饮去而热势孤,内陷于胸中之热邪得以降解,所以两方均命名为陷胸。小陷胸汤除用于小结胸证外,对于大结胸证在使用大陷胸汤后,虽已得快利而余邪未尽,也可使用。

【践行案例】

病案: 郭子光验案[1]

刘某,男,53 岁。1993 年 6 月 30 日初诊。

患者于 1993 年 2 月上旬期间出差,突然咳嗽、咳痰,伴痰中带血,胸闷,随即去当地医院做 X 线摄片检查,疑为"肺癌"。因其精神、体力均佳,偕行同事将检查结果对其隐瞒,服西药咳血止,仍咳嗽有痰、胸闷,半月后回成都进

---

[1] 杨殿兴,罗良娟,邓宜恩,等. 四川名家经方实验录 [M]. 北京: 化学工业出版社,2006: 338-339.

一步检查。1993 年 3 月 12 日某省立医院放射科会诊报告："双肺非特异性炎变可行性大（病因：过敏性）"。血液检查：抗核抗体阴性，白细胞 $12.5 \times 10^9/L$，多核细胞 $0.80 \times 10^9/L$，淋巴细胞 $0.16 \times 10^9/L$，嗜酸性粒细胞 $0.04 \times 10^9/L$。为进一步确诊，同年 4 月进住某医科大学附属医院住院检查。4 月 19 日 CT 检查报告："双肺的改变需排除肺泡癌，建议肺穿刺活检"。4 月 23 日纤维支气管镜检查报告："CT 示双肺多个结节影，纤支镜未见异常，结合临床考虑，左肺周围肺癌可能性大"，并于左下叶前外基底段取活检，分别送细胞学、病理学检查。4 月 24 日病理科诊断报告："纤支镜活检（左下肺）查见少量肺细胞癌组织"。主管医师据此主张立即放疗。患者家属请该院病理科主任最后判定，结果仍如上诉，指示立即放疗。但患者拒绝，要求中医治疗。

于是出院延请某中医治疗，服其方 1 个月余，病情毫无改善，除胸闷、气粗、咳嗽外，更觉精神疲乏，肢体困倦。出示处方一叠，尽皆扶正固本，大补气血，兼抗癌中药之类。

现症：胸闷、气紧，偶有咳嗽咳痰，乏力。睡眠、饮食尚可，二便调。察其素体肥胖，情绪安稳，精神欠佳，面色晦滞，舌苔满布薄白滑润，舌边尖红，脉沉细滑数。无烟酒嗜好。

辨治：患者咳、痰、胸闷、气紧，病位在肺，结合体质、舌、脉，辨为痰湿壅滞，气道不利，且有热化倾向，为实多虚少之证。以治实为主，兼顾其虚，拟苦辛通降，逐痰清肺法治之。用小陷胸汤合《千金》苇茎汤加味与服，辅以食疗、按摩以观其效。

处方：全瓜蒌 15g，法半夏 15g，黄连 10g，苇茎 40g，薏苡仁 30g，冬瓜仁 20g，桃仁 15g，橘络 10g，黄芪 40g。

浓煎，每日 1 剂，分 3～4 次服。

辅助疗法：

（1）嘱家属进行胸背部按摩：以手掌紧贴胸背部，顺、逆时针按摩 36 次，1 日 2 次，以利气降痰，促进气道通畅。

（2）每日早餐用薏苡仁 20g、大枣 20g、百合 15g、莲米 15g，煮粥食。

每半月至 20 天复诊 1 次。治疗过程中，除因胃脘不舒或咳痰不利等，酌加白豆蔻、茵陈、枳壳、郁金、莱菔子、桑白皮、枇杷叶、海浮石、山楂、谷芽、白芍等一二味外，基本方一直未变。9 月 6 日复诊，咳嗽、咯血、胸闷、气促等症状全部消除，精神、体力显著好转。11 月 5 日 X 线摄片检查报告："双肺下部仅见纹影增多，肺内病变基本吸收"，患者开始上半天班。12 月 10 日起全天上班。患者面色红润，精神体力已如常人。1994 年 2 月 3 日去原诊断医院 CT 复查报告："与前片（1993 年 4 月）比较，右肺和左肺各部实变影及结节影已消散,未见肿块。"随访10余年,未复发。

按:本案坚持以苦辛通降,逐痰清肺,用性质比较平和的方药攻逐邪气,辅以健脾理脾之品,体现"辨证论治""轻可去实"而治愈。本案病人心理状态稳定,又能坚信中医,坚持治疗,充分合作,是取得如此疗效的良好条件。在临床上治疗各类癌症的经验表明,凡有通道能使邪排出的癌症,中医治疗的效果较好,如:肺癌、膀胱癌、子宫癌等;凡深藏于内,无管道通于外,癌邪无出路的癌症,中医治疗效果不佳,如脑癌、肝癌、卵巢癌等。

【原文】

太陽病二三日,不能卧,但欲起,心下必結,脉微弱者,此本有寒分也。反下之,若利止,必作結胸;未止者,四日復下之;此作協熱利也。(139)

【挈要】

论从脉证变化预测是否将成结胸。

【辨脉证】

结胸易由太阳病误下而成,而结胸证及早攻下是很重要的,所以根据太阳病误下后脉证发生变化的情况预测是否成为结胸非常重要。本条就是讨论这一问题。

太阳病二三日,常是邪气欲往内传之时,患者出现"不得卧,但欲起",即不能睡卧,而要坐立,这显然是里有实邪的表现。由于这种表现特异性不强,可见于多种证候,仅仅据此是难以做出诊断结论的。因此,接着指出了它的脉证是"心下必结,脉微弱",从病位上看,是在心下;从病情上看,只言结,究竟是什么阻结,并不明确;但是从脉象上看,脉微弱,微是阳气不足,弱则为血少。如此虚实互见,究竟是什么原因?文中接着指出"此本有寒分也",本是指患者的体质,寒分是指里虚阳气不足,而有水饮留结之意。由此可见,本证是因为平素里虚阳气不足,水饮留结心下,正当太阳病二三日邪气欲内传之时,由于内外相引,欲陷之邪与水饮相搏于心下,方有此候。此时治疗上应当温化水饮,兼以通阳解表为法。

上述见症,倘若临床医生误行攻下,必然会使表邪乘虚内陷,与心下之水饮相结就会形成结胸。但总因其人本属里虚寒饮不化,只有误下之后,利能自止者才有可能发生这样的变证。如果下利能够随着药过利止,则说明正气虚之不甚,这可以说是能够成为结胸的一个重要条件,反之则不可能,所以"若利止"是关键点。如果下利不止的,则是其病时间较长,再行误下的结果,即"四日复下之"所致。复在这里不是重复,一而再的意思,其义应为反也,指病已四日,不当下而反用下法。四日,并非局限于四天,而是概指较多的天数。因为随着病程的进展以及时间的推移，必然会导致正气亏损，日渐不足，误下之后才会使表邪内陷伤中，为里寒夹表热而下利，故云"此作协热利也"。此处所说的表热，同太阳伤寒的发热一样是现象，是由寒邪郁阻阳气而发，其本质还是属寒。其治疗上自当以温中止利，兼以疏表为法。

本条是以脉证变化预测是否结胸，其重点在于以"不利"预测结胸，以利预测协热利，切记并非指一下为结胸，再下为协热利。

【原文】

太陽病下之，其脉促，不結胸者，此為欲解也。脉浮者，必結胸。脉緊者，必咽痛。脉弦者，必兩脅拘急，脉細數者，頭痛未止。脉沉緊者，必欲嘔。脉沉滑者，協熱利。脉浮滑者，必下血。（140）

【挈要】

论从脉测结胸之成否。

【辨脉证】

由于在第 130 条中有"病发于阳而反下之，热入因作结胸"的表述，仲景恐人误以为太阳病下后就可以发生结胸。故本条再以太阳病下之为例，着重论述是否可以成为结胸的问题。同时，还兼及太阳病误下以后，可以发生多种病机演变和可能发生的变证。本条在论述时，着重以脉象变化来推测证的变化，这是仲景著论时的一种表达方法，意在提醒重视脉象变化。

太阳病，其病在表，无论是中风或是伤寒，都应当予以解表，使邪从外出，才属正治。如果使用下法，就会逆其病机，通常会导致里虚邪陷，从而发生各种不同的变证。为什么会出现不同的变证，其中非常重要的因素就是患者的体质状况和有无兼夹。条文中首先举出"其脉促，不结胸"，这是由于患者体质素健，里无痰饮食滞，只是误下使正气受到一时挫伤，患者尚有抗邪外出的能力，所以其脉象出现急促、短促之象，而无其他见症。此种情况正气重新向外抗邪，使邪还于表，故云"此为欲解也"，欲解并不是自欲，而是有欲从表解之机。若见"脉浮者，必结胸"，是指误下之后，邪热内陷胸中，与里之痰水相结，故有此脉象出现。因未误下之前，脉浮主外，已下之后，邪气内陷，而脉浮主上，这与第 128 条"寸脉浮，关脉沉"一致。同时，"必结胸"，还隐喻了体质因素和已有心下痛，按之石硬之症。由此可见，太阳病误下之后，既可见正气一时受伤而脉见急促或短促者，为欲解之候，又可以形成寸脉浮，关脉沉，心下按之痛的结胸，这完全是取决于人体的内在因素。因此，不能认为太阳病误下，就一定要形成结胸。

由于人的体质因素比较复杂，太阳病误下之后，还可以形成多种变证。

所以原文中还列举了多种情形,提示学者应从多方面来看待问题。若见"脉紧者,必咽痛",这是误下虚其里气,邪陷少阴,因少阴之脉循咽喉,故可发生咽痛。若见"脉弦者,必两胁拘急",这是误下邪陷入少阳之候,因弦为少阳之脉,胁为少阳经脉所过,邪陷少阳,枢机不利,故见有此症。若见"脉细数者,头痛未止",这是误下损伤阴液,故见脉细数,细脉主虚,数脉主热,血虚失养,阳热上冲,故见头痛不止。若见"脉沉紧者,必欲呕",这是误下损伤胃气,邪乘虚犯胃,故可发生欲呕之症。若见"脉沉滑者,协热利",这是误下邪陷胃肠,沉主里,滑主痰,当系其人本有痰饮,以致形成表热夹里之痰湿而利,故为协热利。若"脉浮滑者,必下血",乃因其人阳气素盛,误下之后,表既未解,邪热内陷,损伤阴络,故发生下血,也有可能其人下焦本有湿热或痰瘀。

　　总而言之,太阳病误下之后,之所以会出现前述的多种脉象变化和可能发生的变证,都与人的体质有着密切联系。因此,本条提示的各种可能性,意在开阔思路,多方面考虑问题。

【原文】

　　病在陽,應以汗解之,反以冷水潠①之,若灌之,其熱被劫不得去,彌更益煩,肉上粟起,意欲飲水,反不渴者,服文蛤散;若不差者,與五苓散。寒實結胸,無熱證者,與三物小陷胸湯,白散亦可服。(141)

　　文蛤散方

　　文蛤五兩

　　上一味,為散。以沸湯和一方寸匕服,湯用五合。

　　白散方

　　桔梗三分　巴豆一分(去皮心,熬黑,研如脂)　貝母三分

　　上三味,為散。内巴豆,更於臼中杵之,以白飲和服。強人半錢匕,羸者減之。病在膈上必吐,在膈下必利。不利,進熱粥一杯;利過不止,進冷粥一杯。身熱,皮粟不解,欲引衣自覆,若以水潠之、洗之,益令熱却不得出,當汗而不汗則煩。假令汗出已,腹中痛,與芍藥三兩,如上法。

【挈要】

论太阳病误用水法致变和寒实结胸证治。

【释字词】

①潠:口中喷出水或液状物。

【辨脉证】

病在太阳,法当汗解,一般不宜用水法治疗。水法包括喷洒、洗擦、淋浴、饮水等。虽然体强之人可以因汤水调理,使津液得充,邪与汗并,热达腠开,

邪随汗出，但若滥用水法，必致变证蜂起。太阳病误用下法致变，主要有两种情况：一则水性寒，误用下法，使寒凝更甚，表闭不解而邪热内陷。二则水为阴邪，伤人阳气，使邪气内陷。其中尤以伤人阳气为主。由于误用水法的程度、患者体质等因素不同，随着阳气损伤的程度及邪陷的部位不同而有所不同。本条明言病在阳，应以汗解，而反以冷水潠、灌，因水邪之寒，虽然可以外劫其热，但邪并不因此外散，只不过是水寒之气浸渍肌表，使邪热被遏于内。所以潠、灌之后，内见胸中烦闷转甚，外则见肉上粟起，即外起鸡皮样反应。由于阳气内郁胸中，与转入阳明化热不同，故虽见欲饮水，但并不口渴。这种情况，是水寒外渍肌肤，使邪不得外散，内郁之阳气不得外达，只有使在表之水寒之气得去，内郁之阳气得以外达，方可病解，所以治疗上使用咸寒利水之文蛤散，使水寒之气得从小便而去，又不助长热邪。《灵枢·本藏》云："三焦膀胱者，腠理毫毛其应"，使内气化则外气化，故病可解。如果服药后病仍不解，则可改用化气行水，兼能温阳和表的五苓散治疗。

所谓"寒实结胸"，指里有寒痰之邪凝聚，阻结于胸胁心下而见胸部结满紧实，按之痛或疼痛拒按等临床表现。寒湿之邪阻结于内，心胸中阳气不得向外宣发，气机亦因之不得流畅，除有结胸见症外，无发热、烦渴、舌苔黄燥等症，故云"无热证"。其实，这个表述是针对第135条"结胸热实"而言。通常寒邪为患，多属虚寒，故见大便稀溏，但是寒痰凝聚之寒湿证，由于阳气不行，则可见不大便。邪阻胸胁心下，还可能有喘咳气逆等症。针对寒痰凝聚的病机应当温下寒实，涤痰破结。至于后文"与三物小陷胸汤，白散亦可服"，其中"小陷胸汤""亦可服"七字确为衍文。该条文在《金匮玉函经》作："若寒实结胸，无热证者，与三物小白散。"在《千金翼方》中作："寒实结胸，无热证者，与三物小白散方。"治疗寒实结胸证之方是三物小白散而不可用清热化痰散结的小陷胸汤。

【论治疗】

文蛤，即海蛤壳之有花斑者，其性咸平，为《神农本草经》上品，利尿化痰，软坚而不伤正。本方为平和之剂，因为药力轻缓，适宜水寒初结不甚者。由于本伤于水，故服用时仅用开水五合，以免饮水过多，更助水饮。《伤寒论》原书在本条方后注后记载："身热，皮粟不解，欲引衣自复者，若以水潠之、洗之，益令热劫不得出，当汗而不汗，则烦，假令汗出已，腹痛，与芍药三两如上法。"此节文字与本条文主旨一致，用芍药其义有三：一则利尿祛水，二则缓急止痛，三则防过汗伤阳。

本方得名之由来是方中所用三物，其色皆白，且其用量皆小，故名之三物小白散。方中桔梗开提肺气，贝母消郁结之痰，关键在于巴豆一物，其性味极辛极热极烈，故以之破结搜邪，逐其寒痰壅滞。由于本方药性峻猛，故以之作散，根据病人体质的强弱，酌情用量，以防过剂伤正，用白饮和服，其目的在于扶助卫气，以行药力。

此外，必须注意用药后的反应，通常病在膈上的，服药后寒痰实邪多从吐而解，病在膈下者，则多从下而解。如果邪结较盛，药力一时不能冲开所结之邪，可饮热粥一杯，加强药力达到利的目的；反之，如果服药后下利不止，又当进冷粥一杯，以解巴豆辛热之性，使下利自止。临床中用药时，巴豆熬黑，是指干炒，使巴豆外表发黑，目的在于去油，减少刺激性。由于巴豆其性峻烈，用量一定要小心把握，常用量约为 0.7g，根据具体情况酌情增减。

第十六节　第142~148条

【导读】

本节共7条，集中讨论了类似结胸的证候，以加深对结胸的认识。

【原文】

太陽與少陽併病，頭項強痛，或眩冒，時如結胸，心下痞鞕者，當刺大椎[①]第一間、肺俞[②]、肝俞[③]，慎不可發汗；發汗則譫語，脉弦。五日譫語不止，當刺期門[④]。（142）

【挈要】

论太阳少阳并病证治。

【释字词】

①大椎：督脉经穴，在第七颈椎和第一胸椎棘突之间。

②肺俞：足太阳经穴，在第三、四胸椎棘突间，在中线外旁开一寸五分处。

③肝俞：足太阳经穴，在第九、十胸椎棘突间，在中线外旁开一寸五分处。

④期门：足厥阴肝经募穴，在乳头直下第六、七肋骨之间。

【辨脉证】

本条是讨论太阳与少阳并病时，见时如结胸，心下痞硬证治及其误治后的救治法。结胸多由太阳夹水饮见心下满硬痛，误用下法致水热互结而成。但太阳病见心下满硬痛，并非一定是有水饮者。以邪入少阳为例，由于气机郁滞也可以见到心下痞硬，应注意予以鉴别。如果误以少阳气机郁滞为太阳表证，从而采用汗法治疗，则有谵语之变。

太阳病传入少阳，出现弦冒，时如结胸，心下痞硬等证候，但太阳病又未尽去而仍见头项强痛，这就叫太阳与少阳并病。心下痞硬是气机郁滞所致，其特点是时作时止，与有形之水饮停留之心下结满紧实，持续不解不同。由于少阳胆火内炽，上扰清窍，头目不清故见弦冒。本证虽为太少并病，但是从弦冒，时如结胸，心下痞硬这些表现来看病变重点已在少阳，而且相火内炽比较突出。

【论治疗】

本证当解表同时和解泄热。由于少阳包括胆与三焦，三焦又外合于腠理毫毛，所以和解泄热又反过来有利于解表祛邪。加之本证少阳病侧重在胆火内炽，如果采用辛温之剂发汗解表可能会出现辛温动阳从而使胆火更炽，因此改用针刺治法行气透表，选用大椎、肺俞、肝俞穴位。大椎是督脉经穴，位于第七颈椎的棘突下凹陷处，是手足三阳经与督脉的交会穴，有疏散三阳表邪，通行一身阳气的作用。肺俞为膀胱经穴，在第三胸椎棘突下，旁开 1.5 寸，能宣肺解表。肝俞亦为膀胱经穴，在第九胸椎棘突下，旁开 1.5 寸，能够行气清泄肝胆热邪。三穴合用能宣透表邪，通行阳气，清泄相火，治疗太阳少阳并病，少阳胆火偏甚者。

若临床辨证不清，误将本证辨为太阳外感风寒兼水饮，从而以辛温发汗为主，或更兼以温药行水，必然会伤津助热而见谵语。谵语见于汗后，多为津伤胃燥，但亦有因相火内炽，热邪扰心而成者。因为少阳与厥阴相表里，手厥阴心包又为心之外围，少阳邪热内炽，必内扰于心，轻则烦躁，郁闷不舒，重则出现谵语、昏睡等。其鉴别亦要根据脉证，仅举弦脉为例，说明属少阳胆火内炽，而不是阳明胃燥津伤。所以不能用下法，以免加重津液损伤，当直刺期门穴。期门为肝经募穴，位于乳头直下，第六、七肋间隙处。针刺期门一方面泄少阳过炽之相火，另一方面泄内扰于厥阴之邪热，以防邪热直陷入厥阴，尤其是时至五日，为传厥阴之期，更应预作处理。

本条在治疗上只提到了针刺，但并不是指仅能针刺而不可用药治疗。从针刺治疗中我们可以体会到用药治疗的原则方法，少阳相火内炽应和解泄热，兼表者应兼透表邪，内扰厥阴应肝胆并治，泄热凉营。

【原文】

婦人中風，發熱惡寒，經水適來，得之七八日，熱除而脉遲身涼，胸脅下滿如結胸狀，讝語者，此為熱入血室①也，當刺期門，隨其實而取之。（143）

【挈要】

论热入血室如结胸证治。

【释字词】

①血室：指胞宫，即子宫。

【辨脉证】

本条论述了妇人热入血室的成因、脉证及治法。将本条放在本节讨论是因为热入血室有时会出现类似结胸的脉证,这时应与结胸证进行鉴别。

表病内传,总是虚处受邪。妇人本有余于气,不足于血,加之经期血室空虚,于七八日病邪传里之时易陷入血室,犯及血分。对血室的认识历来有争议,但从《伤寒论》原书来看关于热入血室的论述都与妇人有关,而《伤寒论》中有关热入血室的四条条文都收入《金匮要略》妇人杂病篇。《金匮要略》中除这四条外,还有一条论及血室的条文"妇人少腹满如敦状,小便微难,不渴,生后者,此为水与血俱结在血室也"也在妇人杂病篇。可见血室之病为妇人所专,血室不仅与女子月经关系密切,还与生育有关,所以血室当为子宫。

风寒外邪感人,成为热病,发热恶寒,其热除随汗而解之外,还可以随血而泄,所以有"衄乃解""下血乃愈"之说。月经来潮,虽然是一种生理现象,同时也可以成为气得以外泄的一种途径。若热邪较盛,不但不能随经血外出,而且可能随之乘虚内陷血室,成为热入血室之证。

脉迟乃气血运行不畅表现,其原因为邪热入于血室,与有形之邪离经之血相结,影响气血运行。热与血结于内,虽外见热除身凉,但因血室属肝,热入血室,血热相结,肝经经脉不利,而其经布散于胁肋入于胸中,故热入血分,里络阻闭,胸胁中气血运行不畅,出现胸胁下结满。从胸胁下满,外无热,脉迟等临床表现来看,与结胸颇似,但其本质不同,需加以鉴别。不同之处有两方面:其一,结胸为水热互结,往往并不影响神志病变;而热入血室是血热互结,血热上扰心神,所以有明显的神志症状——谵语。其二,结胸病位在上焦,以胸中、心下为病变核心,故结满紧实的现象尤为突出;而热入血室病位在下焦,下焦为病变核心,胸中只是波及,往往会出现少腹满胀等下焦症状。

【论治疗】

本证为血热互结,治疗遵"诸病在脏欲攻之,当各随其所得而攻之"原则,当下其血。但是正值经血来潮,下血已七八日,病情非但不解,反而加重,说明正虚邪实的情况比较明显,当刺期门,以疏利肝气,泻血分实热,改峻攻为缓攻。

本证为热入血室,血热互结而成结胸类似证,前人又称其为血结胸。除热入血室之外,凡是血热互结而导致结胸类似证的,都可以称之为血结胸。但是应当明确的是,血结胸并不是结胸证,不能按结胸治疗。热入血室为妇人独有之证,但是血结胸及热入血分却并非妇人独有。本条通过热入血室证,揭示了热邪犯及血分的条件、脉证及治疗法则。

【原文】

婦人中風七八日，續得寒熱，發作有時，經水適斷者，此為熱入血室，其血必結，故使如瘧狀，發作有時，小柴胡湯主之。（144）

【挈要】

论热入血室如疟状证治。

【辨脉证】

本条为热入血室出现另一种病情证治。由于女性患太阳中风，无论是在月经适来，还是月经适断之时，外邪均可乘机陷入血室，但随着所陷入的时间不同，病情亦有差异，所以需要明辨。上条言经水适来，本条言经水适断，相互对应，加深理解。

妇女中风，当七八日之际，突然由发热恶寒转变为寒热往来如疟，且寒热往来发作有时，这是为什么呢？一般来说，七八日续得寒热如疟，既可见于太阳病之邪留肌肤，或正胜邪微，病有欲解之势，又可见于疟疾。特别是发作有时，更是容易同后者混淆。除此之外，还有一种情况就是妇女中风之后，时值月经来潮，由于此时血室空虚，这就为外邪内陷提供了条件，即使其人体质素健，外邪一时尚未能陷入血室，但是随着时间的进展，七八日时正当太阳病或愈或变之际，其邪不解，说明正气已因行经不足，邪气随之内陷，形成热入血室之证。由于已经行经数日，离经之血大部分已排出，热与血结不甚，所以只是见到续得寒热，发作有时。诚然，此证也可见于行经期中，经水突然停止者。其原因为血室与厥阴肝经有密切关系，厥阴肝经又与少阳相表里，热与血结不甚，正气尚能与之相争，欲以少阳为出路，所以出现寒热往来如疟，发作有时。"此为热入血室，其血必结，故使如疟状，发作有时"，正是对本证病因病机的概括。既然如此，自当以小柴胡汤主之，和解少阳之枢机，使邪从外而解，邪去而血结亦散。

综合第143条热入血室如结胸及本条热入血室如疟证治来看，热入血室之见证颇有不同，治法亦相应有别，所以临床辨证需细审。

【原文】

婦人傷寒，發熱，經水適來，晝日明了，暮則讝語如見鬼狀者，此為熱入血室，無犯胃氣及上二焦①，必自愈。（145）

【挈要】

论热入血室暮则谵语证治。

【释字词】

①上二焦：指上焦和中焦。

【辨脉证】

本条承接前文继续讨论热入血室的成因、症状及治疗禁忌。热入血室不仅可因太阳中风导致，也可由太阳伤寒形成。由于寒邪外束于表，郁闭阳气，症见发热之时，正值经水来潮，血室空虚，在表之邪热亦可随之内陷，从而形成热入血室。

热入血室，血热相结，血热上扰，心神不能自主，则见谵语。其特点为夜晚明显，或昼日明了，暮则谵语；而阳明腑实谵语则为白昼为甚，或昼夜无明显区别。气属阳而主日，血属阴而主夜。由于人体卫气日行于阳，夜行于阴，入暮之卫气内入与伏于血分的热邪相合，其热更炽，心神失养，所以出现这种现象。

【论治疗】

本证病在下焦血分，治疗上应当从下焦血分论治，切不能以谵语为病在中焦，从而采用承气汤以止其谵语，或误以为伴见胸胁下满为病在上焦而使用汗吐之法。如此攻伐上中二焦，非但无功，反而累及上中二焦，使病情加重。因为本证见于初期，又值经水适来，所以热可随血去，从而有自愈的机转。但是这种自愈并非绝对，如果不能自愈，可结合第143、144条精神，临床时随证施治。邪有外出之机以小柴胡汤因势利导，血室空虚较甚应疏解凉血，血结明显可活血化瘀。

【原文】

傷寒六七日，發熱，微惡寒，支①節煩疼，微嘔，心下支結②，外證未去者，柴胡桂枝湯主之。（146）

柴胡桂枝湯方

桂枝一兩半（去皮） 黃芩一兩半 人參一兩半 甘草一兩（炙） 半夏二合半（洗） 芍藥一兩半 大棗六枚（擘） 生薑一兩半（切） 柴胡四兩

上九味，以水七升，煮取三升，去滓，温服一升。本云人參湯，作如桂枝湯法，加半夏、柴胡、黃芩，復如柴胡法。今用人參作半劑。

【挈要】

论太阳与少阳并病心下支结证治。

【释字词】

①支：通肢，指四肢。

②心下支结：即患者自觉心下有物支撑结聚。

【辨脉证】

本条讨论太阳与少阳并病，将其放在这里讨论，其目的是同结胸证相鉴别。太阳伤寒六七日不解，正值转变之时，见"微呕，心下支结"是邪入少阳。少阳受邪，气机郁滞，胸中大气不能正常运行，气聚于中则心下支结。心下支结是患者自觉心下有物支撑结聚，同结胸心下结满紧实类似，但因为只是无形气结，所以按之不石硬，也不痛。气机郁滞，胆气不舒则犯胃作呕，病邪初入少阳，胆火上逆不甚，所以呕亦微，也没有心烦等胆火内炽等典型表现。

病邪虽然已入少阳，但是太阳病邪尚未尽，仍见"发热，微恶寒，支结烦疼"。与发热并见的"恶寒"是太阳病辨证的关键，通常来说恶寒在，表证在；恶寒罢，表证罢；恶寒微，表证亦轻。除了风寒外束，营卫不行，更兼病变日久营卫被伤，不能濡养肌肉筋骨所以出现支结烦疼。支即肢，支结烦疼即四肢关节烦疼，为肢体骨节疼痛较甚。

本证为太阳病已传入少阳，但太阳证未罢，故亦应属太阳与少阳并病。从微恶寒来看，本证太阳表证较轻，从微呕等症来看，少阳胆火内炽也不明显，但二者相较仍以太阳病为主。

【论治疗】

针对此类太少并病，太少病证均不突出，治疗当表里同治，既解表又和解少阳，方用柴胡桂枝汤。

柴胡桂枝汤是小柴胡汤、桂枝汤各用半量，合剂而成。全方用桂枝汤调和营卫，解肌发表，用小柴胡汤和解枢机，调畅气机，内外相合，既能外解表邪，又能和解少阳。由于太阳、少阳病情均较轻，所以药物剂量均减半使用。本证既称"伤寒"，为何不用麻黄汤而用桂枝汤呢？这是因为少阳病禁汗，虽有太阳病当汗，但又不可过汗，所以解表用药只选择发汗轻剂桂枝汤，而不是发汗峻剂麻黄汤。本方主治与小柴胡汤去人参加桂枝治少阳证"不渴外有微热"相似，都是治疗少阳兼太阳之证。但是小柴胡汤去人参加桂枝的适应证，以少阳为主，太阳表证较轻，故以和解为主兼顾解表。

【践行案例】

病案：余国俊验案[1]

王某，女，59岁。2002年8月27日就诊。

2天前受凉，恶寒发热。服药无效，外寒未解，内热渐盛，体温高达39.2℃，急忙输液，口服扑热息痛片（对乙酰氨基酚片），汗出热退，移时复热，如是者7天。中医诊断为风热感冒。予银翘散加减服3剂，体温降至37.5℃，但汗多，困倦、短气，大便偏稀，更医诊断为气虚感冒，予补中益气汤加减服3剂，未见显效，便不再服中药，唯间断输液，配服维生素、肌苷、蛋白粉等。

---

[1] 杨殿兴，罗良娟，邓宜恩，等. 四川名家经方实验录 [M]. 北京：化学工业出版社，2006：199-200.

体温一直在 37.3～37.8℃之间波动，迁延至今已 2 个月。刻诊：低热（体温37.2℃），面白神疲，周身酸软，短气乏力，微恶风寒，夜热盗汗；纳差，口微苦，大便偏稀，舌质较淡，苔薄白腻，脉浮弱，一息五至。辨证为虚人感冒，正虚邪留，枢机不利之证，予柴胡桂枝汤加减。

处方：柴胡 15g，黄芩 10g，法半夏 12g，桂枝 15g，白芍 15g，甘草 5g，生姜10g，大枣 10g，茯苓 20g，仙鹤草 50g，葛根 30g。

服 3 剂后周身清爽，不再恶风寒，夜热盗汗大减，体温 36.9℃。改予六君子汤合玉屏风散加桑叶、仙鹤草，3 剂后诸症痊愈。为增强体质，嘱服补中益气丸 1 个月。

按：本例感冒患者，低热迁延了 2 个月之久。曾按风热感冒治之，服银翘散后体温虽降，但虚象叠现；复按气虚感冒治之，服补中益气汤未见显效。其人面白神疲，短气乏力，纳寒便稀，舌质淡，为阳气虚弱之征；微恶风寒，周身酸软，脉浮弱，为邪恋太阳之象；夜热盗汗者，邪稽少阳也。故用柴胡桂枝汤，去壅补之党参，加扶正不留邪之仙鹤草；复加健脾升清之茯苓、葛根。如此从少阳之枢，以达太阳之气；又从太阳之开，解肌调和营卫，扶正补邪，是以效彰。

【原文】

傷寒五六日，已發汗而復下之，胸脅滿微結，小便不利，渴而不嘔，但頭汗出，往來寒熱，心煩者，此為未解也，柴胡桂枝乾薑湯主之。（147）

柴胡桂枝乾薑湯

柴胡半斤　桂枝三兩（去皮）　乾薑二兩　栝樓根四兩　黃芩三兩　牡蠣二兩（熬）甘草二兩（炙）

上七味，以水一斗二升，煮取六升，去滓，再煮取三升，溫服一升，日三服，初服微煩，復服汗出便愈。

【挈要】

论少阳病兼水饮证治。

【辨脉证】

本条论述太阳伤寒邪陷少阳兼水饮证治，因其有胸胁满微结一证，故列于此处以与结胸证鉴别。

伤寒五六日，正是病情变化之时，若发汗不解或误用下法，反伤正气，病邪乘虚内传，入于少阳则为少阳病。如果其人素有水饮，或因少阳枢机不利而致三焦决渎失司，水道不利则成少阳兼水饮证。胸胁满，往来寒热，心烦是少阳枢机不利的典型表现，兼有水饮内停，水津不布，所以出现小便不利，但头汗出，口渴，胸胁结硬。但本证只是气机不利兼有水饮，所以其结不甚而微，水饮不甚，而且重点在三焦不利，脾胃之气尚可，故不呕。

此外，邪陷少阳，寒邪化热，灼伤津液，进一步加剧了小便不利与口渴的情况，但毕竟只是少阳少火之热，并非阳明壮热，故不见身壮热，大汗，大渴引饮等症。

本证有饮、有热，有成为结胸的条件，但是饮、热均不甚，而又没有形成互结，所以虽有胸部结满但不痛，与结胸不同。出现往来寒热等少阳证，既是与大结胸证不同之处，又说明正气尚有抗邪外出之机。因为少阳枢机不利，阳气闭郁，水津不能四布，不能令邪与汗并，热达腠开，仅蒸郁于上而见但头汗出，又提示了有成为水热互结的可能。

【论治疗】

本证病情较为复杂，如果治疗不当，则邪进正衰，或水热互结形成结胸，或邪热炽盛而入阳明，或水渍入胃而陷三阴。所以应当和解少阳，温化水饮使正气来复，阳气宣通，水津布散托邪外出，身濈然汗出而解。

方用柴胡桂枝干姜汤，方中柴胡、黄芩和解少阳，解郁清热，桂枝、干姜温中散饮，栝蒌根生津止渴，配以牡蛎逐饮开结，甘草调和诸药。全方攻补兼施，寒热并用，解郁行水，从而达到和解少阳，温化水饮之效。

可以将本方视为小柴胡汤加减。小柴胡汤原方加减云："胸中烦而不呕者，去半夏、人参加栝蒌实。若渴，去半夏，加人参合前成四两半、栝蒌根四两"，本证心烦，不呕而渴，故去人参、半夏，加栝蒌根。小柴胡汤加减又云："胁下痞硬，去大枣，加牡蛎四两"，本方胸胁满微结即为痞硬，所以去大枣，加牡蛎，但因为阳气已伤，所以牡蛎用量减半。小柴胡汤加减还有："若心悸，小便不利者，去黄芩，加茯苓四两"，本证虽有小便不利，但无心下悸而烦，是因水饮停滞之中兼有津伤燥热，所以留黄芩而不加茯苓。另外用干姜代替生姜其目的在于既可辛散胸胁之微结，又可抑制黄芩、栝蒌根、牡蛎之寒性，使阴阳协调而不致偏盛。

临床中有患者反映服用药物后，感觉烦躁更明显了，是不是医生处方有误？其实不然，本方服药初期可能会见到烦躁加剧，这是阳气来复，枢机欲动，邪正相争之象。但要注意并无其他如热增之象，因为本方虽寒热并用，但毕竟偏温，所以热甚之证误用有动热之弊。本方服后，可见汗出便愈，这是少阳枢机通利，气行水去，津液得以布散的现象，与服小柴胡汤后"上焦得通，津液得下，胃气因和，身濈濈然汗出而解"同理。

本方虽原为少阳兼水饮证而设，而实际上借和解少阳使三焦通利，所以对于没有外感而因三焦决渎失职所致的水饮内停也可以灵活运用。

【原文】

伤寒五六日，头汗出，微恶寒，手足冷，心下满，口不欲食，大便鞕，脉细者，此为陽微結①，必有表，復有裏也。脉沉，亦在裏也，汗出为陽微，假令纯陰結②，不得復有外證，悉入在裏，此为半在裏半在外也。脉雖沉緊，不得为少陰病，所以然者，陰不得有汗，今頭汗出，故知非少陰也，可與小柴胡湯。設不了了者，得屎而解。（148）

【挈要】

论阳微结证治及与纯阴结证的鉴别。

【释字词】

①阳微结：因热结于里而大便秘结，叫做"阳结"，热结的程度轻，叫做"阳微结"。

②纯阴结：因脾肾阳虚，阴寒凝结，温运无力所致的大便秘结，叫做"阴结"。没有兼夹证的阴结，叫做"纯阴结"。

【辨脉证】

阳微结证是伤寒日久不解，邪陷少阳使枢机不利，阳郁所致。少阳枢机不利，阳气郁滞不能布达，腠理皮毛失于温煦，故恶寒，不能充养四肢则手足冷。但是需要注意的是这并非阳气不足而是阳气闭郁，所以恶寒微而手足冷不甚，还伴有身热等热证。阳气闭郁，气机不利，留滞于中，故心下满；胃气不降则口不欲食；腑气不通则大便硬；阳气内郁，郁蒸于上，故见头汗出。汗是阳气通行，津液蒸腾的一种表现，所以有汗说明结滞不甚，故称"汗出为阳微"。此处阳微指阳微结，并非阳气不足。阳气闭郁，不能鼓动气血，故脉细小而不显，多伴有沉紧。

本证见"心下满，口不欲食，大便硬"，与结胸证相似，但心下满而不痛，脉虽沉紧但细，不像结胸脉紧实有力，故与结胸不同。此外，本证大便硬与阳明腑实也不同。大便硬虽是阳明胃家实的主症，但并不意味着但凡见到大便硬就是阳明病，本证是因为少阳枢机不利影响胃肠，如果进一步发展可以成为阳明病，但就当前的状况来说仍是以少阳枢机不利，阳气郁伏，气机不利为基本病理。虽然有大便硬，但是并没有阳明潮热、谵语之象。

阳微结证有脉沉细，手足冷，微恶寒，心下满，口不欲食，大便硬，看起来与纯阴结证颇为相似。但是纯阴结证既然为脏气虚寒，纯阴无阳，必然外无热，但是阳微结证则有热象。通常来说，阴证由于阳虚，不能蒸化津液为汗，所以无汗，故汗出常为热证的指征。阳微结证不同于纯阴结证，在于有头汗出等热象。还应注意到的是阴证以无汗为常象，有汗为变，少阴病阳虚阴盛发展到阴盛格阳也会出现头汗。但是此种头汗多为冷汗如珠，多见于额部，伴有目光无神，呼吸不续，面色灰白或颧红如妆，较之阳郁头汗见于整个头部，并蒸蒸而热明显不同。此外，阳微结证常见脉沉细，但因其为阳郁所致，故紧束有力，而纯阴结证则为阳气虚衰，无力推动气血而见脉沉细，其脉必微弱无力。

【论治疗】

综上所述，本证实为少阳病的一种变证。既为少阳枢机不利，那么自当以小柴胡汤和解少阳使上焦得通，阳气布散，则头汗出、微恶寒、手足冷、心下满、脉沉紧而细等症可解。随着阳气通行，津液四布，胃气和降则口不欲食，大便硬也相应而解。临床上也会见到一些患者因为阳郁太甚，病机已经初犯阳明，只是行气解郁并不奏效，面临这种状况时也无需紧张，治疗上在行气解郁中微通大便即可，处方可考虑大柴胡汤、柴胡加芒硝汤之类。

第十七节　第149～153条

【导读】

本节共5条，集中讨论了痞证的证治纲领，为了加深对痞证的认识，还涉及了结胸、悬饮等实痞证，中阳不足的虚痞证和少阳柴胡证。

【原文】

傷寒五六日，嘔而發熱者，柴胡湯證具，而以他藥下之，柴胡證仍在者，復與柴胡湯，此雖已下之，不為逆，必蒸蒸而振①，却②發熱汗出而解。若心下滿而鞕痛者，此為結胸也，大陷胸湯主之。但滿而不痛者，此為痞，柴胡不中與之，宜半夏瀉心湯。（149）

半夏瀉心湯方

半夏半升(洗)　黃芩　乾薑　人參　甘草(炙)各三兩　黃連一兩　大棗十二枚(擘)

上七味，以水一升斗，煮取六升，去滓，再煎取三升，溫服一升，日三服。

【挈要】

论少阳证误治成大结胸证及痞证。

【释字词】

①蒸蒸而振：高热寒战。蒸蒸，兴盛貌，此处形容高热；振即寒战。

②却：然后。

【辨脉证】

本条以"伤寒五六日，呕而发热者，柴胡汤证具"作为前提，讨论误下后引起的三种不同转归和提出随证施治方法，并通过对比手法进行论述，突出了痞证的成因及辨证论治。伤寒五六日，正值或愈或传之际，症见"呕而发热"，说明邪已由太阳传入少阳，因为呕与发热是少阳的主症。此时应当以小柴胡汤和解，而不应使用下法。即便此时有可下之症，也只应使用大柴胡汤等方和解兼通腑。如果"以它药下之"，则属误治。误治之后，由于患者的体质各不相同，又可发生各种不同的转变。

正气较旺的患者，误下之后，并未发生它变，柴胡证仍在，故云"此虽已下之，不为逆"，因此，这种状况仍可用柴胡汤和解少阳。但毕竟因误下使正气受到一定程度的损伤，在服用柴胡汤之后，人体得药力之助，正气奋起抗邪，正邪相争剧烈，故必见蒸蒸发热，振振作寒，最终正胜邪却，得汗而解。后世医家称此种病解为战汗，并总结其临床过程为：始作寒战，患者四肢欠温，六脉沉伏，继则发热较甚，续而得畅汗而病解。

患者为素有水饮停于胸中、心下者，误下之后，邪热内陷与水饮相结，而成为大结胸证，故云"若心下满而硬痛者，此为结胸也"。意即若误下之后，症见心下满而硬痛的，即为结胸证。因为这一见症是对结胸主要临床特点的概括，也是它不同于痞证的关键所在，所以对其余见症略而不言，系省文法。既为结胸，自当以大陷胸汤主之。同时，还说明了结胸证并不仅限于太阳误下而致，亦可由少阳病误下而成。

少阳病误下后，若里无水饮，邪热内陷于心下与无形气结则成为痞证。痞证是外感疾病中由于热邪内入直接影响脾胃气机升降失常而出现的，以心下痞为主症的一系列证候的总称。误下损伤脾胃，不仅是邪热乘虚内陷之因，还由于误下伤脾，导致湿由内生，湿与热相结，阻滞气机，使脾胃升降失司，发为本证。因为湿与水相比为无形之气，所以通常称为热与无形之气相结，又因湿为阴邪，其性属寒，所以传统上将本证称为寒热错杂痞，而将其病机归结为脾胃不和，寒热错杂，痞结心下。

【论治疗】

本条文所论述的痞证由于湿热交结阻滞气机，造成寒热错杂痞，由于脾胃受伤和升降失职，胃气下降多见呕吐，脾气不升，水走肠间多见下利，肠鸣。此种下利多为黄色水样便，还常伴有口干欲饮，唇红喜冷，腹部灼热等症状。因为痞证多见呕吐、下利，所以本证临床特点可归纳为"呕、利、痞"。治疗当辛开苦降，攻补兼施，寒热并调。

半夏泻心汤由半夏、干姜、黄连、黄芩、人参、甘草、大枣七味药物组成。由于本证以呕吐为主症，故方以半夏为君，并以之为名，和胃降逆止呕，合干姜之辛温，温中散寒，消痞结。黄连、黄芩苦寒泄降，清热和胃，泄其满。佐以人参、甘草、大枣甘温调补，补脾胃之虚以复其升降之职。诸药同用，共奏扶正消痞之功。全方寒温并用，辛开苦降，攻补兼施，阴阳并调，是为和解之剂。在煎煮方法上，原方后注"去滓再煎"，其目的是使药性和合，不偏不烈，作用协调，从而利于和解。

【践行案例】

病案 01：张晓云验案 [1]

患者黄某，男，56 岁。2004 年曾因"慢性肾功能不全，肾衰竭期"入急诊科病房住院治疗，患者形体偏瘦，面色萎黄，下肢轻度浮肿，治疗过程中出现倦怠乏力，失眠，潮热，记忆力减退，心下胀满，不思饮食，恶心欲吐，肠鸣腹泻（1 日 3～4 次），自觉呼出气体有臭味，舌淡苔薄白，脉沉细。采用西医对症及支持治疗，上述症状缓解不明显，在此基础上用中药治疗，方用半夏泻心汤加减。

处方：半夏 15g，黄连 12g，黄芩 15g，干姜 15g，大枣 30g，党参 10g，茯苓 15g，炒白术 30g，甘草 10g。

上数味药水煎，水开后 15 分钟取汁，每次 100ml，1 日 3 次，口服。服上方 1 剂后，患者心下胀满、恶心欲呕、肠鸣腹泻症状明显减轻，再服上方 2 剂后，患者食欲增加，心下胀满、恶心欲呕、肠鸣腹泻等症状消失。后继续住院治疗 2 周，病情好转后出院。

按：脾主运化，脾失健运，则不思饮食，心下痞满；脾胃为气血生化之源，脾气虚弱，化源不足，则四肢肌肉失养，形体偏瘦，面色萎黄；血虚心神失养故失眠，记忆力减退；阴阳失调，阴不制阳，故时有潮热；脾虚不能升清，清气趋下，故见腹泻。治宜健脾燥湿，平调寒热，散结除痞。上述处方中半夏泻心汤平调寒热，散结除痞，党参益气健脾，炒白术健脾燥湿。茯苓能加强健脾利湿之功，故能使脾气健运，气机调畅，寒去热除，故诸症消失。

病案 02：盖沂超病案 [2]

王某，男，16 岁。

患者背部长有大片散在红色丘疹，略痒不痛，丘疹略高出皮肤。食后半小时腹胀，偶有呃逆，无呕吐，睡眠差，二便尚调。舌质淡、少苔，脉滑。

处方：黄连 3g，法半夏 10g，干姜 10g，炙甘草 10g，潞党参 10g，云茯苓 10g，生麦芽 20g，牡蛎 20g，白术 15g，赤小豆 30g，薏苡仁 30g。

连服 6 剂后复诊，患者背部丘疹消退大半，疹色较前变淡，病情明显好转；腹胀减轻，但仍未根除。再于前方中加陈皮 10g 以加强健脾化湿之力，去

[1] 杨殿兴，罗良娟，邓宜恩，等. 四川名家经方实验录 [M]. 北京：化学工业出版社，2006：244.

[2] 盖沂超，罗勇，张学娅. 半夏泻心汤治疗丘疹举隅 [J]. 浙江中医杂志，2004，（2）：74.

辛温之干姜，加厚朴 10g，枳壳 6g，行气以除滞，另加蒲公英 15g 清热解毒，以达全功。

按： 现代临床医家多把本方运用于治疗消化系统的疾病，每每取得较佳的疗效。然而，半夏泻心汤的临床运用较为灵活，不仅在消化道疾病的治疗中可以取得较好的疗效，也可以用治其他方面的疾病。本案患者脾胃虚弱，运化无力，水湿不化，久则湿邪困脾，湿阻气滞而化热。中焦湿热不化，可影响下焦，从而引发下焦湿热。背部为足太阳膀胱经的循行部位，湿热蕴结于该经，散于外则可形成背部的丘疹。该患者属于湿重于热之证，当减轻方中清热之力；另该患者脾虚，当于原方中加重补益脾胃之力，并加用牡蛎以利水散结。治疗本病，祛湿是关键。叶桂《温热论•温病大纲》曾指出"渗湿于热下，不与热相搏，势必孤矣"。治湿时应注意调理脾胃功能，并同时合理运用芳化、苦燥、淡渗之法。在治疗上，通过治疗脾肾不仅可以除脾肾之湿，也可以祛全身之湿。如果能够把握住合适的方法，治疗上就会事半功倍。此证为湿邪与热邪相交结于中焦而成，湿与水、饮相比为无形之气。程应旄称"热邪夹饮，尚未成实"，此"饮"实为未成形的饮——湿。湿热相交结，湿轻热重明显者称热痞，当用大黄黄连泻心汤除之；相对湿重热轻者称寒热错杂痞，这与半夏泻心汤的临床适应证相符，因此运用本方治疗能取得较佳的疗效。

【原文】

太陽少陽併病，而反下之，成結胸，心下鞕，下利不止，水漿不下，其人心煩。（150）

【挈要】

论太阳少阳并病误下成结胸的危候。

【辨脉证】

太阳少阳并病，按理当刺大椎、肺俞、肝俞等穴位以解太少二阳之邪，即使不用针刺之法，也可选用相应方药和解兼散表，或者针药并进。总之，决不能使用攻下之法来治疗，故云"而反下之"。

由于太少并病的见症，颇似结胸病位偏上之证，如果临床医家辨病不明，则很容易出现误治的情况。本来太阳少阳并病，因表气闭郁，三焦不利，津液不得下行，已经构成形成结胸的内在条件，如果能及时外解太少二阳之邪，则病可得解，反之误下则使邪热内陷，必然会与里之水饮互结导致结胸。本条前后诸条，均在讨论痞证的成因及证治，为何要在此处插入形成结胸的内容？这其实也反映了仲景写作的一个特点。第一，由于太阳病或少阳病误下均可形成结胸或是痞证，此条文说明太少二阳并病也可以形成结胸或是痞证，其目的在于提示医家病情随着人的体质不同，可以发生多方面的转化，必须注意辨证，所以连类而及，以资鉴别比较。第二，本条误下所形成的结胸，与常例不同，病情相对严重，故除"心下硬，下利不止"类似痞证之外，还同时伴有"水浆不下，其人心烦"的表现。这显然是误下损伤脾胃中焦之气太甚，致使脾气虚陷，而见下利不止，浊阴上逆，故见心下硬；胃气严重受损，由于中焦失守，升降枢机失司，上下阴阳不能交济，加之胸中为实邪所阻，阳气不得下行，故见其人心烦。实际上，这已经是结胸的危重症了，如果救治失当，转瞬即可发生烦躁之变，那就难以救治了。

综上所述，本条从成因上讲，似乎与痞证是一致的，但是引起的变证却不相同，一经形成结胸，又不属常例，其中见症又与痞证有相似之处，故不可不辨。最后还特别突出了相关严重见症，提示要全面分析，才能得其要领，绝不能孤立地去认识某一个问题。

【原文】
脉浮而紧，而復下之，紧反入裹则作痞，按之自濡，但氣痞耳。（151）

【挈要】
论痞证的成因及证候特点。

【辨脉证】
浮紧之脉，是太阳伤寒的主脉，自应伴有头痛、发热、恶寒、身痛等症状。既为太阳伤寒，法当辛温发汗解表。而今却用下法，是为误治，导致表邪入里，出现邪结在里的现象。"紧反入里"就是反映这种内陷之机，并不一定出现脉象由浮紧转化为沉紧的表现。从临床上来看，痞证出现沉紧脉的相对较少。伤寒邪陷入里，可以出现多种转归，如前面谈到的结胸、寒邪入里以及入少阳而阳郁于里等。因此太阳伤寒浮紧脉发生变化，只是提示有成为痞证的可能，而不是必然。是否成为痞证，必须要结合临床的表现，这里尤其要注意与结胸相区别。

痞证以心下痞为主症，按之自濡，不同于结胸证的硬满疼痛。心下痞以自觉心下阻塞不舒为主，也可同时伴有心下满胀等症状。但因为痞是无形气结，纵有满胀也是按之柔软，故"按之自濡"。有时痞证也可以见到心下硬，甚至出现包块。但此处的硬不是石硬，不过是柔中兼紧。包块按之则消，即属无形之气痞。此外，痞证还会有疼痛，但仍为气聚作痛，疼痛程度不重。可见痞证虽有多种表现，但总以心下痞为主症，以按之柔软为常。重点在无形气聚，故特别强调"但气痞耳"。由此可知，结胸也可见有痞，但是结胸的痞不仅为气痞，在气痞之上还有有形邪结，并非"但气痞耳"。

【原文】

太陽中風，下利，嘔逆，表解者，乃可攻之。其人漐漐汗出，發作有時，頭痛，心下痞鞕滿，引脅下痛，乾嘔，短氣，汗出不惡寒者，此表解裏未和也，十棗湯主之。（152）

十棗湯方

芫花（熬）　甘遂　大戟

上三味等分，各別擣為散，以水一升半，先煮大棗肥者十枚，取八合，去滓，內藥末，强人服一錢匕，羸人服半錢，溫服之，平旦①服。若下少，病不除者，明日更服，加半錢。得快下利後，糜粥自養。

【挈要】

论太阳中风触发饮邪停结胸胁的先后治法。

【释字词】

①平旦：即清晨。

【辨脉证】

"太阳中风"，那么就应有头痛、发热、汗出、恶风、脉浮缓等表现，接着又说道："下利呕逆"，就表明这不是单纯的太阳中风，还包括里之邪气较甚的反应。从"表解者，乃可攻之"可以得出它不是里之虚证，而是实证。按照《素问·至真要大论》"从外之内而盛于内者，先治其外，而后调其内"原则，当先解表，才不致表邪尽陷，加重病情。

水饮为病，证候不一，根据《金匮要略·痰饮咳嗽病脉证并治》"饮后水流胁下，咳唾引痛，谓之悬饮"，本证水饮停留胸胁，以心下痞硬满，引胁下痛，短气为主要表现，当属悬饮。饮为有形之邪，结于胸胁，郁遏阳气，阻滞气机，故有"心下痞硬满，引胁下痛"。气机被阻，肺气出入不利，故见"短气"。短气与喘不同，短气主要表现为气的往来不利而短促气急，不相接续；而喘则主要表现为肺气上逆，奔迫而出的冲气急。肺外合皮毛，肺气不利，不能充养皮毛，开阖失司，则汗出。由于邪正相争，气机时通时阻，故发作有时。水饮停结胸胁，阻滞清阳不得上升，反致浊阴上冒，因此头痛。水饮上逆于胃，胃气不降则呕逆，下趋肠间则下利，由此可见此时虽然尚有漐漐汗出，头痛等症，但却发作有时并不伴有恶寒发热，是为表证已解，而饮停于中，表现于外的反应，故"此表解里未和"。悬饮证为水饮停留胸胁，理当以十枣汤攻逐水饮。至于本证的脉象，在表未解时，可见浮脉，若表已解，则多见沉弦脉。

悬饮证见心下痞、下利、呕逆，由于水饮下趋肠间，往往伴有肠鸣，故与气痞证相似。但气痞证为热邪内陷与湿相合阻滞脾胃气机，而悬饮证为水饮停留，三焦气机不利，涉及面广，脾胃仅是受其影响。所以气痞证只见心下满，纵有硬痛亦轻，悬饮证则硬满疼痛明显。悬饮证见心下痞硬满，引胁下痛，又与结胸相似。但悬饮只是单纯饮邪为患，无寒热交结，常为走窜为患。故虽有心下痞硬满，但其痛主要不在心下，而是在胁下，且心下硬而不坚。尤其是见有下利，与结胸明显不同。悬饮证见头痛、汗出又与太阳中风相似，特别是又可同太阳中风相兼而病，因此尤其需要注意鉴别。正因如此，《伤寒论》教材中将其称为太阳类似证，以别于太阳病的中风和伤寒。

【论治疗】

本证乃水饮停结胸胁，治当逐水，方用十枣汤。本方乃攻逐水饮之峻剂，方中芫花苦辛性温，能消水饮痰癖，治膈上之水；甘遂苦甘性寒，善行经遂之水；大戟苦辛性寒，能泻六腑肠胃之水。三药合用，药力更为峻猛，逐水之力更甚，使饮邪从二便而消。由于三药均有毒性，故以大枣煎汤送服，以顾护胃气，缓和峻药毒性，使邪去而正不伤。方以大枣为名，意在强调攻邪要注意勿伤正气。

服用本方时应注意用量要因人而异，"强人服一钱匕，羸人服半钱"，说明体质强弱不同，用量相应增减。服药时还需注意服药温度和时间，"温服之"，因热行凉滞，温服有助于增强药效；"平旦服"，空腹服药，使药力直达病所，专攻水饮下行。服药应中病即止，本方服后约 1 小时即可见上脘不适，轻微眩晕、恶心、继则作痛，病势下移，大便下稀水，这是正气得药力之助，与水饮相争，驱邪下行的表现。通常下利数次后，心下痞硬满减轻，说明邪去，应停用本方。倘若只是下利一到两次，且量较少，心下痞硬仍在，说明病重药轻，"下后病不除"，可适当加量再服，通常增加原用量的一半左右。因本方峻猛，应注意扶正善后，所以大下之后需"糜粥自养"，借谷气养正，使邪去而正不伤。

【原文】

太陽病，醫發汗，遂發熱惡寒。因復下之，心下痞，表裏俱虛，陰陽氣並竭，無陽則陰獨，復加燒針，因胸煩，面色青黃，膚瞤者，難治；今色微黃，手足溫者，易愈。（153）

【挈要】

论太阳病误行发汗和复下而成虚痞，复加烧针所致的变证及预后。

【辨脉证】

太阳病，发汗为正治之法。通常来说，发热恶寒属病在表，是太阳病的主要临床表现，一般应随汗而解。但为何反而发汗才出现发热恶寒？由于发热是人体正气向外抗邪的反应，恶寒则是风寒外来，使皮毛失去温煦的表现。

正气不足的人，往往初起时发热恶寒的表现并不明显，一经发汗，正气得辛温之药鼓动，反而才表现出发热恶寒。正因为这种现象是见于服辛温发汗药后，而不是见于汗出之后，所以条文中不言汗出或汗后，而于"医发汗"后紧接着用"遂"字冠于发热恶寒之前，本来此时应注意观察，视汗后发生的变化，再作处理。但医者误以为是服药后病情加剧，已经传里，因而轻率使用攻下，以致刚为发汗鼓动的阳气又复陷于里，里之阴气便随之上逆，故见"心下痞"。"表里俱虚，阴阳气并竭，无阳则阴独"，是对上述变证病机的概括。因为正虚不足之人，发汗必然要虚其表，再行误下又要虚其里，如此则表里俱虚，表属阳，里属阴，故"阴阳气并竭"。由于本来正气不足，病偏阳虚，一经误行攻下，阳气受伤，迅即内陷，从而形成了浊阴之气上逆之痞，故"无阳则独阴"。此时病情已经相当严重，治疗上需要扶阳抑阴，方可转危为安，可选用理中、四逆之类。

医者见下后不解，又反用烧针以强行劫汗，如此必将会导致病情更加恶化，故见"胸烦，面色青黄，肤瞤"。因误以烧针加于表里俱虚之证，一是火气入内，扰于心胸之中，加之浊阴之气上逆，心火不能下交，故见胸烦；二是使已虚之阳再伤，脾胃之气不能运于四肢，故见手足逆冷，面色青黄则为土衰木乘，肤瞤则为阳气欲外亡之象，显然此时病情是阴阳离决之先兆，故云"难治"。如果误用烧针只见胸烦，面色微黄，手足温者，表明阳气尚未告绝，脾胃之气还未衰败，相对前者而言，较为容易救治，故云"易愈"。

本条太阳病，医发汗，遂发热恶寒，实属太阳病中之变例，提示医者要注意病人的体质状况，不能盲目地使用下法。条文中专门提出了此时发生的心下痞的病机，其目的在于强调谨守病机，勿与其他心下痞混淆。最后条文中提到复加烧针以虚其虚，导致严重变证，特别是其中有难治及易愈两种，这就要求医者临床时一定要具体问题具体分析。

第十八节　第154~158条

【导读】
本节共5条。比较集中地讨论了痞证的辨证论治。

【原文】
心下痞，按之濡，其脉關上浮者，大黄黄連瀉心湯主之。（154）
大黄黄連瀉心湯方
大黄二兩　黄連一兩

上二味，以麻沸汤①二升渍之，须臾，绞去滓，分温再服。 臣億等看詳大黃黃連瀉心湯，諸本皆二味，又後附子瀉心湯，用大黃、黃連、黃芩、附子，恐是前方中亦有黃芩，後但加附子也。故後雲附子瀉心湯，本雲，加附子也。

【挈要】

论热痞证治。

【释字词】

①麻沸汤：滚沸的水。

【辨脉证】

心下为胃脘部，心下痞，按之濡，指胃脘部有堵闷窒塞之感，但是按之却是柔软，没有坚硬疼痛，此属无形邪气壅滞之气痞。关脉主要反映中焦的病变，浮脉主阳热。今阳热之脉仅见于关上，说明本证为无形邪热壅聚心下，导致气机痞塞，乃热痞之证。本条仅用一脉一症，就把热痞的病因、病机、病位及证候特点概括出来，据此便可同结胸证的心下硬满，按之痛，寸脉浮，关脉沉相鉴别。本证为邪热内聚之热痞证，多伴有面赤、心烦、口渴、小便短赤、舌红苔黄等热证表现。关于本证来路，通常认为是由太阳病误下而来或是由热邪内传而成。针对其热邪壅滞的病机，治疗上当以大黄黄连泻心汤清泻邪热，则痞自消。

【论治疗】

大黄黄连泻心汤，《伤寒论》原文记载只有大黄、黄连两味药，但是据林亿等校《伤寒论》时，于本方后按："臣亿等看详：大黄黄连泻心汤，诸本皆二味，又后附子泻心汤，用大黄、黄连、黄芩、附子，恐是前方中亦有黄芩，后但加附子也，故后云附子泻心汤，本云加附子也。"又《千金翼方》："此方本有黄芩。"故当以有黄芩为是。方中大黄泻热和胃开结，黄连泻心胃之火，黄芩泻中焦实火，三药同用，邪热得除，气机通畅，则痞闷自消。

本方服用方法较为特殊，不煎煮而是用麻沸汤短时间浸泡取汁服用。这是由于中药的性味特点缘故，如果重用其味则需久煎，如果重用其气则不得久煎。大黄、黄连、黄芩均为苦寒之品，寒能清热，苦能燥湿泻下。本证热重湿轻，为无形邪热留滞所成。所以短时浸泡重在寒凉清气，稍佐苦燥通降，取其轻扬清淡，顺热邪尚能外达之势，解散热郁。本方药物用量较轻，大黄二两，仅为承气汤的一半，黄连、黄芩各一两，用量亦轻，表明本证病情并不严重。但后世医家在运用大黄黄连泻心汤时不仅限于轻证，在重证时只要病情为邪热壅聚，均可以本方为基础加减运用。

【践行案例】

病案：刘碧清验案[1]

杨某，男，5岁。1978年9月15日入院。

患儿于3天前因感冒，并吃了不清洁之桂圆，突发腹痛、呕吐、畏寒发热，食入即吐，曾吐蛔虫2条，大便为乌黑色稀便，奇臭。查体：T：39.5℃，血压（BP）：110/90mmHg（1mmHg≈133.32Pa），急重病容，神志恍惚，嗜睡，面色苍白，唇周青紫，中度失水，四肢尚暖，腹软，肠鸣音稀少而弱。舌红，苔黄厚而干，脉细数无力。

辅助检查：血常规：白细胞计数（WBC）14.8×10^9/L，中性杆状核粒细胞0.21×10^9/L，中性分叶核粒细胞0.64×10^9/L，大便常规：大便隐血（++++），WBC（++）。

入院诊断：西医：急性出血性坏死性肠炎。

中医：湿热内阻，肠道气滞血瘀。

处方：黄连6g，黄芩10g，大黄10g（后下），白头翁10g，牡丹皮10g，炒地榆10g，炒槐花10g，甘草3g。每日2剂。一剂水煎去渣取汁200ml，分4次口服。另一剂水煎去渣取汁100ml，直肠点滴，每日2次，药以温热为宜。

患儿入院第二天出现面青唇紫，神志不清，血压无法测量，心率165次/min，经中西医急救处理，同时运用本方法治疗，5天后患儿腹痛缓解，大便色黄，开始进食米汤、牛奶。继以健脾安蛔治疗，住院15天痊愈出院。

按：急性出血性坏死性肠炎，属中医学脏毒、肠风、便血、血痢范畴。临床以腹痛、发热、便血和严重中毒症状为其主症。起病急骤，来势凶险，演变迅速。发病多因正气内虚，复感外邪；或暴饮暴食，损伤肠胃；或为虫积、虫动，致使肠道气机堵塞，湿热瘀毒由此而生。热毒炽盛，血肉腐败，肠壁出血坏死。辨证属里、实、热证。治当以泻火解毒，凉血止血化瘀为主。依据"六腑以通为用""通因通用"理论，治疗中采用口服与直肠滴注给药，迫使热毒下行而解。感染性休克的出现是前期热毒炽盛所致，故坚持原治法为主配合中西医急救处理，待热、毒、瘀基本减除，继以健脾安蛔而愈。本证治热攻实，当衰大半而止，恐伤正气也。本病的发生与饮食因素和蛔虫骚动关系密切，故注意儿童清洁卫生，定期驱虫，可望降低本病发生率。

【原文】

心下痞，而復惡寒汗出者，附子瀉心湯主之。（155）

---

[1] 杨殿兴，罗良娟，邓宜恩，等. 四川名家经方实验录[M]. 北京：化学工业出版社，2006：104-105.

附子瀉心湯方

大黄二两　黄連一兩　黄芩一兩　附子一枚(炮,去皮,破,別^①煮取汁)

上四味,切三味,以麻沸湯二升漬之,須臾,絞去滓,内附子汁,分温再服。

【挈要】

论热痞兼阳虚证治。

【释字词】

①别:《说文》:"别,分解也。"古代没有"另"字,现代"另""另外"的意义在古书中常用"别"字来表示,如:"别有心肠"等。

【辨脉证】

本条承接第154条言心下痞,当为无形邪热结于心下,气机痞塞不通之热痞。但为何要同时出现"恶寒发热"?钱潢《伤寒溯源集》卷之三对此阐释道:"伤寒郁热之邪,误人而为痞,原非大实,而复见恶寒汗出者,知其命门真阳已衰,以致卫气不密,故玄府不得紧闭而汗出,阳虚不任外气而恶寒也。"可见表阳虚只是现象,真正的病因还是里阳虚。

本证虽见恶寒汗出,但与太阳中风恶寒汗出不同。既为阳虚恶寒,多见于背部,得衣被稍减,不伴发热、头痛、寸关尺脉浮等太阳病的典型脉证。而且在疾病发展过程中有从恶寒到不恶寒,再到恶寒的过程,不像太阳中风一开始就出现恶寒。邪气中人,当各随人身之气而化,为何阳气不足之人,在表之邪内陷还会成为热痞?这是因为人之卫阳,本根源于下焦之元阳,而化于中焦。下焦元阳不足之人,卫阳亦虚,邪易内陷,可入于中焦。而下焦阳虚必然导致阴盛,阴盛则上焦之阳反不能正常下交,而为上热,以致上下阴阳升降失于调节。若上热陷于心下,传入中焦与内陷于中焦之外邪相合,则外邪从热化,成为热痞。而中焦气机痞塞,下之阳气更不能上行外达,从而发生这种局部有热,全身阳气不足的病情。

【论治疗】

如此病情,倘若只攻其痞,而忽视阳气已虚,必然导致苦寒更伤阳气,而生他变;反之,如果只是扶其阳,又会使陷入之无形邪热更甚,从而使病情加重。所以治疗上应寒温并用,攻补兼施,以附子泻心汤主之。

方中大黄、黄连、黄芩苦寒清热,用沸水浸泡取汁,目的在于取其味薄气轻,以泄热消痞,此意与大黄黄连泻心汤相同。加辛热附子另煮取汁,使其浓厚之性以温经扶阳。附子温经扶阳的功效,在本方中起到了三个方面的作用:其一,壮表阳而止汗;其二,化水气上济以除热;其三,宣散壅滞热邪。所以本方中以大温大热的附子同大苦大寒的大黄、黄连、黄芩配伍有相反相成之妙,如此"寒热异其气,生热异其性,药虽同行,而功则各奏"。之所以本方名以附子冠于首,正是突出此方证的特点和必须注意正气的重要。

【践行案例】

病案:吴棹仙验案[1]

民国初年,重庆军阀混战,时为六月炎暑,士卒日夜蹲战壕中,寒湿侵袭,病倒者甚众。病者谓寒冷难耐,虽复以重被,仍战栗不已。扪之则身若燔炭,汗出淋漓病不退。经治不愈,乃延祖父诊治。思忖良久,乃悟"病人身大热,反欲得近衣者,热在皮肤,寒在骨髓也;身大寒,反不欲近衣者,寒在皮肤,热在骨髓也"之理。《伤寒论》原文之后无方药,乃据古人论述,立案云:病酷暑出征,枕戈露卧,以致寒伤骨髓,热淫皮肤。法宜专煎附子以祛伏寒,轻渍三黄,以涤浮热,附子泻心汤治之。当否,可请高明论证。拟方:制附子24g,黄芩、黄连、大黄各9g。按古法先煎附子2小时,以不麻口为度。将三黄待水沸时浸半分钟,将药液滤出,与附子汁混合,微温即饮之。服3次,表热退,寒战止,一剂乃瘥。

【原文】

本以下之,故心下痞,与泻心汤。痞不解,其人渴而口燥烦,小便不利者,五苓散主之。(156)

【挈要】

论太阳蓄水而致心下痞证治。

【辨脉证】

本证因误下而致邪气入里,形成心下痞,无论是热邪壅滞还是寒热错杂的痞证,因证而施以泻心汤,本属正治之法,理当见效。但是服药后不效,显然本证不是痞证。从临床表现来看,心下痞与"渴而口燥烦,小便不利"并见,显然不是一般痞证所应有。分析其原因,当系太阳病误下,表邪内陷,邪热随经入腑,影响膀胱气化不利,故见小便不利;津液失于气化上承,故见渴而口燥烦。水气上逆,阻碍气机升降,心下气机痞塞,则心下痞。

本证由于出现心下痞、口渴、烦,与热痞证相似。但热痞为湿热蕴结中焦,渴而饮水不多,舌苔多黄腻,无蓄水主症。本证由于水热互结于下焦,气不布津,故渴而饮水量较大,舌苔多白色,并有蓄水主症。因此两者之间不难鉴别。正因为本证为蓄水引起的痞,为了突出与气痞的不同,故又称其为"水痞"。治疗上当以五苓散化气行水,使小便通,气化行,则痞自消。

---

[1]　杨殿兴,罗良娟,邓宜恩,等. 四川名家经方实验录 [M]. 北京:化学工业出版社,2006:19-20.

【原文】

傷寒汗出，解之後，胃中不和，心下痞鞕，乾噫①食臭②，脅下有水氣，腹中雷鳴③，下利者，生薑瀉心湯主之。（157）

生薑瀉心湯方

生薑四兩（切）　甘草三兩（炙）　人參三兩　乾薑一兩　黃芩三兩　半夏半升（洗）
黃連一兩　大棗十二枚（擘）

上八味，以水一斗，煮取六升，去滓，再煎取三升，溫服一升，日三服。附子瀉心湯，本云加附子。半夏瀉心湯，甘草瀉心湯，同體別名耳。生薑瀉心湯，本云理中人參黃芩湯，去桂枝、术，加黃連并瀉肝法。

【挈要】

论伤寒汗后胃虚致水饮食滞成痞证治。

【释字词】

①干噫：嗳气。

②食臭：食物的气味。

③腹中雷鸣：指肠鸣剧烈。

【辨脉证】

伤寒汗出解后，提示表证已解，但接着指出"胃中不和"，显然是里证未除，故有"心下痞硬，干噫食臭，胁下有水气，腹中雷鸣，下利"等表现。缘何会出现如此变证？当系其人脾胃素弱，胃中本有谷食未化，一经发汗，容易伤及脾胃之气，特别是发汗失当时。这其实说明了表证解并不是真解，而是表邪内陷了。由于发汗损伤胃之阴津，热邪内入便可成热痞，若伴有脾阳被伤，脾失运化而生湿，湿热相合则为湿邪比较明显的寒热错杂痞。倘若再加饮食不慎，则会出现食滞，而食积化热又会使寒热交结加剧，从而成为寒热错杂兼水饮食滞之痞证。

寒热错杂，脾胃升降失司气滞于中，自然会见到心下痞。但本证湿热交结而伴有食滞，气机阻滞较甚，故心下痞满明显。不过本证仍以无形湿气为主，不是有形水饮，与结胸水热互结不同，故硬而不石坚，不痛或痛不拒按，脾胃升降失司，胃气上逆，发为噫气，再因食积腐败，故其气带有食物的腐败气味。干噫食臭与《金匮要略·五脏风寒积聚病脉证并治》"上焦受中焦气未和，不能消谷，故能噫"机理基本相同，升降失调，脾气不升，水湿下趋大肠，则见下利，常见水阻气击，则见肠鸣。所谓"腹中雷鸣"，指肠鸣亢进，正因如此，根据《金匮要略·痰饮咳嗽病脉证并治》"水走肠间，沥沥有声，谓之痰饮"，方知其胁下有水气。也正因有下利，水湿下行，虽有水气，不致停聚而与热相结，也就不会成为结胸。针对本证湿热相结，阻滞气机升降，兼有水饮食滞的病机，当以生姜泻心汤和中降逆，散水消痞。

【论治疗】

生姜泻心汤由半夏泻心汤减少干姜用量，由三两减至一两，同时加用生姜四两组成。由于本证为伤寒汗后胃中不和，谷不消而水不化，重用生姜则能和胃降逆，宣散水气，且与半夏相配，更能增强和胃降逆化饮之力。因为已用较大剂量生姜，为防辛温太过，所以减少干姜用量。姜、夏、芩、连为伍，仍属辛开苦降之法，以复中焦升降，消心下痞硬。参、枣、草以补益脾胃，有助于扶正祛邪。如此则能使清升浊降，痞硬自除，而气逆下利自止。方中虽未用消食之品，但通过清热除湿使脾胃健运则食滞自消。正如《医宗金鉴》"名生姜泻心汤者，其义重在散水气痞也。生姜、半夏散胁下之水气，人参、大枣补中焦之土虚，干姜、甘草以温里寒，黄连、黄芩以泻痞热，备乎虚水寒热之治，胃中不和下利之痞，焉有不愈者乎"。

【践行案例】

病案：黄秀深验案[1]

患者赵某，男，25 岁，餐厅服务员，平素喜食油腻、辛辣。于 2013 年 11 月 4 日，因小便终末段有白色混浊物排出，似牛奶，但无尿痛、不利，前来就诊。曾于医院检查未发现丝虫，一般情况良好，肾区无叩击痛，输尿管行程及膀胱区无压痛，尿乳糜试验阳性。每逢天热时便发，逢劳累、食油腻亦发。望诊穿着略显臃肿，体型较健壮，平素有腹胀，无腹鸣，喜嗳气，饭后 2～3 小时稍喝水便出现口臭且频频吐清口水，但有时食少又感到饥饿，大便时干，时稍稀，每日 1 次。皮肤出油严重，自述洗不干净。难于入睡，睡时多梦易醒，思虑甚多。舌深红、苔白腻根部水滑，脉浮滑数，软而力稍不足，尺部脉滑数有力。

诊断：尿浊，辨证：脾虚兼湿热证，治则：化湿清热，益气补中，散水消痞，消食行气。

处方：生姜 6g，法半夏 12g，黄连 6g，黄芩 10g，干姜 6g，党参 15g，大枣 10g，炙甘草 3g，陈皮 12g，藿香 10g，白芷 6g，白豆蔻 10g，建曲 20g，远志 6g。

3 剂，水煎服。

患者自述服此方半剂后便很快入睡，醒来神清气爽。服完 3 剂药后，尿色正常，尿乳糜试验阴性。随访再未发。

按：患者舌、脉提示为湿热内盛，病不在肾而在脾。劳累后发作，以及脉象中兼见软而力稍不足，为兼有脾气虚。《灵枢·口问》："中气不足，溲便为之

---

[1] 吕良，田茸. 黄秀深教授运用生姜泻心汤治疗乳糜尿验案举隅 [J]. 中国民族民间医药, 2019, 28（1）: 82-83.

变。"指出中焦脾气虚损,谷气下流,易致本病。腹胀、无鸣,喜嗳气,为中焦气滞湿阻。舌质红,脉滑数为热。且热天时易发,是体内之热与自然界之热相叠加,加之四川盆地地形影响,使得热则气耗,气虚则湿不得化,精微不得固。舌上水滑,且饭后稍喝水便口臭、频吐清口水,是中焦痰饮为患。湿热、痰饮内阻,略兼脾气虚,则气不得敷布于外,而略怕冷,故穿着臃肿。皮肤出油且略怕冷,为湿郁中、上二焦。综上,病位不涉及下焦,而在中、上二焦,故针对此人的湿热痰饮,应化湿清热,燥湿解表,就近祛邪,而不是利湿,否则易引邪深入。针对患者脾气虚,应补益脾气,但不宜选用太过刚猛温燥之品,以防止引动热势,且下有精微物质流失,故用党参、大枣、甘草平和、甘温而润之品补脾固中。生姜、干姜合力温化宣散中、上二焦凝聚之水饮。法半夏化痰消痞,陈皮、白豆蔻入中、上二焦,化湿行气,气行则湿行。藿香化湿,略解表。白芷燥湿解表,燥化下利之膏脂。黄芩、黄连清心胃之火热,以开通中上二焦郁闭之气机,胃得和则卧得安,且清肠中热以止利。芩、连清热坚阴,不仅固涩大便,而且还固涩从小便中流失的水谷精微,邪气一去,被干扰的脾胃功能就复常,体现了芩、连的灵活运用。建曲是由一组解表和中药制作而成的,可消陈腐湿浊停聚之食积,且略解表,一药多用。远志安定神志,交通心肾,神定则气定,气的流行运动复常,自然发挥固摄精微和温化湿浊之功。众辛温祛邪药,合力祛湿,升提气机,引邪外出。众清热药,清热而开通郁闭之玄府。众甘温补药,扶助正气,助邪外达。全方使邪去正复,气机升降复常。

【原文】

伤寒中風,醫反下之,其人下利日数十行,穀不化,腹中雷鳴,心下痞鞕而滿,乾嘔,心煩不得安,醫見心下痞,謂病不盡,復下之,其痞益甚,此非結熱,但以胃中虛,客氣上逆,故使鞕也,甘草瀉心湯主之。(158)

甘草瀉心湯方

甘草四兩(炙) 黄芩三兩 乾薑三兩 半夏半升(洗) 大棗十二枚(擘) 黄連一兩

上六味,以水一斗,煮取六升,去滓,再煎取三升,温服一升,日三服。臣億等謹按:上生薑瀉心湯法,本云理中人參黄芩湯。今詳瀉心以療痞,痞氣因發陰而生,是半夏、生薑、甘草瀉心三方,皆本於理中也。其方必各有人參。今甘草瀉心中無者,脱落之也。又按《千金》並《外臺秘要》,治傷寒䘌食用此方皆有人參,知脱落無疑。

【挈要】

论脾胃虚弱,痞利俱甚的寒热错杂痞证治。

【辨脉证】

痣证的形成,固然是因为热聚胃中,但根本原因还是脾胃功能失调,正气不能抗邪所致,尤其是寒热错杂痣,正是由于脾虚不运,湿停为患才得以形成。脾胃虚弱的程度又有不同,本证属脾胃虚弱程度较重,造成脾胃虚弱的原因,诚然与大下及多次误下相关,但这与病者体质也有关,所以在临床上也有不同误治而形成者。

太阳病不论是伤寒或是中风,均为病在表,依理应从表治,而不应使用攻下之法。由于不当下而下,故云"医反下之"。误下必然虚其肠胃,使表之邪热乘机内陷,见"其人下利日数十行,谷不化,腹中雷鸣,心下痣硬而满,干呕,心烦不得安"。这是由于误下损伤胃气,使中焦失守,肠中未消化之谷食随药势而下,故见每日下利数十次,谷不化,这与不由药之下利有所不同。此属暴注下通的热泻,泻下黄臭粪水中夹有不消化的食物,而不是脾肾虚寒所下之物澄澈清冷的完谷不化。本证与单纯寒热错杂痣相较,由于脾虚较甚,清阳不升,故下利尤重而日数十行,误下伤胃必然损及脾,脾虚运化失职,谷食之气在肠中与正气相搏,故见腹中雷鸣。脾胃受伤,表之邪热内陷,寒热互结于中,致使中焦升降失常,脾之清阳不升,胃之浊阴不降,脾陷胃逆,故见心下痣硬而满以及干呕、心烦、不得安等表现。由于脾胃虚弱较为突出,脾虚不运,气机阻滞现象较重,与单纯寒热错杂痣相比,不仅心下痣而且还硬满。但这种硬满仍是无形之邪,与结胸、阳明病之不但气滞而且与有形热结不同,不得采用下法,而只能和中降逆消痣。

医见心下痣仍在,误以为是阳明腑实结胸的病未尽,再次施以下法,如此使胃气亦虚,脾阳更加下陷,气逆者愈逆,陷者愈陷。这样心下痣硬满之症不但不能消除,反而更加剧烈。据此推之,呕吐、肠鸣、下利等症自当随之更甚。由此可见,所谓"胃中虚",与结胸、阳明腑实相比,为无形之虚;与单纯寒热错杂痣相比,脾胃虚弱较重;与再次误下前相比,脾胃虚弱更重。从本质上看,本证仍属痣证范围,并未发生新的变化,故当以甘草泻心汤和胃补中,降逆消痣。

【论治疗】

林亿等在校正《伤寒论》,所加按:"是半夏、生姜、甘草泻心三方,皆本于理中也,其方必各有人参,今甘草泻心中无者,脱落之也。又按《千金》并《外台秘要》,治伤寒蠹食用此方,皆有人参,知脱落无疑",故本方当有人参。因此,从药物组成来看,本方实际上就是在半夏泻心汤的基础上加用甘草一两而成。方中重用炙甘草是因为本证一再误下,使胃中虚痣利更甚,炙甘草可调中补虚而不致留邪,用于邪气实而正气较弱之证时较其他药更为适宜。方中再伍以人参、大枣之益气补中,则作用更强。芩、连、姜、夏仍属辛开苦降以消痞之法。如此,虽只有甘草一味药用量加重,但是生姜泻心汤与半夏泻心汤治疗的侧重点却相应有别,临床时需要细加体会。

【践行案例】

病案:罗勇验案

冯某,男,37岁,军人。

主因腹痛、腹泻1年余就诊。素体较差,饮食稍有不慎则出现腹痛,疼痛部位以下腹部疼痛明显,伴腹胀、呃逆,每日泄泻3～5次,质稀。多次就诊于西医,服用消炎、制酸等药后无明显变化。舌质淡,苔白,脉弦滑。

诊断:胃痞,辨证:脾胃虚弱,痞利俱甚,治法:缓中补虚,和胃止利。

处方:炙甘草15g,炒党参20g,干姜15g,法半夏15g,黄芩15g,黄连5g,大枣20g,川芎15g,鸡内金20g,陈皮6g。

5剂,水煎服,每日3次。一周后复诊,腹痛明显减轻,每日大便次数减为2～3次,便质较前好转,偶有腹胀、呃逆,另诉自觉较旁人怕冷,容易感冒。于前方中去黄芩,加桂枝15g,淫羊藿15g,继服5剂,嘱注意饮食作息,适当锻炼。1月后随访,诸症均减,未诉特殊不适。

按:患者以腹痛、腹泻为主要表现,并伴有腹胀、呃逆,其证型为脾胃虚弱,痞利俱甚,故治疗上以缓中补虚,和胃止利之甘草泻心汤。二诊时,因患者自诉胃寒,易感冒,故去苦寒之黄芩,加用温阳益气之桂枝、淫羊藿,使阳气得复,脾胃健运,寒热消除,气机条畅,则腹痛、腹泻自除。

第十九节　第159～167条

【导读】

本节共9条。集中讨论各种痞证类似证的辨证论治。此外还涉及痞证兼表证和表里同病的治疗原则。

【原文】

傷寒服湯藥,下利不止,心下痞鞕。服瀉心湯已,復以他藥下之,利不止,醫以理中與之,利益甚。理中者,理中焦,此利在下焦,赤石脂禹餘粮湯主之。復不止者,當利其小便。赤石脂禹餘粮湯。(159)

赤石脂禹餘粮湯方

赤石脂一斤(碎)　太一禹餘粮一斤(碎)

上二味,以水六升,煮取二升,去滓,分溫三服。

【挈要】

论误用汤药致痞的随证救治方法。

【辨脉证】

伤寒为病在表,误用下法可致痞,而且由于脾胃虚弱而不能运化水湿,气滞较甚,可见痞满明显而致硬满,但这种硬满既不是结胸,也不是阳明腑实,下后不能消减,反而使痞硬加重,因此不可用攻下之剂,而应以甘草泻心汤和胃补中,降逆消痞。

服用泻心汤后,其病未除,可能是病重药轻,仍可续用。然而医者不明,误以为痞利是实邪内阻所致,遂以他药下之,一误再误,以致里气更虚,关门不固而下利不止。本条着重说明痞证误用攻下而造成的后果,说明痞证误下除加重病情之外,还可因重伤脾胃阳气而造成种种变证。若误下后重在损伤脾胃,则可成为太阴虚寒证,若误下后不仅伤及脾胃而且损及下焦,则可成为脾肾阳虚证,若阳虚更兼水停,则可成为阳虚水饮之证。对此当辨别情况随证治之。对于太阴虚寒者,应当用理中汤温运中焦。对于脾肾阳虚者,应当用四逆汤温补脾肾,但若出现滑脱不禁,恐阳气下脱又当急用收摄固脱之赤石脂禹余粮汤,以治其标。对于阳虚水停,单纯温阳、固涩往往不效,又当行水分利,若以水停为主可用五苓散,阳虚甚者可用真武汤。以上证治各不相同,临证之时不可误用。譬如理中汤温运中焦阳气,是针对脾胃阳虚的下利证而设,如证属脾肾阳虚则鞭长莫及,若是下焦关门不固之证,则理中非但无效,反而缓不济急,导致正气耗散,下利加重。

【论治疗】

方中赤石脂甘温酸涩,其质黏,温养脾胃,收涩之功较甚,太一禹余粮即禹余粮,甘涩性平,功擅涩肠止泻,收敛止血。二者皆入胃与大肠,配伍之后收涩作用更强。通过收涩,使阳气不致下泄,而赤石脂另有暖中之效,使阳气得以回生。但本方毕竟为治标之方,不可久用,标止后,应正其本。

【践行案例】

病案:肖挹验案 [1]

刘某,男,8个月。2003年11月3日来诊。

无明显诱因出现腹泻1天就诊。神可,纳可,泻下蛋花样便,臭气不甚,日行8~10次,尿量正常,舌质淡红,舌苔白稍腻,指纹红。实验室检查:大便轮状病毒(+)。

辨证:寒湿内阻,大肠传导失职。

[1] 杨殿兴,罗良娟,邓宜恩,等. 四川名家经方实验录 [M]. 北京:化学工业出版社,2006:188-189.

治法：散寒除湿，收涩止泻。

处方：赤石脂 15g，禹余粮 15g，苍术 12g，炮姜 8g，砂仁 10g。

2 剂，每日 1 剂，水煎服。1 剂后腹泻即止，停服。

按：医家多认为赤石脂禹余粮汤只能应用于里邪已尽之久泻，若有里邪，便滋流弊。但在临床也可将此方应用于腹泻初起。《本草汇言》谓赤石脂有"渗停水，去湿气，敛疮口，固滑脱，止泻痢肠澼，禁崩中淋带"之功用。上述病例用赤石脂、禹余粮收涩止泻，炮姜温中止泻，苍术、砂仁燥湿止泻。诸药合用，燥化之中又兼收涩，且脾胃亦得以温。"脾得温则运"，脾胃运化正常，自然水湿得化，升降复衡，故泄泻得治。

【原文】

伤寒吐下後，發汗，虛煩，脉甚微，八九日心下痞鞕，脅下痛，氣上衝咽喉，眩冒，經脉動惕者，久而成痿。（160）

【挈要】

论伤寒误治阳气受伤浊阴上逆的心下痞硬证及其预后。

【辨脉证】

本条紧承上条论述痞的另一类似证及其预后。伤寒在表，不应用吐下治法。今云"伤寒吐下后"，已属误治。误吐伤胃，误下伤脾。脾胃为后天之本，受伤之后，即使此时表证未解，亦以里虚为主，万不可用汗法以解表，否则，就会一误再误，导致严重变证。故本条例举伤寒吐下后，发汗引起的严重变证，提示医者注意。

由于吐下已伤脾胃，再行发汗，更虚其里，显然里已无实邪，故见烦，并非里热甚之烦，而是"虚烦"。由于"脉甚微"，微为阳气微，"甚"则正虚甚之意，表明它也不同于发汗吐下后，余热留扰胸膈的虚烦。此种病情，当系阳气受伤，阴液耗损，阴阳不能交济，而以阳虚为主。"八九日"，为时经一个周期有余，倘若其人体质素健，尚可望阳复津回，而有自愈可能。但却见"心下痞硬，胁下痛，气上冲咽喉，眩冒，经脉动惕"等表现，显然是病情愈加严重，说明这是阳气受伤较甚，中焦之气失守，不但不能自复，而且下之浊阴之气必然随之逆而上冲，故由心下、胸胁上咽及头。因浊阴之气逆于心下，则心下痞硬；攻于胸胁，则胁下痛；冲于咽喉，则咽喉不利；逆于头，则头眩昏冒；溢于经脉则筋脉动惕不安。此时，若不能采取恰当的治法，阳虚不复，不能化气生津及温阳筋脉，筋脉失于温煦和濡养，日久可能发展为四肢筋脉痿废不用。

【论治疗】

本证"心下痞硬，胁下痛，气上冲咽喉，眩冒，经脉动惕"与苓桂术甘汤及真武汤证的病证、病机类同，如若病入少阴，则用真武汤，未入少阴当用苓桂术甘汤。至于迁延至痿者，当按阴阳两虚重症随证论治。

【原文】

伤寒发汗，若吐若下，解后，心下痞鞕，噫气不除者，旋覆代赭汤主之。（161）

旋覆代赭汤方

旋覆花三两　人参二两　生薑五两　代赭一两　甘草三两（炙）　半夏半升（洗）大棗十二枚（擘）

上七味，以水一斗，煮取六升，去滓，再煎取三升。温服一升，日三服。

【挈要】

论伤寒发汗及或吐或下后，致胃虚痰阻噫气不除证治。

【辨脉证】

伤寒邪气在表，本应发汗，若汗后邪入胸膈，则当涌吐，若邪入阳明胃腑，则应攻下，此皆属祛邪之治，通常来说邪去病解则安。但临床也常见到，邪虽去而正亦伤，他变生也。本条为"伤寒发汗，若吐若下"病解之后，胃气受伤，不能运化水湿，造成痰饮内停，痰饮阻滞，影响脾胃升降，故见心下痞硬。这种痞硬，由于兼有痰湿阻滞，较单纯气痞为硬。但本证只是兼有痰阻，与痰饮停聚胸胁的悬饮证不同，所以并不伴有胁下痛。虽心下痞硬，与小结胸证的痰热交结也不同，所以不伴见按之痛。由于痰气阻滞，虽无食积，但气梗于中，胃气不降，频频上冲而为噫气。噫气即嗳气，古人又称之为饱食息，与呃逆不同。本证的噫气，正如《灵枢·口问》所言是由于"寒气客于胃，厥逆从下上散，复出于胃，故为噫。"并非饱食所致。由于没有食物停滞，所以噫气不带食物的酸腐味，与寒热错杂痞兼水饮食滞痞证之干噫食臭不同，说明本证属虚不属实，属寒不属热，临床多伴有口淡，苔白厚滑腻而无苔黄、口渴等热象。

【论治疗】

由于本证的病机为胃虚痰阻，虚气上逆，所以治疗上自当以和胃降逆化痰的旋覆代赭汤主之。方中旋覆花消痰理气，软坚散结，代赭石重镇降逆，生姜、半夏和胃化痰，降逆泄浊，人参、大枣、炙甘草补脾益胃，安定中焦。诸药合用，共奏涤痰镇逆，补中降浊之功，从而使清升浊降，痞噫自除。

本方为生姜泻心汤去干姜、黄芩、黄连，加旋覆花、代赭石，加重生姜用量而成。生姜泻心汤为治伤寒汗后，胃中不和，寒热互结心下之痞，而本方所治则为胃虚夹饮上逆。虽然两证均有胃虚，都有水饮，但是病情寒热、虚实各有区别，故方有加减，临证之时不得不辨。

【践行案例】

病案：蒲辅周验案[1]

龚某，男，70岁，干部，1964年4月21日就诊。

患肺结核已多年。因痰中带菌而住某医院治疗，自4月5日起呃逆频作，嗳声响亮，有时自觉气从小腹或胁肋部上冲咽喉，其气带有臭味，偶然伴有胸闷塞憋气，胃纳减少，稍多吃更不舒适，形体较瘦，性情常易急躁，大便成形，每日两次，小便略黄，曾用多种西药治疗。蒲老诊其脉沉细弦微数、舌质黯，苔秽腻，据脉证分析属肝胃气逆，宜疏肝和胃降逆。

处方：茯苓三钱（一钱≈5g），法半夏二钱，广陈皮一钱五分，旋覆花（布包）三钱，代赭石（布包醋制三次）三钱，竹茹二钱，柿蒂二钱，炒麦芽二钱，苏梗二钱，伏龙肝一两（另包）。

开水浸泡一小时取汁煎药，三剂。

4月24日再诊：服药后见好转，呃逆明显减轻，饮食略有好转，二便正常。脉沉弦数，舌质正常，苔减退，续宜和胃降逆，原方加宣木瓜一钱，降香五分。三剂。

4月28日三诊：服上药一剂后嗳气已平，亦无气上冲现象，纳谷尚少一点；因肺部病患已多年，轻微咳嗽，有少量泡沫痰，脉弦细有力，舌质淡、苔薄黄腻，逆气已平，宜调肺胃，疏利痰湿善其后。

处方：沙参二钱，天冬二钱，百合三钱，玉竹一钱五分，薏苡仁四钱，扁豆衣三钱，宣木瓜一钱，麦芽（炒）二钱，橘红一钱，川贝一钱，枇杷叶（炙）二钱。四剂（隔日一剂），服后嘱以食物调理停药观察，病未复发。

按：呃逆为胃气失降，肝气上逆之故。首当分清虚实寒热及有无兼夹，哕声响亮频密相连为实；若声音低微半时一声为虚，暴起多实，久病多为不良之兆，寒者口和身凉，逆气清冷，舌淡，脉沉迟；热者口渴烦躁、舌红脉滑数，夹食则有饮食失节，脘腹胀满等象。该患者性素急躁，容易心情不畅，引动肝气上逆，故胃气不降而为呃。因肝脉循少腹布胁肋，厥气横逆，所以自觉有气从少腹或胁肋上冲，频频发作，其脉沉虽细而弦微数，其纳虽减而舌苔却现秽腻，属实非虚，但亦非有形之实邪为患，蒲老以疏肝和胃降逆为治，借用旋覆代赭汤灵活加减，因中气不虚，故去参、草、枣，加陈皮、竹茹、茯苓、苏梗、柿蒂、伏龙肝等，和胃理气，投三剂后呃逆即明显减轻，继用原方加降香、木瓜续服三剂，诸症皆愈。说明治病分清虚实，是提高疗效的关键。

[1]　中国中医科学院. 蒲辅周医案 [M]. 北京：人民卫生出版社，2005：31-33.

【原文】

下後，不可更行桂枝湯，若汗出而喘，無大熱者，可與麻黃杏子甘草石膏湯。（162）

【挈要】

论下后邪热壅肺证治。

【辨脉证】

本条所言内容与第 63 条基本一致，第 63 条论发汗后，本条论下后，表明不论是误汗或是误下均可造成邪热壅肺证。不过，发汗后引起邪热壅肺，其原因主要是发汗不如法，使邪不得外解而致内传，加之肺有蕴热所致。下之后形成邪热壅肺，是因在下之前，已经经过发汗治疗，这可从条文中"更行"看出来。之所以汗下之后要形成这一变证，当因初起发汗表未解，医者误行攻下，致使邪热内陷，入于肺中引起。至于邪热壅肺的见证及其治法，第 63 条已作阐释，此处不再赘述。

由于太阳病分为三篇，上篇主要讨论桂枝汤证，中篇主要讨论麻黄汤证及误汗后的变证，下篇主要讨论误下后的变证。因此第 63 条"发汗后"的邪热壅肺证放在中篇讨论，本条"下后"的邪热壅肺证放在下篇讨论。从下篇来看，重点讨论结胸与痞证，其中插入此条，提示下后并非都是结胸和痞证，也可成为其他证。邪热壅肺证，由于肺气不利，可兼见胸中满闷，与痞有相似之处，所以也可以看作是痞的类似证。此外，邪热壅肺证，可以兼有表证，故由此条可过渡到下文讨论心下痞兼表证治。

【原文】

太陽病，外證未除，而數下之，遂協熱而利，利下不止，心下痞鞕，表裏不解者，桂枝人參湯主之。（163）

桂枝人參湯方

桂枝四兩（別切）　甘草四兩（炙）　白朮三兩　人參三兩　乾薑三兩

上五味，以水九升，先煮四味，取五升，内桂，更煮取三升，去滓，溫服一升，日再夜一服。

【挈要】

论太阳表证误下而成太阴兼表证治。

【辨脉证】

本条为下后里虚兼表热之心下痞硬证治，也是痞证的类似证。本条承前文说明误下后不仅有成热证者，有成寒证者，有成寒热交结者，还有成里寒兼表热者。

太阳主营卫,营卫源于中焦,太阳病误治,如其人阳气不足,易内犯太阴。由于这种传变常因误下而成,通常称为误下传,但也并非一定是误下而成。在疾病的发展过程中,往往出现一些过渡类型,既有原有的证候,又有新的证候,本证即属于此。从原有的证候看,恶寒发热的表证仍然存在,从新的证候看,又出现了太阴虚寒,运化失司,气机阻滞,脾气下陷的心下痞硬,利下不止。

这种里虚寒下利又兼有表证的病证,即是协热下利,其本质为虚寒性下利。这里所说的表热,是从疾病的现象来看,太阳病即使感受风寒,也发热,因此太阳病从总体上是属阳证、实证。有表热,说明虽经多次误下,但正气尚有抗邪外出之机。

本证以下利为主症,但由于脾阳虚,升降失常,气机阻滞,故亦伴有心下痞硬。所以本证属病在中焦的虚痞证,与第161条胃虚痰阻证的区别在于:本证偏重在脾阳不升,表现以利为主,胃虚痰阻证偏重在胃浊不降,表现以噫气为主。本证既以下利为主症,就与第34条热邪下利相似。二者都是太阳误下,表邪入里而致下利不止,但寒热虚实有别。本证为邪从虚化入太阴而为寒证,因脾虚寒湿不化,阴邪凝滞,故下利多便溏、腥臭、肛门无灼热而伴见心下痞硬、无汗。热邪下利为邪从实化,入阳明而为热证,因热邪煎迫,大肠传导失司,里热壅盛,故下利为水样便、色黄、肛门灼热、臭秽而见喘而汗出。

【论治疗】

本证为表里同病,在内以寒湿内盛为主,在外兼有风寒在表。一般说来,表里同病,里证重当先治里,但由于太阴寒湿,一般不急重,而且虽见下利不止,邪仍有外出之机,此时兼以解表,不但不会损伤脾阳,如选药适当还可通过调和营卫,促进脾阳升达。故以桂枝人参汤温中解表。

本方可视为理中汤加桂枝而成。方中人参补脾益气,干姜温中散寒,白术健脾燥湿,甘草和中益虚,四味相合,共奏温中散寒止利之功;重用桂枝,既可温脾健运,又能辛温发散解表。诸药共用,以成表里双解之剂。本方在煎煮时亦有讲究,理中汤先煎、久煎,桂枝后下。其目的为理中汤先煎,使其发挥温中散寒、补益脾胃之作用,桂枝后下,取其轻清走上而达表。

【践行案例】

病案:罗勇验案

袁某,女,59岁,退休。

患者主因3天前不慎风寒出现发热、头痛,自行服用蒲地蓝消炎片等药物后,大便次数明显增多,昨日至今日已解大便5次,质稀,腹胀,无食欲,上腹部按之疼痛,四肢发凉,形体单薄。舌质淡,苔白边有齿痕,脉细。

诊断:感冒 辨证:脾虚寒湿兼表 治法:温中解表。

处方：桂枝 15g，炒党参 20g，炒白术 20g，干姜 15g，藿香 20g，川芎 15g，厚朴 15g，枳壳 15g，炙甘草 6g。3 剂，水煎服，每日 3 次。

患者服完 3 剂后复诊，自诉无发热、头痛、腹痛，腹胀明显减轻，大便次数减少，每日约 2 次，食欲好转。效不更方，继以前方 3 剂而愈。

按：患者体质较瘦，感受风寒后，服用清热解毒类药物，导致脾胃损伤，外邪未解，出现腹痛、腹泻、腹胀、纳滞、肢凉等证候，其病机为外有表邪未解，里有脾虚寒湿。故治疗上采用温中解表的桂枝人参汤为主，加用藿香、川芎、厚朴、枳壳辛温行气除湿，药证相符，表里双解，药到病除。

【原文】

伤寒大下後，復發汗，心下痞，惡寒者，表未解也，不可攻痞，當先解表，表解乃可攻痞。解表宜桂枝湯，攻痞宜大黄黄連瀉心湯。（164）

【挈要】

论热痞兼表证的治法。

【辨脉证】

本条承上条继续讨论表里同病证治，上条表里同病，里证是中阳虚之类痞证，本条表里同病，里证是热邪聚结之痞证。"伤寒大下后"，表证未解，又"复发汗"，既非适宜之治，而又汗下失序，因此很容易发生种种转虚之变，此则转为热痞而兼表未解。虽经误下，但正气尚有抗邪外出之势，系因其人体质壮实，阳气旺盛，才可能发生这种转化。所以，尽管先大下之后，邪热内陷心下而成痞，但外之表证亦未解除，医者才复发其汗。又因汗不如法，表证未得解，或未尽解。说明造成本证的主要原因在于误下并且下后再汗。临床上只要是表邪内陷又未全陷均可形成本证。

心下痞是痞证的代表症状，但要确诊为痞证，还需排除各种类似证。恶寒是表证的代表症状，要确诊有表还要有发热、头痛、脉浮等佐证。其中要特别注意与表阳虚及热邪内伏，气机郁滞，热不外达的恶寒相区别。脉浮是鉴别的关键点。热痞证的形成是由于表邪内陷，故在表未解时，必须考虑解表，使邪不再陷而由外解，表解痞不解，再治痞不迟。所以本证与上条协热下利证不同，协热下利证虽为表里同病，但里证为中阳虚，较急重，且邪易内陷，故需表里同治，扶正祛邪。本证里为实证，其势不急，故当解表为先。前已发汗无效，并不是不当用汗法，而是汗法使用不当。既然是"伤寒"，为何不用麻黄汤而要用桂枝汤？这是因为已大下之后，又发汗，正气已伤，不可再用发汗峻剂麻黄汤，以免过汗伤正，故选用发汗轻剂桂枝汤以解肌发汗，调和营卫。表解之后，单纯热痞证自然当用大黄黄连泻心汤治疗。

【原文】

傷寒發熱，汗出不解，心中痞鞕，嘔吐而下利者，大柴胡湯主之。（165）

【挈要】

论少阳兼阳明里实热结旁流证治。

【辨脉证】

本条承上继续讨论痞证类似证和表里同病的治疗。少阳兼阳明里实热结旁流证，因为有心中痞硬的临床表现，所以也属于痞证类似证。同阴阳一般，表里也是一个相对概念，表证狭义来说是太阳表证，广义来说凡是相对于里的都可视为表证。通常来说，阳明为里，少阳为半表半里，那么正如阴阳的相对来说，少阳相对于阳明就是表，所以少阳兼阳明也是表里同病。

伤寒理应发汗，但发汗不当，汗去邪留，亦可内陷。如果邪热内聚胃脘则为痞或其他证候；邪居少阳则为少阳枢机不利证。少阳进一步发展可以影响阳明而为少阳与阳明同病。本证即属少阳与阳明同病。邪居少阳，阻滞气机，胸胁不利而见心中痞硬；胆热犯胃，胃气不降故见呕。同时由于邪结阳明，里热壅实，又加剧了胃气上逆；阳明内热，迫津下行，故见下利。此种下利亦属热结旁流一类，其特点是所下粪便少而多系臭秽水液，下之后腹满硬痛拒按，按之仍不消减。

第163、164条以及本条讨论了表里同病的三种情况。第163条为表里俱寒证，表为风寒，里为中阳虚证，治法上表里同治。第164条为表寒里热证，表为风寒，里为热邪，治法上先表后里。本条为表里俱热证，表为少阳枢机不利，胆火内炽，里为阳明里热，治法上表里同治。体现了表里同气异气的先后治则。

【论治疗】

本证虽有下利，但因其病机仍为少阳枢机不利兼有阳明里实，所以本着"通因通用"的原则，针对病机仍使用和解少阳，通下里实的大柴胡汤。

【原文】

病如桂枝證，頭不痛，項不強，寸脉微浮①，胸中痞鞕，氣上衝喉咽，不得息者，此為胸有寒②也。當吐之，宜瓜蒂散。（166）

瓜蒂散方

瓜蒂一分（熬黄）　赤小豆一分

上二味，各別擣篩，為散已，合治之，取一錢匕，以香豉一合，用熱湯七合，煮作稀糜，去滓，取汁和散，溫頓服之。不吐者，少少加，得快吐乃止。諸亡血虛家，不可與瓜蒂散。

【挈要】

论痰实阻滞胸膈证治。

【释字词】

①微浮：微，指轻度。浮，代表有余的阳脉。

②胸有寒：寒，作邪解，此处指痰饮。胸有寒，指胸膈有痰饮停聚。

【辨脉证】

本证的关键在于"胸有寒"，概括了本证的病因病机。由此可知，本证病位在胸，属痰饮为患，其主症为"胸中痞硬，气上冲喉咽，不得息"。由于痰涎壅滞膈上，有形之邪阻滞气机，故见胸中痞硬。胸中实满，肺气不得肃降，故见气上冲喉咽，不得息。"气上冲"还表明了正气有驱邪外出之机。寸脉以候胸中和上焦，痰实之邪阻于胸中，正气有驱邪外出之机，故见寸脉微浮，可知关尺脉必然见沉。这是胸中有痰湿阻滞，阳气不能下达，中焦之阳气不行的反应。

本证虽然有胸中痞硬，但是不同于气痞证。本证为有形之邪结，而且病位主要在胸膈之上，是以呼吸异常为主，而不是以脾胃升降异常为主的无形气结。从未经误治和无按之痛来看，显然又不同于热实结胸证，故"此为胸中寒也"，以示不同。但因其除无按之痛外，还有热象，因此也不同于寒实结胸证。总之，本证为单纯痰实为病，未与寒热相结。至于本证与悬饮证的区别，则在于本证病位偏上且留着于一处，而悬饮证则饮留胁下，病位偏下，且走窜上下，充斥内外。

本条纯属里证，但因有诸内必形诸外，所以条文起首便说道："病如桂枝证"，指有些证候与桂枝汤证相似，其实不然，其意在提醒医者应注意鉴别。通常来说，桂枝证当有头痛、项强、发热、汗出、恶风、脉浮缓等表现，本条则明确指出："头不痛，项不强，寸脉微浮"，因此不难鉴别。之所以会出现发热、汗出、恶风，乃是由于痰实之邪阻于胸中，肺失肃降，胸中阳气不能向外宣发，营卫不得宗气所养，失于卫外所致。

【论治疗】

针对本证痰实阻滞胸膈的病机，根据《素问·阴阳应象大论》"其高者，因而越之"的原则，采用瓜蒂散涌吐痰实。瓜蒂，其味极苦，性升而涌吐，擅去膈上痰涎宿食；赤小豆味酸，功能利水消肿，通气健脾；香豉辛甘，轻清宣泄，既可增加涌吐之力，又能健胃助消化。三药合用，以酸甘涌吐为主，辛甘发散为辅，重在涌吐祛邪，兼能健脾，适用于痰涎壅塞胸中之证。毕竟涌吐易伤人胃气，加之本方药力峻猛，故不可过量，纵邪实也只宜稍加，得吐便止，至于体虚以及亡血之人则禁用。

吐法作为治疗八法中的一法，是祛邪的重要方法之一。仲景所创瓜蒂散实乃吐法的祖方。但近人却鲜为用之，一方面是本方药力峻猛，难以把握，另一方面是对瓜蒂具体为何物，争议较大。据《中药大辞典》记载，瓜蒂为葫芦科植物甜瓜的果蒂，苦寒有毒，所含甜瓜素有催吐和利尿作用。临床上医者应辨证论治，有是证用是方，不能瞻前顾后，因噎废食。

【原文】

病胁下素有痞，连在脐傍，痛引少腹，入陰筋①者，此名藏結，死。（167）

【挈要】

论脏结危候。

【释字词】

①阴筋：指外生殖器。

【辨脉证】

脏结为杂病，乃积渐而成，故称"素有"。由于脏气虚寒，阴寒凝滞，故胁下痞结。称胁下不称心下，是由于阴寒凝滞较甚，不仅涉及心下，而且涉及脐旁、少腹等区域，所以此处"胁下"的含义与第157条"胁下有水气，腹中雷鸣"一样，概指脘腹。本证病程较长，已有无形气结，影响气血凝滞，脉络瘀阻，而成痞块连在脐旁，扪之可及。阳气虚衰，阴寒凝滞，寒主收引，故疼痛剧烈牵引少腹及前阴处。前阴为宗筋之所聚，故又称阴筋。脐周为太阴所主，下腹为少阴所主，两胁、少腹及前阴为厥阴所主。由此看来，病变已涉及三阴经地步，不仅脾阳衰败而且五脏阳气衰竭，病势危重，预后不良，故直言为"死"。第129条言脏结"舌上白苔滑者，难治"，可见脏结并非均为不治，只是治疗较难。本条直言"死"，表明病情远较一般脏结为重。第130条言脏结"舌上苔滑者，不可攻也"，是指脏结的治疗禁忌，但并未谈到具体治法，但依据脏结的临床表现及病因病机，后世医家在本病治疗上一般主张可以与三阴病之寒证治法互参。

▣ 第二十节　第168~178条 ▣

【导读】

本节共11条，集中讨论太阳病不同转化和表里同病的治疗问题。

【原文】

伤寒若吐，若下後，七八日不解，热结在裏，表裏俱热，时时惡風，大渴，舌上乾燥而煩，欲飲水數升者，白虎加人參湯主之。（168）

白虎加人参湯方

知母六兩　石膏一斤(碎)　甘草二兩(炙)　人参二兩　粳米六合

上五味，以水一斗，煮米熟湯成，去滓，温服一升，日三服。此方立夏後，立秋前乃可服。立秋後不可服。正月二月三月尚凜冷，亦不可與服之，與之則嘔利而腹痛。諸亡血虛家亦不可與，得之則腹痛利者，但可温之，當愈①。

傷寒無大熱，口燥渴，心煩，背微惡寒者，白虎加人参湯主之。(169)

傷寒，脉浮，發熱無汗，其表不解，不可與白虎湯。渴欲飲水，無表證者，白虎加人参湯主之。(170)

【挈要】

论伤寒邪从阳明燥化表里俱热证治。

【释字词】

①此方立夏后……当愈：参考《伤寒论》中其他有关白虎加人参汤条文的附方以及《金匮要略》中白虎加人参汤均无此内容，疑为后人所加。

【辨脉证】

太阳病除误治成为结胸、痞证之外，有着多种传变途径，而在传变的过程中，病邪的性质也在发生改变，这就决定了太阳病可以转变成多种病证。

伤寒吐下为误治，误治后病不解，可以发生转化。是否转化？转化为何证？均应以临床表现为依据。本证由于伤寒内传阳明，寒邪转化为燥热之邪，造成热结在里而致。这是热结，并非热与水结，也不是热与气结，所以不同于结胸和痞证。此处"热结"，是指热邪内聚较盛的意思，而不是热结成实。正是由于其未能内结成实，故能充斥于表而见表里俱热，临床可见身热，恶热，大渴而烦等表里俱热的典型表现。表里俱热，从热的轻重来看，侧重在里热，表热是里热的外在表现。里热炽盛，应不恶风寒，本证见时时恶风是否兼有表证呢？答案是否定的，这是由于燥热伤津，津伤不能化气，加之汗出腠理疏松所致。所以这种恶风是有时而作，不同于太阳病恶风持续不解，并伴有脉浮，头项强痛。由于燥热伤津，故见大渴，舌上干燥，欲饮水数升。里热炽盛，扰动心神故烦。阳明里热炽盛，熏蒸于表，通常伴有汗出，本条未谈及汗，是缘由本证津液损伤较甚，无液作汗，反见汗少，所以未特别强调汗出。

第169条是对第168条的补充，进一步说明热炽津伤证的关键是里热盛，津液伤。口燥渴，心烦是本证的主症。津伤故口燥渴，里热盛，热邪扰心故烦。至于在外的热象，随着里热炽盛是热结于内还是充斥于外而有所不同，热邪充斥于外则见在表的大热象，若热结于内则外无大热。更进一步发展则为热邪闭郁于内，格阴于外而见寒象。本证虽然外见背微恶寒，但有外热，所以还不是格阴之证。"无大热"，并非无热，而是有热不甚。这种恶寒与口燥渴，心烦等症并见，实为恶热与恶寒并见而以恶热为主，阳明病之常为恶热不恶寒，本证为阳明病之变。这种恶寒不是有表证，乃是由于大量汗出，气随液耗，以致津气两伤，表气不固，所以同第 168 条恶风一样，一般不重，而是有时而见。本条和第 168 条在病理上，临床表现上虽有差异，但是其里热盛，津液伤的病机相同。

第 170 条前部分讨论太阳伤寒表证，脉浮，发热无汗，是作为表热证的代表症状。这种表热只是现象，其本质仍是风寒表证。既然是风寒表证，自当有恶寒，身疼痛等临床表现。风寒表证在治疗上就只能辛温发散，而决不能一见发热，即予以白虎汤直清里热。如误用白虎汤则易伤中阳，致外邪内陷而造成变证。所以有表不可用白虎，是历代医家遵循的原则。后文"渴欲饮水，无表证者，白虎加人参主之"，一是强调白虎汤不能用于表寒内热证，白虎加人参汤同样如此，二则解释了"时时恶风"（168），"背微恶寒者"（169）并非表寒之症。

【论治疗】

针对本证燥热伤津的病机，治疗上自当以辛寒清气，益气生津的白虎加人参汤主之。

第 168 条为表里俱热用白虎加人参汤，第 169 条为里有热表无大热亦用白虎加人参汤，充分说明用白虎汤（包括白虎加人参汤）的关键在于里有热。对于阳明热炽之症若见又当分辨津伤程度，一般津伤不甚者，单以白虎汤清热于里即可。如果津伤较甚，单用白虎汤不仅不能达到泻热的目的，反而有伤正之弊。这时就应当用白虎加人参汤，不仅益气生津，而且清热除烦，共奏扶正祛邪之功。如何判断津液损伤的程度，临床上常以口渴的轻重作为重要指征。

【践行案例】

病案：陈治恒验案 [1]

徐某，女，22 岁，农民，住四川省巴中市走马公社。1952 年陈师在巴中时，患者因产后缺乳，婴儿常啼，夜间不断起卧，以致受凉感冒，前来求陈师往诊。症见头痛发热，鼻塞声重，恶风寒，无汗，苔白，脉浮略带紧象。陈师当时虑其产后血室空虚，不宜峻剂取汗，遂用葱豉汤合佛手散加炒荆芥、前胡等以解之，服后即得汗，表证解除，但发热未退。次日来求陈师往诊时，患者壮热、汗出、口渴喜冷饮，舌苔黄燥，脉象洪大。由于此乃产后，不可孟浪投以伤津重剂，建议再邀一西医同道会诊。西医检查体温 41℃，断为"产褥热"，遂予磺

1 杨殿兴. 川派中医药名家系列丛书——陈治恒 [M]. 北京：中国中医药出版社，2018：12-13.

胺类药和注射青霉素，次日病势有增无减，又来求陈师往诊，要求服用中药治疗，此时见患者热势如蒸，全身不断汗出，大渴引饮，舌苔黄燥更甚，脉洪大有力。陈师始处以白虎加人参汤加味与服。

处方：人参 30g，石膏 25g，知母 10g，粳米 30g，甘草 5g，麦冬 12g。

次日，又来求陈师往诊，谓服药后，高热已退，不再汗出和渴饮，脉转缓和，改拟养阴和胃之剂，服 2 剂则安。

按： 一般产后多虚，故前代医家有"胎前宜凉，产后宜补"之说。但本例患者系青年女性，体质比较壮实，又是初产受寒，经用葱豉汤加味解表发散之后，寒邪迅即入里化热，转入阳明，当时白虎汤证已具，由于陈师亦有疑虑，未敢放胆使用，遂建议请西医会诊，改用西药治疗，因未能获效，复求治于陈师。陈师根据脉证，确属白虎加人参汤证无疑，始放胆用之，服后果然病得缓解。常忆《伤寒论》有云："服桂枝汤，大汗出后，大烦渴不解，脉洪大者，白虎加人参汤主之。"与此例患者病情基本相同，初期虽非服用桂枝汤而是葱豉汤，但解表发汗则一，表解之后，邪入里化热，里热壅盛，向外蒸迫，故有热势如蒸、全身不断汗出、口渴引饮、舌苔黄燥、脉洪大有力等症出现，用白虎加人参汤，正是药与病对。加麦冬者以加强益胃生津作用，故能获效如此。不过，应该指出，产后血室空虚，千万不能过剂，必须中病即止，否则易酿成他变。这些年来，陈师亦遇到不少此种误治患者，故不可不慎。

【原文】

太陽少陽併病，心下鞕，頸項強而眩者，當刺大椎、肺俞、肝俞，慎勿下之。（171）

【挈要】

论太少并病证治及禁忌。

【辨脉证】

本条承接前文太阳病传阳明化燥，讨论太阳病传少阳化火的问题。太阳传少阳而化火，在太阳病的发展变化中也是常见的情况。太阳病不解而内传少阳，太少并病，邪在太阳未解，经脉不利，故颈项强；少阳受邪，经气郁滞，胆热上炎，则心下硬，头晕目眩。治疗上当用刺法，刺大椎、肺俞以解太阳之邪；刺肝俞以解少阳之邪。

【论治疗】

心下痞硬，如见于误下后之痞证者，宜用泻心汤类，不可用下法；如见于太少并病，经气不利兼胆热内郁者，宜用针刺，亦不可用下法；但如属少阳兼阳明里实者，则可用大柴胡汤和解少阳，通下里实。本条心下硬并非阳明里实,故"慎勿下之",以免引邪内陷,变生他证。

本条与第 142 条所述证候大体一致,第 142 条重在讨论太少并病与结胸证的鉴别,因此在叙述临床表现上突出心下痞硬,并着重强调不能用发汗。本条重在讨论内传少阳不同于内传阳明,因此在叙述临床表现上突出眩,且重点强调不能用下法。换言之,太少并病治法,当以汗下为禁。

【原文】

太陽與少陽合病,自下利者,與黃芩湯;若嘔者,黃芩加半夏生薑湯主之。(172)

黃芩湯方

黃芩三兩　芍藥二兩　甘草二兩(炙)　大棗十二枚(擘)

上四味,以水一斗,煮取三升,去滓,温服一升,日再夜一服。

黃芩加半夏生薑湯方

黃芩三兩　芍藥二兩　甘草二兩(炙)　大棗十二枚(擘)　半夏半升(洗)　生薑一兩半(一方三兩,切)

上六味,以水一斗,煮取三升,去滓,温服一升,日再夜一服。

【挈要】

论太少合病下利或呕证治。

【辨脉证】

太阳病邪入少阳,致使胆火内炽,既可以发生在太阳病经过一定阶段之后,又可见于太阳病初期,甚至还可以与太阳病同时出现。太阳与少阳合病就是指太阳与少阳病同时出现,临床上既有太阳病的表现如头项强痛、发热、恶寒、脉浮等,又有少阳胆火内炽或枢机不利的口苦、咽干、目眩、往来寒热、胸胁苦满、心烦喜呕、默默不欲饮食等。其中又可分为偏重太阳或偏重少阳之不同,这是就一般情况而论。

而本证则是其变。由于在外的表证不明显,而内从少阳相火之化,少阳相火内郁较甚,借阳明为出路,从而邪热内迫阳明,逼液下行,大肠传导失司,而见下利,为少阳内郁之相火下迫所致,故多伴有肛门灼热,腹痛,小便黄赤,舌红苔黄,脉弦数。若未内迫阳明大肠而犯胃,则可使胃气上逆故见呕。此种里热作呕,多为食后即作,常伴有口苦、咽干、目眩等胆火内炽的表现。呕与利,既可单独出现,也可同时并见。本证虽以胃肠功能异常为主要表现,但其根本原因仍为胆火内炽。

【论治疗】

针对胆火内炽,内迫阳明的病机,治疗上应以黄芩汤清热止利。此种治法因为使用苦寒的药物泻热来护阴，犹如使阴坚而不伤，故称为"苦寒坚阴"法。半夏、生姜为降逆止呕要药，故有呕者以黄芩加半夏生姜汤清热和胃降逆。

本条主要言及呕与利，那么还有无太阳病的表现呢？这有两种情况：一为本病乃太少合病，但因少阳里热炽盛，热邪迫津而致下利，病势向下，故太阳之邪亦随之内陷少阳，便无太阳病的表现了。二是可兼有太阳表证。由于本证为里证为主，按照合病治主病的原则，无须更兼顾表邪而以黄芩汤直清里热，里热得清，则在表之邪亦可自然而解。

黄芩汤为治里热下利之祖方。方中黄芩苦寒，清泄里热，治肠癖下利；芍药酸寒，敛阴和营，缓急止痛。二者相配伍，乃清热和里止利的常用配伍形式。甘草、大枣益气和中，调补正气，使本方既能直清里热，又不致苦寒太过而损伤脾胃，共奏苦寒清热，坚阴止利之功。如有胃气上逆而呕者，则加半夏、生姜以和胃降逆止呕。由于本证是太少合病内迫阳明所致，而呕为病势尚有外达之机。故虽为热证亦用辛温走散之半夏、生姜，其原因既有去性取用之意，又本"火郁发之"之治疗原则。

【践行案例】

病案：罗勇验案

李某，女性，51岁，农民。

1天前因夏月烈日下务农后热甚，贪凉饮冷后出现泄泻，暴注下迫，肛门灼热，昼夜间已达10余次之多，腹部疼痛，恶心、呕吐、发热、口渴，舌苔黄腻，脉弦数。

诊断：泄泻，辨证：邪热内陷，肠道湿热，治法：清热祛湿，缓急止利。

处方：黄芩15g，芍药15g，法半夏15g，生姜15g，藿香20g，生薏苡仁30g，佩兰15g，厚朴15g，枳壳15g，炙甘草6g。3剂，水煎服，日3次。

患者服药当晚，泄泻次数明显减少，腹部疼痛亦减轻，3剂服完后，大便次数每日1～2次，无腹痛、恶心、呕吐等不适。

按：患者于夏月间，热甚后贪凉饮冷出现暴注下迫，肛门灼热，腹部疼痛，恶心、呕吐、发热、口渴，舌苔黄腻，脉弦数等证候，乃属邪热内陷，与湿交结，故治疗上应清热祛湿，缓急止利，加之患者临床表现有恶心、呕吐，所以选方为黄芩加半夏生姜汤加减。

【原文】

伤寒胸中有热，胃中有邪氣，腹中痛，欲嘔吐者，黄連湯主之。(173)

黄連湯方

黄連三兩　甘草三兩(炙)　乾薑三兩　桂枝三兩(去皮)　人參二兩　半夏半升(洗)

大枣十二枚(擘)

上七味,以水一斗,煮取六升,去滓,温服,昼三夜二。

【挈要】

论上热下寒致腹痛欲呕吐证治。

【辨脉证】

本条承接上条讨论邪入少阳之变而为上热下寒之证。由于邪入少阳,邪从热化,热邪上炎,熏灼胸膈胃脘,使胃失肃降而为欲吐之证。呕吐为少阳病的主症之一,此处仅举呕吐,实为代表。因其人脾阳素虚,邪传于内不仅病及少阳,也同时传入太阴,导致脾寒不运,寒凝气滞而出现腹中痛。"胸中"与"胃中",是指上下部位而言。"邪气",指寒气,所以胃中有邪气,即是指脾寒、肠寒。

本证与单纯少阳胆火内炽不同,有明显的脾寒现象。本证以下寒为要,不仅下寒正虚,邪易内陷,而且由于下寒,寒凝气滞,阴气不得上升,阳气不得下降,导致寒热各自为政,治疗当重在温下。但本证出现欲呕吐,表明邪虽内陷,正气尚有抗邪外出之机,故以黄连汤清上温下,和胃降逆。

本证病位主要在少阳三焦,为虚中夹实之证,虽有少阳之热象,但已见太阴之寒象,缘由少阳三焦枢机不利,脾阳虚失运导致升降失司,临床以寒凝之腹痛,热邪上炎之欲呕为主要表现。由于有脾阳不足,寒邪内甚,本证不会成为邪实于中的结胸、痞证。本证亦并非典型的少阳病。从发展的角度看,本证处于由少阳内陷三阴的过渡阶段。这种过渡可能朝三个方面发展:一是寒邪更甚,则热随寒化成为太阴病;二是寒热均甚,则为厥阴寒热错杂证;三是太阴阳复,寒随热化成为少阳病。因此,仲景将本条放于全篇中的此处,有承上启下之妙,上承邪从少阳火热内炽之证,下接邪入少阴寒湿内盛之证。

【论治疗】

本证治方以黄连为主,清胃热而泻三焦之相火,泻三焦火按理当有黄芩,但因黄芩易伤中阳,凡脾胃气滞者不宜。(《伤寒论》中每于腹痛者去黄芩。)干姜辛热,温脾阳。黄连配伍干姜,辛开苦降,清上温下,复中焦升降之职。桂枝温通脾阳,人参、大枣、甘草甘温益脾胃,以扶正祛邪。半夏,止呕消滞。本方温清并行,临床上寒热错杂之腹痛吐泻者,均可参考本方进行加减。本方煎煮1次,白天服3次,夜晚服2次,少量频服,以免药液被呕出,且使药性持久。

【践行案例】

病案:罗勇验案

张某,男,46岁,工人,2018年11月10日初诊。

患者主因上腹痛,呕吐半天就诊。患者于昨晚饭后约1小时,出现上腹部疼痛，呕吐。疼痛表现为冷痛，呕吐物为胃内容物，时有呃逆、反酸，无发热、恶寒、腹泻。舌质红，苔黄薄，脉弦数。

诊断：腹痛，辨证：胃热肠寒证，治法：清上温下，和胃降逆。

处方：黄连 10g，干姜 10g，桂枝 10g，党参 15g，法半夏 15g，大枣 20g，藿香 20g，厚朴 15g，枳壳 15g，乌贼骨 20g，炙甘草 6g。2 剂，水煎服，每日 1 剂。因患者呕吐明显，嘱患者服药时少量频服，徐徐咽之。2 日后患者复诊，呕吐已止，腹痛明显减轻，效不更方，减黄连为 5g，继服 2 剂。共服 4 剂后痊愈。

按：本病案中患者主要表现为上腹疼痛、呕吐，疼痛表现为冷痛，呕吐物为胃内容物，时有呃逆、反酸。舌质红，苔黄薄，脉弦数。病机为上热下寒，升降失调，故治疗上应清上温下，和胃降逆，方剂当用黄连汤。二诊时，患者症状明显减轻，表明药与证符，恐黄连苦寒久服伤胃，故减半用之。

【原文】

傷寒八九日，風濕相搏，身體疼煩，不能自轉側，不嘔，不渴，脉浮虚而濇者，桂枝附子湯主之。若其人大便鞕，小便自利者，去桂加白术湯主之。(174)

桂枝附子湯方

桂枝四兩（去皮）　附子三枚（炮，去皮，破）　生薑三兩（切）　大棗十二枚（擘）　甘草二兩（炙）

上五味，以水六升，煮取二升，去滓，分温三服。

去桂加白术湯方

附子三枚（炮，去皮，破）　白术四兩　生薑三兩（切）　甘草二兩（炙）　大棗十二枚（擘）

上五味，以水六升，煮取二升，去滓，分温三服。初一服，其人身如痹，半日許復服之，三服都盡，其人如冒狀，勿怪，此以附子、术併走皮內，逐水氣未得除，故使之耳。法當加桂四兩，此本一方二法，以大便鞕，小便自利，去桂也；以大便不鞕，小便不利，當加桂。附子三枚恐多也，虚弱家及產婦，宜減服之。

【挈要】

论伤寒邪从太阴湿化，风湿相搏留于肌肉证治。

【辨脉证】

"伤寒八九日"，为起病时间较长，此时太阳病的表证是否已解，应以脉证为据。《素问·痹论》："风寒湿三气杂至，合而为痹"，风湿是从病因命名，痹是从病机命名。今云"风湿相搏"，此处风应理解为有寒之风，风湿实为风寒湿，故风湿相搏意非表未解，而是风寒湿三邪相搏，纠结不解之证。紧接着"身体疼烦，不能自转侧"表明它既不同于太阳伤寒的身疼腰痛、骨节疼痛和少阳病的枢机不利,也不同于阳明病里热炽盛,津气两伤所致的身重。同时又以"不呕不渴,脉浮虚而涩"提示其间的鉴别。因不呕不属少阳病,不渴不属阳明病,脉浮虚而涩不属太阳病,究其病因病机,当是风寒湿三邪杂合为患,痹着于肌肉,病偏于表之证。由于风欲行而湿滞之,寒欲收而风行之,三者杂揉,相互搏击,导致营卫流行不畅,气血阻滞不行,随着正邪相争,身体疼痛剧烈,乃至达到难以转侧的程度。至于疼烦,并非心烦,而是因疼痛难忍导致。脉浮为病偏于表,虚是阳气不足,涩为邪气阻滞,气血流行不畅。综上,"身体疼烦,不能自转侧,不呕,不渴,脉浮虚而涩",正是风寒湿三邪相搏留着于肌肉,病偏于表的主要脉证。

邪之所凑,其气必虚。风湿为病虽与外邪有关,如果其人中阳不虚,气血充沛,则不会出现邪滞而为痹证。脾阳不足,易致外湿停滞,再加上感受风寒之邪与留着肌肉筋骨之湿邪相合而成痹证。脾阳不足,在太阳受邪后,也易致内陷太阴,邪入太阴易从太阴湿化,导致内湿。脾湿下注,故多见大便溏,小便不利,条文中虽未提及此症,但医者应明此意,理由如下:其一,下文谈到"若其人大便硬,小便自利"乃是言其变,那么推测其常应为大便不硬,小便不利;其二,方后注谈道:"以大便不硬,小便不利,当加桂",本证在治疗中是有桂枝的,固然应有此症;其三,《金匮要略·痉湿暍病脉证治》:"湿痹之候,小便不利,大便反快"也印证此点。风湿留着虽与脾虚湿停有关,但因其主要留着于肌肉,对脾胃升降影响不甚,一般对饮食影响不大,故"不呕不渴"。

【论治疗】

针对风寒湿三气留着肌肉偏于表分之证,当用桂枝附子汤温经散寒,祛风除湿,一方面祛除外邪,另一方面扶阳固表,表里兼顾。

脾湿不运多见大便溏,小便不利,但因人体体质有别,代谢各异,"若其人大便硬,小便自利"乃言其变。出现这种表现说明患者肺肃降功能正常,三焦水道通行,膀胱气化有序,湿邪留滞不化的主要原因是脾不能输津,津液不能布散。大便为先硬后溏。因本证在外的阳气尚可宣通,而湿停较甚,是偏里之证,所以当用去桂加白术汤温经散寒,祛湿宣痹,治疗重在运脾布津除湿,使风湿俱去而不致风去湿滞。

桂枝附子汤方中附子重用,在内温经扶阳,使脾运得复,在外散寒除湿止痛,又能助阳固表,既使留着的风寒湿邪得以祛除,又能防止复感外邪。桂枝在内温中健运,化气行水以除湿,在外通阳以祛风,使风湿之邪俱去。甘草、生姜、大枣辛甘发散,调和营卫,助正祛邪。诸药同用,表里同治,使正气实而风湿之邪去。

桂枝附子汤从药物组成上来看,与桂枝去芍药加附子汤相同,其不同之处为：第一，药物用量不同，本方桂枝四两，附子三枚，桂枝去芍药加附子汤桂枝三两，附子一枚；第二，煎服法不同，本方以水六升，煮取二升，分温三服，桂枝去芍药加附子汤以水七升，煮取三升，温服一升。由此可见，本方重用桂附，特别是附子的用量是桂枝去芍药加附子汤中的三倍，其目的在于温经散寒，行湿止痛，煎后分三次服用，是由于风湿相搏，非一服可解，需要缓行。桂枝去芍药加附子汤则为太阳病误下，阳气一时损伤，表邪内陷，其方重在温复阳气，所以桂附用量小，且先温服一升，意在中病即止。

去桂加白术汤即桂枝附子汤去桂加白术的省称，《金匮要略》中称其为白术附子汤。桂枝虽能温中健运，但其性发散，又有耗散阳气的一面，所以对于中阳虚较甚，里湿偏重而阳气又能宣通的情况来说，用之不适宜故去之。加白术重在燥湿健脾，同附子共用，则温阳散寒，逐湿行痹功能更强，即方后云"附子、术，并走皮内，逐水气"之意。正如章虚谷所言："以术合附子，大补脾阳，以温肌肉，肌肉温而湿化矣。去桂枝则津液不随辛散而外走，即内归肠胃而大便自润也。"

运用本方时需要注意服药后的反应。方后云："初一服，其人身如痹，半日许复服之，三服都尽，其人如冒状"，可见服用本方后可能会出现"身如痹""如冒状"等反应，及周身麻木不仁、疼痛加剧、昏冒不爽等表现。这是因为正气得药力之助，与留着肌肉的邪气抗争，则疼痛加剧；阳气郁而不能布达，肌肉皮肤失于温煦，故周身麻木；阳气不升，则见昏冒不爽。诸等表现均为正气来复抗邪欲去未去的反应，并非病情恶化，故"勿怪"，即《尚书·说命上》"若药不瞑眩，厥疾弗瘳"之谓。另外还应注意分辨麻木昏冒也有可能是附子煎煮不当出现的不良反应。运用本方时要注意随证加减。若服药后出现"身如痹""如冒状"，原文方后注云："法当加桂二两"，其目的为加强温阳宣气，化气行水之力，提示医者临床应随机应变，如遇证候变化需随证加减，灵活处置。运用本方时还当注意因人制宜。方后云："附子三枚恐多也，虚弱家及产妇，宜减服之"，由于附子大辛大热有毒，故对于虚弱患者以及产妇等特殊人群应酌情减轻用药量。

【践行案例】

病案：曾升平验案[1]

袁某，男，62岁。2003年5月19日初诊。因类风湿性关节炎致双膝肿痛，在某大城市多家医院辗转治疗半年余，病情无明显改善。身体壮实，拄双拐进入诊室。化验报告单：类风湿因子1 280IU/ml。诉双膝疼痛难忍，严

[1] 杨殿兴，罗良娟，邓宜恩，等. 四川名家经方实验录[M]. 北京：化学工业出版社，2006：374-375.

重影响睡眠。大便稀，每日 1～2 次。仍服泼尼松 10mg，每日 1 次，甲氨蝶呤 10mg，每周 1 次。查：双膝肿大如皮球状。双脉浮大而软，舌质淡白，夹青紫，苔白腻，根部较厚。符合风寒湿痹要点，予桂枝附子汤加味治疗。

处方：熟附片 30g(另包先煎 0.5 小时)，制南星 30g(另包先煎 0.5 小时)，桂枝 10g，茯苓 15g，防己 10g，当归 10g，炒白术 15g，干姜 10g，大枣 30g，党参 30g，薏苡仁 30g，车前子 15g，川牛膝 15g，甘草 10g。每日 1 剂，分 3 次服。

二诊(2003 年 5 月 22 日)：服药 3 剂，舌脉同前，症状无明显改善，也无明显不良反应。此为初剂药轻而病重，早在预料之中。原方加熟附片为 60g，干姜为 20g。

三诊(2003 年 5 月 24 日)：服药 4 剂后，舌苔稍变薄，舌脉同前，膝胫胀感似有减轻，膝肿仍无明显变化，疼痛如前。原方加熟附片为 120g，制南星为 60g，先煎延长至 1 小时以上。

四诊(2005 年 5 月 27 日)：上方服后，腹痛腹泻，大便呈稀水样，舌脉同前。膝肿大疼痛有所减轻，仍需挂杖行走。因舌质寒象未减，加熟附片为 250g，先煎延至 2 小时以上。以后每周复诊 1 次，均倍加熟附片用量。至 500g 后始见明显疗效，双膝肿消，疼痛轻微，已可弃拐杖正常行走，但直至 750g 后舌质才转红活，复查类风湿因子 220IU/ml。前后持续治疗达 3 个月余，症状完全消除。

按：本例患者病情虽重，但不复杂，辨证简单明确，主要以大剂量熟附片取效。需要注意的是熟附片用量超过 100g 以后，先煎过程中要经常搅动，否则不易煎透。熟附片为附子切片，经胆水煮制，再经清水漂洗、烘干而成，称白附片或清水附片。质量上乘者，漂洗彻底，质地坚脆，呈半透明状，久煎后无色无味。大剂量服用，一般不易发生中毒反应。质量较差者，色泽混浊，为胆水未漂净制成。先煎半小时后，尝试煎液发苦发咸者，虽小剂量使用也易发生中毒反应，如头胀痛、心慌、舌头和肢体发麻等。一定要嘱咐病人，每次配方取药后仔细辨认附片质量，并先煎半小时尝试煎液无苦咸味后方可使用。

【原文】

風濕相搏，骨節疼煩，掣痛不得屈伸，近之則痛劇，汗出短氣，小便不利，惡風不欲去衣，或身微腫者，甘草附子湯主之。（175）

甘草附子湯方

甘草二兩(炙)　　附子二枚(炮，去皮，破)　　白术二兩　　桂枝四兩(去皮)

上四味，以水六升，煮取三升，去滓，溫服一升，日三服。初服得微汗則解，能食，汗止復煩者，將服五合，恐一升多者，宜服六七合為始①。

【挈要】

论风湿留着关节证治。

【释字词】

①始：原文"宜服六七合为始"，参考《金匮要略》作"宜服六七合为妙"，当以后者为是。始与妙，字形相似，恐乃抄写之误。

【辨脉证】

本条紧接上条讨论风湿病证治。风寒湿三气杂至为痹，不仅风、寒、湿邪各有偏甚，邪留的部位也可有所不同。通常来说，风多伤及皮毛，湿多伤及肌肉，寒则易伤筋骨；如果正气虚衰不甚，外邪较轻，邪气多犯及肌肉，若正气虚衰较甚，邪气较重，则多犯于关节、筋骨。因此，风湿留着关节证为正虚较甚，邪气较重的痹证。

寒主收引，导致气血凝滞不行，经脉不得畅通，所以疼痛尤其明显；湿性黏滞，留着关节不行，筋脉又附着于关节，寒湿相搏，导致筋脉拘挛，故肢体关节牵引疼痛，难以屈伸；特别是风邪又与寒湿之邪杂合，风善动，而寒湿又留着不行，相互搏击，故骨节烦疼，近之则疼痛剧烈。由此可知，"骨节疼烦，掣痛不得屈伸，近之则痛剧"，实乃风寒湿之邪侵入筋骨关节，导致营卫不利，气血凝滞的主要病理反应。由于风胜于表，卫阳不固，则见汗出；汗出肌疏，不胜风袭，故见恶风不欲去衣；湿邪阻滞，影响三焦气化不利，则上见呼吸短气，下见小便不利；小便不利，湿无出路又加剧了湿滞，甚则外溢肌肤，又可导致全身微肿表现，故"汗出短气，小便不利，恶风不欲去衣，或身微肿"。

上条为风湿留着于肌肉证，虽有偏表偏里之分，但以身体疼烦，不能自转侧为其主要见症，除病偏于里的有大便硬，小便自利之外，余无其它里证。而本条则为风湿留着于关节，以关节部位疼痛剧烈，不能屈伸，又有汗出短气，小便不利，恶风不欲去衣，或身微肿等表现，不仅内外之证悉具，而且病情程度明显较上条严重。

【论治疗】

对于此种正虚寒甚，风寒湿留着关节的痹证，治以甘草附子汤温阳散寒，祛湿止痛。本方为桂枝附子汤去姜枣加白术而成，附子用量为二枚。方中附子温经散寒以止痛，桂枝通阳化气以祛风，二者相伍，既可加强温阳行湿功效，又能固表止汗。白术健脾化湿，同附子配伍，逐湿宣痹之力更甚。甘草甘缓，调和诸药，补益中焦，又有使风湿之邪缓行之意，故冠之于方药之首。

本方与桂枝附子汤，同为治疗风湿相搏之剂，但桂枝附子汤为风湿留着肌肉，病偏于表，宜于速去，因此附子用量尤重。本条为风湿留着关节，病兼表里，病情较重，病邪较深，难以速去，因此减附子用量，其目的在于缓攻，并去姜、枣加白术健脾燥湿，使邪从表里而解。

本方在运用时还应注意方后所云："初服得微汗则解，能食，汗止复烦者，将服五合，恐一升多者，宜服六七合为始。"其中有三层含义：其一，取微汗是治疗风湿的一个重要原则，《金匮要略·痉湿暍病脉证治》："若治风湿者，发其汗，但微微似欲汗出者，风湿俱去也"，如"汗大出者，但风气去，湿气在，是故不愈也"。因微汗则阳气内蒸，肌肉关节之间阳气充盈，湿邪无处可容，使之从汗而去。反之，风气虽随汗泄，湿气亦不得去。其二，初服得汗后，胃气和，能食者，虽然汗止复烦，乃药力不足，邪不欲去，但因已得汗后，应减半服用五合，内含委婉叮嘱不可多服之意。其三，对于正气虚弱明显的患者，服药量宜减。本方附子用量虽较桂枝附子汤稍减，但亦有二枚之多，故对于虚弱或特殊人群，宜减少用量。一般人初服一升，体虚者以六七合为好。

【原文】

伤寒脉浮滑，此以表有热，里有寒，白虎汤主之。（176）

白虎汤方

知母六两　　石膏一斤（碎）　　甘草二两（炙）　　粳米六合

上四味，以水一斗，煮米熟，汤成，去滓，温服一升，日三服。臣亿等谨按：前篇云，热结在里，表里俱热者，白虎汤主之。又云其表不解，不可与白虎汤。此云脉浮滑，表有热，里有寒者，必表里字差矣。又阳明一证云：脉浮迟，表热里寒，四逆汤主之。又少阴一证云：里寒外热，通脉四逆汤主之。以此表里自差，明矣。《千金翼》云白通汤。非也。

【挈要】

论白虎汤证治。

【辨脉证】

宋代林亿在校正时，认为原文有误，提出应该将原文"表有热，里有寒"改正为"表有寒，里有热"。以王之阳为代表的一派医家认为"经文寒字，当邪字解，亦热也"。《医宗金鉴·订正仲景全书·伤寒论注·正误存疑》注该条为："里有寒之'寒'字，当是'热'字。若是寒字，非白虎汤证也，当改之。"将原文"里有寒"改为"里有热"，即表里皆热之意；柯琴等赞成这种说明。以方有执为代表的一派医家认为："里有寒者，里字非对表而称，以热之里言。盖热，寒之热，本寒因也，故谓热里有寒，指热之所以然也。"就是说热是由于寒转化而来的，喻昌、张志聪等赞成这种说法。魏荔彤《伤寒论本义》卷之五谓："此里为经络之里，非脏腑之里，亦如卫为表，营为里，非指脏腑而言也。"郑寿全《伤寒恒论》卷三认为："此条只据二脉，即以白虎汤主之，实属不当，况又未见白虎汤症形。指为里热表寒，即果属表寒里热，理当解表清里，何独重里热一面，而遗解表一面乎？疑有误。"

综上可以看出历代众多医家认为第 176 条原文"表有热，里有寒"应改为"表有寒，里有热"或"表里皆热"才合乎情理。我们认为：为求文意相通而篡改经文的做法，不是研究古典著作的科学方法。

以上诸家在注解该条文时有一个共同点，就是将这一条文孤立起来看，没有将它放在整篇内容中加以研究。从原文前后内容联系来看：原文第 175 条讲的是太阳病寒邪内入从太阴湿化，成为风湿留着肌肉关节，兼有里虚寒，当表里同治，以治里扶正为主。第 176 条接着讨论太阳病邪内入从阳明燥热化，其外有热而兼有里虚寒者，如果脉浮滑可以先清热后温里。而第 177 条讲的是外有风寒客表，卫闭营郁，内有心阴阳两虚，血脉不畅。由于心为一身之大主，关系人之生命甚巨，此时即使有伤寒表证，也应按"里急先治里"的原则，用补阴阳、调气血的炙甘草汤。

经此前后联系分析，不难看出本条虽然讲的是白虎汤证治，但不将其放在阳明病篇，而列为第 176 条，其目的在于与前后两条共同说明表里同病的治疗三原则。

本条文症见"脉浮滑"，是辨证的关键。脉浮滑说明本证之表证是里热炽盛，熏蒸于外所致。气充于外故脉浮，气实血涌故脉来滑利。脉浮滑说明本证表热不是太阳表证，因此不同于伤寒的脉浮紧、中风的脉浮缓、太阳温病的脉浮数。说明本证里证不是有形之实邪阻滞。脉滑为脉来流利，不似腑实已成之脉沉迟或沉实。脉滑见于浮也不同于痰食阻滞之脉见沉滑。

脉浮滑反映了本证为实中有虚，正如《濒湖脉学》所说："脉滑为阳亢气衰"，是正有不足之象。不过这种虚象在邪正斗争中不是主要方面，其主要方面仍是正气能抗邪，不过是在邪正剧争中含有虚的因素。而造成正虚的原因，主要也是邪气侵袭损伤正气，所以，对于这种情况若补虚而不祛邪，则要助邪。即使是素体阳气虚者，当感邪甚时，特别是直接感受燥热病邪内传阳明时，只要不是正气极虚，在邪正剧争脉见浮滑时，也当清其邪热。当然这种清解一定不能过分，正如叶桂《温热论·论湿邪》所说："如面色白者，需要顾其阳气……法应清凉，然到十分之六七，即不可过于寒凉。"以上分析可以认为，本条所论病证实质是素阳虚之人感受寒邪，内传阳明从燥热而化证。

条文所论病证既然用白虎汤，定有阳明炽热为病，那么这里所指之表当为阳明，阳明炽热，正当用白虎汤，结合本条原文素体阳虚感受寒邪，内传阳明燥热化证的病证实质，条文"里"应该指三阴，主要是太阴、少阴。仲景所言本条的"热"，是发热，也有里热熏蒸于肌表的汗出、不恶寒、反恶热的表现。

"寒"指脾肾阳虚的系列表现,如面色白、腰膝冷痛等。

【论治疗】

本证虽然是阳虚之人兼有阳明邪热炽盛,但以阳明邪热炽盛为急。按标本缓急治则,急当治阳明内热,白虎汤主之。阳明邪热得清,再温煦太阴里寒。白虎汤药仅四味,组方精练。方中石膏辛甘大寒,清热泻火,除烦止渴,为本方主药;知母苦寒而润,长于泻火滋燥,二药相须为用,以清阳明独盛之热而保胃津。甘草、粳米,益气调中,一方面使气足则津生,另一方面使大寒之品不致伤中。四药共用,以成辛寒清热之功,又免寒凉伤胃之弊。另外,粳米煎汤使汤液黏稠,有利于石膏微粒悬浮在汤液之中,克服石膏不易溶于水的特点。

【践行案例】

杨殿兴验案[1]

病案01:邹某,10岁。1996年7月12日诊。

患儿高热3天不退。体温39.4℃,满面通红,口干渴,心烦,气促,小便短涩,大便可。因其母亲是西医,患儿已在家打针、输液(青霉素、柴胡注射液等)3天,高热不退,乃邀余会诊,请中医治疗。刻诊:小儿高热灼手,无汗,不恶寒,唇焦口渴,咽喉疼痛,口臭,心烦气促,神志清楚,舌红,黄苔,脉浮数。余考虑患儿乃感受风热之邪,表闭热郁,病入阳明,阳明经热炽盛。治以辛寒大清气热,以白虎汤为主方。处方:生石膏30g,知母15g,柴胡15g,金银花15g,连翘12g,芦根30g,玄参12g,麦冬15g,板蓝根15g,粳米15g,神曲12g,甘草4g。水煎服,两剂。1剂药两煎,每2小时服1次,在8小时之内服完。

患儿服药3次后,得微汗出,热象开始减退,药尽两剂,热退身凉。上药减轻石膏剂量,加入山药,又服两剂,病告痊愈。

按:本证为风热外袭,表气闭郁,邪热不得外解,病入阳明,故症见高热、口渴、心烦、气促,一派阳热征象。但病人无汗,与阳明经证应用白虎汤的"四大症"不完全相符,杨老师认为,白虎汤证有无汗出皆可应用,四大证候不必悉具。因为生石膏不仅善清气分之热,又能辛散解肌,张锡纯认为:"盖诸药之退热,以寒胜热也,而石膏之退热,逐热外出也,是以将石膏煎服之后,能使内蕴之热,息息自毛孔透出。"故外感发热多用石膏,特别是本证为表气闭郁,邪入阳明的高热证,应用石膏可谓一箭双雕,配伍柴胡、金银花、连翘等清热透表,使表窍通利,得微汗出,则邪热得解,正所谓"体若燔炭,汗出而散"。

---

[1] 杨殿兴,罗良娟,邓宜恩,等. 四川名家经方实验录[M]. 北京:化学工业出版社,2006:183-185.

病案02：李某，女，40岁，小学教师。1997年3月13日诊。

牙痛1周。刻诊：右侧牙痛，牙龈红肿连右腮红肿热痛，疼痛异常，口只能张开少许，口干苦，大便秘结已4日未解，舌红，黄腻苔，脉滑数。已在医院应用抗生素治疗多日，又经局部用药均罔效。

辨证：阳明郁热，胃火牙痛。治以清泄胃火，疏郁散热。处方：白虎汤合清胃散、二辛煎加减。药用：生石膏45g，知母15g，升麻12g，黄连6g，生地黄30g，牡丹皮15g，北细辛6g，露蜂房10g，葛根20g，生首乌30g，生莱菔子30g，板蓝根30g，炙甘草5g。3剂，水煎服，忌食辛辣之品。

二诊：服药1剂后，大便得通，牙痛减轻，3剂尽后，牙痛大减，红肿明显减轻。效不更方，减石膏为30g、生地黄为15g，去掉生首乌，加用芦根30g。3剂。药尽3剂后，诸症尽消，病告痊愈。

按：胃火牙痛乃足阳明胃经积热，循经上犯所致，治疗时不能只注意局部，必须结合全身症状，阳明郁热不解，局部怎样治疗亦难起效。胃火牙痛的治疗，必须重用生石膏以清阳明之热，余每遇此证均以白虎汤合用清胃散、二辛煎加减应用，取效甚捷，余还常将此经验用于治疗口疮、齿龈溃烂、唇舌溃疡等症，每有佳效。

【原文】

傷寒脉結代，心動悸，炙甘草湯主之。（177）

炙甘草湯方

甘草四兩（炙）　生薑三兩（切）　人參二兩　生地黃一斤　桂枝三兩（去皮）　阿膠二兩　麥門冬半升（去心）　麻仁半升　大棗三十枚（擘）

上九味，以清酒七升，水八升，先煮八味取三升，去滓，内膠烊消盡，温服一升，日三服。一名復脉湯。

【挈要】

论伤寒致心阴阳两虚证治。

【辨脉证】

本条文之首冠以伤寒，说明本病的病因为外感病，如病在太阳，当有发热恶寒、脉浮等表证。如今未见发热恶寒，脉象不浮而结代，并见心动悸，表明疾病始为太阳而渐内累于心，外邪已罢，仅存里虚之证。心主血脉，赖阳气以温煦，依阴血以滋养，心之阴阳气血亏虚，就会导致心失所养，故见心动悸。结脉为脉来迟缓而呈不规则间歇，代脉指脉来缓弱而有规则的间歇，二者均为脉来缓慢而有歇止。心阳虚则鼓动无力，心阴虚则脉道不充，心之阴阳俱虚故见脉结代。结代脉不仅见于虚证，临床时也可见于实证，应注意鉴别。

通常来讲，属心阴阳亏虚者，由于气血不足多伴有短气、面色无华等表现；而实证多属于瘀血及痰阻，属瘀血者，多有刺痛，舌有瘀点瘀斑；属痰阻者，多见胸闷不舒，苔白滑腻。

【论治疗】

针对心阴阳两虚以致心动悸，脉结代，治疗以炙甘草汤补阴阳、调气血以复脉。

本方重用炙甘草补中益气，助其气血生化之源，使不足之心阴心阳得以化生，同时还有通经脉，利血气的作用。人参培补元气，扶其根本。生地、阿胶、麦冬、麻仁养心阴，补心血，以充血脉。由于阴无阳则不能生化，故以桂枝、生姜通阳化阴，且桂枝、甘草相合辛甘化阳，以温通心阳，辅佐清酒振奋阳气，温通血脉。且姜、枣、草既能调和营卫又能补脾益气。诸药共用，阳生阴长，阴阳并补，同奏通阳复脉，滋阴养血之功，故此方又名复脉汤。

后世医家对此方倍加推崇，唐宗海道："合观此方，生血之源，导血之流，真补血之第一方也"；吴塘在其著作《温病条辨》中，以本方为基础，随证加减，化裁成多个复脉汤，以治疗温病阳亢阴竭引起的多种证候；当代临床医者将本方用于多种心律失常的患者，亦收到良好疗效。

【践行案例】

病案01：傅元谋验案[1]

刘某，男，17岁。2004年12月12日初诊。

运动后头晕，站立不稳，心悸，胸闷，大便2～3日一行，偏干。2004年11月2日胃镜示：慢性浅表性胃炎，十二指肠球腔凹陷型溃疡。西医诊为贫血。曾有解黑便，呕咖啡样物史。食生冷硬物、辛辣则解黑便，呕吐咖啡样物。口干喜温饮，畏寒，纳寐可。舌质红，舌尖尤红，苔中后部白腻，脉涩。

此属中焦虚寒，气血不足之心悸。治以温中益气，运脾化湿。处方：炙甘草汤化裁。药用：炙甘草20g，桂枝10g，白芍10g，炮姜炭10g，麦冬10g，潞党参20g，葛根20g，炒白术10g，云茯苓10g，山药20g，薏苡仁20g，糯米草30g，茵陈20g。

二诊（2004年12月19日）：诉精神状态可，余同前。舌淡，苔薄白，脉涩，关脉滑。仍宗前法。药用：炙甘草20g，桂枝10g，白芍20g，干姜10g，阿胶10，潞党参20g，葛根20g，炒白术10g，云茯苓10g，山药20g，薏苡仁20g，糯米草30g，益智仁10g，当归10g，生麦芽20g，丹参10g，为蜜丸，每丸重10g，每次1丸，日3服。

[1] 杨殿兴，罗良娟，邓宜恩，等. 四川名家经方实验录[M]. 北京：化学工业出版社，2006：370-371.

三诊（2005 年 3 月 20 日）：又因食生冷致胃脘痞满且大便呈黑色来诊,询之经前治疗,头晕、心悸诸症缓解。

按：运动耗气,故诸症运动后加重,既有心悸、头晕等气虚证,又有畏寒、口干喜温饮的中阳不足表现,此为中焦虚寒、气血不足之心悸。炙甘草汤实为桂枝汤之变,虽用有养阴之药、但重在辛甘化阳,体现了善补阳者,必于阴中求阳的原则,既能急则治标,又能缓则治本。治标宜汤,治本宜丸。本方除湿力不足,若为四川地区久服,则宜酌加健脾除湿之品。炙甘草补中,令气血生化有源,为主药,原方中含人参,故有认为其"复脉"之力靠人参为之,此处不用人参而用潞党参同样获效,意在证实炙甘草于本方确有他药不可替代之功。且傅老认为张仲景在《伤寒论》中所用人参实为党参,故用时均为潞党参。

病案 02：郭子光验案[1]

徐某,男,26 岁,未婚。2000 年 5 月 18 日初诊。

病史：2 个月前,因眩晕、乏力、心悸去某医科大学附属一医院诊治,做过血常规、骨髓穿刺等检查,诊断为缺铁性贫血,予以维生素 B12、铁剂等治疗,因服药后胃部不适,而未能坚持常规治疗,以致效果不明显,前来要求中医治疗。现症：头晕眼花,时时耳鸣如蝉,一身倦怠,两足乏力,上三楼也需歇息一次,经常自觉心悸动不安,常太息,睡眠不佳,多梦,健忘,注意力不集中,饮食不香,进食稍多则腹胀满,甚至腹泻。察其体形中等,脉细促而乏力。出示前日检查血红蛋白计数 50g/L。

辨治：一派血虚气弱,心脾不调之典型脉证。由于血虚不能养心安神,故有眠差、多梦、健忘诸症;气弱而脾失健运,则有纳差、胀满、腹泻、乏力等症。

治当气血双补,用炙甘草汤加健运脾胃之品治之。处方：炙甘草 10g,红参 15g,党参 30g,生姜 15g,桂枝 15g,麦冬 15g,生地黄 15g,酸枣仁 15g,大枣 15g,阿胶 15g（化服）,黄芪 30g,白术 15g,茯苓 15g,当归 15g,龙眼肉 15g,谷芽 30g,砂仁 10g。每日 1 剂,浓煎两次,分 3～4 次服。

二诊（2000 年 6 月 2 日）：上方服用 10 剂,诸症缓解,精神转佳,两足有力,头晕眼花和睡眠改善,食欲、消化系统症状好转。昨日查血红蛋白升至 95g/L。察其面有血色,舌质淡红而润,脉细略数,未见促象。药证相对,不必更方,以原方减炙甘草,以免甘缓碍中,继续予服。

三诊（2000 年 6 月 18 日）：查血红蛋白升至 130g/L。自觉已无不适,面色红润,精力充沛,舌正脉平。以首诊方去桂枝、生姜加陈皮,炼蜜为丸,嘱其坚持服用 3～6 个月巩固疗效。

[1]　杨殿兴,罗良娟,邓宜恩,等. 四川名家经方实验录 [M]. 北京：化学工业出版社,2006：342.

按：由于患者脾虚突出，故于炙甘草汤中加入茯苓、白术、砂仁、谷芽之类健运脾胃；更因气血虚甚，加入黄芪、当归、龙眼肉以增强力度。临床体会，红参补心气为优，党参侧重补脾气。本案患者心脾两虚皆甚，故红参、党参皆用之。

【原文】

　　脉按之來緩，時一止復來者，名曰結。又脉來動而中止，更來小數①，中有還者反動②名曰結，陰也。脉來動而中止，不能自還，因而復動者，名曰代，陰也。得此脉者必難治。（178）

【挈要】

论结代脉的特征及预后。

【释字词】

①小数：略微快一些。

②反动：反指复、又的意思。反动即复动。

【辨脉证】

　　结代脉，属于间歇脉，以脉在搏动中有歇止为主要特点。间歇脉有三种：结脉、代脉、促脉。结脉为缓而中止者；代脉为动而中止，不能自还，因而复动者；促脉为数而中止者。引起结脉的原因较多，除心阴心阳不足外，还有痰浊阻滞、瘀血凝结、饮食积滞、剧烈吐泻、大失血等均可引起。可见结脉既有虚证，也有实证，虚证见之属阴结，实证见之属阳结。本条具体来说，自当属阴结，故云"又脉来动而中止，更来小数，中有还者反动，名曰结，阴也"。这里是指脉来中止之后，稍见停顿，便有一两次幅度小、间隔短的搏动，故称小数，此数非指数脉，而是郁而复伸前的暂时现象。总而言之，结脉特点为中止时间不长，且能自行恢复。至于代脉，则为"脉来动而中止，不能自还，因而复动者"，这是指脉搏中止之后，不能很快恢复跳动，需要良久方至，也就是说它恢复跳动的时间要比结脉长，并且没有小数的现象。代脉的表现为原有的脉动中止了，又重新出现新的脉搏，如同人之力不支，欲求他人替代一般。所以代脉之见，为气血衰惫，真气不足的表现，其病情程度较结脉更为严重。因此结脉未言预后，意即通过治疗，大多可以恢复，但是代脉预后则言道"得此脉者必难治"，意即不易恢复。

　　此外，我们也应注意到结代脉不仅可见于病人，同时也可以见于某些健康人以及孕妇等，如果脉搏间歇次数不多，没有其他临床不适，则不应将其视为病态。这也提示医者，脉象必须与实际的证候相互合参，才具有意义。

第二章 辨阳明病脉证并治

一、阳明的概念及其生理基础

（一）阳明概念

阳明是阴阳一分为三时所产生的概念。太极分阴阳，阴阳各自一分为二，阴阳各分太、少，即太阴、太阳、少阴、少阳；中国医学哲学在此基础上，将阴阳进一步分为三，即三阴三阳：太阴、太阳、少阴、少阳、厥阴、阳明。三阴按阴气由多到少排列为太阴、少阴、厥阴；三阳按阳气由多到少排列为太阳、阳明、少阳。也就是说，太阳为三阳、阳明为二阳、少阳为一阳，此即《素问·至真要大论》"阴阳有三"所谓。

从"阴阳有三"之"异用"来看，阳明第二层意思为："两阳合明"。以合、明二字训阳，意思就是在内之阳的盛光热焰之状。一身阳气之中流砥柱为此，一身气血之变生，资赖于此。这是从阳的象来谈阳明。

（二）阳明生理

阳明系统，以足阳明胃经、手阳明大肠经、胃腑、大肠腑，两经两腑为阳明的主要生理结构基础。在两经两腑的结构基础上，阳明系统表现出"多气多血"、为"水谷之海"、"主津"、主"通降"等功能特点。

二、阳明病概念及主要病理机制

（一）概念

在外感疾病发展过程中，凡外见身热、汗自出、不恶寒、反恶热、脉大而里有邪热盛实之候的，就称为阳明病。它多见于外感疾病的极期阶段。

（二）主要病理机制

1. 成因　阳明病的成因有两个，一是由他经传来，二是本经自病。并以他经传来为主。如病在太阳不解，无论误治与否，凡阳盛之人常多由表入里，传入阳明；也有不少是由少阳病误治或失治之后传入阳明者。此外，由于阳明与太阴为表里，两者发病时在一定条件下还可以发生互相转化。如太阴病阳气来复，湿从燥化，亦可转入阳明；或病在少阴或厥阴，邪从热化，脏邪还腑，也可借阳明为出路，而归并于阳明。此即叶桂《临证指南医案》所谓"肝为起病之源，胃为传病之所"，即是谈这一层理。而欲治厥阴，必和阳明。反过来，一些阳明本身的病变，也存在"醒胃必先治肝"，从调整厥阴来调整阳明。这深刻反映了阳明与厥阴、土与木在生理病理上的密切关系。至于本经自病，则为外邪直入阳明。

2. 病性、病机 阳明病为外邪入侵阳明导致系统本身功能失调或因其他系统功能失调，波及阳明而产生的阳明系统功能失调。

阳明病病变的重点在于阳明经证、腑证，表现为邪入阳明的里热实证。故论中以"胃家实"为提纲，揭示阳明病的本质。所谓"胃家"，并不专指胃腑，而是包括大肠在内，从一定意义上讲，它是指胃及其以下的消化管道，正如《灵枢·本输》所说："大肠小肠，皆属于胃"。所谓"实"，是指邪气盛实而言。因为无论是邪由他经传入阳明，或阳明本经受邪为病，都易从燥化热，随着正邪剧争，即成里热实之证。可见"胃家实"一语确实能够概括阳明病总的病机。

邪入阳明之后，病有偏于胃和偏于大肠的不同，故阳明病可以出现两种基本证型。若病偏于胃，则无糟粕互结，只是无形邪热为患，故为有热无积之证。此时里之邪热向外熏蒸，必然迫使津液外泄，随着津液耗伤，里热更甚，故以身热、汗出、烦渴引饮，舌苔黄燥，脉洪大等为其主要临床表现。此即常说的阳明经证，其实它并不在阳明之经，而是里热炽盛之候。若病偏于大肠，邪热常与有形之糟粕互结，而成有热有积之证，此即属有形之邪结，此时由于里有燥屎热结，必然会阻碍气机，使胃与大肠之气失于通降下行，加之邪热要耗伤津液和蒸迫津液外泄，故以腹满疼痛或绕脐痛、大便硬、潮热、谵语、手足濈然汗出、舌苔老黄或焦黑起刺、脉沉实或沉迟为其主要临床表现，此即常说的阳明腑证。

除了上述"胃家实"概述是实、热证，其他如太阳病经过发汗吐下之后，余热留扰胸膈；外邪初入阳明所呈现的热郁胸膈证；胃中津亏有热，脾不能为胃行其津液的脾约证；阳明热盛于经，不得外泄，可以损伤阳络而致衄血；邪入于血分可以迫血致衄或入于血室；或热与瘀血相结成为蓄血；阳明邪热与太阴之湿相合，郁遏于中所致湿热发黄证；风寒之邪初客阳明之经，而未化热之证，阳明中风而致邪热上逆或水湿郁表之证；阳明久虚，津液不足，受邪之后，难以化汗的"身如虫行皮中状"之证；阳明燥化不前（义同不及）的中寒证（包括食谷欲呕、胃中虚冷、欲作固瘕）等，与里热炽盛之证则不相同。

实际上，通览阳明病篇，阳明病的主要病理因素不仅有燥、热，还有虚、寒、血、水、瘀、气等多种病理因素，并有急证、缓证各种类型，所形成的证型也是外连太阳、中及少阳、内涉三阴。不仅如此，要完整地认识阳明病，还需要广泛、深入理解其他篇章中的阳明病及阳明相关病变。

三、阳明病的转归、预后及治疗原则

（一）转归及预后

一般来说，阳明病的预后较好，经过恰当的治疗大多能够向愈。阳明病也可内传入三阴，由阳热实证转化为三阴虚证。阳明病大邪得解后，往往存在瘥后未复、气津未畅的状态，这个状态常常被归入少阳病的范畴，故有曰"阳明外出少阳"；但一般见不到阳明病再转化为太阳病。

虽然预后一般较好，但阳明病也存在因病理层次深重而难以挽回，或者几方面都难以入手调整的局面，也就是说，阳明病存在死证。阳明死证，一见于升降出入严重障碍，如结胸证进一步失治；二见于阳明燥热对正气、阴津的壅塞、耗竭，所谓发斑、烂胃、自焚而亡；三见于阳明本身之虚，受到它脏之克伐，闭竭暴散而死，如除中证。

（二）治则

一般治则即热则寒之，实则泻之，寒则温之，虚则补之，血实者决之等。但也有因情势之不同，借用他经治法的情况（包括可能性和必然性）。比如太阳病的麻黄汤一直可以用到阳明病的初起。再比如阳明热邪弥漫壅塞的时候，考虑用小柴胡汤转枢作解。

第二节　第179～188条

【导读】

本节共10条，着重论述阳明病的成因、提纲、主要脉证等。

【原文】

問曰：病有太陽陽明，有正陽陽明，有少陽陽明，何謂也？答曰：太陽陽明者，脾約①是也；正陽陽明者，胃家實②是也；少陽陽明者，發汗利小便已，胃中燥煩實，大便難是也。（179）

陽明之為病，胃家實是也。（180）

【挈要】

论阳明病的成因、病机及证候特点及阳明病提纲。

【释字词】

①脾约：指胃热损及脾阴，使脾之升清运化功能被约束，而不能为胃行其津液，致肠燥便秘的证候叫脾约证。

②胃家实："胃家"，概指胃与大肠。"实"指邪气盛实之意。胃家实概指胃肠邪气盛实。

【辨脉证】

本篇先提出"病有太阳阳明，有正阳阳明，有少阳阳明"之不同，然后分别阐释三种阳明病病机和证候。在提纲之前提出此条，意在说明阳明病并非都具有胃家实的病机，还有多种不同的病情。

所谓"太阳阳明"，为病在太阳初传阳明之时，邪从阳明燥化，尚未形成胃家实之前，只是胃中干燥，大便不下；或者是因其人津液素亏，太阳之邪一经传入，便形成此种见症。因胃燥津伤，脾阴为其所约，而不能为胃行其津液。这说明了太阳阳明与胃家实的正阳阳明有所不同。

正阳阳明是对邪入阳明从燥化热成实，邪正剧争总的病机概括。这正是本篇第180条将它作为提纲的主要依据。说明病证已经形成胃家实的病机，邪气已全归阳明，是典型的阳明病。

少阳阳明是邪在少阳，医者误行发汗或利小便，徒伤津液，使胃中燥气偏亢而生热，邪热上扰心则烦，热内盛则实，实则腑气不得下行，故见大便难。"胃中燥烦实，大便难"既是对少阳阳明病机的一个概括，又包含了证候特点，这同样说明它不属于典型的"胃家实"证，故称"少阳阳明"。

上述三者都是病入阳明，但病机和证候各不相同，其中正阳阳明是已经成为"胃家实"之证，与太阳阳明之"脾约"，少阳阳明之"胃中燥烦实，大便难"有明显的区别。从临床实际而言，太阳阳明、少阳阳明，如果没有及时治疗，随着病情的发展，有的也可以转化为正阳阳明的胃家实证；同样太阳或少阳传入阳明成为胃家实，也并不一定都要经过脾约或胃中燥烦实、大便难的过渡阶段。

所以第180条"阳明之为病，胃家实是也"，它概括了阳明病的"病位"所在，"病性"所属，"病势"所向，从而揭示了阳明病的病变特点，因而具有纲领意义。

但胃家实作为提纲以高度概括，只能代表典型的"正阳阳明"病，其他诸如"少阳阳明"病，"太阳阳明"病，及论中的阳明中寒证，阳明中风证，阳明蓄血证，阳明湿热发黄证等不属于"胃家实"，这是我们需要弄明白的。

【原文】

问曰：何缘得阳明病？答曰：太阳病，若发汗，若下，若利小便，此亡津

液，胃中乾燥，因轉屬陽明，不更衣①內實，大便難者，此名陽明也。（181）

【挈要】

论太阳病误治转属阳明病的临床见症。

【释字词】

①更衣：古代上厕所解便的雅辞。

【辨脉证】

本条以问答的形式，讨论了太阳病发汗、下、利后，随着内因不同，临证或见内实，或见不更衣，或见大便难症，不管何症出现，均标志着邪气由表入里，由寒化热成实，故都属于阳明病。

太阳病若发汗太过，或利小便太早，或误用下法，伤津液，胃肠中津亏，燥热内生。结实于里，使邪气内传阳明，而转属阳明病。

是否转属阳明病？以临证为准，若出现了"胃家实"，或"不更衣"，或"大便难"这三证中的一证，就称阳明病。由此我们当明白仲景用意，即太阳病转属阳明病，可以胃家实，或大便难，不应拘于太阳阳明脾约证。当然阳明病不只有正阳阳明的胃家实，大便难、不更衣统属阳明病。

【原文】

問曰：陽明病外證云何？答曰：身熱，汗自出，不惡寒，反惡熱也。（182）

問曰：病有得之一日，不發熱而惡寒者，何也？答曰：雖得之一日，惡寒將自罷，即自汗出而惡熱也。（183）

問曰：惡寒何故自罷？答曰：陽明居中，主土也，萬物所歸，無所復傳①，始雖惡寒，二日自止，此為陽明病也。（184）

【挈要】

论阳明病外证及阳明初起恶寒的机理。

【释字词】

①万物所归，无所复传：针对邪从阳明经而归结阳明腑的病机概括，不能拘于阳明胃实再不传变。

【辨脉证】

讨论了上述各种内实证后，本条指出与其相应的阳明外证。即阳明里实热证表现在外的"身热，汗自出，不恶寒，反恶热"。热邪盛实于里，蒸腾于外则见发热，迫津外泄，汗自出；外无表寒，故见不恶寒，反恶热。从太阳与阳明鉴别的角度看，身热、汗出均可见于太阳病、阳明病。临床难以发热高低、汗出多少来辨别太阳病与阳明病。如太阳病也可能见高热、大汗出之症，但太阳病恶寒，阳明病恶热，所以"不恶寒，反恶热"具有重要意义。

阳明病外证,是阳明里热实反映在外的共同证候,所以阳明经、腑二证都应具有此证。但随着里热实的病机侧重点不同,随着病情的加剧,其证表现的形式又有所改变。如阳明经证以大热、大汗、烦渴引饮等为主要表现,阳明腑证又以潮热、手足濈然汗出、腹满不下大便等为主要表现。

第183条承接上一条进一步明辨阳明病初起不恶热反恶寒的问题。条文虽以问答的形式进行讨论,但答"虽得之一日,恶寒将自罢,即自汗出而恶热也"对于"病有得之一日,不发热而恶寒者,何也?"却是答非所问,回答内容仅仅是指出阳明病初起恶寒的特点:恶寒程度轻微、时间短暂,不经治疗恶寒可以一日来两日还,很快自罢。

阳明之始的恶寒与阳明内实的外证见不恶寒反恶热,看似矛盾,实则体现了疾病的共性和特殊性,这些共性和特性随着病情的发展,出现在各个阶段中,所以有不同的症状出现。

阳明开始之所以恶寒,是因为阳明初感外邪,里热未盛,内实未成,经气被遏,阳气一时不得宣通,虽恶寒但邪气已经向着化燥化热的阶段发展,里已有热蕴,所以此时的邪气化热入里成实,而显出里实热炽的自汗,恶热不恶寒。

第184条借"五行学说"理论补述了阳明病之始恶寒自止的机理。"阳明居中,主土也",阳明胃与太阴脾属土,且居人体中州。似土在五行方位中居中。土在自然界中,滋生万物,万物最终又归于土。借此比喻脾胃的生理功能是受纳、腐熟水谷,化生营卫气血,滋养人体表里内外,而邪气至于阳明,都可能从阳明之燥,化热成实结于胃家。热实结于阳明,不经攻下始终不去之,此即"万物所归,无所复传"。恶寒一症也随着邪气全归于胃肠腑而自止,此时就可诊断为阳明病。

【原文】

本太陽初得病時,發其汗,汗先出不徹,因轉屬陽明也。傷寒發熱無汗,嘔不能食,而反汗出濈濈然①者,是轉屬陽明也。(185)

【挈要】

太阳病汗出不彻及伤寒无汗均能转属阳明病。

【释字词】

①汗出濈濈然:汗出连绵不断。

【辨脉证】

承接上文论述太阳病转属阳明病的主要原因是发汗太过。过汗耗伤津液而致胃燥,大便硬结不解。本条补述太阳病转属阳明病的第二个原因:汗出不彻。发汗不彻底,邪气未能从外全解,则有机会入里化热转属阳明病。紧接着列举了判断伤寒转属阳明的要点：即汗出状态由伤寒无汗变为"反汗出濈濈然"，即热而汗出连绵不断，提示燥热结实于胃家，热邪蒸腾津液，津液外泄。因此可以判断此时太阳伤寒已经转属阳明。

【原文】

傷寒三日，陽明脉大。（186）

【挈要】

论阳明病的主脉。

【辨脉证】

前文诸条阐明了阳明病的病机及其相应的外证，但没有论及脉象。本条专为补述阳明病的主脉。

日数在辨证、辨脉上不可过于拘泥，但也不能全然忽视日数长短在病证传变中的影响。如前文所论，阳明病得之"一日"，邪气外郁，里热未成，则见与阳明外证不同的"不发热而恶寒"之症；"二日"则外邪已罢，里热已成恶寒自止；"三日"据《内经》所述是三阳应尽之日，此时里热炽盛，故言"阳明脉大"。揭示了日数与脉证的变化关系密切，建议不拘泥，但对于判断疾病传变也有一定参考价值。阳明脉大是因阳明为多气多血之经，阳气充盛，当邪入阳明化燥成实于里，里热炽盛，鼓动气血奋起运行，正气抗邪有力，正盛邪实，故脉应之而大。大脉反映了阳明病胃家实的病机特点，是阳明病的主脉。随着阳明病的证型、兼证不同。具体阳明病证的脉象也会有所不同。故不能将大脉视为阳明病唯一脉象。

【原文】

傷寒，脉浮而緩，手足自溫者，是為繫在太陰。太陰者，身當發黃，若小便自利者，不能發黃，至七八日大便鞕者，為陽明病也。（187）

傷寒轉繫陽明者，其人濈然微汗出也。（188）

【挈要】

论伤寒转入阳明的两条途径，即伤寒先系在太阴，再转属阳明病和伤寒转系阳明。

【辨脉证】

本条讨论了太阴寒湿转化为阳明实热证，即太阴阳明，为阳明病的第四条来路。

"伤寒，脉浮而缓"，单看"脉浮而缓"，似太阳病之脉象，但置于"伤寒"后，与太阳伤寒脉应"浮而紧"不符，因此此处"浮而缓"是外感风寒兼患湿邪。湿性濡润，故脉应之而缓。病机乃为太阴脾阳不足，运化失职，湿邪停滞。太阴为至阴之脏，主四肢，"手足自温"说明是太阴复感外邪，脏寒不甚，病邪尚浅。此时病情可能出现两种转归：一为太阴发黄。伤寒系太阴病，若小便不利，则太阴之湿不化，致湿困肝胆，胆汁不循常道，外溢于肌肤则发为黄疸；若小便自利，湿从下泄，虽脾虚无湿邪阻滞，就不会发黄。二为太阴转属阳明病。伤寒系太阴病，若小便自利乃为脾阳来复之佳兆，但利之太过，又会伤津化燥成实。或脾阳虽来复，但脾的运化功能未随之正常，腐秽未去，反郁积化热化燥成实，日久致大便硬结不解，而转属阳明病。可见伤寒系太阴病，小便不利则可致寒湿发黄；小便自利可致大便硬而发为阳明病。

本条以太阴病转属阳明病为例，指出了三阴病都可转属阳明病，如少阴的三急下证、厥阴的小承气汤证等，此种病机机转属于阴病出阳，脏邪还腑。

第188条论述伤寒邪从燥化，病证初涉及阳明病时，见"其人濈然微汗出"，"微"则提示伤寒初涉阳明，燥热结聚不甚，所以只见濈然微汗出。仲景云"伤寒转属系阳明者"，而非"转属"阳明。转属阳明者，燥热结聚甚。两者当有所鉴别。

【论治疗】

第188、189两条说明了伤寒形成阳明病的途径，可以先系在太阴，再转属阳明病；或伤寒直接传入阳明。伤寒转属阳明病见大便秘结是必然的，但濈然汗出对于判断伤寒是否转入阳明亦具有重要意义。伤寒"濈然汗出"或"濈然微汗出"，都说明外邪由表入里，由寒化热，化燥成实转入阳明，不可再从表治，当清泻其热实，濈然汗出才自止，否则里热蒸腾津液外泄，出现汗出连绵不断。

▫ 第三节　第189～203条 ▫

【导读】

本小节共15条。主要讨论了阳明病胃家不实的一些病证，如阳明中寒证、阳明中风证、阳明久虚津液不足证、阳明湿热发黄证、阳明热入血分致衄证等。阐明了阳明病不但有热证、实证，还有寒证、虚证、血证等，虽然对于这些病证未给出具体治法方药，学者亦可观其脉诊，随证定法，立方用药。

【原文】

陽明中風①，口苦咽乾，腹滿微喘，發熱惡寒，脉浮而緊，若下之，則腹滿小便難也。（189）

陽明病，若能食，名中風；不能食，名中寒②。（190）

陽明病，若中寒者，不能食，小便不利，手足濈然汗出，此欲作固瘕③，必大便初鞕后溏。所以然者，以胃中冷，水穀不別故也。（191）

【挈要】

论阳明中风、中寒证及其鉴别。

【释字词】

①阳明中风：风寒邪气直中阳明。

②中寒：此处中寒指寒邪直中阳明。

③固瘕：以胃中冷，大便初硬后溏为临床表现之证。

【辨脉证】

阳明为多气多血之经，风邪中于阳明，易从阳化热，而成阳明热实证。从第189条证候分析，本证应属三阳同病。口苦咽干为典型少阳证；腹满微喘为典型阳明证；发热恶寒，脉浮而紧为典型太阳证。今三阳证兼见，且并无潮热、谵语、腹痛、大便难下等阳明热实结聚之象，不可擅自用攻下之法治疗。若径直使用攻下，可使正气进一步损耗，邪气内陷则腹满加重；气化异常，津液难以输布则小便难。

第190条以能食与否对阳明病中风与中寒加以鉴别。胃主受纳，能食，标志邪入阳明尚未波及胃阳，风为阳邪，其邪为轻，尚未影响胃受纳，故能食；寒为阴邪，其邪为重，累及胃，影响胃受纳，故不能食。

第191条承接上一条进一步讨论阳明中寒，并详辨固瘕之证。

阳明中寒乃阳明感寒较重，或素有中阳不足又中寒，亦可因中焦阳虚，寒从内生。胃受纳腐熟失职，则不能食。中阳不足，运化失司，津液输布异常，可见小便不利。中阳亏虚，失于固摄则手足连绵不断汗出。或因阳虚湿胜，溢于四末，故见手足濈然汗出。但必须注意其汗出为冷汗。与阳明热盛，迫津外泄而见的手足热汗不断有本质区别。寒性凝滞收引，胃肠不化之水谷结聚成瘕，但尚未完全结硬，因此大便初硬后溏，欲作固瘕。正所谓文中所说"胃中虚冷，水谷不别"。

【论治疗】

对于第189条所述病证，虽言"阳明病"，但三阳病证较为均衡，汗、下均不适宜，可考虑第99条之和解少阳之法，选用小柴胡汤进行加减变化。

若阳明热实证，也有不能食、手足濈然汗出等症，但可兼见腹满痛、小便数、大便难、潮热、谵语、舌红苔黄燥、脉沉实等，当用承气汤类方攻下。对于第191条病机为胃中虚寒，或寒湿中阻者，兼见大便初硬后溏、舌淡苔白、脉沉弱等，治疗可酌情选用吴茱萸汤、理中汤类方剂以温中散寒。

【原文】

陽明病,初欲食,小便反不利,大便自調,其人骨節疼,翕翕如有熱狀,奄然[1]發狂,濈然汗出而解者,此水不勝穀氣[2],與汗共并,脉緊則愈。(192)

【挈要】

论阳明水湿郁滞证治。

【释字词】

①奄然:忽然。

②谷气:即胃气,亦指人的正气。

【辨脉证】

阳明病初欲食,大便自调,表明其人胃气较旺,胃气尚和,即使有邪犯阳明,尚未重伤阳明里气。据《金匮要略·痉湿暍病脉证治》云:"湿痹之候,小便不利,大便反快",文中"今小便反不利,且骨节疼,翕翕发热",说明其人有水湿郁滞经表,使三焦气化运行不畅,故小便不利。小便不利,湿又无出路,反浸渍于关节,致筋脉不利则骨节疼。水湿之气郁蒸于体表化热,故其人如有热状,但内有湿邪,所以发热轻微,故曰"翕翕"。因胃气强而正气抗邪有力,正气有驱邪外出之机,脉可呈"紧"象,其人可见"奄然发狂",随之濈然汗出,水湿与汗一并外泄而烦除病愈。

【论治疗】

本条所论阳明水湿郁滞证,虽因其人胃气较旺,胃气尚和,有战汗自愈之机,但从治疗的角度,临床可选用第28条桂枝去桂加茯苓白术汤主之,定可扶正祛邪,缩短愈期。

【原文】

陽明病欲解時,從申至戌上[1]。(193)

【挈要】

论阳明病欲解时间。

【释字词】

①从申至戌上:申指十二时辰之申时,即15时正至17时正,别称晡时、日晡。戌指十二时辰之戌时,是指19时至21时,别称黄昏。从申至戌上,大概是午后15~21时。

【辨脉证】

因阳明为燥金,而金气在自然界最旺盛之时是申酉戌时,所以阳明经气旺于此时。阳明经气得自然界之气相助,增加驱邪外出的机会,若阳明病经过一定治疗,具备了欲解的条件,则多在此时解除。

【论治疗】

六经都有欲解时，从现代生物钟、生物节律及中医学天人相应观来看，疾病的变化与自然界有密切关系，值得深入研究，在治疗阳明病时，宜因势利导，在其向愈之时给药，或能有事半功倍之效。

【原文】

陽明病，不能食，攻其熱必噦，所以然者，胃中虛冷故也。以其人本虛，攻其熱必噦。（194）

【挈要】

论阳明病虚寒证的治禁。

【辨脉证】

阳明热盛者多为消谷善饥，但今见不能食，有因腑实内结者，亦有因胃中虚冷者。阳明腑实，燥屎阻结而不能纳食，多伴潮热，谵语，腹满痛，不大便，脉沉实，苔黄燥等。胃中虚冷，难以受纳腐熟，亦可见不能食，多伴胃脘冷痛，喜温喜按，舌淡苔白，脉沉而弱等。治宜温中和胃之法，慎不可攻下。如果误用攻下，必伤胃气，胃失和降则呃逆不止。当然，能食与否仅是辨别寒热虚实依据之一，应注意诸症合参。

【论治疗】

若是阳明虚寒伴有哕逆者可考虑用吴茱萸汤或《医宗金鉴》丁萸理中汤（丁香，制吴茱萸，党参，白术，干姜，炙甘草）温中补虚，降逆止哕。

【原文】

陽明病，脈遲，食難用飽，飽則微煩，頭眩，必小便難，此欲作穀癉①。雖下之，腹滿如故，所以然者，脈遲故也。（195）

【挈要】

论治阳明虚寒证的治禁。

【释字词】

①谷瘅：瘅，同疸，黄疸病的一种类型，因饮食不节而引发。

【辨脉证】

"伤寒三日，阳明脉大"，阳明病多为里热实证，主脉为大脉，即使见有脉迟也应迟而有力。而本条之脉迟应属迟缓无力，是中阳虚弱，推动无力所致。阳明中寒，受纳腐熟无权，运化不及，故饮食不能过饱。过饱则水谷不化，郁而化热，扰及心神而见微烦；清阳不升，清窍失养则头眩；湿阻气滞则腹满；寒湿内阻，气化不行，则小便难。如此水谷不消，久则发黄而将成"谷疸"。治当以温阳散寒除湿。

若误用攻下，则中阳更加虚弱，寒湿愈甚，不仅腹满依旧，甚至可加重病情，亦提示寒湿之证禁用苦寒攻下。"所以然者，脉迟故也"，是表明阳明虚寒是本病之根本病机。

阳明热实证也有"脉迟"（208）、"腹满"（255）等症，但与本条病机截然不同。热实之证，脉迟必沉而有力，可见"腹满不减，减不足言"。虚寒之证，脉迟必缓而无力，可见"腹满时减，复如故"。

【论治疗】

论中未提及具体方药，寒湿所致黄疸可选用茵陈理中汤或茵陈四逆汤。

【原文】

陽明病，法多汗，反無汗，其身如蟲行皮中狀者，此以久虛故也。（196）

【挈要】

论阳明病久虚无汗身热证。

【辨脉证】

阳明病多属里热实证，里热迫津外泄，多见濈濈然汗出。而本证反而无汗，乃因久虚之后，无做汗之源，邪热内郁难以外越，则出现身体瘙痒如虫爬行的感觉。

【论治疗】

本证为津伤无源做汗所致，故治疗时应以滋养阴液为主，以增汗源，稍佐透散之品以助邪热外透。可随证选用白虎加人参汤或竹叶石膏汤治之。

【原文】

陽明病，反無汗，而小便利，二三日嘔而欬，手足厥者，必苦頭痛。若不欬不嘔，手足不厥者，頭不痛。（197）

【挈要】

论阳明中寒，饮邪上逆证。

【辨脉证】

阳明病，邪热迫津外泄，本应有汗。若中阳受损，难以输布水液则反无汗。小便利提示其病位在中而未影响到下焦气化。土虚无以制水则寒饮上逆，水饮犯胃可出现呕，犯肺则咳。因阳虚且有饮逆，阳气难以达于四末，则手足厥冷。阳虚饮逆，清窍失养则出现头痛。若无阳明虚寒则无呕，手足不厥，头不痛。

【论治疗】

阳明虚寒而有寒饮上逆，当以吴茱萸汤合茯苓甘草汤为治。

【原文】

陽明病，但頭眩，不惡寒，故能食而欬，其人咽必痛。若不欬者，咽不痛。（198）

【挈要】

论阳明中风邪热上扰之证。

【辨脉证】

阳明病病位在里，对卫气影响不显著，故不恶寒。因能食，参考第190条"若能食，名中风"，故本证属阳明中风。风属阳邪，易袭阳位，故可见头眩。邪气犯肺，肺失宣降则咳。咽喉内应肺胃，邪气上扰，咽喉不利则咽痛。若不咳，则邪热未伤及肺，则"咽不痛"。

【原文】

陽明病，無汗，小便不利，心中懊憹①者，身必發黃。（199）

陽明病，被火，額上微汗出，而小便不利者，必發黃。（200）

【挈要】

论阳明病湿热发黄及被火发黄的脉证及机制。

【释字词】

①懊憹：阳明之湿热郁闭，表里上下不得行，内逆于心而为懊憹。

【辨脉证】

第199条阳明病，湿热纠缠难解难分。湿热在表难出，故身无汗；在里阻于三焦，水道不通故小便不利。湿热内扰则心中懊憹。湿热熏蒸，肝胆疏泄失常，遂发黄。

第200条合上条可知，发黄与否，关键在汗与小便。发热汗出，则热越而不发黄。小便利，则热自下而泄，亦不发黄。本条以火误治之，热邪愈盛，津液随火上腾，虽额见微汗，但周身之汗与小便乏源，火热熏蒸，阴液亏耗，肝胆疏泄失调，发黄成定局。

【论治疗】

对于湿热发黄，《伤寒论》在本篇有详细论述，可参见后文；对于被火发黄者，因火热熏蒸，阴液亏耗，肝胆疏泄失调。治当清热泻火，凉肝利胆，可选用龙胆泻肝汤（《医方集解》：龙胆草、栀子、黄芩、木通、泽泻、车前子、柴胡、甘草、当归、生地。）

【原文】

陽明病，脉浮而緊者，必潮熱，發作有時。但浮者，必盜汗①出。（201）

【挈要】

论阳明经病与经腑同病的脉证。

【辨脉证】

①盗汗：盗汗为寐而汗出。此处盗汗因卫阳之气入于阴，卫表不固，且阳明邪热迫津外出而致。

【辨脉证】

浮者在经，紧者里实。脉浮而紧，表热里实，为阳明经腑同病，故潮热发作有时。又下句，但浮者，必盗汗出。此脉但浮而不紧，邪只在经，未传于腑。盗汗为寐而汗出。睡眠时，卫阳之气入于阴，卫表不固，阳明邪热迫津而出以致盗汗。脉紧与否体现了病邪位置的不同，故表现的症状亦有差别。同时也说明了太阳脉紧与阳明脉紧之不同。太阳脉紧是在外的郁闭过深，阳明脉紧，是在里的邪热得势。不可拘泥于紧主外寒。

【论治疗】

从本证潮热盗汗不难得知，此阳明病已趋于内热化燥成实，又未见明显肠燥便结之症，但为遏制病情进一步加重，可以调胃承气汤泻热为主。另文中所言盗汗乃因内热所致，不可见盗汗便按阴虚内热证论治。

【原文】

陽明病，口燥，但欲漱水，不欲嚥者，此必衄。（202）

【挈要】

论阳明衄血证。

【辨脉证】

胃足阳明之脉，起于鼻，交頞中，旁纳太阳之脉，下循鼻外，入上齿中，还出挟口环唇……其支者，从大迎前下人迎，循喉咙，入缺盆，下膈，属胃，络脾。由阳明经脉的循行可知，阳明里热，口燥，但欲漱水，不欲咽者，为邪热在经。又阳明气分证，当大渴引饮，今但欲漱水，不欲咽，可知邪热已入血分。故经中邪热不解，迫血妄行，此必衄也。

【论治疗】

此证病在血分，邪热迫血妄行，治疗可随证选用清气凉血法，方用加减玉女煎（《温病条辨》），药用生石膏、知母、玄参、生地黄、麦门冬；或凉血散血法，方用犀角地黄汤（《外台秘要方》），药用犀角（水牛角代）、生地黄、芍药、丹皮。

【原文】

陽明病，本自汗出，醫更重發汗，病已差，尚微煩不了了者，此必大便鞭故也。以亡津液，胃中乾燥，故令大便鞕。當問其小便日幾行，若本小便日三四行，今日再行，故知大便不久出。今為小便數少，以津液當還入胃中，故知不久必大便也。（203）

【挈要】

辨小便以判断大便的状态。小便次数减少，津液还复，则大便出。

【辨脉证】

本条言阳明以津液为本。察津液的盈虚与否，当观汗与小便。需知小便不利发黄，小便自利则不发黄。且汗与小便均属津液，若向外，经鬼门则为汗，若向下，经净府则为小便。条文本自汗出，可知阳明津液渐消，而医更重发汗，使津液更伤。胃中津液不足，故大便硬。微烦更是大便硬的前兆。此时小便的多少可测津伤的程度。原小便三四行，今只两次，可知津液还胃中，故不久胃肠得滋而大便自出。

【论治疗】

本条例举了阳明病大便硬结不解，示人不可轻率应用通下药，而是观察小便的多少来确立治法，为后世的"增水行舟"法治疗津亏燥结证提示了法则；对"利小便实大便"治疗水泻也有所启发。

第四节　第204～206条

【导读】

本节共3条，讨论了阳明禁下证：一是伤寒呕多，表示病势向上，虽有阳明可攻之证，也不能逆其病势而妄加攻下；二是面合色赤，表示热郁在阳明经表，未结实在腑，不能攻下，妄攻则利遂不止；三是阳明心下硬满，表示邪在胃脘，未结实在腹不可攻下，妄攻则发黄疸。

【原文】

傷寒嘔多，雖有陽明證，不可攻之。（204）

陽明病，心下鞕滿者，不可攻之。攻之利遂不止者死，利止者愈。（205）

陽明病，面合色赤①，不可攻之。必發熱，色黃者，小便不利也。（206）

【挈要】

论阳明病禁下证。

【释字词】

①面合色赤：合者，通也，面色通赤，则热在阳明经表。

【辨脉证】

第 204 条，呕者，气息上逆，此为胃欲除邪而发也。其病在于上，若攻之则逆胃之生理，反伤其身。今虽有胃实，但只宜和解而不可攻下，攻之则恐遂漏不止，遂漏不止，则阴液难存，阴液若亡，则生机难复。

第 205 条，见心下硬满，此为邪气尚浅，结于阳明之膈，为气机痞塞所致，不可攻之。若误用攻下，则伤及脾肾，脾肾失司，统摄无权，则亦利遂不止。

第 206 条，阳明之经行于面，起于鼻，面色通赤，则此邪热之气布于表而未入里，此时当解表以祛之。若攻之，则正气内虚，邪气乘势而入里，脾虚运化失常，湿邪内生与热互结，三焦之水道郁而不通，小便不利，湿热熏蒸则发黄。

【论治疗】

上三条论阳明不可下，伤寒呕多，气不顺承，虽有阳明不可攻、热郁在阳明经不可攻、阳明邪在胃脘未结实在腹不可攻。结合前文所述，胃中虚冷不可攻；邪未全聚在阳明之腑的阳明中风不可攻。《伤寒论》提出了阳明病无不可攻。可见下法虽为阳明病的主治法之一，但是为阳明腑实证而设的，因此必待热邪全归于肠腑，结而为实，且正气已无向外驱邪的趋势，脉证俱实，方可攻下。即使在可攻的范围内，还有大、小、调胃承气汤证之分，所以仲景要求辨证精准，不可乱投，否则必定发生变证。

第五节　第 207～224 条

【导读】

本节共 18 条，着重讨论清下两法。

清法，是阳明经证的主要治法，辛寒清热的白虎汤是代表方。并根据热郁的轻重深浅随证治之，如热郁上焦胸膈的栀子豉汤；热郁在中焦胃且津气两伤的白虎加人参汤；热郁在下焦阴伤而热与水结的猪苓汤，三方虽异，顾护津液目的是一致的。

下法是本节讨论的第二个重要内容。初步论述三承气适应证。大承气汤是峻下剂，强调要痞满燥实皆俱才可应用，文中列举了大便硬，潮热，谵语，手足濈然汗出，脉沉迟有力等脉证，作为辨大承气汤的主症。若证有不谛，或用小承气汤试探；或改大承气汤为小承气汤。小承气汤为轻下剂，主要用于津伤便硬谵语的痞满证。调胃承气汤是泻热剂，用于阳明腑热重于实者。其他辨谵语郑声，热入血室，二阳并病，都与阳明有关，故在此一起讨论。

【原文】

陽明病，不吐不下，心煩者，可與调胃承氣湯。（207）

调胃承氣湯方

甘草二兩（炙）　芒消半升　大黃四兩（清酒洗）

上三味，切，以水三升，煮二物至一升，去滓，内芒消，更上微火一二沸，温頓服之，以调胃氣。

【挈要】

论调胃承气汤证治。

【辨脉证】

调胃承气汤证，在阳明腑实证中，是以燥实初结在阳明为主要病机，燥屎将成，故可见腹部胀痛满不甚，临床表现有大便秘结，心烦，以及后续条文描述的"蒸蒸发热"等。

【论治疗】

本证为阳明胃家实烦证，故以调胃承气汤泻热除烦。调胃承气汤泻下之力缓，缓下以调胃气，使胃之燥热自除，心神得安。调胃承气汤由甘草，芒硝，大黄组成。大黄主攻下，芒硝主去热，甘草甘缓，使硝、黄之力缓缓祛其邪热之气，而不致泻下太过。服药要求"少少温服之"，旨在和胃，以缓泻其热，泻尽其热，以防泻下过速，泻热不净。

【原文】

陽明病，脉遲，雖汗出不惡寒者，其身必重，短氣腹滿而喘，有潮熱者，此外欲解，可攻裏也。手足濈然汗出者，此大便已鞕也，大承氣湯主之；若汗多，微發熱惡寒者，外未解也，其熱不潮，未可與承氣湯；若腹大滿不通者，可與小承氣湯，微和胃氣，勿令致大泄下。（208）

大承氣湯方

大黃四兩（酒洗）　厚朴半斤（炙，去皮）　枳實五枚（炙）　芒消三合

上四味，以水一斗，先煮二物，取五升，去滓，内大黃，更煮取二升，去滓，内芒消，更上微火一兩沸，分温再服，得下餘勿服。

小承氣湯方

大黃四兩　厚朴二兩（炙，去皮）　枳實三枚大者（炙）

上三味，以水四升，煮取一升二合，去滓，分温二服。初服湯當更衣，不爾者盡飲之，若更衣者，勿服之。

【挈要】

论大、小承气汤证的鉴别与禁忌。

【辨脉证】

本段分三段理解，第一部分"阳明病……大承气汤主之"此言可攻，这部分脉虽迟，却迟而有力，为实热里结，受邪阻滞。有一分恶寒，便有一分表证，今虽汗出，不恶寒，可知表证已除。身重，短气，腹满而喘，潮热皆为里证。中焦脾胃主四肢，热迫津液则见手足濈然汗出。见诸症则可知大便已硬，可与大承气汤。

第二部分"若汗多……未可与承气汤"此言不可攻，诸表症仍存，攻之则易引邪入里。

第三部分"若腹大满不通者……勿令致大泄下"言可与小承气汤。此表证已解，仍腹部胀满，大便不通却未坚，以气滞为主，所以用小承气汤。另外小承气汤煎大黄时不必后下，以缓大黄泻下之力。

【论治疗】

本条充分体现了伤寒论辨证论治思想，首先讲表证已除并属阳明腑实证即可攻下。第二，表证未除，则不可下。第三，提出小承气汤证的主症为腹大满不通，轻下以和胃气，而不可用大承气汤峻下。

【原文】

陽明病，潮熱，大便微鞕者，可與大承氣湯，不鞕者，不可與之。若不大便六七日，恐有燥屎，欲知之法，少與小承氣湯，湯入腹中，轉失氣者，此有燥屎也，乃可攻之。若不轉失氣者，此但初頭鞕，後必溏，不可攻之，攻之必脹滿不能食也，欲飲水者，與水則噦。其後發熱者，必大便復鞕而少也，以小承氣湯和之。不轉失氣，慎不可攻也。小承氣湯。（209）

【挈要】

续论阳明腑实证（阳明病热实证）的转化和治疗，同时继续论述大、小承气汤的应用指征。

【辨脉证】

本条紧承上条，继续展开讨论阳明腑实证（阳明病热实证）的内在转化和治疗，同时继续论述大、小承气汤的应用指征。

"阳明病，潮热"，邪已入腑，热气如潮涌动，尤甚于申、酉、戌（15:00～21:00）时；本是阳气回降入里之时，阳热当收藏，反而如潮上涌。为什么呢？由于内有阻滞，或燥屎、宿食、瘀血、肿物等，本处主要指粪结而言。一方面阳气欲降难回；另一方面，热郁借机欲散。

"大便微硬者，可与大承气汤；不硬者，不可与之"，本条仲景提出粪屎燥结至硬，可以考虑用大承气汤；如果大便尚未硬结，就算是有潮热，通常也不考虑直接用大承气汤，因为在阳明腑实三要素热结、气滞、燥结中，燥结不甚明显，故不用软坚润燥的芒硝。

其中"大便微硬者，可与大承气汤"，当活看；"可与"有商量的意思，也可用同类的方法，如小承气汤、调胃承气汤等。这是一种先见，从"潮热""大便微硬"中，看到火热燎原的迅疾，有先安未受邪之地的意思，至于给不给、何时给、给多少都当斟酌。仲景有给的底线，也有不给的标准。后边紧接着又强调"不硬者，不可与之"。这里仿佛降低了大承气汤使用的标准，让学习的人可以活用，但又设了个"大便微硬"的底线。细看，转矢气，有气结；大便微硬，有燥结；潮热，有热结。三者并存，可用清热润燥、下气通便的大承气汤。这是依据病性，因证施治，是定法。临证热结、燥结、气结，有浅深轻重，程度不同，用量各异，这是活法。

"若不大便六七日，恐有燥屎，欲知之法，少与小承气汤，汤入腹中，转矢气者，此有燥屎也，乃可攻之，若不转矢气者，此但初头硬，后必溏，不可攻之，攻之必胀满不能食也，欲饮水者，与水则哕。"仲景以燥屎作为病人气机阻滞、津伤液耗的标志。此处仲景分享临床治疗的具体细节：以服用小承气汤试验结果作燥屎有无指标。燥屎在肠中，不出未见；病人六七日不大便，伴有潮热、腹胀等，不知道有无燥屎形成、大便硬不硬，也不知道伤津耗液到何种程度，怎么办呢？不要贸然用大承气汤，可选用小承气汤，少量服用，根据服用反应测试有无燥屎。测试的方法是：喝下少量小承气汤（6合之内），若是转矢气，说明内有气结。细分之，常见有两种情况：一，矢气臭秽，说明内有热结，屎未出，因下气润燥力度不够，可改用大承气汤，这是以治为试；二，转矢气，干便出，可继续服用小承气汤，待大便尽、潮热退，则停药，这是以试为治。若不转矢气，或矢气不甚臭秽，仲景推测，这只是大便初硬后溏，因脾阳虚，运化少力，多日温运只见"初头硬"，因此说"不可攻之"；若攻之，"必胀满不能食"，脾阳伤，腹胀，难以运化食物，不但不能化食，甚至不能化饮，而见"欲饮水者，与水则哕"。治疗可考虑从阳明底面之太阴入手。

"其后发热者"，或指阳明病，潮热，大便微硬，使用大承气汤后好转，或因饮食失当、劳作失宜，瘥后劳复发热，多见大便干硬量少，可以用小承气汤少少与之，以和之。可见仲景使用小承气汤有攻法，有试法，有和法，此处为和法。另一种"其后发热者"，亦可从中焦虚寒，大便初硬后溏，或吃热药，或经艾灸，阳复太过，气机未畅发展而来，外见发热，内见大便硬结而少，可用少量小承气汤，理气清热，通便调治。

最后谆谆告诫，"不转矢气者，慎不可攻也"，不转矢气者，腑气未结，阳气内虚，慎用攻下，谨防败中。

【论治疗】

邪至阳明，传经，阳热内扰，伤津化燥；入腑，与胃肠（腑）食粪搏结，燥结成实，阻滞气机，甚则导致气机的升降出入障碍，上脱下绝，甚或结热煎灼真阴，阴竭阳亡。

这是正阳阳明病典型的传变和预后。但是阳明病的实际临床症状是复杂多变的，阳明腑实证围绕"热结、气结、伤津"三个核心病机的实际表现可典型、也可不典型，仲景临证所遇也并非个个典型，因此才列出些"不合理"的诊治所见，带领读者考量，给出个人意见。

本条文中，仲景设立了一个降低了的标准，就是患者潮热，反复发热，即使大便微硬，仍可以考虑给大承气汤。但大便不硬，不能给大承气汤。我刚读到此条时，心中想是不是后人编辑时弄错了。大承气汤就是通便的处方，大便微硬即大承气汤，这不是杀鸡用牛刀吗？我相信很多医者、读者都会有这个疑问，另一方面又不相信"经典"会出这样简单的错误。若认为后世医家、编辑者在大承气汤的条文中在大便硬中加个"微"字是错误的，却逾千年没有人发现，这几乎是不可能的。那么最有可能，这个"微硬"，就是仲景故意为之、别有深意。

现在的关键问题是：大便微硬，未成燥屎，能不能给大承气汤？仲景说，"潮热，大便微硬者，可与大承气汤"。我的老师，川派伤寒的代表人物，傅元谋教授在其著作《听名师讲伤寒》中提出针对"燥屎"的升华观点："阳明燥屎内结证确实有解燥屎的，但也有相当一部分的人不解燥屎，所谓燥屎只是一种病机术语，说明热邪与糟粕相交结。根据历代的记载及临床情况，燥屎内结证的大便异常有五种以下情况：不大便、大便难、大便乍难乍易、大便硬、大便臭水。"

傅老师认为，燥屎可以是拉出的燥屎，但更多的是热屎交结的病机的象征。从中得到启示，使用大承气汤的标准不是燥屎，而是邪热、气滞、燥结的深度结聚，有燥屎可用，未形成燥屎便硬仍可用。

大便微硬与不硬强调什么？中气的强弱。中气能否承受大承气汤泻热的冲击攻伐。中气若实，则虽只有潮热之热结，没有手足濈然汗出，没有形成燥屎，大承气汤仍可用。若不能确定大便硬与不硬，不知中气如何，即使六七日不大便，也不能上来就用大承气汤。六七日不大便，特别是患者还有潮热，"恐有燥屎"，消灼真阴，怎么办呢？仲景给了一个办法，就是用少量小承气汤试治，就是先熬一剂小承气汤，少喝（6合之内），看看有无矢气。以有无矢气作为治疗的依据。这方法简单又有效。结果一，有矢气。有臭秽之气（程度有别），证明有燥屎被拨动，至少说明有气滞、热结。从临床上看，这仍不是一个金标准,矢气真不一定有燥屎,大家多吃点,或晚一天解大便,都矢气臭秽,但大多大便不干、正常。但用少量小承气汤先试是对脾虚不运之人的一种保护,与其说是试燥屎,不如说是试验是否脾虚。结果二,没有矢气。少量小承气汤,泻热通便没动静、没反应。为什么?因为脾虚。脾虚无力解便,所以六七天大便不解;再加小承气汤伤正,更无反应。但也不绝对,脾阳运化六七天,待在魄门,下不来,遇到少量小承气汤刺激,正好一鼓作气出来,形态却是先干后稀,"初头硬,后必溏"。因此,仲景说,"不可攻之,攻之必胀满不能食也"。

最后,反复叮咛"不转矢气者,慎不可攻也",可见六经病证皆是正邪斗争,皆存在本虚标实证,阳明也不例外,承气应用也在考虑其中。每一次攻邪,都为扶正,所以都要考虑正虚与否的一面!攻所当攻,攻邪不忘守正。尤其不能治反,不可寒者寒之、热者热之、当补反泻、当泻反补。

因此,若懂仲景心,少阴仍可承气!这才是仲景先贤在本条的深意。

【原文】

夫实则谵语①,虚则郑声。郑声②者,重语也。直视③、谵语、喘满者死,下利者亦死。(210)

【挈要】

论谵语有虚实及谵语危证。

【释字词】

①谵语:症状名。是神志失常在语言上的表现,表现为患者神志不清,妄言乱语。

②郑声:症状名。是神志失常在语言上的表现,表现为语言重复,声音低微;属于虚证谵语中的特殊类型。

③直视:症状名。双目直视,目不转动。是指眼睛少神或失神、不灵活,不能自由地转动。

【辨脉证】

自本条以下 12 条(第 210～221 条)仲景论述谵语。

仲景用本条起首做一个说明,谵语有实有虚。谵语和郑声并非完全对立的两面,郑声是虚证谵语的一种,冉雪峰言:"郑声即谵语中一种变相。"实则谵语,虚则郑声,是谵语内在的对照。示人需从实处看到虚处。立谵语是从实的一面看,须知其中有虚;列郑声是从虚的一面看,但其中有实。因此,以下条文统称谵语,并未用郑声,而且谵语相关条文很明显地表明有邪实和正虚的双面性或双因性。临床上,也确实统称为谵语,郑声用得少。其中的关键,应该是临床所见患者谵语时,多数已是虚实夹杂的状态,不能单纯地用"实则谵语"来概括,还应看到"虚则谵语"的一面。

仲景第一句"夫实则谵语,虚则郑声",列出神志病的虚实两大纲。这一启示和分类是好的,但第二句"郑声者,重语也",是对郑声的语声特点的界定,其仅作为谵语虚证的代表,而不能作为谵语虚证的全部。也就是说,郑声只是虚证谵语的其中一种特殊类型,而不是所有谵语虚证的概括。

我初读此条,很自然地认为:谵语都是实证,郑声都是虚证。按照这个思路,读到后边的条文,就觉得奇怪,怎么都亡阳、亡阴了,还是谵语。其实,古代的学者已经注意到谵语有虚有实,只是没有明确说明郑声和谵语的关系,如《医宗金鉴》说:"谵语一证,有虚有实。实则谵语,阳明热甚,上乘于心,乱言无次,其声高朗,邪气实也。虚则郑声,精神衰乏,不能自主,语言重复,其声微短,正气虚也。"

【论治疗】

若病见"直视,谵语,喘满""下利",则愈后不佳。直视,是指双目直视,眼睛少神或失神、不灵活,不能自由地转动。"五脏六腑之精气,皆上注于目"(《灵枢·大惑论》),燥热等邪气,干扰神机,消耗津液,精神失养,甚则消耗殆尽,导致阴阳离决,精气乃绝,故主死。"谵语"为神乱、神衰,"喘满",呼吸出多入少,为肺衰,"下利"不禁,为肾衰。精神扰乱、衰竭,伴有脏气衰竭,一身气机升降出入障碍,故主死。故曰"直视,谵语,喘满者死,下利者亦死"。但若积极救治,断除病邪,大补元气,逆流挽舟,或有一线生机。

【原文】

發汗多,若重發汗者,亡其陽;讝語,脉短①者死,脉自和者不死。(211)

【挈要】

论亡阳谵语,凭脉决其预后。

【释字词】

①脉短:脉象名。指脉来首尾俱短,不及本位,两头短缩,仅见关部。短脉,不及本位(《脉诀》)。

【辨脉证】

"五脏化液:心为汗"(《素问·宣明五气》),汗为心之液,这是医者们的共识。

"发汗多,若重发汗者,"本条是从治法讲亡阳谵语,"发汗多""重发汗",是误汗。过度发汗,津液外越,阳气先亡,即"亡其阳"。"阳气者,精则养神"(《素问·生气通天论》),过汗亡阳,津液耗散,心神失养,则谵语。

谵语,汗多,表明阴津、阳气亡失。"短则气病"(《素问·脉要精微论》),"脉短"说明内在气津亡失,阴阳不继,不能充盈脏腑经络,故脉见短象。"脉短者死,脉自和者不死",元气阴津耗损已成,主预后不良,主死。脉自和者,元气仍足、胃气仍存,可和阴阳、可生气津,多预后良好,主生。

【论治疗】

《伤寒论》中可以看出,仲景时代医生们使用汗、吐、下法的频率高,仲景更是使用汗吐下法的高手。在阳明病篇,仲景讲到谵语,首先列了误汗所致的谵语,紧接着在下条列了错误使用吐法和下法所导致的谵语。第211、212两条集中讲误治所致的谵语。借着对谵语的讨论,引导读者看到误治的危害性,同时告诉读者看到谵语时如何判断预后,如何尽力纠偏。

【原文】

傷寒若吐若下後不解,不大便五六日,上至十餘日,日晡所發潮熱,不惡寒,獨語如見鬼狀①。若劇者,發則不識人,循衣摸床②,惕而不安,微喘直視,脈弦者生,濇者死。微者,但發熱讝語者,大承氣湯主之。若一服利,則止後服。(212)

【挈要】

论伤寒误治可致阳明腑实,燥热伤阴扰神有轻重,失下亡阴的预后判断及其轻者的救治。

【释字词】

①独语如见鬼状:昏迷说话,实是独自一人,却像是在与人对话,有问有答。

②循衣摸床:同捻衣摸床。是指患者昏迷时,两手不自觉地循衣被床帐反复摸弄,多见于热病后期的危重证候。

【辨脉证】

仲景起首提"伤寒",将我们的视野提到整个六经,病人受邪,吐下不解,中气反伤,大肠传导失司,而见"不大便五六日,上至十余日",邪气汇聚,与肠中粪屎搏结,化热化燥,形成燥屎内结、潮热谵语的阳明腑实证。而见"日晡所发潮热,不恶寒,独语如见鬼状",患者表现为昏乱不识人,捻衣摸床,惊惕不安,微喘直视等证候,燥热之邪消灼阴液、扰乱神机、阴将竭阳欲脱。此时诊脉,若见脉弦,说明阴液未至全竭,生气仍在,若增补阴液、急下存阴,仍有生机;若只见脉涩,阴液殆尽,正气欲散。因此说"脉弦者生,涩者死"。

【论治疗】

从三焦看,本伤寒,太阳病波及阳明,上焦病波及中焦,误以为邪在中焦,以吐法、下法治之。中气虚,邪传阳明,与宿食、粪屎相搏结,反见阳明病证。轻者,但见发热、谵语者,可用大承气汤釜底抽薪,攻下实热、泻热存阴。但当注意燥屎去，则停止；防止过下伤中、伤阴，故云"一服利，则止后服"。重者，邪侵神乱，弦者气结，涩者津枯。

【践行案例】

病案：翟慕东验案[1]

曾治一王姓老妇人，74岁，患脑血栓中风，入院治疗。会诊时，病人已高热不退四五日，神昏不识人，两手躁动不宁，循衣摸床，已下病危通知多次。笔者观察其热势，每日下午4时至晚间10时最高，潮热之状明显，再询问大便情况，告知因未进食，只每日输液，故未大便已经一周多，但此证明显是阳明腑实大承气汤危重证，考虑唯有攻下退热，否则其他治疗均为隔靴搔痒。又考虑病人年事已高，恐不胜攻下，故采用攻补兼施之法，用大剂大承气汤加西洋参、麦冬、白术，防止攻下而致中气下脱。用药1次，仅4个小时就解出很多如板栗状的黑色硬便，奇臭难闻。后面就不能用原剂量了，只用第一次量的三分之一，病人又拉了一点点黑软便及放臭屁，当天，热势就退下来了，退热以后按脑血栓病常规治疗而痊愈。由此可见，只要辨证施治正确恰当，中医在临床上是可以参与抢救危重疾病的，关键是主治者一定要有中医能解决问题的意识，不排斥中医，不要自以为是。再者，中医师一定要医技精湛，本领过硬，若滥竽充数，医技平庸，往往损害的是整个中医声望。

按：遇到大承气汤危重证时，不可以坐以待毙，当力争滋阴降火，攻下夺实，用增液承气加西洋参等。

【原文】

陽明病，其人多汗，以津液外出，胃中燥，大便必鞕，鞕則讝語，小承氣湯主之。若一服，讝語止者，更莫復服。（213）

【挈要】

阳明病多汗谵语证治。

【辨脉证】

本条明言是"阳明病""其人多汗"，不同于第211条误治汗多，是病人自己汗多。此中"其人"分而论之，从体质状态看多是平素阴虚阳盛的人，从病理状态看是阳明气分热盛之人。因热盛迫津外泄，汗出过多，发展成肠燥便硬的阳明腑实轻证。

患阳明病的人，"以津液外出，胃中燥，大便必硬"，"胃"是概括，大肠、小肠均在其中，大肠主津，小肠主液，因津液外出，肠中燥结，肠中气郁化热，燥

---

[1]　翟慕东. 伤寒论学用指要 [M]. 北京：中国中药出版社，2006：152.

结更甚，大便则硬。心与小肠相表里，热邪扰心，心液耗损，气津两伤，心神失养，则谵语。柯韵伯总结为"自汗是胃燥之因，便硬是谵语之根"。多汗是胃燥的因，便硬是胃燥的果，谵语又是便硬的果。

关于"便硬"，一方面是"胃燥"的果，另一方面又是进一步气滞的因，其携带的燥热，又是谵语的根。此外，傅元谋老师在其著作《听名师讲伤寒》中指出：大便非必硬，"硬"是一个病机说法，指燥热病邪与糟粕相交结。

【论治疗】

关于小承气汤的使用，"便硬"是关键。汗多，津液外出，热也外出，虽热不甚；胃中燥，有汗，有津液外出，燥也不甚；"硬则谵语"，谵语因便硬。有热结、燥结、气滞，故当仍以承气为主，而热不甚、燥不甚，腑气不通，仲景还是主以小承气汤。

从内因看，热邪、燥邪是病因，便硬、燥屎也是病因；按秩序论，热邪是第一因，燥邪是第二因，便硬、燥屎是第三因。再向前论，体质又是第零因。便硬和燥屎，又为阳明腑实之内在核心病因，其危害轻重又有不同。

"若一服谵语止，更莫再服。"正常的一服，就是六合，半剂小承气汤。"谵语止，更莫再服"，在使用承气汤时，仲景始终强调"中病即止"，谨防过下伤正。正常"初服当更衣"（第208条），便下燥热去，汗当减，谵语当去。

【原文】

陽明病，讝語，發潮熱，脉滑而疾者，小承氣湯主之。因與承氣湯一升，腹中轉氣者，更服一升，若不轉氣者，勿更與之。明日又不大便，脉反微濇者，裏虛也，為難治，不可更與承氣湯也。（214）

【挈要】

续论燥热更甚阳明谵语证治。

【辨脉证】

本条紧接上文，继续讨论谵语证治。上条重在津伤所致燥热，本条重在热迫，燥热更甚，更当时时顾及根本。

阳明病，"谵语，发潮热"，结合第212条"微者，但发热谵语者，大承气汤主之"，首先考虑大承气汤，但脉象未见沉实、沉弦、沉涩或沉迟，只是"滑而疾"，滑为热迫津、热灼津，疾为甚快，虽发展迅速，但尚未成实。从病的发展态势看，此证在由小承气汤证发展成大承气汤证的路上。

【论治疗】

鉴于本条病证属于较重的小承气汤证，由其发展势必变成大承气汤证。因此仲景主张用小承气汤治疗，加大其服用剂量，以符合病情，截断疾病传变。具体的服用方法是："与承气汤一升"，小承气汤用量从六合加至一升，以治为试，以观其效。"腹中转气者，更服一升"，若患者"腹中转气"即肠鸣矢气，说明屎结已动，硬屎、燥屎未下，可以接着服一升，待便畅、热去，谵语可望自止。"若不转气者"，正如《冉注伤寒论·阳明病篇总论》所谓"气塞已紧，胃气无权"，与第209条"不转矢气者"脾虚同理，内虚已见，不可再攻，因此说"勿更与之"。

本病谵语，用小承气汤，一下或再下，大便已下。若"明日又不大便"，脉若仍滑疾或转沉实，仍可用下。若不大便，脉不实，反见"微涩"，说明里气已虚，津液涸竭，阳气微弱，阴阳俱虚，故曰难治。

【原文】

陽明病，讝語，有潮熱，反不能食者，胃中必有燥屎五六枚也；若能食者，但鞕耳，宜大承氣湯下之。（215）

【挈要】

辨阳明谵语大便燥结微甚证治。

【辨脉证】

本条紧接上条，同样是"阳明病，谵语，有潮热"，上条脉"滑而疾"，虽然燥热耗津，未发展到阳明腑实重证，是处在小承气汤证发展至大承气汤证的路上。本条胃热当消谷能食，如今胃热反而"不能食"。为何？因中气已伤，胃津近涸，燥屎已成，生理功能损伤，收纳、运化不行，仲景根据经验推测"胃中必有燥屎五六枚也"。

【论治疗】

"宜大承气汤下之"是倒装句，当接在"胃中必有燥屎五六枚也"后，知仲景建议用大承气汤，攻下燥屎，润燥泻热。

若能食者，燥热不甚，胃津仍存，大便"但硬"，未致燥结涸津。可考虑小承气汤，泻热通便。

《冉注伤寒论·阳明病篇总论》言："此条以能食不能食，辨燥屎的有无。又以便硬与屎燥，辨胃实的轻重"。能食、便硬，用小承气汤；不能食、燥屎，用大承气汤。

本条可看作第213、214、215条阳明病不断发展的高峰和总结。同是谵语，从阳明腑实轻证到腑实重证，从便硬到燥屎，从能食到不能食，性质不变，程度逐渐加深、加重。治疗上，也从用调胃承气汤（热邪内聚）至小承气汤（热邪结滞），小承气汤用量从一次六合至一次一升，又从用小承气汤到用大承气汤。仲景反复明辨、层层深入，示人其变化和规律。

【原文】

陽明病，下血譫語者，此為熱入血室①。但頭汗出者，刺期門，隨其實而瀉之，濈然汗出②則愈。（216）

【挈要】

阳明病热入血室谵语证治。

【释字词】

①血室：病位名，指子宫。

②濈然汗出："濈"训"小雨不辍貌"。指持续小汗。

【辨脉证】

本条既称"阳明病"，病在阳明可知。阳明热邪，不仅能耗伤津液，也能波及血分，出现"衄血""下血"；扰乱神机，出现"谵语"。临床所见下血，有大便出血、小便出血、阴道出血等不同。仲景所见具体病案，明确指出"此为热入血室"，可知热邪波及子宫血分，当伴有阴道出血或经来少腹刺痛或胀痛、胸胁胀满。如果同时伴有"头汗出"，为血热内结，卫气不畅。

【论治疗】

仲景提出"随其实而泻之"的治疗原则，用"刺期门"的针刺方法，使血热得泻，热随汗出，"濈然汗出则愈"。

阳明病，有气分证，也有血分证；前边是便秘谵语，这条是下血谵语；前条是便下谵语止，本条是汗出谵语停。

其实，二者并没有绝对的界限，阳明腑实之热难说没有进入血分，阳明病下血谵语，仲景也没说肠中没有燥屎。但既然深入血分，须从血分透热外出，期门可刺，燥屎当下。

傅元谋教授认为，换一个角度看，小承气汤也可以是一个凉血活血的处方。从温病学角度看谵语是热入营血，而从《伤寒论》角度看，谵语是阳明热邪内闭心窍。谈到小承气汤的应用，认为可将其代为凉血散血之剂，用于血热证。

【原文】

汗出譫語者，以有燥屎在胃中，此為風也。須下者，過經①乃可下之。下之若早，語言必亂，以表虛裏實②故也。下之愈，宜大承氣湯。（217）

【挈要】

进一步论阳明中风致燥之谵语证治，并提醒注意治疗的表里先后次序。

【释字词】

①过经：表邪尽，过到里证。

②表虚里实：表虚，正气虚；里实，邪气实。

【辨脉证】

陆彭年案:"此为"至"故也"二十八字本条读之拗口,如将"旁注"搁置一旁,则为"汗出谵语者,以有燥屎在胃中,下之愈,宜大承气汤"。文理流畅,一目了然。"汗出谵语者",汗出为热迫,谵语为热扰心,因燥热在肠,煎灼津液,形成燥屎成为新的病因,治疗当攻下燥屎,釜底抽薪,宜大承气汤。若"旁注"非旁,作一整个解,试分析之:"此为风也",风是气的流动,在液为汗,在语为声,因此汗出、谵语均视为内在热风的表现。如《冉注伤寒论·阳明病篇总论》所说:"至此为风,本为内风,而非外风。"汗出为风,谵语为风,风因热起,燥屎为内病因、新病因,如同瘀血、痰饮,屎携燥热,已成实邪,本当攻下;然而此时要留意有无恶寒、恶风等症,外邪未解,使用攻下,需考虑表里先后缓急的原则,免得下之过早,引邪入里,导致内外合邪,里邪更甚,谵语更甚。总之,外风由表入里,治之当汗之在前,入里化实才下之;内风自里而生,治之当下之在前,外感表邪才汗之。

另一种更合理的解释就是:"风",首为中风,初起汗出,是中风汗出,当伴有恶风或恶寒、发热、能食等。随着风随热化,汗出更甚,津伤化燥、入里成实,不恶风,只恶热。外风迅速入里,化燥成实,壮热生风,扰神谵语,是内风。谵语,既然认定是燥屎所致,"须下",也当下。但须遵从表里先后原则,确认外风已去,表邪已解,才可攻里。若表邪未去,过早攻下,导致表邪内陷,内外合邪,导致表气更虚,里邪更实,邪热扰心,谵语更甚。

【论治疗】

本条的治疗方案,以下息内风、止谵语,可以用大承气汤治疗。需要注意,莫要引外邪深入。关于大承气汤在《伤寒论》中应用,傅元谋教授认为有三个大的方面:首先,是正用。就是将其作为攻下热结、通腑降气的方剂,用于治疗阳明燥屎内结证,包括典型证、变异证。其次,是借用。就是将其作为攻下热结、通腑降气的方剂,用于阳明燥热气滞腑实证、阳明热邪内聚证。其三,是变用。就是将其作为攻下食积之剂,用于宿食,无论有热无热,只要体质壮实即可使用。此外,还可作为清热利湿之剂,用于湿热为病属实证者,特别是伴有腑气不通者。本条属于正用。

【原文】

伤寒四五日,脉沉而喘满,沉为在裏,而反發其汗,津液越出,大便为難,表虚裏實,久则讝語。(218)

【挈要】

论伤寒入里误汗而致便秘谵语,可作为脾约证的补充。

【辨脉证】

"伤寒四五日"，一个"伤寒"，再次将读者视野从阳明带到"伤寒"，带到整个六经，带到太阳表层。经过四五日，病位可在表，可入里，视正邪斗争结果而定。

"脉沉而喘满"，喘满，为肺气不利，气喘胸满。病因需分内外，外邪所致如恶风无汗而喘的麻黄汤证（35），治当发汗解表；内邪所致如汗出不恶寒、腹满而喘的大承气汤证（208），治当清里攻下。本条仲景切脉"脉沉"，"沉为在里"，可知病邪已至里。若表邪已经入里，当需治里，出表则治表；若未全部入里，则表里同治，如发热脉沉的麻黄细辛附子汤证（301），表不解而喘的小青龙汤证（40）。

"反发其汗，津液越出，大便为难"，仲景用一"反"字，表明邪已入里，不当发汗，里实致喘，误用发汗，"津液越出"，肠间津液（大肠主津，小肠主液）因汗致虚，大便干燥难解，即"大便为难"。

发汗后的状态，仲景总结为"表虚里实"，"表虚"是体表卫气误汗致虚，"里实"指肠间大便因汗转实。

过汗伤心，汗为心之液，心气已虚，又因大便多日不排，滞留肠中化燥化热，伤津耗血，久则伤精扰神，因此说"久则谵语"。

【论治疗】

上条谵语从中风说，本条谵语从伤寒言。上条说风邪外受，津随风泄，化源津亏，胃中燥实，内入阳明，扰心谵语。本条言寒邪外受，传化入里，内热迫肺，误汗伤津，胃肠燥实，上扰心神，久则谵语。同为表虚里实而谵语，从误治看，一个因早下而言乱，一个因误汗而便难，一个是从表引邪深入，一个因误汗耗津伤正。

本条从来源看是太阳阳明病，因误汗而致脾约，重在津伤气滞大便难，热结不重；初起可用麻子仁丸，润肠通便。燥热甚而谵语，可以考虑使用小承气汤，甚至大承气汤。

【原文】

三陽合病，腹滿身重，難以轉側，口不仁①，面垢②，讝語遺尿。發汗則讝語；下之則額上生汗，手足逆冷。若自汗出者，白虎湯主之。（219）

【挈要】

三阳合病阳明经热独盛证治。

【释字词】

①口不仁：口中感觉失常，食不知味，语言不利。

②面垢：面部如蒙油垢，因阳明经循行面部，面垢提示阳明经邪热熏颜面。

【辨脉证】

阳明病的基本病机是胃家实，胃家实包括了燥热成实的阳明腑证，和里热独盛的阳明经证。阳明经腑二证是阳明病中两种深浅不同的病理层次，亦是阳明病的基本证型。阳明腑证是以三承气汤证为主，阳明经证以白虎汤证为主。

条文冠"三阳合病"，指太阳、少阳、阳明证候同见。但条文内容重点阐释阳明里热炽。提示本条是以阳明里热独盛为主要病机变化的证候，太阳、少阳证不突出。热邪盛于阳明，胃气不畅，经气不利，故"身重腹满，难以转侧"。热伤胃津，舌体失养则食不知味，语言不利，故"口不仁"。邪热循经上熏，面失荣润，如烟熏蒸有油腻，即"面垢"。热扰神明则"谵语"。热邪阻滞，膀胱失约则"遗尿"。

【论治疗】

此条病证属于阳明经热独炽，应以清泄阳明里热为主要治法，反误发其汗，发汗津更伤，热更炽，则谵语更甚；"下之则额上生汗，手足逆冷"，误下则阴亡于下，阳无所附而脱于上，则见额上生汗，其汗如油；阳脱于上，不能达于四肢，则手足逆冷。

除上述证候外还有"自出汗"者，既是散漫之里热迫津外泄，也是邪热得汗外泄的途径，故而用白虎汤辛寒折热，使阳明气分之热得解，诸症皆愈，故曰："若自汗出者，白虎汤主之。"

【原文】

二陽併病，太陽證罷，但發潮熱，手足漐漐汗出，大便難而讝語者，下之則愈，宜大承氣湯。（220）

【挈要】

论太阳阳明并病转为阳明腑实证治。

【辨脉证】

上条讨论三阳合病，邪热盛于阳明；本条讲太阳阳明并病，太阳病罢，阳明邪热独盛，可见潮热、手足漐漐汗出、谵语。汗出津伤，肠燥津亏，燥屎内结，而见"大便难"。

【论治疗】

本条二阳并病，太阳证已罢，邪气全归于阳明燥结成实证，症见潮热，手足漐漐汗出，大便难，谵语等，提示此证乃阳明腑实重证。用大承气汤攻下实热则愈。

【原文】

陽明病，脉浮而緊，咽燥口苦，腹滿而喘，發熱汗出，不惡寒，反惡熱，身重。若發汗則躁，心憒憒①，反讝語。若加溫針，必怵惕②，煩躁不得眠。若下之，則胃中空虛，客氣動膈，心中懊憹，舌上胎③者，梔子豉湯主之。（221）

若渴欲飲水，口乾舌燥者，白虎加人參湯主之。（222）

若脉浮發熱，渴欲飲水。小便不利者，豬苓湯主之。（223）

陽明病，汗出多而渴者，不可與豬苓湯，以汗多胃中燥，豬苓湯復利其小便故也。（224）

豬苓湯方

豬苓（去皮）　茯苓　阿膠　澤瀉　滑石各一兩

上五味，以水四升，先煮四物，取二升，去滓，内阿膠烊盡，溫服七合，日三服。

【挈要】

阳明经热证误治后证治，列举了栀子豉汤证，白虎加人参汤证，猪苓汤证。

【释字词】

①心憒憒：憒（kuì），糊涂，昏乱。心憒憒，形容心中烦乱不安之状。

②怵惕：怵（chù），害怕，恐惧。惕（tì），《说文解字》："惕，敬也。从心、易声。"本意戒惧、小心谨慎。怵惕，恐惧不安之状。

③舌上苔：指舌上有黄白相兼薄苔。

【辨脉证】

第221条"阳明病"至"身重"，所论病证乃阳明经热证。"脉浮而紧"属阳明里热盛达于表，故脉浮，紧乃邪气实之象；内热炽盛，迫津外泄，则发热汗出，不恶寒，反恶热；热邪伤津，火热上炎则咽燥口苦；热邪壅盛于胃家，气机不利则腹满而喘；热郁肌肉，经气不利则身重。

若对上述阳明里热炽盛证患者"脉浮而紧"不加详辨，误以为太阳伤寒而发汗，则汗出津伤热更炽，热邪扰及心神而憒憒然不安。阴液涸竭，则肠内燥屎结聚，邪热扰神，而见昏憒谵语。病至于此，或有口渴饮冷，蒸蒸发热或日晡所发潮热，则可诊断为阳明腑实证。

对于阳明经热证，若误温针取汗，则灼伤心肾阴液。温针取汗，以热助热，热邪伤及心液，煎灼肾水，心失所养则惊恐不宁如"怵惕"状；心肾不交则烦躁不得眠。

从"若下之"至"栀子豉汤主之"，讨论了误下后余热留扰胸膈证治。阳明腑实未成，妄用攻下，虽然热邪能随苦寒下泄，但伤及胃气，则致"胃中空虚"，邪热乘虚内陷郁于胸膈，即"客气动膈"，症见"心中懊憹"，烦闷不堪，且有黄白相兼薄苔。

【论治疗】

第 221 条所论阳明经热证，本当用白虎汤治，若误用辛温发汗，导致阴液涸竭，肠内燥屎结聚，若见蒸蒸发热或日晡所发潮热，则当下之，可大承气汤通下热结。至于温针取汗灼伤心肾阴液，可予以黄连阿胶汤或时方如犀角地黄汤、犀角黄连汤等。若白虎汤证用下法治疗后形成热扰胸膈证，当用栀子豉汤清宣郁热。本段所论用下法治疗阳明热盛证，结果把较重的白虎汤证治成了较轻的栀子豉汤证，表面看似乎治得其法，病势得缓。然而白虎汤证用下法变成栀子豉汤证并非必然，而仅仅是一种可能，更有可能变生其他重证，如后续第 222、223 条所论白虎加人参汤、猪苓汤证。因此，仲景对于此种治法自然是不提倡的。

为了说明这一点，第 222 条例举了下法治疗白虎汤证，在邪热耗阴的基础上，下法进一步伤阴，终因邪热津伤气耗，气津不足，无津上承，且气不化津，故其人"口干舌燥，渴欲饮水"，且饮而不解。用白虎加人参汤，清热益气生津。

第 223 条讨论了下法治疗白虎汤证反致阳明邪热波及下焦伤阴，且与停水相结，气化不利则小便不行，热与水结致津伤则渴欲饮水，热盛于外则脉浮发热。用猪苓汤养阴清热利水。

承接上一条讨论猪苓汤禁忌。猪苓汤虽有清热滋阴的作用，但以利水为主，若汗出多而口渴者不能用猪苓汤。因汗多而口渴，是因津液亏损，致胃中干燥，其人饮水自救，此时见小便不利，亦是津伤化源不足，不能用猪苓汤再利其小便，妄治之则重伤津液，而生它变。

因此对口渴症，需辨清原因，若汗多津伤之渴，必大渴，舌上干燥而烦，应以白虎加人参汤，益气生津止渴。若阴伤水热互结的口渴，一般来讲，渴而不甚，渴不欲饮，强饮则胃中不适，可与猪苓汤清滋利尿。当然临证还需结合其他脉证相辨，方可无误。

猪苓汤药用猪苓（去皮）、茯苓、泽泻、阿胶、滑石（碎）各一两，其中猪苓、茯苓、泽泻、滑石清热利水，阿胶养阴润燥。本方药味不多，但配伍独具巧思，为利水而不伤阴，育阴而不留邪，通阳而不用温药而在利小便的化表方剂，治阴伤水热互结证，或下焦湿热相结而津不足的小便涩痛，或尿血等证有一定的疗效。

第六节　第 225～237 条

【导读】

本节共 13 条。主要列举了与阳明病有关的各种治法，这些治法的提出，一是体现了阳明病虽为里热实证，其治法也应遵循表里先后的原则。其次是借这些治法，与阳明病里热实证作鉴别。这些治法的提出，更是大大地丰富了阳明病辨证施治的内容。

【原文】

脉浮而迟，表热裏寒，下利清穀者，四逆湯主之。（225）

【挈要】

表热里寒证治。

【辨脉证】

本条"脉浮而迟"，伴以"下利清谷"，且无其他表证症状，故此脉非表证之脉。与白虎汤证来盛去衰之脉及阳明腑证的迟而有力之脉完全不同，乃少阴阴盛格阳于外之脉。阳格于外则脉浮而见表热，阴盛于内则脉迟而见里寒，故浮而无力，迟而无根，为真寒假热证。

【论治疗】

下利清谷乃脾肾阳衰，不能腐熟水谷所致，故用四逆汤温里散寒。四逆汤证乃少阴阳衰阴盛的里虚寒，列于阳明病篇强调病在阳明胃肠，并非只有热证，也有虚证。症状的病位在阳明，病机的病位则涉及少阴、太阴。

【原文】

若胃中虚冷，不能食者，飲水則噦①。（226）

【挈要】

论胃中虚冷，饮水致哕者。

【释字词】

①哕：读 yuě，指干呕、呃逆。

【辨脉证】

因胃阳虚衰，寒邪窃据，故可见胃中冷。水饮入胃，赖阳气化生，本证胃虚寒，水入于胃，不得温化，则停于胃，寒水相搏，胃寒之气上逆则"哕"。本条与上一条阐明了阳明病虽为热证、实证，但并非无寒证、虚证。

【论治疗】

本条只是阐述了胃寒证的症状，未列出具体治法方药。但结合第 225 条四逆汤之用，寒证、虚证当补虚温里，所以本证治法当为温胃散寒，方可用《医宗金鉴》丁萸理中汤。药用丁香、吴茱萸、党参、白术、干姜、炙甘草，煎汤服。

【原文】

脉浮發熱，口乾鼻燥，能食者則衄。(227)

【挈要】

论阳明热盛在气分致衄。

【辨脉证】

本条讲阳明气分热盛，胃中有热，证见脉浮发热，口干鼻燥，阳明胃热盛，则消谷善饥而能食，热盛循经上鼻，损伤血络则衄。

【论治疗】

本条所述病证与第 202 条之衄不同，彼条为热在血分故口燥，但欲嗽水，不欲咽，治疗一般清营凉血或凉血止血。本条热在气分，口干鼻燥，能食能饮。治疗当按阳明热证论治，临床可随证选用栀子豉汤或白虎汤治之。

【原文】

陽明病，下之。其外有熱，手足溫，不結胸，心中懊憹，飢不能食，但頭汗出者，栀子豉湯主之。(228)

【挈要】

阳明病下后余热郁于胸膈证治。

【辨脉证】

阳明腑实已成，当用下法。但应随着腑实程度的轻重，采取相应的治法，若下之不够，有形之实邪已去，邪热未尽而留郁于胸膈；或下之过早，外邪乘之，内陷化热郁于胸膈，形成热郁胸膈的栀子豉汤证。而见"其外有热，手足温"，是下后余热未尽，热势不高之征；亦是表明虽下之不当，但未致脾虚之变，故身热。内陷之热未与痰水相结，无结胸证，心中懊憹；下后余热留郁胸膈，扰及心胸，故觉烦乱不堪。下后胃气被损，但又有余热留扰，故饥而不能食。但头汗出，余热郁于胸膈，上蒸津液外泄，显然与阳明燥热邪实的周身出汗，或手足濈然不同。既为热扰胸膈所致，故仍用栀子豉汤清宣郁热。

【论治疗】

本条是继第 221 条，补述热郁胸膈证的成因和症状，以完成彼条未尽之意。阳明病热证应用下法后，未生大变、未成坏病的一个善后处理。

【原文】

陽明病，發潮熱，大便溏，小便自可，胸脅滿不去者，與小柴胡湯。(229)

陽明病，脅下鞕滿，不大便而嘔，舌上白胎者，可與小柴胡湯。上焦得通，津液得下，胃氣因和，身濈然汗出而解。(230)

【挈要】

阳明病柴胡汤证治。

【辨脉证】

前文已论阳明之热可在"经",可在"腑",或盛于气分,或深入营血分,或郁于胸膈,或与水相结于下焦,或与湿相结在中焦等因所在部位不同而出现不同的证候。第229、230条重点讨论阳明病柴胡汤证的治法。

第229条阳明病,发潮热,多为阳明腑实已成之征,但其人"大便溏,小便自可,胸胁满不去",又非阳明腑实证,证属阳明尚未结实于里,而郁滞在少阳,少阳枢机不利,气机不畅。

第230条见不大便一般提示腑实已成,但不见潮热,"腹满而胸胁满,呕"说明虽有不大便的阳明病,但以少阳为主。"舌上白苔"则明示里热不甚,腑实未成。

【论治疗】

第229、230条均为阳明之热合于少阳,少阳枢机不利,可致阳明腑气不通成为阳明病的柴胡汤证,若阳明腑实不重,少阳病仍在,就应先治少阳,少阳枢机得利,上焦能布散津液,津液外散于皮毛则为汗,内润于五脏六腑,胃中燥热得以清润而下行,则胃气和降,呕自止,便自通,汗出,邪气可从外而出则病愈。当然若阳明之热合于少阳较重,则属大柴胡汤证,当既和解又攻下。

第230条治疗用方,如果把小柴胡汤稍加改造,如加上枳实、厚朴,甚则可以考虑再加滑石、茯苓等,其结构就更全面、更完善。

【原文】

陽明中風,脉弦浮大,而短氣,腹都滿,脅下及心痛,久按之氣不通,鼻乾,不得汗,嗜卧,一身及目悉黃,小便難,有潮熱,時時噦,耳前後腫,刺之小差,外不解。病過十日,脉續浮者,與小柴胡湯。(231)

脉但浮,無餘證者,與麻黃湯;若不尿,腹滿加噦者,不治。(232)

【挈要】

三阳合病证治及预后。

【辨脉证】

第231条论述了三阳合病证治及预后。条文虽然冠首"阳明中风",实则三阳合病,脉见三阳之脉"弦浮大"。太阳证风寒郁闭,故"不得汗","胁下及心痛,久按之气不通""耳前后肿"乃邪气闭郁少阳经脉,少阳经气不利,故不喜按,热毒壅滞少阳经。邪热闭郁,三焦气化不利,故"小便难"。阳明证,阳明腑热郁闭,气机不畅,气运不利,气接续不匀,故"短气腹都满"。因无汗,小便难，湿热不得宣泄，郁蒸于中焦，肝胆疏泄失常，胆汁外泄而"面目悉黄"，即目睛及全身发黄。阳明燥热循经上薰，津不布而"鼻干"，热郁肌肉，故"嗜卧"，热聚阳明之腑，故"有潮热"，热阻胃气失降而上逆而见"时时哕"。

【论治疗】

此两条所论乃三阳合病，证情相对复杂，若用汗法，阳明里热不宜，攻之经络之邪不去，故仲景先选用针刺，宣泄阳热之实邪为要，再观其汗后病情转归而施治。

"刺之小差，外不解"刺后经络之邪得以泄，脉证小平。而外邪犹不去，"病过十日，脉续浮者，与小柴胡汤"，刺后过些日数，而见浮脉，示余邪又有向外解之趋势，此时用小柴胡汤枢转少阳，使表里之邪从外而得解。"脉但浮，无余证，与麻黄汤"，若其余之证皆无，只见脉浮。可用麻黄汤发汗解表。若病情加剧，阴竭于下，下焦气化已绝，见"不尿"。里气壅结，气机窒塞，邪无出路，见"腹满"。胃气败绝见"哕"。说明病已深重，证处于邪气实、正气衰阶段，气机升降度绝，故曰"不治"。

【践行案例】

病案：郭子光验案[1]

黄某，男，52岁，中学教师。1999年8月27日初诊。

病史：前日午后突然恶寒、发热，自测体温39.2℃，立即就近去本市某市级医院急诊，做血常规检查，结果显示白细胞计数不高，认为系"病毒感染"所致，当即输注青霉素、柴胡注射液等，一度汗出热退；次日午后体温旋复，全身酸软乏力。患者略知医道，闻是"病毒感染"，认为还是中医药较好而来求诊。

现症：自测体温39℃（上午11时），恶风寒、发热汗出，头疼身痛，口苦欲呕，咽喉干微痛，口渴喜冷饮，心烦，四肢烦软，两小腿疼痛，饮食尚可，小便正常，大便两日未解。察其体质中等，神清气和，面色红光，唇红而干，咽部嫩红，舌质红苔白干，脉浮洪滑数。

辨治：患者恶寒发热，头身疼痛是风寒在太阳之表；其高热、汗出、脉洪数等症，表明寒邪化热已入阳明之里，其口苦、心烦、欲呕诸症，提示病涉少阳之域，其咽干而痛、口渴等表明温邪上受初感。故本案乃三阳合病，寒温合邪之患。

治当寒温合法，三阳并治。用小柴胡汤合白虎汤加减。

处方：柴胡20g，黄芩20g，法半夏15g，生石膏50g，知母15g，防风15g，羌活15g，葛根20g，金银花20g，连翘20g，牛蒡子10g，板蓝根30g，谷芽30g，

[1] 杨殿兴，罗良娟，邓宜恩，等. 四川名家经方实验录 [M]. 北京：化学工业出版社，2006：333-334.

甘草 10g。

服 2 剂,每日 1 剂,每剂煎两次,首次淡煎,第 2 次浓煎,两次药液混合,分 4 次(日 3 次夜 1 次)服完。服药期间清淡饮食。

二诊(1999 年 8 月 29 日):上方服完 1 剂,当天夜半汗出,热退身凉,昨晨解大便一次,量甚多,诸症缓解,服完 2 剂,体温一切正常,一身轻松,唯两小腿仍然疼痛,口干、咽干、口淡乏味。察其神色正常,舌苔白干少津,扪其小腿触痛明显,脉细缓。上诸症,系热病解后,津液损伤,脾胃未复;而其小腿之触痛,当是寒温之毒,留滞肌肉,未能尽解,以及阴液损伤,失于濡养之故。

治以养阴生津,清热解毒之法,用金银花、连翘、牛蒡子、板蓝根、益胃汤、芍药甘草汤合方服。处方:金银花 30g,连翘 15g,板蓝根 30g,牛蒡子 15g,麦冬 30g,玄参 15g,生地黄 15g,沙参 15g,白芍 30g,炙甘草 10g,谷芽 30g。

每日 1 剂,服 4 剂,每剂煎两次,两次药液混合,分 3 次服。

三诊(1999 年 9 月 8 日):服完 4 剂方药后,诸症皆消,胃口恢复。今索方善后调理,防止感冒。乃用玉屏风散加板蓝根、谷芽,固表实卫与之服。

按:患者初诊时两日不解大便,提示阳明气分之热有入腑成实之兆,服药 1 剂即解大便,量甚多,是上焦得清,津液得下,胃气因和之故,不通腑而腑自通也。其小腿疼痛、触痛,当时西医认为是"病毒性肌炎"所致,此例程度较轻,重者可延续 10 余日始愈,治疗上总以清热解毒、养肝柔筋,有的则当以清热除湿为主。

【原文】

陽明病,自汗出。若發汗,小便自利者,此為津液內竭,雖鞕不可攻之。當須自欲大便,宜蜜煎導而通之。若土瓜根①及大豬膽汁,皆可為導。(233)

蜜煎方

食蜜七合

上一味,於銅器內,微火煎,當須凝如飴狀,攪之勿令焦著,欲可丸,併手捻作挺,令頭銳,大如指,長二寸許。當熱時急作,冷則鞕。以內穀道中,以手急抱,欲大便時乃去之。疑非仲景意。已試甚良。

又大豬膽一枚,瀉汁,和少許法醋,以灌穀道內,如一食頃②,當大便出宿食惡物,甚效。

【挈要】

论阳明津液内竭,大便虽硬而不燥,不可强攻,但可润导。

【释字词】

①土瓜根:土瓜又名王瓜,气味苦寒无毒,其根呈长块状,富于汁液,将其

捣汁灌肠可通便。《肘后备急方》："治大便不通，土瓜采根捣汁，筒吹入肛门中，取通。"

②一食顷：约吃一顿饭的时间。形容时间短。

【辨脉证】

阳明病本就汗出耗阴，若再发汗伤阴，再者其小便渗利，终致津液内竭，大便因此硬结不解。此症有别于阳明热实燥结之大便硬结，不可用承气攻下，应待津液恢复，硬便近魄门，用因势利导之法，用蜜煎润导而下，或用土瓜根汁及大猪胆汁清热通利，润肠通道。

【论治疗】

本条的大便硬与阳明腑实的大便硬根本不同，不能混治。阳明腑实是燥热成实，其临床表现有潮热，谵语，腹满痛拒按等症，而其人根本无便意；本证乃因津液内竭，无燥热，或燥热不甚所致，故多无腹满痛、潮热，谵语等症，此证的病位在直肠，时有便意。二者病机不同，治法自异。所用方为蜜煎，药用食蜜七合，按法制成药栓，用时塞入肛门进行物理通便。蜂蜜其性平味甘，滑润兼备，入肺与大肠经，最宜润滑肠道，导引大肠燥粪下行，适用于肠中津枯之大便硬者。灌肠法以猪胆汁或土瓜根汁，皆味苦性寒，归肺与大肠经，功能清热润燥，兼以解毒。用于津亏有热而大便硬者，纳入谷道之中，发挥清热润肠而导便下行之效。

以上的外导法，适于津亏便秘，因此对年老体弱，产妇幼儿，素体阴亏少的便秘可选用，但具体应用时又有所不同，若蜜煎导用于肠燥之便秘；猪胆汁用于肠燥有热的便秘。此条所论治法是世界上最早的灌肠法，对后世医学各类灌肠法多有启发。

【原文】

陽明病，脉遲，汗出多，微惡寒者，表未解也。可發汗，宜桂枝湯。（234）

陽明病，脉浮，無汗而喘者，發汗則愈。宜麻黃湯。（235）

【挈要】

论阳明病用桂枝汤法、麻黄汤法。

【辨脉证】

太阳病未罢，"阳明病"初起，恶寒尚在，故可以用麻黄汤开闭、桂枝汤解肌。实际上，阳明本身也有经表，故也有表证，所以这个"恶寒""表未解"不一定就是太阳的问题，也可以是阳明本身的表证，因此仲景就直接说"阳明病"，本条仲景没有点名"太阳阳明合病"即是明证。

【论治疗】

阳明之表,即阳明表证,用桂枝汤、麻黄汤,解阳明经表的寒证。即是以辛温的桂枝汤、麻黄汤去宣散阳明的表寒证(未入里、未化热)。即使认为麻桂方是太阳专方,同样也可以借用来治疗阳明。就如前边第229、230条借用小柴胡汤来治疗阳明病的道理一样:三阳经的阳气不是孤立、封闭、隔绝运行的,而是相互联系紧密影响的。阳明之阳可以直接通过太阳出表,也可以间接通过少阳转枢出表,且阳明之阳本身就是三阳经阳气生成、发动的重要来源、堡垒,所以即使狭隘地认为麻桂方是太阳专方,如果理解了三阳阳气生成运行的相互关系,也就能够理解开太阳也能宣散阳明,转枢少阳也能够和解阳明。其次,太阳主表而统营卫。所谓"主表",就不仅仅是太阳之表,而是六经之表皆归太阳统辖。为什么?因为太阳统营卫,营卫的生成布散在生理状态下跟六经关系密切,所以开太阳在一定程度上就能解六经之表证。

回到这两条,那么这个"阳明病"的落脚点之一,指的就是阳明经表证,特别是阳明经表的寒证。这个观点在阳明篇即能得到印证,如第197、198所谓"冬阳明"两条。第197条"阳明病,反无汗,而小便利,二三日呕而咳。手足厥者,必苦头痛。若不咳不呕,手足不厥者,头不痛。一云冬阳明。"第198条"阳明病,但头眩不恶寒,故能食而咳,其人咽必痛。若不咳者,咽不痛。一云冬阳明。"什么是"冬阳明"?就是正冬季的阳明病。正冬,突出的就是凛寒之气。寒伤阳明就是这两条的主基调。重寒直伤阳明,见证如是,那么闭郁重的第197条用麻黄汤、闭郁轻的第198条用桂枝汤,完全可以理解。

第234条"脉迟"近于缓,症见"汗出多"则肌孔疏,"微恶寒"则知"表未解",用桂枝汤;第235条"脉浮"或类于紧而宽(紧的摆动幅度大),"无汗而喘"则表闭较重,用麻黄汤辛温开表,解开闭郁,则云"发汗则愈",亦完全在情理之中。

【原文】

陽明病,發熱汗出者,此為熱越①,不能發黃也;但頭汗出,身無汗,劑②頸而還,小便不利,渴引水漿者,此為瘀熱在裹③,身必發黃。茵蔯蒿湯主之。(236)

茵蔯蒿湯方

茵蔯蒿六兩　栀子十四枚(擘)　大黃二兩(去皮)

上三味,以水一斗二升,先煮茵蔯減六升,内二味,煮取三升,去滓,分三服。小便當利,尿如皂莢汁狀,色正赤。一宿腹減,黃從小便去也。

【挈要】

论阳明发黄茵陈蒿汤证治。

【释字词】

①热越：病机术语。热邪能够得到宣散。

②剂：同整齐之齐。

③瘀热在里：病机术语。热邪郁滞于体内，难以得到祛除。

【辨脉证】

本条论阳明湿热发黄证治。无汗则阳明之热不得外越，小便不利，则太阴之湿无以下泄，热与湿相合则发黄疸。若见发热汗出，热可外越，则不能发黄。"但头汗出，身无汗，剂颈而还"，是因为热邪郁蒸于里，受湿制约而不得外散，蒸腾于上而见头汗，但身上无汗或微汗出。里有热伤津则"渴饮水浆"，但又"小便不利"，提示脾不行津，湿不下泄，湿郁热蒸，郁滞于中，则发黄疸。此病机正为"瘀热在里，身必发黄"。

【论治疗】

此证属于湿热无去路，熏蒸发黄，治疗无外乎给湿热一条去路，所以治当以泄热利湿退黄为法，方用茵陈蒿汤。

茵陈蒿汤方药用茵陈蒿、栀子、大黄。其中茵陈蒿苦寒清利湿热，疏利肝胆，为治湿热黄疸要药，重用六两，栀子苦寒清热除烦，大黄导热下行。三药清泄三焦，分消湿热，利胆退黄，为治湿热发黄的要方。

从服药的反应来看，湿热去路无外乎鬼门、净腑或肠道。临床随证而选取不同治法或相互配合使用。本方治疗各种黄疸，尤其对于肝胆疾患所引起的黄疸，已为临床医家所采用。临床要根据证候变化，灵活变通使用。

【原文】

陽明證①，其人喜忘者，必有蓄血②。所以然者，本有久瘀血，故令喜忘。屎雖鞕，大便反易。其色必黑者，宜抵當湯下之。（237）

【挈要】

阳明蓄血重证证治。

【释字词】

①阳明证：即阳明病。

②蓄血：病机术语。蓄者，积也，久也。即久有瘀血。

【辨脉证】

本条是久有瘀血（内），再加阳明证（外），由这两部分组成。"喜忘"意如《灵枢·大惑论》所云："上气不足，下气有余，肠胃实而心肺虚。虚则营卫留于下，久之不以时上，故善忘也。"即下焦久有瘀血内存，阻碍了气血的运行，使得长时间气血壅滞于下焦不能充分供应心肺上焦，导致上焦相对来说偏虚，上虚下实，上气不足，所以出现喜忘、善忘的症状。

文首"阳明证"是热证，内与瘀血形成瘀热互结证，这种瘀热互结证要与燥伤阴津的燥屎内结证鉴别开来。阳明虽然有热，热瘀相合后，病势不盛，大便虽然产生了改变，但是"屎虽硬，大便反易，其色必黑"，屎硬则大便当难，此见反易，且色黑。

【论治疗】

本证与太阳蓄血同为蓄血证，有鉴别的必要。它们病因、症状有别。太阳蓄血小便自利，其人发狂；阳明蓄血喜忘，大便硬且反易色黑。两者病机一致。治疗重在解热瘀之结，用抵当类方，而不用承气类方。若用承气类方，药过病所，容易攻伤肠胃，瘀热不祛，邪热更加内陷，造成更严重的变证、坏病（如第257、258条）。当专注去治血，用抵当汤，正所谓"血实者决之"。血实得决，与之相合之热亦随之溃散，此为本证正治。抵当汤作为汤剂服用，力峻势猛，对出血病人，或某些重危症引起的出血者，应慎用或不用。年老、体弱、孕妇、妇女经血过多者应禁用。

第七节 第238～258条

【导读】

本小节共21条，补述大承气汤证燥屎已成的绕脐痛、腹满不减、大便乍难乍易等，以及阳明三急下证。本小节在治阳明清下两法之中，又补述了润下缓通法，例举出阳明虚寒的吴茱萸汤证，使阳明辨证论治更加完备。

【原文】

陽明病，下之，心中懊憹而煩。胃中①有燥屎②者，可攻。腹微滿，初頭鞕，後必溏，不可攻之。若有燥屎者，宜大承氣湯。（238）

病人不大便五六日，繞臍痛、煩躁，發作有時者，此有燥屎，故使不大便也。（239）

病人煩熱，汗出則解，又如瘧狀，日晡所發熱者，屬陽明也。脉實者，宜下之；脉浮虛者，宜發汗。下之，與大承氣湯；發汗，宜桂枝湯。（240）

大下後，六七日不大便。煩不解，腹滿痛者，此有燥屎也。所以然者，本有宿食故也。宜大承氣湯。（241）

病人小便不利，大便乍難乍易，時有微熱，喘冒③不能臥者，有燥屎也。宜大承氣湯。（242）

【挈要】

补述大承气汤证燥屎已成的绕脐痛、腹满不减、大便乍难乍易等。

【释字词】

①胃中：胃泛指胃肠，此处当指肠中。

②燥屎：异常坚硬，难于攻下的粪块。

③喘冒：即气喘而头昏目眩。

【辨脉证】

以上数条讨论大承气汤应用的重要指标是"燥屎"。其中第238条讨论了阳明下后燥屎未尽，腑气未通，里热犹存，浊热上扰，故而"心中懊憹而烦"。第239条补述燥屎内结证候：不大便，绕脐痛，烦躁。因燥屎内结，不大便，腑气不通，不通则腹痛，肠附脐周，故绕脐痛；燥屎内阻，邪热上扰而烦躁，且"绕脐痛"、"烦躁"随着阳明气旺之时而加剧，故发作有时。第240条重在辨发热的表里及治法。病人发热若为太阳表证，则会随汗而解，汗止后又复热，壮如疟疾之寒热交替，由此判断表邪未尽。若发热呈"日晡所发热"，则为邪入阳明，里实已成。如脉实而有力，是阳明里实已坚，应先治里，用大承气汤攻下里实；若脉浮虚则提示表证未尽，里证未实，故先治表，用桂枝汤发汗则愈。

第241条在大下后出现燥屎复聚，是下后胃肠之气未复，津液未还，传导不利，六七日所进之食物不化，滞于肠中，又因下后未尽之余热与之相结，复聚为燥屎，故而"烦不解，腹满痛"。

第242条讨论小便不利，大便乍难乍易是阳明燥实内结之征。然本条所说的证候不是阳明病腑实证共有的，所以条文不称呼其为阳明病。肠中燥屎内阻，大便当难。小便不利，则津液还入肠中。肠尚有未结硬之大便，随着津液还入肠中，被燥热所迫，从旁随津而排出一点，而见大便乍难乍易。后人称此为"热结旁流"证。燥热灼津，津亏液乏，小便化源不足则"小便不利"。邪热与糟粕相结于肠中，邪热难以透达于表，故"时有微热"而无大热。腑气不通，浊热上逆而喘，上扰清窍则头目眩晕。

【论治疗】

据第238条"若有燥屎者，宜大承气汤"，第238、239、241、242所属病证均可用大承气汤通腑泻热。阳明病，若腹满不甚，乃热结不甚，虽不大便，也只是初头硬，后必溏，不可攻。

第240条的日晡所发热、第241条的腹痛均为大承气汤重要指征，小承气、调胃承气汤均未提及。第242条的热结旁流证亦是阳明腑实证的明证，故均当用大承气汤攻下燥屎。只要有燥屎内结，不管其结之多与少，都可用大承气汤攻下燥屎，燥屎一去，结者不结，流者不流，诸症可平。

【原文】

食穀欲嘔,屬陽明也,吳茱萸湯主之。得湯反劇者,屬上焦也。(243)

吳茱萸湯方

吳茱萸一升　人參二兩　生薑六兩(切)　大棗十二枚(擘)

上四味,以水七升,煮取二升,去滓,溫服七合,日三服。

【挈要】

论阳明寒证食谷欲呕证治。

【辨脉证】

"食谷欲呕",症状病位在中焦胃及上焦胸膈。本条之呕,明示"属阳明也"。其病位在胃,属中焦。中焦呕,病性亦有寒热之别。若中焦胃寒,不能纳腐水谷,进食则胃寒气上逆而呕。若胸膈有热,邪热留扰,胃气不降,亦可见食谷欲呕。胃寒呕逆,吴茱萸汤主之,若服用吴茱萸汤呕得更严重者,乃吴茱萸汤温热之性助邪热上攻所致,则病不在中焦而在上焦。

【论治疗】

本条所论"食谷欲呕",属阳明虚寒,用吴茱萸汤温胃降逆止呕。吴茱萸汤方用吴茱萸、人参、生姜、大枣。吴茱萸,暖肝温胃,降逆下气。人参、大枣甘温补中,生姜和胃散寒止呕,全方起温中降逆的作用。方中吴茱萸量一升,约70g,量较大,应酌情减量。吴茱萸汤对脾胃虚寒致呕,吐涎沫,肝寒上逆而头顶痛者,均可选用,相关论述还可见于少阴病、厥阴病篇。

【原文】

太陽病,寸緩關浮尺弱,其人發熱汗出,復惡寒,不嘔,但心下痞者,此以醫下之也。如其不下者,病人不惡寒而渴者,此轉屬陽明也。小便數者,大便必鞕,不更衣①十日,無所苦也,渴欲飲水,少少與之,但以法救之。渴者,宜五苓散。(244)

脈陽微而汗出少者,為自和也;汗出多者,為太過。陽脈實,因發其汗,出多者,亦為太過。太過者,為陽絕於裏②,亡津液③,大便因鞕也。(245)

脈浮而芤,浮為陽,芤為陰,浮芤相搏,胃氣生熱,其陽則絕。(246)

趺陽脈浮而濇,浮則胃氣強,濇則小便數,浮濇相搏,大便則鞕,其脾為約,麻子仁丸主之。(247)

麻子仁丸方

麻子仁二升　芍藥半斤　枳實半斤(炙)　大黃一斤(去皮)　厚朴一尺(炙,去皮)　杏仁一升(去皮尖,熬,別作脂)

上六味,蜜和丸如梧桐子大,飲服十丸,日三服。漸加,以知為度。

【挈要】

论脾约证。

【释字词】

①不更衣：古人蹲厕必更衣，不更衣为不大便之意。

②阳绝于里：绝者，孤也。阴液损耗，阳气偏盛于里。

③亡津液：亡，丢失。

【辨脉证】

第244条论太阳中风误下后的变证，与未经误下而传阳明后的各种转归，目的在于引出阳明脾约证。

本条分为两部分。第一部分从"太阳病"至"此以医下之也"，论太阳病误下致痞证。据"寸缓关浮尺弱，其人发热汗出，复恶寒"知病属太阳中风之证，后"不呕"提示病未内传，此时应用桂枝汤调和营卫。因医误用攻下，胃中空虚，表邪内陷而致气机痞塞，故而"心下痞"，但表证仍在，形成表里同病。遵原文第164条"心下痞，恶寒者，表未解也，不可攻痞，当先解表，表解乃可攻痞"。第二部分，从"如其不下者"至"五苓散"，未经误下，论病情自然发展的三种转归。第一种转归，症由恶寒变为不恶寒，新增"口渴"，乃表邪化热入阳明，故恶寒消失，因阳明邪热伤津而口渴；因未见谵语、腹痛、便秘、潮热等症，故转属阳明经证。若转属阳明后，小便数，津液偏渗，肠燥便秘；虽便硬但十日无所苦，此非阳明经证更非阳明腑实，而是阳明脾约证。第二种转归，太阳病或因自汗出而津伤，或因发汗后津伤，但津伤不重，仲景主张"少少与之"以补内缺。第三种转归，太阳病不解也未误下，病人出现口渴，饮水后仍渴者，兼有小便不利，病属邪气循经入膀胱腑，影响膀胱气化不利，水不上承而口渴的蓄水证，当用五苓散化气行水。

本条虽然论述内容较多，但行文主旨在于引出阳明脾约证，为后续脾约证论治铺垫。

第245条承接上文，深入讨论了太阳病发汗太过，或自身汗多，都可致津伤而大便硬结证。

脉阳微指浮取见脉无力，为表气虚，里邪轻的脉象。若见汗出少，则提示正胜而邪却，病证可"自和"，即自愈。若汗多，则为里实太过。脉象浮取有力即"阳脉实"，为表实之脉，治疗当发汗，若汗不得法，汗出多，"亦为太过"，汗出多者，阳盛于里，热炽于内则"亡津液"，津液耗损太过，肠燥津亏，"大便因硬也"。

本条的主要精神，可看为无论是表虚的桂枝证，还是表实的麻黄汤证，都不能发汗太过，太过则津亡热炽，邪气化燥成实，大便硬而转属阳明病。

第 246 条"脉浮而芤",阳热盛则脉浮,阴血虚则脉芤,浮而芤提示病证属于阳热有余而阴血不足。阳热盛,耗损胃中津液,津伤则胃热生,阳独盛于里,正如原文"浮芤相搏,胃气生热,其阳则绝"。如此循环,则胃热盛而阳气亢盛到极点,阴津被煎则生它变,或阴不济阳而化燥,致肠干而便难等症。

第 247 条"趺阳脉"为足阳明胃经之脉,候脾胃之气盛衰。"浮而涩",浮为胃热盛,涩为脾阴虚。胃强脾弱,约束脾为胃行其津液,津液偏渗于膀胱则"小便数",津枯肠燥则"大便硬",之所以如此,正因原文所说"其脾为约"。

【论治疗】

胃强(胃热盛)脾弱(脾阴虚)的脾约证,是以益脾为主,还是以泄脾为主?一般而言,津液运化在脾,脾不行津本当益脾,可是因胃气"强",其脾为约,故当以泄胃热为先,使脾不受约,恢复其行津液的功能,则二便自如,故用麻子仁丸润肠缓下。

麻子仁丸由小承气汤加麻子仁、杏仁、芍药而成,用小承气汤泻胃气之强,但因其脾阴不足,防其泻下之力太过而伤阴,加芍药,一则可以养阴和营,二则因芍药有缓急之性,可制小承气汤的攻下之力以免太过。麻子仁、杏仁润肠滋燥通便,杏仁利肺气而助大肠之通降。炼蜜为丸,取其润下缓通之意。

本方具有润肠通便之功,多用于外感热病后期,热邪伤津所致的便秘证;或素体阴血不足,胃热有余的便秘证;或痔疮便秘;习惯性便秘;以及肛门疾病术后。但必须注意的是,本方还是以泻为主,对血虚便秘、老年气虚便秘等要慎用或不用。

麻子仁丸的用法可以递增其量,如从十丸开始至十二丸、十三丸等,以大便变软而解为止。

【原文】

太陽病三日,發汗不解,蒸蒸發熱①者,屬胃也,調胃承氣湯主之。(248)

傷寒吐後,腹脹滿者,與調胃承氣湯。(249)

【释字词】

①蒸蒸发热:指持续发热,且汗出连绵不断,内热有由内往外蒸腾而出的感觉。

【挈要】

太阳病发汗、吐后转属阳明腑实证治。

【辨脉证】

第 248 条,太阳病三日,经发汗而不解,表邪化热入里,太阳病的"发热恶寒"变为"蒸蒸发热"。此乃表邪化热入里聚于胃成实之征兆,故曰"属胃也"。热在胃,未见潮热,谵语,腹满硬痛等腑实重症,知病证尚属于燥热内结之初,热是主要问题,燥屎尚未形成。故治疗应针对邪热而非燥,治以泄热和胃。

第249条承上补述调胃承气汤证成因及症状。伤寒吐后,不仅胃津受伤,而且中焦空虚,邪气内陷,化热成实,腑气不通,而见"腹胀满",同上一条,因无潮热,谵语,腹满硬痛等腑实之症,可知该病证邪结尚浅,若能及时泄热和胃,则病不至于深。

【论治疗】

调胃承气汤证治疗请参阅第207条。临床应用调胃承气汤,就服法而言,原文明示"少少与服之",旨在和胃,以缓泄其热,泄尽其热,针对阳明热结。若是病证燥屎内结之征更加明显,又可顿服,能起到通便之功,这两种服法可根据病情的轻重采用。

【原文】

太陽病,若吐若下若發汗後,微煩,小便數,大便因鞕者,與小承氣湯和之,愈。(250)

得病二三日,脉弱,無太陽、柴胡證。煩燥,心下鞕,至四五日,雖能食,以小承氣湯,少少與,微和之,令小安。至六日,與承氣湯一升。若不大便六七日,小便少者,雖不受食,但初頭鞕,後必溏,未定成鞕,攻之必溏。須小便利,屎定鞕,乃可攻之,宜大承氣湯。(251)

【挈要】

辨大小承气汤的使用法则。

【辨脉证】

第250条太阳病治之不当,损伤津液,津伤邪气化燥入里,燥热结聚于胃家,而转属阳明病。邪热上扰则发烦,因邪热不甚所以"微烦"。阳明燥热迫津偏渗于膀胱,可见小便次数增多,但燥热在里耗伤津液,小便虽数而量少;热结津伤"大便因硬"。本证属于误治后,津伤气滞热结证。

第251条以脉、症辨大小承气汤的使用。"得病二三日脉弱"提示正虚邪不实。"无太阳柴胡证"一句明辨文中"烦燥""心下硬",两症不是太阳证,也非少阳证,当属阳明证。阳明邪热扰神则烦躁不安;"心下硬"为阳明燥实阻滞。但邪结部位偏高而未全聚于腹,且"脉弱",故不可妄用攻下法。临床应根据饮食情况进行判断:参见进食情况,到四五日,仍能食,知胃有邪热,但胃气未虚,肠中结实不甚,虽为阳明腑实证,然脉弱,心下硬,不耐峻攻,故"以小承气汤,少少与,微和之",少给一点小承气汤微和胃气"令小安",再观进展。"至六日",证如前可以将小承气汤增加到"一升",得大便而止。若在"烦躁、心下硬"的基础上又见"不大便六七日",此时需鉴别是否燥结明显。"不能食"有可能是燥屎内结所致,但如果燥屎内阻,小便应数,今"小便少",于是可以判断:津液可还渗入肠,大便燥结不甚,未全部成硬,故不能攻,此类病症虽然"不大便六七日",但"初头硬,后必溏",此乃脾虚失运之征。妄攻则杀伐脾阳,运化不利而见大便稀溏。

若要攻下,必待津液偏渗膀胱,肠燥津亏乏液,燥化完全,正如文中"须小便利,屎定硬,乃可攻之",可随证选用大承气汤为治。

【论治疗】

上述两条讨论了大、小承气汤证辨用要点。第250条所论病证属于津伤气滞热结证,可与小承气汤泻热通便,顺承胃肠之气。

第250条与第248条当鉴别,两者都是太阳病误治转属阳明,第248条属于津伤燥热结于胃为主,以调胃承气汤泻热和胃;第250条属于津伤气滞热结于肠为主,以小承气汤泻热通便,破滞除满。临床要注意,相同病证误治,随着体质等因素影响,有不同的机转,治法方药也有别。

第251条指出临床需辨大便是否硬结,阳明腑实是否已盛,要全面分析,辨析的重点在于以下三点:一是辨能食与不能食;其次是辨小便利与不利;不能食,且小便利,大便当硬;三则应脉证合参,脉证不合不可妄用攻下之法。尤其是峻下剂大承气汤的使用尤当谨慎。大承气汤一般适应于痞满燥实皆俱的阳明腑实证,痞满燥实未全见者一般不用(阳明三急下证除外)。

【原文】

傷寒六七日,目中不了了①,睛不和,無表裏②證,大便難,身微熱者,此為實也,急下之,宜大承氣湯。(252)

陽明病,發熱汗多者,急下之,宜大承氣湯。(253)

發汗不解,腹滿痛者,急下之,宜大承氣湯。(254)

【挈要】

论阳明三急下证。

【释字词】

①目中不了了:视物不清。

②表里:表,指阳明病的外在表现;里,指典型的阳明腑实证。

【辨脉证】

第252条"伤寒六七日",处于邪气化热入里之时,病人视物不清,目睛不能转动,提示阳明热炽,热邪深伏于里,灼竭津液,肝肾阴液亏损,目睛失养。

"无表里证"一方面强调病在阳明,一方面说明阳明里热实证不严重。因里热耗津,腑气不通,故"大便难",热邪深伏于里,故透达于表不明显,故见"身微热",病虽不重,但里实已成,故云:"此为实也"。综上,阳明腑实证虽不重,但显肝肾阴液亏损之兆,若未及时救治,恐至真阴将竭,病势急。

第253条阳明病发热汗出可见于阳明经证、腑证,是热邪蒸迫津夜外泄之症。若是阳明经热证未见腑实,不可攻下,只需清热。本条所论可下之。阳明汗出,当是阳明腑实证虽不重,但伴随多汗者。实热不去,汗不会止。久则耗竭胃津,甚者波及肾阴,故而此条所论病证不重但急。

第254条所论病证为发汗即见"腹满痛",提示病人燥结阻滞明显,若救治不及时,亦可导致津液迅速耗竭而变生阴竭危证。

【论治疗】

此三急下证,虽各有不同的临床表现,都不属于典型的阳明腑实证,但是三者都存在燥热甚,病势急,下劫真阴,人体正气大伤的病变趋势是一致的,仲景"见微知著"用大承气汤釜底抽薪,攻下燥实而存阴,不可等腑实证表现严重时再下,就为时过晚。这一治疗思想既是治未病思想的又一体现,更是《伤寒论》中"保胃气,存津液"治疗思想的具体体现,尤其存津液方面。

结合前述大承气汤的应用指征,燥热结聚于胃,腹满便硬不是唯一的指征,所以后世的温病学家吴又可认为有些病人里热虽甚,未必都能成燥屎,甚至死亦无结粪,但邪热结聚在里,不能不用下法。还说承气本为逐邪,而非专为结粪而设。这就扩大了大承气汤的应用范围,但必须辨明是阳明经证,或是阳明腑证,或是热结阳明而无实证,才能正确地选用大承气汤攻下,否则就会产生误治之变。

【践行案例】

病案:徐庭翰验案 [1]

石某,男,47岁。1980年11月17日因患混合痔入院手术治疗。

术后3天开始大便,但仅便少许水样便,时有腹痛,腹痛即便,一日2~4次,曾以腹泻给黄连素治疗。11月26日下午6时许,患者满头大汗,在床上辗转难卧,躬腰抱腹跪伏床上,痛苦不堪。问诊:已为术后第9天,未解过一次像样大便。嘱其勉强平卧,见腹部膨隆膨胀,拒按,腹痛,虽然在术后第3天后开始解大便,但仅为水样少许。阵阵腹痛,排矢气或排少许水便后缓解,手足全身汗出,心烦,头昏头痛,述其5天来已吃不下,睡不着。舌红,苔黄厚燥,脉弦数。肛门检查见直肠内燥结大便填满,手指亦难以弄破,当即抠出两

---

[1] 杨殿兴,罗良娟,邓宜恩,等. 四川名家经方实验录 [M]. 北京:化学工业出版社,2006:323.

块粪便硬块。根据病人情况，其痞满燥实诸症俱备，故而辨治如下。

辨证为阳明腑实，热结旁流。治以泻热通腑，软坚润燥，益气滋阴。用大承气汤加味，药用生大黄 15g、芒硝 20g、枳实 15g、厚朴 15g、黄芪 35g、火麻仁 15g、肉苁蓉 15g、白芍 15g、甘草 6g。

急煎 1 剂内服，同时用生大黄 30g、芒硝 30g、枳实 15g、厚朴 15g、白芍 15g、甘草 15g，煎水 1 200ml 灌肠，嘱其先灌 200ml 卧床休息，2 小时后侧卧再将剩余 1 000ml 全部灌肠。凌晨 12 时许患者腹痛加剧，上厕不及即在病房解之，解出灌肠液和硬球状大便 20 余枚，其粪块质硬难出者，击盆"叮当"有声。患者感觉无限轻松，但也疲惫不堪。

第 2 天调整处方。药用生大黄 9g、芒硝 15g、枳实 10g、厚朴 10g、黄芪 35g、火麻仁 15g、肉苁蓉 15g、白芍 15g、甘草 6g。继服 1 剂，巩固疗效。

1980 年 11 月 28 日查房，患者自述大便已解、成形，基本正常，饮食尚可，腹已不胀痛。舌红，苔黄白变薄，脉细数，属脾气虚弱，热邪未尽，为防大便再干结和考虑术后因大便难解而气耗过度致其体弱，再用麻子仁丸合四君子汤加减，健脾益气而润肠通便。

药用火麻仁 15g、郁李仁 15g、杏仁 10g、枳壳 12g、肉苁蓉 25g、白芍 15g、黄芪 35g、北沙参 18g、生白术 15g、茯苓 15g、槐角 25g、焦山楂 15g、甘草 6g。连服 4 剂后大便完全正常。

按：该病例痔疮术后已有 9 日未解大便，燥屎形成可想而知。脘腹胀满疼痛拒按，说明胃肠干燥，宿垢与燥热相搏，燥屎内阻于肠道而腑气不通，故大便秘结，频转矢气；燥热上扰心神，故令烦躁，难卧，头昏头痛；阳明实热炽盛，迫津外泄，故而大汗淋漓，手足全身汗出；热盛伤津，燥屎内结，故而舌红苔黄燥，脉弦数。虽曾日解 2～4 次黄水稀便，实为"热结旁流"，所以该病例仍为实热积滞内结肠胃，热盛而津液大伤所致。应急下热结，以存阴救阴，故方用大黄泻热通腑，芒硝助大黄之力而软坚润燥以散结，火麻仁、肉苁蓉润肠通便以滋阴，枳实、厚朴行气散结助通腑之力，黄芪补气扶正以防泻下太过而伤正，白芍缓急而敛阴，甘草和中而缓急，诸药共奏泻热通腑、软坚润燥益气而救阴之功。再用大承气汤加味煎汤灌肠，上下结合促使燥屎排出而救急，体现了"釜底抽薪，急下存阴"的治疗法则。

【原文】
腹滿不減，減不足言，當下之，宜大承氣湯。（255）

【擎要】
辨腹满不减者，宜大承气汤攻下。

【辨脉证】

上条阳明之急下证之一是"腹满痛"，本条指出"腹满不减，减不足言"，未言痛，亦是大承气汤证。腹满一证，可分属太阴与阳明，因此就有虚实之分。阳明燥实阻塞肠道，大便不通，胃肠气机壅滞，故腹满。此腹满只要燥实一日不去，其腹满一日不减，即使稍减，病人亦无所感觉，故曰"腹满不减，减不足言"。

【论治疗】

"腹满不减，减不足言"者伴腹痛拒按，或潮热，或谵语，或手足濈然汗出等里实证。当用大承气汤攻下燥实，其腹满则减。太阴腹满，时重时缓，腹满喜温则减，喜按则缓，或伴下利、便溏等症，当用四逆辈温之。

【原文】

陽明少陽合病，必下利，其脉不負者，為順也。負者，失也，互相尅賊①，名為負也。脉滑而數者，有宿食也，當下之，宜大承氣湯。（256）

【挈要】

阳明与少阳合病证治。

【释字词】

①克贼：贼，在五行学说中，指五行相克致病为贼。

【辨脉证】

阳明属胃，与脾相合属土，少阳主胆，与肝相合属木，土与木具有相生相克之性。以脉而论，阳明脉应实大，少阳脉弦。若阳明少阳合病，因阳明之热盛，少阳木气被郁，影响通降功能而见"下利"。若见脉滑而数，滑主食，数主热，为阳明有宿食之实大脉象，不见少阳之弦脉，则提示肝胆木气不盛，木未克贼脾土，脾土不虚。即所谓"其脉不负者，为顺"。负，相对正而言，这里指症状与脉象不相符合之意。"不负"即为正，指脉象与症状相符，既见阳明少阳合病之下利，又见阳明之实大脉或阳明腑实其他见症，可判为阳明燥屎内结下利，故曰"为顺也"。此证"下利"即热结旁流证，泻下多为臭秽不堪污浊之物。

若"下利"伴见少阳脉弦或明显少阳证候（如第229条阳明少阳合病"胸胁满不去者"），不见阳明脉或阳明其他证候不典型（如第230条阳明少阳合病"不大便而呕，舌上白苔者"），提示此证病机侧重在少阳枢机不利，且存在少阳木旺而侮土，土虚胃弱之势。属于"互相克贼"，即木克土而致病之机。不可贸然攻下。

【论治疗】

对于阳明少阳合病下利，脉见阳明实大脉象，脉滑而数者、少阳脉证不典型,治从阳明,可通因通用法,以大承气汤攻下。

对于阳明少阳合病,若"下利"伴见典型少阳脉或少阳证候者,不可攻下,治法方药可遵第229条、230条,治从少阳,可实现"上焦得通,津液得下,胃气因和,身濈然汗出而解"。

对于阳明少阳合病,少阳枢机不利及阳明腑实之证都较突出者,不可峻猛攻下,以违少阳禁下之忌,当遵第136条"与大柴胡汤",既和解又通泻。

【原文】

病人無表裡證,發熱七八日,雖脉浮數者,可下之。假令已下,脉數不解,合熱則消穀喜飢,至六七日不大便者,有瘀血,宜抵當湯。(257)

若脉數不解,而下不止,必協熱便膿血也。(258)

【挈要】

续第237条,补述阳明病蓄血证。

【辨脉证】

本条主要讲阳明气分之热,深入血分出现的两种变证。

"无表里证",指无太阳表证,里无阳明腑实证。"脉浮数"乃阳热浮盛于外之征,若此证是阳明热证,仲景断不会示人"可下之"。因为仲景在第221~223条阐释了阳明热证若用下法可致多种变证。由此反推,既然此证"可下之",那么必有里实之邪,而此里实又非阳明腑实,由此可知,该可下之证为阳明血分实证,即阳明蓄血证。若下后脉由"浮数"变为"数",提示此下法使气分邪热已去,而血分之热不解。之所以由此变化,当是医者用泻阳明气分热实证(阳明腑实证)之承气汤类,故而气分邪热消退而血分邪热稽留。

若血分之热波及胃,热则消谷善饥,与热在气分所致的阳明腑实不能食截然不同,此即为"合热则消谷善饥"。若血热相结于胃肠,瘀血阻滞阳明腑,可致大便燥结不解。故曰"有瘀血"。

第258条承接上条,若脉数仍不解,是热入于血分,邪热下迫则下利,邪热灼伤肠络,则便脓血。即条文所说"必协热便脓血也"。

【论治疗】

若血热相结于胃肠,燥气盛则大便燥结不解,瘀热互结于血分。故宜抵当汤攻逐瘀血。本条继前文阳明蓄血,再论其蓄血的脉证,与前相比,未突出蓄血发狂、喜忘、大便虽硬,解时反易,其色黑等。但本条瘀热互结于血分,发热便秘在临床上常见,前后合参才能窥见阳明蓄血证全貌。至于阳明瘀热互结,热灼伤阴络而致下利便脓血者,可借用厥阴热利白头翁汤之类清热活血,平肝止利。

▫ **第八节 第259～262条** ▫

【导读】

本节共 4 条，主要论述伤寒所致的湿热发黄的辨治。多个汤证的论述阐明了辨治湿热发黄并非只有清热利湿一法，临证应依据病证特点、病机趋向，因势利导之法，予邪以出路。

为了强调发黄有湿热和寒湿之分，本节列举了伤寒发汗后，脾阳受伤，寒湿不化所引起的发黄证，其治法应"于寒湿中求之""不可下也"。

【原文】

傷寒發汗已，身目為黃。所以然者，寒濕在裏不解故也，以為不可下也，於寒濕中求之。（259）

傷寒七八日，身黃如橘子色，小便不利，腹微滿者，茵陳蒿湯主之。（260）

傷寒，身黃發熱，梔子蘗皮湯主之。（261）

肥梔子十五個（擘） 甘草一兩（炙） 黃蘗二兩

上三味，以水四升，煮取一升半，去滓，分溫再服。

傷寒，瘀熱在裏①，身必黃。麻黃連軺赤小豆湯主之。（262）

麻黃二兩（去節） 連軺二兩（連翹根是） 杏仁四十個（去皮尖） 赤小豆一升 大棗十二枚（擘） 生梓白皮一升（切） 生薑二兩（切） 甘草二兩（炙）

上八味，以潦水一斗，先煮麻黃再沸，去上沫，內諸藥，煮取三升，去滓，分溫三服，半日服盡。

【挈要】

论寒湿发黄及阳明瘀热在里发黄三证。

【释字词】

①瘀热在里：病机术语。指热郁于内，不能透散或下出。

【辨脉证】

第259～262四条均以"伤寒"起，而皆上扣于第252条"伤寒"二字。

第259条病人原来没有发黄证，感受外感邪气表现出来的是"伤寒"：一种闭郁性的、不能明确六经定位的外感状态。既然是"伤寒"证，治当发汗，发汗后"伤寒"证转变为了"身目为黄"的发黄证。由此反推，这是因为体内本有"寒湿在里"，在内的"寒湿"不因"发汗"而解，反因"发汗"而表现出来，即发汗后见"身目为黄"的症状，故称"寒湿在里""不解"。

"寒湿在里不解"，因发汗而见"身目为黄"，所以这个寒湿发黄证、阴黄证一般黄得比较晦黯、缺乏光泽。它的第一因是在内本有寒湿；第二因是外感"伤寒"之邪，在外的"伤寒"与在内的"寒湿"相互影响、相互作用；第三因是为了治疗"伤寒"，用了发汗的方法，更伤里阳，导致阳气对寒湿的消运更不利，故而发黄。另外，不经发汗，"伤寒"自身内传，与寒湿相合，也可能引起发黄证，从结果来评价、反思，这里用"发汗"实际上是加速了这种内外相合病机的形成。

寒湿发黄，存在虚的因素，从正治法、常法来讲，一般不考虑用下法。而这种寒湿发黄，由于寒湿蕴蓄于中，正气受阻不能周转，所以很可能存在小便不利的情况。如《伤寒论》第278条："伤寒，脉浮而缓，手足自温者，系在太阴，太阴者身当发黄，若小便自利者，不能发黄。"所以这个"寒湿在里不解"的"不解"从病的来源上讲是已存在的"伤寒""寒湿"不因"发汗"而解反而变黄，从病的去处、出路上讲，寒湿变黄，"不解"即因小便不利。

第259条以"虚"为眼目，谈寒湿发黄，文脉上收束上节，以下第260条至阳明篇末第262条，由虚入实，变换进入阳明实证的主线，论述阳明湿热发黄、瘀热在里证。

第260条"伤寒七八日"，则日数已深，"伤寒"外感化热、入里都比较充分，因此可以看作是一个比较标准的阳明湿热发黄证。其症状也比较典型：黄色鲜明如橘、小便不利、腹微满。以此为中心来看第260至262条的阳明发黄瘀热在里证，如果偏热的，即第261条栀子檗皮汤证；如果偏表的即第262条麻黄连轺赤小豆汤证。

从第259条寒湿发黄"以为不可下"，自然可以体会到第260条为"可下"，而茵陈蒿汤在仲景的论治体系里即属于"下"法。由此可以反推，本证的"腹微满"提示了一定程度的腑气不通，大便不通利。这个腹微满"，当指全腹。而"小便不利"也可引起"少腹满"，而归于腹微满"中。

第261条的要素有两组："伤寒"和"身黄发热"。故读法亦有两种。一种读法就是顺读，即"伤寒"之后，其人表现出"身黄""发热"。"伤寒"是病之来路，伤寒入里化热之后，与在内之湿热相合，故见身黄、发热。"身黄"为发黄本证，因于湿热，黄色鲜明，自不待言。"发热"则是本证重点。也就是说，这个"伤寒"证入里化热转变为了以发热为主的阳明湿热发黄证。另一种读法为：身黄发热之人，感受伤寒之邪，伤寒从化为热，以热为主要表现，以黄为背景因素，用栀子檗皮汤治疗。也就是说这个身黄发热是久病，久病则有正虚无力祛邪的因素存在。

第262条有三个要素：伤寒、瘀热在里、身必黄。"瘀热在里"不仅仅是讲本条，而应该是全阳明湿热发黄证（如第236、260、261、262条）的病机。扩展一点,阳明病篇内,从湿的角度来看,如221、228条栀子豉汤证已在发黄之边缘,第231条小柴胡汤证已见"一身及目悉黄",也包括第223条热郁津停的猪苓汤证;从湿血相类的角度来看,第216条阳明热入血室,第202、227条之衄,也包括第237条"阳明证"久瘀喜忘之抵当汤证;从第256、257条少阳阳明下利及下后瘀血合热消谷善饥证、下后便脓血证等,均体现了瘀热在里"这一病理机制、辨证模式。再扩大来看,阳明本证、阳明正病的白虎汤证、承气汤证,未尝没有体现"瘀热在里"之在内有"瘀"(不通畅)、在外有"热",在内外两端的基本点上、内外变化的相互联系上,以内外相因、内外相引、内外相合、内外相加的瘀热互相影响,或互变、或合、或结、或陷的疾病发生、发展方式。

而这种内外相因、内外相引、内外相合、内外相加的外感疾病的感病、发病、病程进行变化的模型,也是仲景整部《伤寒论》论述外感疾病之所以能够丰富多彩、触类旁通、所谓非"平铺直叙"而有"精思巧手"的关键思维特点、论述特点所在。

"伤寒""瘀热在里""身必黄"有两种读法。第一种,虽本有瘀热在里",但气机一定程度上能够通畅,所以并不见发黄;感受"伤寒"之邪后,全身气机郁钝,湿热壅遏,故见"身必黄"。第二种,本有瘀热在里"而见身黄,"伤寒"一闭,发黄更甚,故言"身必黄"。必者,强调之谓。

无论发黄见于伤寒之前或之后,其关键病理都是在外的"伤寒"使得在内的"瘀热"闭郁更甚,所以治疗重点一则在于偏表的"伤寒",二则在于偏里的"瘀热",故用麻黄连轺赤小豆汤。

观其文脉,虚实关系上,接上文由实入虚,转下文又由虚入实;病机要素上,由燥而血,由血而湿;论述主题上,以燥为正,虚、湿、血均为变。病理环节上,热(偏上)、气滞(偏下)、表(偏表)。以热、虚、湿、血为一个小节(章回)。

【论治疗】

对于寒湿发黄,打开寒湿出路是关键。偏寒重的,治疗上重温阳;偏湿重的,治疗上偏除湿;寒湿俱重的,温阳除湿并举;而三种治疗策略皆可考虑配合退黄专药。因此,后世所补茵陈五苓散、茵陈理中汤、茵陈四逆汤、茵陈术附汤,均体现了"于寒湿中求之"这一温通阳气、散寒除湿的治疗理念。如果小便是通利的,我们也可以考虑温阳化湿利水道,通过恢复阳气、加强通利水道,把湿邪从小便祛除。

对于寒湿发黄证,偏寒湿蕴蓄的,或小便严重不通,出现升降出入严重障碍的,要打破常法,在温回阳气的基础上,或攻或破,以打破升降出入障碍为急、为标,未必不可用下法救急,大黄二丑或可暂用,学者隅反。

湿热并重,里有结滞的茵陈蒿汤证,用茵陈蒿汤清热利湿退黄,治法体现了"下"之意。热重于湿,里无结滞,外无表邪的栀子柏皮汤证,治法体现了"清"之意,此证若以发热为主,治疗在利湿退黄的基础上,须着意清热,是阳明清法的一种变用、应机而用。从热、热盛、湿热蕴结发黄这个角度,有认为此处甘草当为茵陈之误,当改甘草为茵陈,从临床实际来说,是可以考虑的。若就黄而主虚,则应当适当考虑扶正,故用栀子、黄檗利黄退热,用甘草扶正。湿热兼表的麻黄连轺赤小豆汤证,治法体现了"汗法"之意。药用麻黄、杏仁、梓白皮、连翘,开肺宣降三焦、通利水道,解开伤寒及湿郁;赤豆辅助加强利水除湿兼有解毒、解郁之用;姜草枣扶助中焦兼虚的因素,并且补中有散,帮助解湿郁,又助中达表。梓白皮今少有见用,多用桑白皮代之。潦水为雨后积水,以之煎药,取速干,不助湿邪之意象。

【践行案例】

病案 01:张天赐验案 [1]

孙某,男,2 岁半,1967 年 4 月因发热就诊,西医治疗无效。于第 3 天出现巩膜黄染,再后 2 日全身皮肤发黄,但头汗出,小便不利,渴喜冷饮。脉浮数,舌质红,苔黄腻。笔者以为此乃湿热互结所致。治宜清利湿热,逐瘀退黄。

处方:茵陈 120g,栀子 15g,大黄 3g。

先煎茵陈,后入栀子、大黄。嘱其家属只饮药汁,不饮其他饮品,2 日 1 剂,3 剂后黄疸尽退。

按: 黄疸有阴阳之分,阳黄责之于湿热,阴黄责之于寒湿。本方为治湿热黄疸之主方,《伤寒论》用治湿热发黄,《金匮要略》用治谷疸,其病皆由于湿热交蒸,热不得外越,湿不得下泄,湿邪与瘀热郁蒸于皮肤,故而一身面目俱黄,小便不利。该患者上述症状具备,属阳黄。故用茵陈蒿汤,重用茵陈以清热利湿退黄(对于 2 岁半的小孩,重用茵陈至 120g,尤为重要,此为但见的症,放胆用之),配栀子、大黄热利(据文意,编者按:"热利"当为"利小便")与泻热配伍,使二便通利,前后分消,湿热得行,瘀热得下,则黄疸自退。

病案 02:鲁法庭验案 [2]

某男,5 岁,2017 年 5 月 12 日初诊。因反复咳嗽近半年就诊。生病期间服用过多种止咳平喘西药及中成药,西医雾化治疗多次。就诊时患儿面色萎黄,眼睑浮越,时而咳嗽,声音深沉重浊,未见其咯出痰。孩子清晨起床及夜间咳嗽明显,偶尔咳嗽一次持续近 3 分钟,清晨伴有喷嚏,鼻塞。患儿食欲不

1 杨殿兴,罗良娟,邓宜恩,等. 四川名家经方实验录 [M]. 北京:化学工业出版社,2006:221.
2 鲁法庭,李建保,唐朋利,等. 论麻黄连轺赤小豆汤治疗湿热咳嗽 [J]. 成都中医药大学学报,2021,
  (1):32-34,46.

佳，二便尚可。查见舌尖红赤无苔，舌中根部舌苔白厚腻泛黄，脉浮滑数。证属风寒束表，内蕴湿热。治以清利湿热，宣降肺气，化痰止咳。方用麻黄连翘赤小豆汤合三子养亲汤加减：蜜麻黄 6g，连翘 12g，赤小豆 20g，苦杏仁 10g，炙甘草 6g，法半夏 9g，桑白皮 10g，紫苏子 10g，葶苈子 8g，莱菔子 10g，冬瓜子 10g，橘络 10g，姜厚朴 10g。4 剂，水煎服，1 剂 /d，分 3 次，饭后温服，忌海鲜、辛辣、寒凉之品。

2017 年 5 月 16 日二诊：药后咳嗽明显减少，偶可闻见少许痰音。食欲尚未恢复正常，无鼻塞喷嚏，舌质淡红，舌中根苔仍稍厚。证属痰湿内郁，肺失宣降。治当化痰除湿，宣肺降气。方用麻杏苡甘汤合二陈汤加减：蜜麻黄 6g，桑白皮 12g，苦杏仁 10g，炙甘草 6g，法半夏 9g，薏苡仁 20g，紫苏子 10g，莱菔子 10g，冬瓜子 10g，陈皮 10g，姜厚朴 10g。4 剂，水煎服，1 剂 /d，分 3 次，饭后温服，忌海鲜、辛辣、寒凉之品。1 周后随访，诸症悉除。

按：此案是外感诱发湿热共同为患的咳嗽，核心病机是外感风寒兼湿热内郁，与麻黄连翘赤小豆汤证吻合，故以麻黄连翘赤小豆汤为主，因咳声重，可闻及痰音，且患儿纳差，故而合以三子养亲汤，加理气宽胸的橘络、厚朴等。治疗侧重清利湿热化痰，兼以辛散解表宣肺降气，收到较好效果。此案麻黄用蜜麻黄而不用生麻黄，用量仅为 6g，是因为湿热内蕴兼外感风寒证，用辛温药辛散表邪时不可重用、过用，否则会加重内热而谅生他变。二诊时，患者舌质由一诊舌尖红赤变为舌质淡红，提示患者内热已经不明显，然而舌苔厚腻虽有减轻但依然存在，且咳嗽仍有痰音，故而治疗以化痰除湿、宣肺降气为主，方用麻杏苡甘汤合二陈汤加减。

《伤寒论》麻黄连翘赤小豆汤证论述的是湿热发黄证治。条文中没有论及麻黄连翘赤小豆汤治疗肺系病证。读经典不能拘泥于句下，读经典当读活，用经方当活用。通过对《伤寒论》原文方证病机的深入剖析，把握麻黄连翘赤小豆汤证病机实质是湿热内蕴，湿热不能越"鬼门"，走"净腑"的病理状态，有无外感不是关键。将麻黄连翘赤小豆汤用于湿热兼外感的咳嗽病证属异病同治，其辨治的核心依然是恪守病机，随证治之。同样，在异病同治理论指导下，凡是具有此病机实质的其他系统病证，亦可选用麻黄连翘赤小豆汤治疗。

第三章　辨少阳病脉证并治

---□ **第一节　概　说** □---

一、少阳的概念及其生理

（一）少阳概念

少阳的"少"字，本有"少"（读 shǎo）、"初"之义，前者是指阳气的衰少，后者是指阳气的初生，具有阳气不盛的特点，故又称之为"小阳"。由于《伤寒论》对少阳病的欲解时是在一日的"寅至辰"三个时辰上，而"寅"为阳气发生之始，所以将"少"字作初字解更为准确。一年之春为阳气发生之始，亦建于寅，所以《素问•六节脏象论》："阳中之少阳，通于春气。"后世医家多有发挥，如柯琴："少阳如嫩阳，如日初生。"《医宗金鉴》："少阳主春，其气半出地外，半在地中。"这些都形象地说明了少阳为初阳，阳气不盛的特点。在人体，少阳之气即少火之气，它游行于三焦上下，出入于表里之间，少壮活泼，不亢不烈，具有温煦长养的作用。

（二）少阳生理

少阳包括手、足两经和所属的三焦与胆两腑，并通过经脉相络与手厥阴心包、足厥阴肝为表里。

少阳之气的产生，本源于足少阴肾中元气，自命门而出；与相表里的手、足厥阴两经所属的心包和肝密切配合，完成其气化过程。

1. 少阳自身系统的生理作用

（1）少阳主半表半里。从手足少阳两经的循经部位和相互关系来看，手、足两经通过互相衔接、交会，不可分割。两经在体表的循行部位，主要在胸、腋、胁、肋、耳前后及耳中、头角、目锐眦等区域，大多分布在四肢外侧正中和躯干的两旁，其位居太阳、阳明两经之间。人身半以上属阳，身半以下属阴，胁肋部位为阴阳交界。因此，少阳相对太阳主表，阳明主里来说，少阳自当主半表半里。在体内手少阳经属三焦络心包，足少阳经属胆络肝，这又构成了

281

手足少阳与手足厥阴两经的表里关系。

（2）三焦与胆虽然各自有着不同的生理机能活动，但两者却是相互为用。首先三焦为人体水火之通路。如《素问·灵兰秘典论》说："三焦者……水道出焉。"《灵枢·本输》亦说："三焦者，中渎之府也，水道出焉，属膀胱，是孤之府也。"都说明三焦具有犹如沟渠、水道的作用。《灵枢·本藏》说："肾合三焦膀胱，三焦膀胱者，腠理毫毛其应。"《难经·六十六难》说："三焦者，元气之别使。"说明了人之相火由肾中命门外出之后，要以三焦作为通路，才能达于腠理。水火两者，一阴一阳，相互为用，正是三焦能够化气行水的生理基础。另由于三焦内接胃肠，与水谷受纳、饮食消化、气血化生、营养输送、废料排泄等有密切关系。如《灵枢·营卫会生》："上焦如雾，中焦如沤，下焦如渎。"《难经·三十一难》："三焦者，水谷之道路，气之所始终。"总之，三焦的作用甚广，从一定意义上讲，它关系着人体整个气化活动，明确这一点非常重要。

关于胆的生理功能，《灵枢·本输》："胆者，中精之府。"《难经·五十五难》："洁净之腑。"因胆中内藏精汁（胆汁），精汁乃洁净之汁，与其他传化之腑所生的浊质有所不同，所以胆为"洁净之腑"。

胆属甲木，其性则直，具有决断功能。正如《素问·灵兰秘典论》说："胆者，中正之官。"胆的决断作用除能防御和消除某些精神刺激的不良影响外，还对维持和控制气血的正常运行，全身阴阳的通达有着重要的调节作用，与人体其他脏腑的生理活动关系十分密切。所以《素问·六节藏象论》："凡十一脏，取决于胆也。"

总之，三焦与胆虽然各自有着不同的生理功能活动，但两者却是相互为用的。胆气疏泄正常，三焦才能通畅；三焦通畅，胆气才能疏泄调达，使水火运行不息。此外，由于少阳一经位居半表半里，而三焦与胆的生理功能活动又决定它与人身气血的内外开阖和升降出入密切相关，加之三焦通于腠理，其气游行于上下、内外、表里之间，从而具有表里出入的枢轴作用。所以有"少阳主枢"之说。

2. 少阳与厥阴相表里

少阳所属的三焦与胆通过经脉相络和厥阴所属的心包与肝构成了表里关系。《灵枢·本输》明确提出"肝合胆，胆者中精之腑"之说。胆附于肝，其所藏的"精汁"禀肝之余气而成，胆中精汁排泄，又有赖肝的疏泄调达。说明肝胆关系密切。总之，少阳和厥阴两个系统相互配合，才能完成各自的气化过程。

3. 少阳与其他脏腑的关系

少阳系统的生理功能活动，除与厥阴系统的关系至为密切外，由于它外与太阳、阳明相邻，内与三阴相接，其位不仅居于半表半里，而且还是人体阴阳表里气机内外开阖和升降出入的关键所在。因此，少阳既是三阳之枢，又与三阴之枢有关。三焦所游行的相火，本源于肾中元气，由命门而出之后，才经三焦外达腠理，而胆中所寄的相火，亦本此而来。至于心包之相火，则为心火之余焰，而心火又同样是根于肾中之元气。故而上述几种相火实际上是同出一源，只不过是随着分布和所在的脏腑不同，有着不同的名称而已。总之，要肾中元气不断外出，心（包括心包）火不断下交，如是升降往复不已，才能使少阳之气生化不息。

综上所述，少阳所属的脏腑、经络、气化的特点决定了其主半表半里，具有枢机作用，其气生机勃勃，而能与春生之气相应。

二、少阳病的概念及主要病理机制

（一）概念

少阳病是外邪侵袭少阳，致使其所属的脏腑经络气化失常所出现的病理生理反应。少阳主半表半里，邪入其中有在经、在腑之分，但多经腑同病。最能反映少阳为病的证候有口苦、咽干、目眩、往来寒热、胸胁苦满、默默不欲饮食、心烦喜呕、脉弦细。因此，在临床上凡见上述脉证的都属于少阳病。它既可见于外感疾病由表入里的过渡阶段，又可见于外邪直犯少阳，或病由阴转出少阳之时。

（二）主要病理机制

1. 成因　少阳病可由他经传来，又可由本经直接受邪发病。如"本太阳病不解，转入少阳者，胁下硬满，干呕不能食，往往寒热……"（266），为太阳传入少阳之例。至于是否可由阳明在经之邪传入少阳，或由在里之邪传出少阳，论中未有论述，按理也是存在的。但如"少阳中风，两耳无所闻，目赤胸中满而烦者……"（264），"伤寒，脉弦细，头痛发热者，属少阳……"（265）则属少阳本经自病。又因少阳与厥阴为表里，故厥阴病正气来复，病由阴出阳，亦可转出少阳。一般来说，由太阳传入少阳或少阳本经自病者多，其余则比较少见。

2. 病性病机　少阳的阳气不盛，位居半表半里，邪入其中，常多表现为气机郁结，相火（亦称胆火）上炎。既不同于病在太阳之正邪相争于表，又不同于病在阳明之邪正剧争于里，而是正邪分争于半表半里。所谓"半表半里"是指少阳所主肌腠，一面外邻太阳所主肤表，一面内近阳明所主肌肉。随着正邪分布于半表半里，两者互有进退，故见往来寒热这一特殊热型。

总的来讲，气机郁结属实，邪从相火之化属热，往来寒热仍属"病发于阳"，所以具有阳热实证性质。只是它相对太阳来说，邪气已经化热，相对阳明病来说，邪热不那么盛实，加上少阳还内临三阴，邪气易从虚的方面转化。

因此，一般称少阳病为半表半里热证。

因为少阳三焦内连脏腑，外通肌腠皮毛，位居表里之间，故其为病所出现的证候变异性很大，因此少阳病提纲不以脉证为标志，邪入少阳所出现的几个主要症状，则放在第96条加以叙述，并例举了多个或然证。第101条更是强调"但见一证便是，不必悉具"，从而更加突出了少阳病具有很大变异性的特点。因少阳为"一阳"，邪易入腑，故临床上少阳多见经腑同病，在经如耳聋、目赤、头痛、往来寒热、胸胁苦满等；在腑如口苦、咽干、目眩、心烦喜呕，嘿嘿不欲饮食等，往往两类证候并见。所以《伤寒论》治少阳病时，不同于太阳和阳明分经腑论治，而是以小柴胡汤一方作为基础，随证进行加减以经腑同治。少阳病位居阳明之后、太阴之前，故而临床易出现少阳阳明、少阳太阴合病或并病。

三、少阳病的转归、预后及治疗原则

（一）转归及预后

一般说来，凡病在少阳，是疾病处于进退的关键，只要处理得当，常多应手而愈，预后也是良好的。若治疗失当，又可发生种种变证。此外，也有不因误治而自然转入他经者。至于是否传入三阴，关键又取决于胃气的强弱。少阳病的转归亦有种种不同，其或愈或变，虽然比较复杂，但一般都与治疗是否得当，正气强弱和感邪轻重等因素有关。所以在临床上必须注意具体问题具体分析，绝不能一概而论。至于预后也同样如此。

（二）治则

少阳病主要为气机郁结，相火内炽，枢机不利。虽具有阳热实证的一些特点，但由于其所处之地，邪气易于乘机内陷，故不同于病在太阳之表，治宜汗解，也不同于病在阳明之里，治疗宜清下。惟有和解。

"和解"是指寒热并用，补泻同施，借以畅利三焦气机，调达上下升降，宣通内外，通达营卫，协和阴阳，从而使邪从内外分解。小柴胡汤是其代表。至于汗、吐、下等法则属少阳病的治疗禁忌。

少阳病兼变证虽多，但只要未离少阳，仍然应以和解为主，具体当随着病情不同，在小柴胡汤的基础上予以化裁。如小柴胡汤方不仅有七个或然证的加减例举，而且在其他条文中尚有兼太阳表证的，用和解与发表兼施，治以柴胡桂枝汤。兼阳明里实的，和解与通下并用，或用大柴胡汤，或用柴胡加芒硝汤。若兼水饮微结，则当和解与化饮并行，而用柴胡桂枝干姜汤。若烦惊谵语，又宜和解泻热，重镇安神，用柴胡加龙骨牡蛎汤。这些兼变证的治法，实际上已有发汗、泻下之药加入其中，此又属常中之变。因此不能认为少阳病只有一个和解表里的小柴胡汤而已。

此外，和解治疗原则，虽然是针对少阳病而设。但由于少阳主枢，与邪之出表入里，由阴出阳关系至为密切。因此，在某些情况下，也可借小柴胡汤之少阳枢转作用而达到病解的目的。如太阳之邪欲转少阳或少阳之邪欲归并阳明之时，均可不治太阳或阳明，而用小柴胡汤以治少阳，使病得解，如此等等，属和解法的扩大应用。

第二节　第263~265条

【导读】

本节3条原文，为少阳病总纲。首条以口苦、咽干、目眩为少阳病提纲，反映少阳病以胆火偏亢，灼伤津液，枢机不利的病机。后两条分别论述了少阳不可汗、吐、下，若违此三禁，则会助长邪气，耗伤正气。

【原文】

少陽之為病，口苦、咽乾、目眩①也。（263）

【挈要】

少阳病提纲证。

【释字词】

①目眩：即头昏眼花。病人自觉眼前发黑，常与头昏并见而头晕目眩，故目眩又称头眩。

【辨脉证】

少阳既居于表里之间，其生理作用犹为门户之"枢"，能开能合，开则达邪出表，合则邪气又可以向里传入阳明或三阴，故说"少阳主枢"。病至少阳，枢机不利，胆腑之邪化热化燥。少阳之经脉起于目外眦，下行过口、咽。胆热熏蒸，胆气上溢故口苦；胆热灼伤津液而咽干；胆热上扰清窍则目眩。阳明之火热熏灼，因胃络上通于咽，亦可见口苦咽干，但无目眩之症，可以此与少阳热邪上扰鉴别。

太阳病篇第96条之"往来寒热，胸胁苦满，嘿嘿不欲饮食，心烦喜呕"等症，亦称为少阳病主症，并与本条之口苦、咽干、目眩等症，共同称为小柴胡汤主症。

【原文】

少陽中風，兩耳無所聞①，目赤，胸中滿而煩者，不可吐下，吐下則悸而驚。（264）

伤寒，脉弦细，头痛发热者，属少阳。少阳不可发汗，发汗则谵语，此属胃，胃和则愈；胃不和，烦而悸。（265）

【挈要】

论少阳中风、伤寒证候及其治禁。

【释字词】

①两耳无所闻：听力减退甚或耳聋。

【辨脉证】

足少阳胆经之脉起于目锐眦，从耳后入耳中，其支者入缺盆下胸中，贯膈循胁下行。第264条"少阳中风"，风邪侵袭少阳之经，因少阳主相火，故风火相煽，相火炽盛，循经上扰，清窍不利，故可见听力减退甚或耳聋，目睛红赤。胆火上炎，则胸中满而烦。

第265条论寒邪直犯少阳，并从少阳之气化热，使少阳枢机不利，出现头痛发热之症。若仅凭头痛发热论治，容易误治，因为三阳病证都可出现头痛发热。因此本条文中的"脉弦细"尤显重要，是三阳头痛的鉴别要点。

太阳病脉浮，头痛多在枕后，即头项痛，痛连脑户，发热与恶寒并见；阳明病，其脉洪大而数，头痛多在前额，发热不恶寒，反恶热。少阳病胆热伤津，枢机不利，头痛多在两侧，发热，既不恶寒，也不恶热，或呈往来寒热，其脉常弦细而数。即使如本条"脉弦细，头痛发热"是由伤寒而来，但当前邪气已入少阳化火，其病由寒转热，故不可按太阳病辛温发汗论治。若如此，势必火上浇油，内热更炽而致少阳病变为阳明病，即条文所言"少阳不可发汗，发汗则谵语，此属胃"。

【论治疗】

第264、265条所论少阳中风、少阳伤寒，虽然有风寒之别，但病入少阳，从少阳之气而化火，病机为相火炽盛，枢机不利。既无吐下之有形邪结，又无辛散之表寒，故不宜汗吐下，只宜清热疏达。方仍以小柴胡汤随证化裁为治。

误用吐下，反耗气伤津，虚其中气、热邪不去反致更盛，使心神失养又为热扰，故见心悸动而不安等正虚邪扰之症，第264条不仅明说少阳中风禁用吐下，实质上也反映了病机相同的少阳病（包括第265条）禁用吐下的原则。

第265条少阳病误汗之后，出现谵语，是病已转属阳明，病机是胃家实。治疗当用泄热通便法，才能顺承胃气之和降，燥实得去，胃气和调则病愈，谵语自止，方药随证选用承气汤。若不急投清下之法，阳明热结不去，胃气不和，胃燥津伤加重，邪扰心神难安则烦，燥实热邪耗津伤正，心神失养则悸动不安。

结合此两条所论，可知汗、吐、下三法同为少阳病治禁。

▫ 第三节　第266～268条 ▫

【导读】

本小节3条原文讨论太阳病转属少阳证治；少阳病误治成为坏病的治则以及三阳合病，偏重少阳的脉证，无论何种原因导致的少阳病证（包括三阳合病重在少阳证者），都可用小柴胡汤和解枢机，内通阳明，外解太阳，和解表里。至于坏病的治法，因其变化特殊复杂，很难一一列举，故只能指出总的治疗原则，"观其脉证，知犯何逆，以法治之"。

【原文】

本太陽病，不解，轉入少陽者，脅下鞕滿，乾嘔不能食，往來寒熱，尚未吐下，脉沉緊者，與小柴胡湯。（266）

若已吐、下、發汗、溫針，讝語，柴胡湯證罷，此為壞病。知犯何逆，以法治之。（267）

【挈要】

太阳病转入少阳证治及少阳病误治成坏病的治则。

【辨脉证】

第266条论述了太阳病转属少阳的脉证治法。胁下硬满，干呕不能食，往来寒热等症状，原是少阳病的本证，为邪犯少阳，枢机不利，郁滞较甚，正邪互有进退所致。胁下硬满即胸胁苦满；干呕不能食即喜呕不能食，病机相同，只是病情有轻重程度不同而已。并有往来寒热，为典型之少阳热型。唯其脉沉紧似乎大异于少阳病之本脉弦细，其实脉沉紧是与原有的太阳病脉浮紧相对而言，从不同侧面证明是病在少阳的脉象。由于太阳证罢，其脉必不浮，谓之沉者是相对浮脉而言；弦脉之甚者类似紧脉，故紧为弦之属，故"脉沉紧"实为脉不浮而弦之象。从病因来看，未经吐下误治，正气未伤，一般无邪留三阴之可能。故今言脉沉紧，是病邪已离表进入少阳，正如徐大椿《伤寒论类方》所说："本太阳病不解，转入少阳者，此为传经之邪也。胁下硬满干呕不能食，往来寒热，以上皆少阳本症。尚未吐下，脉沉紧者，未吐下，不经误治也，少阳已渐入里，故不浮而沉，紧则弦之甚者，亦少阳本脉。"脉、证、病机皆属少阳，故用小柴胡汤和解少阳，疏达气机。

第267条论述少阳病误治成坏病的证候及治则。第264、265条已言明少阳病治宜和解，而汗、吐、下三法均属禁忌。若少阳病期间误用发汗、吐下、温针之后，柴胡汤证已不存在，继而出现谵语，是误治导致伤津助热，热极神昏而成坏病。此谵语不是属阳明胃家实之症，若属阳明腑实谵语，一般不称为坏病。只有因误治之后使阴阳紊乱，无复纲纪，病证表现极其复杂，可以遍涉诸脏腑经络，难以用六经病正名者，才谓之坏病。故此条所言谵语只是举例而已，并非坏病仅有谵语之症。在坏病的救治方面，很难指出具体治法，而只能言其治疗原则。即"观其脉证，知犯何逆，以法治之"。临证之时，通过"观其脉证"，审证求因，审其因而"知犯何逆"，从而"以法治之"。

本条少阳病坏病的治疗原则，与第16条太阳病坏病治则"观其脉证，知犯何逆，随证治之"是一致的。可见，不仅太阳病误治后可形成坏病，少阳病乃至其他经病证，都可因误治变坏，足见正确辨证施治的重要。

【原文】

三陽合病，脉浮大，上關上，但欲眠睡①，目合則汗。（268）

【挈要】

三阳合病偏重少阳的脉证。

【释字词】

①但欲眠睡：热炽神昏，昏昏欲睡。

【辨脉证】

三阳合病，指太阳、阳明、少阳合病。脉浮大，上关上，浮脉为太阳病脉；大脉为阳明病之脉；上关上，即脉浮大而弦长见于关上，此脉象反映了此三阳合病，病机侧重在少阳证。

但欲眠睡乃三阳合病，热盛神昏，昏昏欲睡。目合人入寐，阳入于阴，三阳合病，阳邪入阴，蒸迫津夜外泄，故令汗出。所以"目合则汗"是热盛伤阴的外在表现。

本条与第219条同为"三阳合病"，但是第219条之"三阳合病，腹满身重，难以转侧，口不仁面垢，谵语遗尿"，其热势更重且病变部位重在阳明。病机属于里热炽盛，充斥上下内外，以阴明胃热灼津为主。本条之热势较轻，病位侧重于少阳。

【论治疗】

本条病为三阳合病，但病机侧重在少阳，故当以小柴胡汤随证化裁，和解枢机，内通阳明，外解太阳，和解表里。

第四节 第269～272条

【导读】

本节共4条原文。讨论了少阳病的不同转归和少阳病欲愈的脉象和时间。

【原文】

伤寒六七日，无大热①，其人躁烦者，此为阳去入阴故也。（269）

【挈要】

辨表邪传里证。

【释字词】

①无大热：指体表无恶寒发热之高热，非无里热。

【辨脉证】

根据太阳病七日一候的规律，本条"伤寒六七日"提示伤寒此刻当辨是瘥、是变或仍在太阳。若正能胜邪，则表邪渐愈，"伤寒六七日"是其愈期；若病患正气虚损，病邪可由表入里，则"伤寒六七日"便可能发生传变，所以，此刻临床不当以病期为依据，而应该参以病期，以脉证为据，对病证做出客观判断。

《伤寒论》中关于"无大热"症，有汗下之后邪热壅肺证（第63、162条）；有热伤津液之阳明证（第169条）；有水热互结之结胸证（第136条）；有下之后复发汗的阴盛阳衰，阳气将亡证（第61条）。而本条"无大热"指体表无恶寒发热之高热，但非无里热。"其人躁烦"是阳邪内陷，心神被扰。说明邪气已由表入里，"此为阳去入阴"。阴阳二字即表里之意。至于表邪由表入里至于何经，当依据具体病人不同脉证进行分析判断。

【论治疗】

少阳主枢，居半表半里。凡外邪由表入里，由阳入阴或正气抗邪，病邪由阴出阳，由里出表，无不以少阳为通路，所以少阳是主一身之枢。

【原文】

伤寒三日，三阳为尽，三阴当受邪，其人反能食而不呕，此为三阴不受邪也。（270）

【挈要】

辨少阳病不传三阴证候。

【辨脉证】

据《素问·热论》日传一经之说，伤寒三日指病在少阳。对传经的认识，

《伤寒论》在《内经》的基础上有了重大的突破。即辨疾病的传与不传,不仅以时日为依据,条文4、5等已明确指出,更注重以脉证为依据,而不否认外感热病患病日数的参考价值。

伤寒三日,是三阳经传尽之时,此时有一种可能,即病由阳入阴。如果三阳病证传至三阴,则表现为不能食而呕,如太阴病"腹满而吐,食不下",少阴病为"欲吐不吐",厥阴病"饥而不欲食,食则吐蛔"等。条文"其人反能食而不呕"说明阳气旺,胃气强,故"三阴不受邪"。可见,邪气是否内传三阴,关键在胃气之强弱。

【论治疗】

"盖阳明为三阴之表,故三阴均看阳明之转旋,三阴之不受邪者,借胃气为之蔽其外也。则胃不特为六经出路,而实为三阴外蔽矣。胃阳盛则寒邪自解,胃阳虚则寒邪入阴经为患,胃阳亡则水浆不入而死,要知三阴受邪,关系不在太阳,而全在阳明。"(《伤寒来苏集》)

【原文】

傷寒三日,少陽脉小者,欲已也。(271)

【挈要】

少阳病欲愈的脉象。

【辨脉证】

伤寒三日,上条已言明按传经计日之说,是少阳受病之期。故而为少阳病之替词。少阳病的主脉为弦细,若见脉小而不弦,既非少阳本脉,又无少阳病见症,可见是邪气已衰,而非气血虚弱。正如《素问·离合真邪论》说:"大则邪至,小则平。"故"伤寒三日,少阳脉小者",是表邪不传而欲愈之象。本条尽管叙证简略,但体现了《伤寒论》十分强调判断病情是否传变,推测疾病发展之进退,总是以脉证为标准,而不是以时日为依据。

【原文】

少陽病,欲解時,從寅至辰上。(272)

【挈要】

少阳病欲解的时间。

【讲解】

少阳为阳中之初阳,其气通于阳春之木气。春建于寅,是阳气升发之始。四季之中。"夫天有六气,人有六气,人得天气之助,则正气盛而邪病解矣。"(《伤寒论集注》)少阳木气旺于春,盛于卯辰(上午5~9时),少阳胆木当得其旺盛之气相助,抗邪有力,在此正胜邪却机转之时,有向愈趋势。

第四章 辨太阴病脉证并治

第一节　概　说

一、太阴概念及其生理

（一）太阴概念

自然界的阴阳二气在运动变化过程中，随着气多少的不同，阳分为太阳、阳明、少阳，阴分为太阴、少阴、厥阴。就阴而言，太阴为三阴，少阴为二阴，厥阴为一阴。因"太"有"大"或"多"之义，太阴是指阴气最盛。在人体，太阴概指脾运化水谷精微和肺输精于皮毛的整个生理功能活动。因为，输脾归肺这一生理过程是人体水谷精微和津液运行的一个中心环节，其中阴气自然很盛，故曰"太阴"。

（二）太阴生理

太阴有手足两经和所属的肺、脾两脏，并通过经脉相络，又与手阳明大肠、足阳明胃为表里。

上述经络与脏腑系统是产生太阴之气的主要生理基础，太阴手足两经和所属的肺、脾两脏是一个生理系统，但它的生理功能活动又必须与之相表里的手足阳明两经所属的大肠与胃密切配合才能完成。

1. 太阴自身系统的生理作用

（1）两经经气相通。手太阴经脉，起于中焦，下络大肠，还循胃口，上膈、系肺，从肺系横出腋下，下循臑内，下肘中，循臂，出大指之端。足太阴经脉，起于大趾之端，循趾内侧，上内踝，经腨内，循胫，上膝股入腹、属脾、络胃、上膈挟咽，连舌本，散舌下；其支者，复从胃上膈，注心中。两者在胃相互联系，手太阴经脉"还循胃口，上膈"，足太阴脾经"络胃，上膈"，两者经气相通。两经在四肢分别循行于手足的内侧，在躯干主要循行胸腹等处，并与咽和舌本联系。并且手太阴肺经与手阳明大肠、足太阴脾经与足阳明胃通过经脉相络，构成了表里关系。

（2）肺与脾两脏生理机能活动密不可分。肺主气，司呼吸，外合皮毛，亦能主表。《素问·灵兰秘典论》说："肺者，相傅之官，治节出焉"，为水道之上源。肺主气与主治节不可分割。肺之宣发将气与津液布散于全身各部，充养皮毛；肃降纳气下达于脏腑，并起到通调水道的作用，从而主宰全身气的运行和水液的调节。脾主运化，一是化水谷精微，二是运水湿。脾外主肌肉、四肢。即通过运化水谷精微之气使肌肉、四肢得到充养。脾统血，体现在脾气摄纳方面，也是其主运化的结果。脾其华在唇，其气色变化反映气血盈虚，也能反映脾的生理功能状况。

综上，肺与脾各有不同的生理功能活动，但两者功能又不可分割。肺气宣发肃降正常，脾输运化水谷精微和津液才可正常行于全身。脾与肺两脏功能协调，协同水谷精微、津液的运化输布，正如《素问·经脉别论》所说："饮入于胃，游溢精气，上输于脾，脾气散精，上归于肺，通调水道，下输膀胱，水精四布，五经并行。"其"输脾归肺"正是对肺脾协同运化水谷津液的概括。其中脾升，肺降，升降相因，相互调节，在人体水谷精微和津液的输布中发挥重要作用。

水谷精微和津液本属阴类，主要靠脾的转输和肺的敷布，故有脾为湿土，肺为清金之说。且土能生金，肺脾两脏是"子母同气"，故与自然界六气比类，合于湿土之气，所以太阴以湿为本。

2. 太阴系统与阳明系统的关系

手太阴肺、足太阴脾通过经络与手阳明大肠、足阳明胃构成表里关系。所以，《灵枢·本输》说："肺合大肠""脾合胃"。可谓"合"，指相互配合为用之意。正常情况下，凡水谷的受纳、腐熟、消化和糟粕的转化，分别由胃与大肠负担。而水谷所化生的精微和津液，则由脾的运化和肺气的输布以供养全身。总之，脾以升为常，肺以降为顺。脾主运化以升清阳，为胃行其津液。大肠则赖肺气的肃降和津液输布而能传导排泄。由此可见，脾与胃，肺与大肠的生理功能协调一致，才能使清阳得升，浊阴得降，精微四布，水液运行，生理活动才会正常。

3. 太阴与其他脏腑的关系

太阴作为一个生理系统，除与阳明系统的关系至为密切外，与其他脏腑也有一定联系。脾之所以能主运化，主要是依靠脾阳的作用，而脾阳则为肾中命火所生，同时也要靠心火的作用。脾的运化，还有赖于肝（包括胆）的疏泄正常，肺的输布也需要与心阳的推动和肾的纳气作用相配合，才能正常进行。

综上，太阴的生理功能活动除脾肺两脏密切配合外，还需阳明胃肠的配合。且与心、肾、肝（包括胆）的关系密切。

二、太阴病的概念、主要病理机制

（一）概念

临床上见腹满而吐，食不下，自利，时腹自痛，脉象缓弱等证候，称为太阴病。邪入太阴，无论是传经或直中，都标志着人体正气已经开始衰退。三阴病中，太阴病则属比较轻浅的病证，为三阴病的开始阶段。由于三阳主外，三阴主内，故邪入太阴多以脏证为主，或经脏之证并见。

（二）主要病理机制

1. 成因　人的正气不足是病发于阴的先决条件，故太阴病多发于脾阳不足之人。病因可分为传经和直中两种。传经者，多因病在三阳之时，治疗不当，损伤脾阳，邪气内陷太阴；直中则是平素脾阳不足，寒湿不化之人，又遭风寒侵袭，内外相引，初起即出现太阴病的证候。

2. 病性、病机　足太阴脾属湿土，位居中宫，为阴中之至阴，职司运化。因此太阴为病则为脾阳虚衰，寒湿内盛。所以《伤寒论》将"腹满而吐，食不下，自利益甚，时腹自痛"作为太阴为病之提纲。因脾失健运，寒湿不化，气机不畅而见腹满；正所谓"诸湿肿满，皆属于脾"（《素问·至真要大论》）。脾与胃相表里，寒湿困脾，胃气因之上逆而呕吐，食不下；脾虚而清阳不升，浊阴下注，故见不利。正如《素问·阴阳应象大论》："清气在下，则生飧泄；浊气在上，则生䐜胀。"寒湿内盛，阳气不得流畅，随着正邪相争，故见时腹自痛。正所谓《素问·举痛论》："寒气客于肠胃，厥逆上出，故痛而呕也。"

脾与胃互为表里，一主湿，一主燥，生理情况下，两者互济，共同维持人体内的燥湿平衡。病理情况下，可能湿化太过，燥化不及；也可能燥化太过，湿化不及。前者发为太阴病，后者发为阳明病。如太阴病的腹满是因为脾阳虚衰，运化失职，寒湿内盛，证属虚寒，常满而时减，喜温喜按，且有吐利见症；阳明病的腹满是因为燥热内盛，胃家成实，气机受阻，证属实热，多伴痛而拒按，不吐不利。太阴病一般口不渴，舌苔白滑或白腻，脉沉缓弱；阳明病多渴喜冷饮，苔黄燥或老黄，甚或黑起刺，脉多洪大沉实。两者的性质相反，即《素问·太阴阳明论》所谓"阳道实，阴道虚"，临床当明辨。

三、太阴病的转归、预后及治疗原则

（一）转归及预后

太阴病预后转归主要有三个方面：第一，阳复向愈。如调摄治疗得当，脾阳来复时可以出现"暴烦下利日十余行，腐秽当去"而愈。第二，阳复太过转属阳明。阳复太过，由虚转实，化热燥化，由太阴转出阳明。第三，病邪内陷内传。若太阴病治疗失当,使脾阳更虚,或太阴病日久不愈,可以转入少阴。若太阴土虚,厥阴木来克伐,亦可转入厥阴。

(二)治则

太阴病属于里虚寒证,自当本"寒者温之""虚者补之"的原则进行处理。以"当温之"为治疗大法。其基本治疗原则是:温中散寒,健脾助运。根据脾虚轻重可选用"四逆辈"等方药。若只是单纯的太阴病,当以理中丸(汤)、附子理中汤乃属正治,若已由脾及肾,病情较重,又当用四逆汤甚或通脉四逆汤方属对证。若兼有积滞的,当温中消滞,轻者用桂枝加芍药汤健脾疏肝助运,重者用桂枝加大黄汤温脾缓下去积;兼表者,当温中解表,可用桂枝汤,或桂枝人参汤等。由于太阴病宜温宜补,寒凉攻下之品自然属禁忌。

第二节 第273~280条

【原文】

太陰之為病,腹滿而吐,食不下,自利①益甚,時腹自痛。若下之,必胸下結鞕②。(273)

【挈要】

太阴病提纲,论太阴病的主症及误治后的变证。

【释字词】

①自利:《医述》云:"自利者,不经攻下,自然注泄也。"

②胸下结硬:胸下即胃脘部,指胃脘部痞结胀硬。

【辨脉证】

太阴病,脾虚为病的主要方面,而寒湿内盛,气水停着为病的次要方面。临床辨治腹满,当以全腹尤其大腹自觉满胀感,但外形胀急不明显,按之无痛,或按之觉舒。叩之可有膨胀气声,亦可有振水音。吐之势缓,非喷射急迫之象,以口吐清水为主,食物无明显酸腐苦之味,无烧灼燥热之感,且吐后不觉缓解。食不下,即稍食或饮水少许即感腹满胀不适感,非默默不欲饮食,或不欲食但稍食亦可。自利益甚,其利可以大便亦可以是小便,均清利,频次多,呈现收摄无度状,而无酸腐臭、急迫、烧灼等表现。时腹自痛,其痛隐隐,时痛时止,按之无明显痛处。其脉常见沉缓弱,舌淡苔白润而不厚腻为本象。若治疗不当,重下再伤脾胃阳气,浊阴上犯而见胃脘胀满结硬本虚标实之象。

此"若下之"亦是点睛之笔,前述症状如是实证,下之必然症状缓解,而此下之病不解反而加重,进一步提示病属虚证。

【论治疗】

太阴腹满痛，需与阳明的腹满痛详加鉴别，才不致误治。一般来讲，太阴腹满时痛的特点是腹满时轻时重，喜温，喜按，其痛不甚，或不痛，多伴呕吐、下利。若下之，其满痛不但不减，反而加剧。阳明病腹满而痛，程度重，且持续不止，拒按，一般不伴呕吐，下之则可缓解其症，且有向愈的趋向。太阴病误下后的胸下结硬，与寒实结胸证同为寒凝，但本证为脾虚失运，寒凝无形气滞，而寒湿结胸是寒邪与痰水互结在胸中，为有形实结，故前者以胃脘、大腹胀痛为主，可以不痛或痛而不甚，喜按，多有下利。后者以胸胁硬满为主，疼痛突出，拒按，一般不下利，所以在治法上前者以温中为主，后者以温下寒实，涤痰破结为主。前者可选理中汤之类方药，后者以三物白散为主，不可混淆。

【原文】

太陰中風，四肢煩疼^①，陽微陰濇^②而長者，爲欲愈。（274）

【挈要】

论太阴中风的主症、愈候。

【释字词】

①烦疼：烦者，形容疼痛较剧之意。

②阳微阴涩：阳者为浮，阴者为沉，阳微阴涩即浮弱无力，沉涩不利。

【辨脉证】

本证太阴本为脾虚寒湿证，又有风邪且与湿合，则为风湿证，亦属太阴表证之一。太阴脾阳虚，不能充达太阴所主的四肢，致风湿内滞，气血不畅则疼痛较剧。若从脉象来判断预后，若脉浮弱无力，沉涩不利而变为长，是邪退正复之象，故曰"为欲愈"。

【论治疗】

太阴脾虚寒湿证之人，复感受风邪之证。虽然脉由短涩而变长者有自愈的机转，但不可坐等其自愈，当积极施治，以促进病愈。方可用桂枝汤调和脾胃，温通筋脉。

【原文】

太陰病，欲解時，從亥至丑上。（275）

【挈要】

论太阴病病情可能缓解的时间规律性。

【辨脉证】

太阴为阴之盛，从十二地支四分法来看，当属亥至丑，此时为阴盛于外而阳藏于内。对于太阴病这种内在之阳气虚衰病证而言，阳气能乘势充实于内最为有利，病情至此时会顺势好转。

【论治疗】

这段也提示我们，临床治疗时，对于太阴病，一则可于此时乘势用药，二则要有意识地引导阳气敛藏，休心静养，勿散其阳。

【原文】

太陰病，脉浮者，可發汗，宜桂枝湯。(276)

【挈要】

论太阴病经证治法。

【辨脉证】

太阴病由于脏虚，故而感受风邪时，抗邪无力，不会出现身痛，恶寒发热等邪正交争于外的症状，仅表现为四肢肌肉疼痛，甚至手足心热。此与腹满、不欲食、下利等太阴脏虚寒症不同，称之为太阴病经症。

【论治疗】

本病证可使用桂枝汤。正如徐彬所说："桂枝汤，外证得之，解肌和营卫；内证得之，化气调阴阳。"

【原文】

自利不渴者，屬太陰，以其藏有寒故也。當温之，宜服四逆輩①。(277)

【挈要】

论太阴脾脏虚寒证治。

【释字词】

①四逆辈：四逆汤一类的方剂。

【辨脉证】

此条讲明了太阴脏病的主症、病机和治法。自利即大便稀溏，"诸病水液，澄澈清冷，皆属于寒"。其不仅寒甚阳虚，且水湿运化不利，呈寒湿弥漫之象，故不渴，所以自利不渴亦为太阴脏病的主症表现。当然亦不可拘持，如果下利太过，伤及阴液，也会有口渴表现。

"脏有寒"将病机点出，提示寒邪侵袭于内是其核心病机。由于寒邪深伏，故予四逆汤类，温阳散寒，此乃治其急，治寒甚标象。而寒邪之所以能深伏侵袭于内，所谓"邪之所凑，其气必虚"，因此脾虚又为其根本病机。此脾虚可以是阳气虚，也可以是阴阳俱虚。总之太阴脏病的病机特点为脾虚且寒邪侵袭，治宜温中散寒益气。

【论治疗】

由于太阴脾虚可以是阳气虚，也可以是阴阳俱虚，同时兼顾里寒邪甚。故根据寒邪致病的急缓，可予四逆汤温散为主，或予理中汤、茯苓四逆汤、四君子汤等温补为主。临床上笔者常予理中汤治疗久病迁延，渐进消耗，纳食极差，脾胃大虚的患者，往往取得意想不到的疗效。

【践行案例】

病案：高晔病案

余某，女，95岁。

患者因"反复气紧7年余，加重伴双下肢水肿20余天"于2020年6月19日入住绵阳市中医医院。因"肺炎、菌血症、慢性阻塞性肺炎急性发作、呼吸衰竭（简称呼衰）、心力衰竭（简称心衰）、急性冠脉综合征、多器官功能衰竭等"先后于肺病科、心血管科、ICU治疗，予以抗感染、冠脉支架置入、无创辅助通气等治疗。经治疗后患者肺炎、菌血症、呼衰、心衰等有所控制。

刻下（2020年7月14日）：患者形体瘦小，精神极差，夜间烦躁，睡眠差，稍动即感气促，不能下床，全身乏力，轻微咳嗽，咯白色泡沫痰。饮食尤其差，进水即腹胀满不适，饮食几废，大便次数多，便质稀溏，舌红、苔白，脉弦细无力。胃气大衰，予温阳益气。方用理中汤，药用干姜4g，红参6g，炒白术10g，炙甘草4g。方3剂，每日1剂。

二诊（2020年7月17日）：患者服上方后，精神逐渐好转，坐位休息，夜间烦躁减轻，咳嗽，咯白色黏痰，难咯，鼻流清涕，活动后仍气促、乏力，觉腹胀、剑突下不适伴烧心，进食量少，大便时干时稀，无黏液及脓血黑便。苔白微腻，舌尖少苔，脉弦细虚。继续温阳益胃，健脾化痰，具体方药如下：干姜4g，红参6g，炒白术10g，炙甘草4g，陈皮4g，法半夏4g，茯苓4g。共2剂，饮片，水煎服，每日1剂，分3次服，每次20ml，日常病程记录。

三诊（2020年7月19日）：患者神清，精神明显好转，夜间腹部稍胀满不适，无反酸、烧心，偶有咳嗽，咯痰减轻，咯白色泡沫痰，活动后气促稍缓解，伴乏力，食欲、食量较前明显改善，大便欠利。患者舌红、苔白腻，脉细。予以中药温阳益胃，健脾化痰，具体处方同前并加砂仁3g。共3剂，煎服法同前。

四诊（2020年7月21日）：患者神清，精神明显好转，夜间安静休息，无腹胀，无反酸、烧心，偶有咳嗽，咯痰减轻，咯白色泡沫痰，活动后气促稍缓解，伴乏力，食欲、食量较前明显改善，大便欠利。患者舌红、苔白腻，脉细。予以中药温阳益胃，健脾化痰，继用前方带出院。共4剂，煎服法同前。

按：患者高龄，病情严重，治疗复杂且持续时间长，到后面虽然多种疾病从指标上有所控制，但患者精神极差，饮食水少许即感腹胀欲死。其属胃肠衰竭，这对西医而言是十分棘手的，死亡率很高。综合患者当时病情，辨为胃气大衰，所谓"有胃气则生，无胃气则死"。此时患者虽有咳、痰、气促、肢肿、夜间烦躁，二便不利等多脏腑疾病问题，但当下脾胃大衰是核心矛盾。治病求本，故选用理中汤加减，以干姜辛温助中焦之阳，红参益气生津补益力足，炒白术健脾助运，炙甘草补中，四药合用共奏补气健脾，温中兴阳助运，效专而力宏。二诊患者因苔微腻，故加法半夏、陈皮、茯苓以燥湿理气和中，三诊加入砂仁在前方基础上进一步和胃醒脾，同时由于患者形体瘦小，且已极度虚弱，运化力极弱，故用药种类和用量均少且小，以期微振胃阳，唤醒功能，达少火生气状态，慎勿用量过大成壮火食气之势。由于抓住疾病要害，故用药后患者很快胃纳开，饮食进，精神好转，中阳得振，全身阳气得以通泰。本来家人都为其准备后事，不想几付小药下去，仅仅一周左右时间患者竟然好转出院，理中汤扶助脾胃固中州治大病思想作用可见一斑。

【原文】

伤寒脉浮而缓，手足自温者，繫在太陰。太陰當發身黄，若小便自利者，不能發黄。至七八日，雖暴煩下利日十餘行，必自止。以脾家實[①]，腐穢當去故也。（278）

【挈要】

论太阴发黄证治和脾阳来复的表现。

【释字词】

①脾家实：实在此指脾气充实。脾家实，即脾阳恢复之意。

【辨脉证】

本条文当分三段。第一段，伤寒脉浮而缓，手足自温者，系在太阴。此条与前条太阴中风相呼应，脉浮本为表症，但此处无身热、恶寒、发热等卫表症，仅有手足自温者，属太阴经证。此手足自温为辨证眼目，一则提示邪陷于内，郁而不畅化热，故此处手足自温当理解为手足心热；二则提示太阴脾虚不甚，如脾虚甚，自利者，可能不会出现手足自温表现。如此可予桂枝汤类温通发之。

第二段，太阴当发身黄，若小便自利者，不能发黄。论述发黄机理及治法。太阴为湿土之脏，脾阳不足，寒湿内阻不得运化，故而出现发黄，乃脾之本色。但细究其发黄当黄而晦暗，属阴黄范畴。如若小便自利，湿有去路，不壅滞于内，则不会发黄，也提示发黄的治疗之利小便祛湿是重要治法之一。当然此处小便利绝不可单纯渗利，当以温通为主兼以渗利，则不致伤脾阳导致坏病。

第三段，至七八日，虽暴烦下利日十余行，必自止，以脾家实，腐秽当去故也。论述太阴病向愈的表现和机理。病情经过七八天，经气来复，病人出现烦扰不宁，大便日十余次，虽便次多，但患者精神尚可，而不是虚弱疲惫不堪，同时后面大便量渐减，便后舒适，无腹痛，无脓血，亦无肛门灼热、坠胀不适等表现。最后分析机理，此乃是脾阳来复，驱邪外出的结果。临床上也提示，对于太阴病，虽虚寒为本，但常兼夹寒湿食滞等标邪，故治疗太阴病当细辨正邪虚实，用药也要注意攻补兼施，轻灵活泼，不可一味蛮补。

【论治疗】

下利是一个病症，也是人体正气驱邪外出的一种表现，"下法"就据此而来。所以当其脾阳得药物的帮助，或得天时之助而复时，以驱除肠中的积滞而出现下利，乃病愈的机转。同样，临床用温阳健脾治法治疗脾阳虚证的过程中，如果患者出现下利或下利加重，在没有其他全身不适之症，且腹胀满利后得减，亦或患者虽下利，但自觉越下利越舒服时，此下利亦为治疗起效，病向愈的征兆。

【原文】

本太陽病，醫反下之，因爾腹滿時痛者，屬太陰也，桂枝加芍藥湯主之。大實痛者，桂枝加大黃湯主之。（279）

桂枝加芍藥湯方

桂枝三兩（去皮）　芍藥六兩　甘草二兩（炙）　大棗十二枚（擘）　生薑三兩（切）

上五味，以水七升，煮取三升，去滓，溫分三服。本云，桂枝湯，今加芍藥。

桂枝加大黃湯方

桂枝三兩（去皮）　大黃二兩　芍藥六兩　生薑三兩（切）　甘草二兩（炙）　大棗十二枚（擘）

上六味，以水七升，煮取三升，去滓，溫服一升，日三服。

【挈要】

论太阳病误治后邪陷太阴证治。

【辨脉证】

太阳病本不当下而下之，误下伤脾，致邪陷太阴，脾伤气滞络阻，故出现腹满疼痛等症。由于证情有轻重之别，故治疗选方有所不同，轻者表现为腹满时痛，乃脾络阻滞不通，时通时阻；重者表现为腹部持续疼痛，为脾络阻滞较重，闭阻不通。

本证腹满时痛与太阴提纲证所述的"腹满时痛"性质不尽相同。提纲证不仅有腹满时痛，更见自利益甚，病属太阴虚寒，故治以温脾祛寒，方用理中汤。

本证腹满时痛而无自利，乃是脾伤气滞络阻。其痛呈全腹弥漫性疼痛，压之可有疼痛，甚至稍按一会儿疼痛有所减轻，而不似大承气汤痛不可按。

【论治疗】

治宜温阳和络，方用桂枝加芍药汤主之；重者脾络阻滞较重，闭阻不通，可加用大黄，以加强通滞之力。

【原文】

太阴为病，脉弱，其人续自便利，设当行大黄、芍药者，宜减之。以其人胃气弱，易动故也。（280）

【挈要】

论太阴病脾胃虚弱，运化不及者，慎用通利之品。

【辨脉证】

本条指出太阴病者，虚弱不足，故其人脉弱，且大便通利，提示中虚有寒，运化不及，即使邪气阻滞较甚，出现腹满时痛或大实痛，此时需用大黄、芍药亦当慎重，或适当减量。因太阴病毕竟以脾胃阳虚为本，用药稍有不慎，则更易损伤脾胃，导致中气更虚，泻利不止。

【论治疗】

白芍、大黄为通利药，对太阴病虚弱不足者，本当以补益固敛为主，切不可攻伐太过，但对于太阴兼肠胃气滞甚热郁者，不妨加之以助通利。不过应中病即止，不可过量使用，亦不可长期使用，以免杀伐脾胃之气。

【践行案例】

病案：傅元谋医案[1]

张某，女，24岁，2014年3月21日下午4点就诊。自述两日前感受风寒，出现胃寒痛，喜温，轻微恶心，纳少，乏力，神差，小便微不利，大便微干、量少，至今日大便难解，羊屎样便，量极少，腹胀，矢气臭，口渴不甚饮，双手皮肤干糙，面色萎黄。舌淡红，舌根苔白腻，关脉细、小紧，尺脉微大。结合病史，患者平素纳少，便溏，久居成都多湿之地。傅老师诊断为中焦虚寒，脾运失职，腐秽不下。

方用桂枝加芍药汤加减：桂枝20g，白芍40g，炮姜10g，炙甘草20g，制附片5g，党参15g，生白术20g。患者当日睡前温服200ml，自觉腹中肠鸣，矢气。次日晨起解便，排除臭秽之物，立觉腹胀缓解，再服3次，隔日再大便，腐秽尽除，腹胀无，诸症好转。

---

[1]　杨殿兴，罗良娟，邓宜恩，等. 四川名家经方实验录 [M]. 北京：化学工业出版社，2006：368.

按：患者素体脾阳不足，感受寒邪，直中脾胃，寒邪收引，故胃寒痛；胃中虚寒，气机上逆，故恶心；脾运化失职，大肠传导不利，寒邪凝结，腐秽不降，故大便难解，腹胀。桂枝辛温助阳，以扶脾阳运化；白芍重用，取其破坚积，利大肠之功，桂枝助阳运化，合白芍使脾气降而祛除肠道腐秽；制附片、炮姜温中以助桂枝；党参、白术、炙甘草健脾益气，助脾运化。

第五章　辨少阴病脉证并治

▫ **第一节　概　说** ▫

一、少阴的概念及其生理基础

（一）少阴概念

少阴是对自然界阴阳二气在运动变化过程中，由阴盛转为盛极时的概称。初生之阴，一年始于夏至，一日始于午时。阴阳二气递变到一年的冬至，一日的夜半子时，属阴气盛极，为少阴所主。由于阴气盛极，阳气则生，正所谓"冬至一阳生""子时一阳生"。故少阴已是阴中有阳，而不属于纯阴。所以，它既有别于阴盛之太阴为三阴，又不同于两阴交尽的厥阴为一阴，而是属于二阴。

（二）少阴生理

少阴包括手、足两经及所属的心肾两脏，并通过经脉相络，属于同一个系统，与手太阳小肠、足太阳膀胱为表里，两者密切配合完成相应的生理功能活动。

1. 少阴系统的生理作用

（1）手少阴经脉短，分布区域局限，足少阴经脉较长，分布区域广泛，所以少阴系统中，足少阴是主要的，但两经相通，且与小肠、膀胱相络。手少阴经脉起于心中，出属心系，下膈络小肠；其支者，上挟咽，系目系；其直者，出腋下，循臑内，下肘，入掌内，出小指之端。足少阴经脉起于足小趾之下，入足心，循内踝之后上腨至腘，上股，贯脊属肾，络膀胱；其支者，从肾上贯肝膈，入肺中，循喉咙，挟舌本；其又一支者，从肺出络心，注胸中。但手经"起于心中，出属心系"，足经"从肺系，出络心"，两经又是相通的，从而具有不可分割的联系，又两经在外循行于手足四肢内侧，在内侧分布于舌本、咽、喉咙、胸中、膈下和脊膂等区域，并属心、肾而与小肠，膀胱相络，从而构成表里关系，这是太阳主外，少阴主内的生理基础。

（2）心、肾两脏的生理功能活动和相互关系。心属火，主血脉，以奉养生身，外阳而内阴，有离之象；又心为"君主之官"，主神明，有主宰人身脏腑和精神意识思维的作用,为人一身之大主。肾属水,主藏精,为"封蛰之本"。真阴真阳寓于其中,乃元气之所从出,外阴而内阳,有坎之象,为先天之本。凡人体之生化,莫不根源于此,故为人体生命之根。

《素问·天元纪大论》说:"君火以明,相火以位。"后世医家联系心肾的生理功能,心阳与肾阳关系为"心火为命火之焰,命火为心火之根"。但心火必受肾水之制,故少阴以肾为主。生理状况下,肾中元阳有赖心火下交于肾,制约肾水过寒,肾水上奉于心,制约心火,以防心阳过亢。如此心肾相交,水火既济,才能生化不息。《素问·刺禁论》:"心部于表,肾治于里",概括了心肾的这一生理功能活动。

2. 少阴心肾生理功能活动的完成,须太阳所属小肠、膀胱相配合

津液的生成、储藏、运行、排泄的过程,并非小肠、膀胱单独完成,单靠小肠、膀胱亦不能主表卫外。这些生理功能活动必须在与之相表里的少阴心肾配合才可完成。同理,心火必通过小肠导之下行,才能交于肾,肾水必通过膀胱气化,才能上奉于心。

3. 少阴与其他脏腑的关系

因为心为君主之官,肾为先天之本,内寄元阴元阳,所以少阴所属心肾与其他脏腑均有密切联系。如心主血属营,外布于表,与肺主气属卫,外合皮毛,密切相关。而心包之相火,则源于心火。又脾为肾中命火(元气)所生,但它又不能离开心火的作用。肝与肾则属"乙癸同源"。心肾除与小肠膀胱要互相配合外,而水火的流行,又与三焦和胆有密切关系。人的三阴三阳之气,皆起于肾中的元阴元阳,肾与心又相互为用,故少阴与人的生命关系至为密切。

此外,少阴在三阴中占有非常特殊的地位。因少阴属心肾,主水火,为二阴,其位居于太阴和厥阴之间,由于火能温煦太阴湿土,水能滋养厥阴肝木。在生理状态下,心火不断下交于肾,使肾中命火生化不息,因此就能加强脾的运化作用。而肾水不断上升,既上济心火,又可滋肝涵木,使其疏泄调达。

二、少阴病的概念及主要病理机制

(一)概念

少阴属心肾,主水火,关系生命根本。故论中以"脉微细,但欲寐"作为提纲证,即见此脉证便称为少阴病。这组脉证揭示了少阴病是心肾阳气阴血严重不足,又以肾阳虚衰为主的全身性虚弱的病证。所以,少阴病常为外感疾病发展过程中的严重阶段。

邪入少阴,因患者体质不同,既可从阴化寒,也可以从阳化热,故少阴病有里虚寒和里虚热两种不同的证型。

（二）主要病理机制

1. 成因

少阴病的成因，从来路来讲，它既可由他经传来，又可有外邪直中少阴。但外因只是发病条件，内因才是决定因素。正如《素问·评热病论》："邪之所凑，其气必虚。"《灵枢·口问》："故邪之所在，皆为不足。"

在临床上，凡由他经传入者，多因误治或失治，耗损心肾水火阴阳二气，而致邪气传入少阴。因太阳与少阴为表里，两者关系至为密切，所以太阳误治传入少阴者较为多见。也多见由太阴感邪较重，治疗失当，传入少阴，或误治损伤阳气致使邪传少阴。直中少阴则多因平素少阴阳气不足，一旦感受寒邪，即直接入于少阴而发病。

2. 病性、病机

少阴病是邪入少阴所引起的病理生理反应，并不是一个简单的证候分类。因三阴主内，邪入少阴，无论是传经和直中，寒化或热化，都以脏证为主。少阴病篇论及的少阴中风，伤寒，也是经脏之证并见。

另外少阴病还可见阳郁四逆证；阳气来复，肾移热于膀胱的便血证；咽痛证及少阴邪从热化，脏邪还阳明腑的三急下证，尽管都是因为少阴的脏腑、经络、气化受到影响，病情表现比较复杂，但在少阴病中并不居于主要地位，其性质及病机另当别论。

本章重点阐明少阴病寒化、热化两证的病性及主要病理机制。少阴病寒化证无论是传经或直中，均属里虚寒性质。少阴热化证，属里虚热证。就《伤寒论》少阴病篇内容而言，热化证不占主要地位，所以一般都强调里虚寒是少阴病的主要性质。

少阴病寒化和热化两种病理机制，除与感邪性质有一定关系外，更重要的还是取决于人的体质。

平素阳气不足之人，或误治损伤少阴阳气，邪入其中，则易寒化为里虚寒证。阳气虚衰，阴寒内盛，可见脉微细，但欲寐。可伴有畏寒蜷卧、呕吐、下利清谷、四肢厥逆、小便清长、舌苔淡白等。少阴病虚寒证的范围很广，病情的轻重缓急各不相同，具体病机亦异。有阳虚寒湿内盛的"口中和，背恶寒"证和阳虚寒湿浸渍筋骨的身痛证；有阳虚不能制水的水气上泛证和阳虚不化，寒饮停聚膈上证；有阴盛于下，格阳于上，或阴盛于内，格阳于外的真寒假热证；有少阴伤寒兼表证；有少阴恶寒，浊阴之气上逆所致的手足逆冷，烦躁吐逆欲死证；有脾肾阳虚，气不摄血，大便滑脱不固的便脓血证；脉微涩，汗出，必数更衣，反少者的少阴阳虚气陷证等。

平素阴血不足之人，或误治损伤心肾之阴，邪入其中，则易热化而成里虚热证。阴虚阳亢，热灼真阴，则肾水不能上济于心，而致心火亢逆于上的心肾不交证，症见心烦不得眠，口燥咽痛，舌红少苔，脉沉细数。除此之外，还有阳复太过的"一身手足尽热者，以热在膀胱"而见便血的肾移热于膀胱证；有少阴邪从热化，脏邪还腑，热并阳明的三急下证，病情轻重缓急有别，具体病机亦应作具体分析。

论中还有邪客少阴经脉或少阴虚火上炎，经脉失养的咽痛证，因病情、病机各别，与少阴寒化证或热化证不可混同，故单列专论。

三、少阴病的转归、预后及治疗原则

（一）转归及预后

伤寒之邪，无论传经或直中，凡入少阴，由于关系人之生命根本，病情总体都远比他经严重。但是论中有相当一部分病证的病情并非很严重，意在要人治未病，防微杜渐。对于这一类病证，只要辨证准确，治疗及时，处理得当，预后较好。若失治误治势必发生更为严重的坏病甚至死证。

按常规传经规律，病在少阴，可传入厥阴，论中只论述了寒化证的此种传变，对于热化证未涉及。从病机分析，少阴热化证，病势迁延，津液枯涸，阴虚不能涵肝木，可引动肝风，发生惊厥之候。后世温病学家对此有翔实的补充完善。

由于伤寒之邪最易伤人阳气，邪入少阴更是如此。因此少阴病篇中讨论的主体内容是寒化证。也突出论述了少阴寒化证的进退和预后主要取决于阳气消长和存亡。凡阳气来复，多则属正胜邪却，病多向愈，即使病情比较严重，只要有阳气来复之机，仍属可治范围。阳复来复，亦有太过者，然而预后尚可。只有阴寒盛极，阳气不回，或见纯阴无阳；或见虚阳欲脱；或见阴盛阳绝，以及下竭上脱，肾气已绝，肺气欲脱等，均属危候。

概而言之，少阴病关系到人的生命根本，若治疗失时或不当，是很容易发生死候的。

（二）治则

总的来讲，少阴病属里虚证范围，应以扶正为主，祛邪次之。随着病有寒化和热化不同，故有温阳和育阴之分，这是少阴病的基本治疗原则。

少阴病以寒化证为主，且易于发生亡阳危候，所以扶阳抑阴的治法在少阴病篇中占有主要地位。少阴感寒兼表，宜温经发汗；少阴阳虚寒盛，宜用温经扶阳；阳虚水泛，宜用温阳化水；若阴寒内盛，阳虚厥利，宜回阳救逆；若属阴寒盛极下利，宜通阳破阴止利；若兼见虚阳被格拒于外的真寒假热证，又宜在通阳破阴的方中，加入反佐之品，以防格拒不入。此外，有时还可药物与灸法并用。

热化证阴虚火旺,宜育阴清火;阴虚而有水热互结,宜育阴利水;阴虚虚火上炎咽痛,宜滋阴润燥,缓急止痛。

少阴病无论是寒化还是热化之证,皆属于里虚范围,一般情况下,发汗、攻下等法,均属禁忌。若属少阴感寒之阳虚兼表证,宜温经发汗;若少阴水亏,燥热内盛而邪热并于阳明,又当急下存阴。

□ 第二节　第281~291条 □

【导读】

本节原文 11 条,论述少阴病总纲及少阴病以阳虚阴盛,病从寒化为主要病理机转。最后讨论少阴病治法禁忌、少阴病可愈的转归及少阴病欲愈的脉象及时间。

【原文】

少陰之為病,脉微細,但欲寐①也。(281)

【挈要】

论少阴病提纲证。

【释字词】

①但欲寐:但,仅仅,只是。但欲寐是指病人精神疲惫不堪,表现出神志恍惚,昏沉模糊之状。

【辨脉证】

微,弱也,脉微指脉沉而软弱无力之象,是因阳虚气弱,鼓动气血运行无力所致。细者,小也,反映阴血不足,脉道不充。微细脉并见,提示心肾阴阳血皆虚。微脉必兼细,因此脉微细的重点是脉微。提示少阴病病机以阳气虚衰为主。"阳入于阴则寐,阳出于阴则寤",少阴病,阴阳俱虚,精血大伤,故阳虚病人喜静不好动,故"欲寐",阳虚难入阴,阴虚不潜阳,故患者难寐。处于一种似睡非睡似醒非醒的状态,这是人体阴阳大虚后,人本能的阴阳活动及"寤寐"失调。"脉微细,但欲寐"是少阴病辨证要点,揭示了少阴病是阴阳俱虚较重,以阳气虚衰为主的病理本质。

【论治疗】

临证见到脉微细,但欲寐,提示心肾之气血两虚,且以阳气衰微为甚,治疗当回阳救逆,以免病情进一步恶化。即使是温热病过程中,如果出现"脉微细,但欲寐",也是由少阴亡阴导致亡阳,有发生亡阳虚脱之变,务必急救回阳,切忌清热攻下治疗。

【原文】

少陰病，欲吐不吐，心煩，但欲寐，五六日自利而渴者，屬少陰也，虛故引水自救。若小便色白①者，少陰病形悉具，小便白者，以下焦虛有寒，不能制水，故令色白也。（282）

病人脉陰陽俱緊，反汗出者，亡陽也，此屬少陰，法當咽痛而復吐利。（283）

【挈要】

论少阴寒化证常见脉证。

【释字词】

①小便色白：指小便清长。

【辨脉证】

第282条，因少阴阳气衰微，阴盛于内（下），阳浮于外（上），虚阳外浮上扰，故见欲吐不吐，心烦，渴欲饮水等一派正虚邪扰的假热乱象。肾阳虚衰，火不煦土，脾肾阳虚故"自利"。少阴亢阳衰微，不能蒸腾津液上潮口舌，且"自利"势必伤阴，故口渴并"饮水自救"。

小便的颜色是辨疾病寒热属性的重要指标，文中"小便色白"，即小便清长，提示少阴肾阳虚，失于制水。所以仲景曰"少阴病形悉具"。

第283条虽"脉阴阳俱紧"疑似太阳伤寒，但是太阳伤寒之"脉阴阳俱紧"当无汗，本条则"反汗出"，显然本条所论并非太阳伤寒，乃是少阴阴盛于内，阳不固阴，阳随汗脱之征。故仲景称之为"亡阳也"。少阴阴盛下，寒湿不化，上逆可见呕，下注可见利，虚阳上浮灼于咽则咽痛。故而仲景断为"此属少阴，法当咽痛而复吐利"。

【论治疗】

此两条所论少阴病，病机同属于少阴阴盛阳衰，虚阳上浮。条文虽未列出治法方药，依据经文之汗出、亡阳，根据"急温之"的原则，可投参附汤急救回阳，或用四逆、白通汤等，或可于急救回阳方中加咸寒反佐，或采用艾灸等外用治法。总之，刻刻以回复阳气为念。

【原文】

少陰病，欬而下利，譫語者，被火氣劫①故也；小便必難，以强責少陰汗也。（284）

少陰病，脉細沉數，病為在裏，不可發汗。（285）

少陰病，脉微，不可發汗，亡陽故也，陽已虛，尺脉弱濇者，復不可下之。（286）

【挈要】

此3条论少阴病治法禁忌及误治变证。

【释字词】

①被火气劫：指被用火法（如艾灸、烧针等）误治。

【辨脉证】

第284条论述少阴病禁用火法、汗法。少阴病有热化证与寒化证之分，单就咳而下利而言，寒化证可见，热化证亦可见。如属于寒化证、少阴真武证之类，阴盛阳虚，水寒之气不得温化，上逆于肺为咳，下迫于肠为利；如属于热化证、猪苓汤证之类，少阴阴虚，水热互结，上逆为咳，下逐为利。无论少阴阳虚阴虚，都不可妄用火法。阳虚者被火，阳气劫夺，浮散无根；阴虚者被火，"火气虽微，内攻有力，焦骨伤筋，血难复也"。更何况，阴阳互根互用，未有阳虚而阴不伤者，亦未有阴虚而阳不虚者，病至少阴地界，阴阳两伤自不待言，只是经文中分出阴虚阳虚，是示后人以规矩。

第285条据脉象而言，脉沉主病在里，脉细数则有主寒和主热的可能。细主阴血虚少，数主有热，若本证属少阴虚热证，发汗则伤阴动血，甚至有亡阴之危，因此少阴虚热不可发汗。若阳虚寒盛，沉细中见数，按之无力而散，当属虚阳欲脱，在一派虚寒见证的基础上亦或可见真寒假热证，此证亦不可发汗。因此，第285条在第284条的基础上进一步明确强调，少阴病无论寒化还是热化证，都不可发汗。

第286条在前两条说明少阴寒化证、热化证都不能用汗法的基础上，单列一条突出强调少阳阳虚寒化证绝不可发汗，即原文"少阴病，脉微，不可发汗，亡阳故也"。而"阳已虚，尺脉弱涩者"为少阴阳虚之人又兼有阴虚不足者。因尺脉候下焦，弱涩提示阴血虚少。下法亦属伤阴耗阳之法，故少阴阴阳两虚之人禁用下法。

【论治疗】

三条归结起来阐明了少阴病不论寒化证、热化证，还是阴阳两虚证，都不可用汗法、下法，及火法，否则必致阳虚如雪上加霜，阴亏如火上浇油。

【原文】

少陰病，脉紧，至七八日，自下利，脉暴微①，手足反温，脉紧反去者，为欲解也，虽煩，下利，必自愈。（287）

少陰病，下利，若利自止，恶寒而蜷卧，手足温者，可治。（288）

少陰病，恶寒而蜷，时自煩，欲去衣被者，可治。（289）

少陰中風，脉陽微陰浮②者，为欲愈。（290）

少陰病，欲解時，從子至寅上。（291）

【挈要】

论少阴病阳复自愈脉证及有可能欲解的时间。

【释字词】

①脉暴微：由紧脉突然变为缓和的脉象。

②脉阳微阴浮：阴阳指寸脉和尺脉而言，寸脉微指邪气微，尺脉浮代表阳气复。

【辨脉证】

第287条冠以少阴病，显然是指下利清谷、手足厥逆、无热恶寒、肢冷蜷卧等少阴阳虚阴盛而言。少阴阴盛阳虚证候之病情能否有所转机，全在一线阳气之生机，所谓阳回则生，阳去则亡，观仲景伤寒论全书，少阴厥阴多死证，就是基于阳气能否来复讨论推断的。本条阳复自愈，体现在脉象和临床表现的变化上。从脉象而言，"脉紧反去""脉暴微"，这是病在"七八日"间，经过治疗或其他方法（如艾灸，洗浴等）或将息调养，邪气衰，正气复；从症状看，开始肢冷下利，后转为"手足温"，这说明少阴阳气来复，阴寒渐消，属佳兆。在阳气来复的过程中，虽烦、下利，断定必自愈。

第288条以"下利""恶寒而蜷卧"为例，举出少阴寒化证的两个主要证候，如果下利而利可自止、虽恶寒而蜷卧却手足温，说明少阴阳气来复，病情由阴出阳、由重转轻，此为佳兆，故推断可治。第289条"少阴病""恶寒而蜷"，是少阴阳虚阴盛所致。正常情况下，继而出现"时自烦，欲去衣被"，乃是正邪相争，正气战胜邪气，阳气来复的佳兆。当此之际，也可借助扶阳益气养正的药物，以达到更好的恢复效果。第290条"少阴中风"，按照常理而论，寸脉应当浮，尺脉是沉的。今寸脉微而尺脉浮，说明邪气微而正气来复，正胜而邪衰，故断为欲愈。

第291条论述了少阴病解于阳气生长之时，即"从子至寅上"，约晚上11时到次日5时这个时间段。此时，自然界阳长而阴消，于人体则有利于少阴病心肾阳气来复。若阴寒得阳生之气，消除寒气，寒退则病解，故为少阴病欲解之时。

【论治疗】

第287条之精神，与太阴病阳复之"脾家实""腐秽当去故也"所阐述的内涵是一致的。临床上阳气来复情形不同，有神气潜敛嗜睡者；有阳气来复泄泻者；有阳药运行，阴邪化去，黄绿浓痰咳唾不止者等。某些症状开始加重，但患者整体精神状态好转，这些开始加重的征象均为阳复病向愈的佳兆。

对于阳虚之证，临床上不可单凭个别热象的出现判断为阳复，如第288

条临床"时自烦""欲去衣被"是不能仅凭此作为病情向愈判断的。若"时自烦""欲去衣被"伴精神转佳，手足自温，意识清楚，这是阳气来复；若时自烦而欲去衣被，但烦而肢冷、躁扰不宁，意识不清，则"时自烦""欲去衣被"当属于格阳之象。对于第290条，不能割裂临床症状和病情进展来空谈脉象，必须脉证合参，综合全部病情方为全面。在临床实践中，对于少阴病，病情趋于好转或加重，预判其进展，需要这几条条文互参。

第三节　第292～300条

【导读】

本节共9条，论述了少阴病的各种病机演变。讨论了少阴病阳虚阴盛吐利证的阳复可治脉证。论述了少阴病但厥无汗时，强发少阴汗致上窍出血而又阳亡于下之下厥上竭证的脉证。最后集中论述了"少阴病五条死证"。

【原文】

少陰病，吐利，手足不逆冷，反發熱者，不死。脉不至者，灸少陰七壯[1]。（292）

【挈要】

论吐利交作，阳虽虚而未甚，脉不至，用灸法回阳。

【释字词】

①灸少阴七壮：灸少阴经脉循行路线上的穴位；艾灸每灸一炷为一壮。七壮即灸七个艾炷。

【辨脉证】

少阴病阴盛阳虚，阴寒上逆而吐，阳气下陷为利。如兼见手足厥逆，不发热，这是阴盛阳虚的明征。今虽有"吐利"，却"手足不逆冷""反发热"，说明阳气不甚太虚，而有来复之象，故断为不死。文中言"脉不至"者，却不是脉绝，显然不是阴阳离决，而是吐利交作，脉气一时不得接续。治疗用艾灸之法以温通阳气，阳气接续则脉自至。

【论治疗】

论中治疗方法多样，不止服药之一端。有针药并用者，有艾灸、火疗者，有散剂、口含剂等剂型的变化等。艾灸可急速回阳，在一些特定时候或缺医少药的情况下，可以发挥救急的作用。论中仅提出"灸少阴七壮"，没有给出具体穴位，是示人圆通活法之意，关元、气海、太溪、涌泉等均可。临证实践中汤剂也未尝不可，临床可选用四逆加人参汤（第385条）。

【原文】

少陰病，八九日，一身手足盡熱者，以熱在膀胱，必便血也。（293）

【挈要】

论少阴热化热入膀胱便血证治。

【辨脉证】

少阴病多不发热，即使是热化证，多为"心烦""不得卧"等阴虚火旺，心肾不交的证候，而不出现发热。少阴病至八九日，反见一身和手足尽热，此非少阴本证，而是少阴病阳气恢复太过，由寒转热，邪从火化。其病由阴出阳，少阴病邪由脏还腑，火热下迫，移热膀胱，灼伤阴络，迫血下行，故使便血。

【论治疗】

治疗不仅在清热一端，更要顾及少阴阴虚的本质。本条未列方治，柯琴主张轻证用猪苓汤，重证用黄连阿胶汤，以清热滋阴止血，治膀胱之热（《伤寒来苏集》），可作论治时参考。

【原文】

少陰病，但厥無汗，而強發之，必動其血，未知從何道出，或從口鼻，或從目出者，是名下厥上竭①，為難治。（294）

【挈要】

论少阴病强发其汗所致下厥上竭证。

【释字词】

①下厥上竭：指阳气亡于下，阴液竭于上。

【辨脉证】

病至少阴，其根本病理在于阳气虚衰，阴血亏少。即使不得已用汗法，也需要刻刻注意固护根本，如论中麻黄附子细辛汤证、麻黄附子细辛甘草汤证。

今少阴病无可汗之征，阳虚不足以温养四末而厥，误用辛温发散之药物或用烧针火劫强发其汗，必然导致少阴阳气愈加虚衰，阴血更加亏少。不仅如此，辛温升散，燥热炎上，对于少阴虚衰之体，不仅不能愈病，还可损伤血络，血随气升，真气发露于外，阳随气泄，血随火升，阳愈伤而下愈厥，血愈虚而上愈竭。如此误治，阴阳离决在顷刻，阳气亡于下，阴液竭于上，四肢厥逆，名之曰"下厥上竭"。病至此际，温阳则伤阴，养阴则伤阳，故为难治。

【论治疗】

本条虽说难治，当积极救治，不可因循，临床或可选用四逆加人参汤或白通加猪胆汁汤加人参或茯苓四逆汤，量小其制，徐徐进服，取少火生气、引火归元之意。或可从中焦入手，选用小建中汤加附子、人参，或单用独参汤频频灌服,久久为功,固护那即将熄灭之一点真阳,接济那即将竭厥之一丝真阴。

【原文】

少陰病,惡寒身蜷而利,手足逆冷者,不治。（295）

少陰病,吐利躁煩,四逆者死。（296）

少陰病,下利止而頭眩,時時自冒①者,死。（297）

少陰病,四逆惡寒而身蜷,脉不至,不煩而躁②者死。（298）

少陰病,六七日,息高③者死。（299）

少陰病,脉微細沉,但欲卧,汗出不煩,自欲吐。至五六日,自利,復煩躁不得卧寐者死。（300）

【挈要】

诸条论少阴病危证、死证。

【释字词】

①自冒:是指病人昏晕,昏眩恍惚不清。

②不烦而躁:烦(躁):多为邪气内扰,正气抗邪之正邪交争所致,是病人的自觉症状,自述心中烦乱不安,并常因心烦而致起卧不宁,不得眠。躁(烦):是病人自制力丧失,心神已不明,产生无意识的动作。表现为不由自主地扰动不宁,故为他觉症状。不烦而躁提示真阳已绝,神气已殆。

③息高:张口抬肩,呼吸困难。

【辨脉证】

阳气的存亡,关乎少阴病预后的吉凶。阳气存,预后良好;阳气衰亡,预后不良。如第295条,少阴病恶寒而身不热,身蜷而利,如果手足温,说明阳气尚存;如果手足不温,是阴寒内盛,阳气衰亡,预后不良。又加下利,真阳已然衰败,故而推断为不治。第296条讨论了少阴阳气欲脱之危候,少阴病见吐利交作是阳虚阴盛,阳气衰微,再加躁烦不宁、四肢厥逆,说明虚衰之阳气有欲脱之势,病情危殆,预判为死证。第297条讨论了阴竭阳脱之危候。少阴病下利,是因为少阴心肾阳气虚衰,阴寒内盛所致,若因阴液枯竭而下利自止,阴阳耗损至阴竭阳脱之候,患者时时自冒,据此情形,断为死证。

第298条讨论了阴寒极盛,阳气衰绝的危候。"四肢厥逆""恶寒而身蜷",是少阴阴寒内盛,阳气虚衰之象。又见"脉不至""不烦而躁",足以说明阳气无以接续,几近告竭,再无力鼓动血行,纯阴无阳,阳气衰绝,故断为死证。

第299条讨论了少阴病,肺肾气脱的危候。少阴病阴阳俱虚。又肾主纳气,为气之根本。若肾阳虚衰,肾不纳气,重者气绝于下为息少,吸不深入,呼吸表浅。一般情况下,肺气脱于上则呼多,肾气绝于下则吸少,呼多吸少,气不能下达丹田，上下离绝，故推断为死证。

第300条讨论少阴病阴盛阳脱的危候。随着时间的推进，本为典型少阴阳虚证，病至五六日，病情进一步加剧恶化，阳气下脱则见"自利"，虚阳浮越于外，心神无主则"烦躁不得卧寐"，故而断为"死"候。

【论治疗】

上述诸条所论均为少阴危证，治疗起来确实棘手，所以经文"少阴病，脉沉者，急温之"，正如清代黎天祐在《伤寒论崇正编》中所言"斯时如救溺之救，稍纵即逝"，临床对此类病证当及早治疗，设法御变，防患于未然。

即使病已至此危候，仍当积极救治，急温回阳，急投白通汤、通脉四逆汤甚或通脉四逆汤加猪胆汁汤、白通加猪胆汤、四逆加人参汤，或可挽救于万一。

第四节　第301~325条

【导读】

本节共25条，是该篇的重点部分，主要论述了少阴病十四种病证证治。

【原文】

少陰病，始得之，反發熱，脉沉者，麻黃細辛附子湯主之。（301）

麻黃細辛附子湯方

麻黃二兩（去節）　細辛二兩　附子一枚（炮，去皮，破八片）

上三味，以水一斗，先煮麻黃，減二升，去上沫，内諸藥，煮取三升，去滓，溫服一升，日三服。

少陰病，得之二三日，麻黃附子甘草湯微發汗。以二三日無證[①]，故微發汗也。（302）

麻黃附子甘草湯方

麻黃二兩（去節）　甘草二兩（炙）　附子一枚（炮，去皮，破八片）

上三味，以水七升，先煮麻黃一兩沸，去上沫，内諸藥，煮取三升，去滓，溫服一升，日三服。

【挈要】

论太少两感证治。

【释字词】

①无证：即无里证，指无明显呕吐下利、四肢厥逆等少阴里虚寒证，其临证表现仍以太阳表证为主。

【辨脉证】

第301条讨论少阴阳虚之人外感风寒表邪之初，因寒邪犯于太阳，卫阳被郁，故而"发热"。少阴病本不应发热而出现发热，故谓之"反"。由于少阴阳虚，不足以与外邪抗争，故虽发热而脉却沉而不浮。第302条论述太少两感，经过一定日数，病情并未加重，由此可知此证少阴阳虚不重，且外感邪气较轻，病势较缓。

【论治疗】

太少两感之初，虽然少阴阳不足，但外感风寒表邪后尚可发热，说明正气尚能抗邪于外，故用麻黄细辛附子汤温经扶阳，发汗解表，表里同治。方中麻黄发太阳之汗，以散在表之寒邪，为主药。附子温补少阴阳气，又用细辛专走少阴，助麻黄辛温发汗，散表里寒。三药合用，补散并施，虽发微汗，但无损于阳。因麻黄细辛附子汤具有温肾阳，散寒邪之功，临床除用麻黄细辛附子汤治疗阳虚又感受外寒之太少两感证外，还用于治疗虚寒性头痛，寒犯少阴的暴哑咽痛、风寒齿痛。亦有借用治疗少阴心阳不振之嗜睡，虚寒性坐骨神经痛、鼻窦炎、视神经炎等。

第302条太少两感虽经过二三日，但因阳虚轻、感寒不重，病势平缓，故不用麻附细辛汤之温经解表力量，所以在上条麻黄细辛附子汤的基础上，去掉辛散祛邪的细辛，改用炙甘草甘缓扶正，即作用较为缓和的麻黄附子甘草汤。

【践行案例】

病案：陈达夫验案[1]

宋某，男性，44岁。

主症：双眼突然视力减退，伴头昏5天。检查：双眼视力0.02，外眼端好，屈光间质清，眼底未见异常。患者自服六味地黄丸无效，请陈达夫教授诊治。脉弦迟而舌苔水滑，再详细追问病史，得知患者于发病前一天午睡中梦遗，下午外出淋大雨，次晨起床后即视物模糊。

诊断：中医，双眼暴盲（少阴里实证）。西医，急性双眼球后视神经炎。治则：温肾散寒。处方：麻黄附子细辛汤。药用：麻黄6g，附子12g（先熬1小时），细辛6g。

二诊：服上方6剂，视力好转，右眼视力0.3，左眼视力0.1，头昏已解。处方：桂枝加附子汤。药用：附片18g（先煎1小时），桂枝10g，白芍10g，甘草10g，生姜10g，大枣1枚。

三诊：服上方10剂后，右眼视力0.4，左眼视力0.3。眼底视盘边界稍模

---

[1] 杨殿兴，罗良娟，邓宜恩，等. 四川名家经方实验录[M]. 北京：化学工业出版社，2006：24-25.

糊，视网膜后极部反光增强，黄斑中心凹光反射不清，改服真武汤加味。处方：附片 18g（先熬 1 小时），白术 10g，茯苓 10g，白芍 10g，生姜 10g，炒谷芽 30g，炒麦芽 30g，丹参 25g。

服上方 18 剂，右眼视力恢复至 1.0，左眼视力恢复至 0.9，眼底除视盘颞侧稍淡外，余症均恢复正常。

按：此案治疗中换了 3 次处方。首先用麻黄附子细辛汤温肾散寒，使寒邪速除；但余邪未尽，改用桂枝加附子汤振肾阳而填其虚，使外来之邪从太阳而出；后用真武汤加味温阳利水，消视网膜水肿，达到恢复视力的目的。在《中医眼科六经法要·少阴目病举要》中："性交后，伤于寒，眼无丝毫外症，而突然失明，须急治之，方主麻黄附子细辛汤。"根据病史，该病之由为梦遗后寒邪直中少阴引起，属里实证。因梦遗后，肾脏空虚，寒邪乘虚而入，闭塞目中足少阴经络的玄府，因而视力骤降。用《伤寒论》的麻黄附子细辛汤温肾散寒，使寒邪速除，视力方能恢复，并且不能懈怠，缓则必成痼疾。钱潢《伤寒溯源集》卷九："以麻黄发太阳之汗，以解其在表之寒邪；以附子温少阴之里，以补其命门之真阳；又以细辛之气温味辛专走少阴者，以助其辛温发散。三者合用，补散兼施，虽微发汗，无损于阳气矣，故为温肾散寒之神剂也。"《素问·风论》说："入房汗出中风，则为内风。"《中医眼科六经法要·少阴目病举要》释义："三阴经脉比较深隐，三阴表病，常是借三阳而入。"故外来之风寒邪气，必从外解；阳气内虚，还应兼顾正气。方选《伤寒论》中桂枝加附子汤，其意在振奋肾阳而填其虚，使外来之邪从太阳而出。但视衣水肿，阻碍神光的发越，脉弦迟而舌苔水滑，为阳虚水气上泛表现。"肾为水脏，赖坎水中的真阳来主宰，水液方能顺行。少阴里虚，肾阳不足，则肾水不化，则上泛到目中，用真武汤。"（《中医眼科六经法要·少阴目病举要》）该方出自《伤寒论》，是温阳利水的代表方。方中附子大辛大热，温肾阳、祛寒邪；茯苓、白术健脾利水；生姜温散水气，加强茯苓的利水作用；芍药和营止痛，酸寒敛阴，也可缓和生姜、附片之辛热而不致伤阴。此方意在振奋肾阳，以使水液不溢不泛，目中水肿得以消除。

【原文】

少陰病，得之二三日以上，心中煩，不得臥，黃連阿膠湯主之。（303）

黃連阿膠湯方

黃連四兩　黃芩二兩　芍藥二兩　雞子黃二枚　阿膠三兩

上五味，以水六升，先煮三物，取二升，去滓，內膠烊盡，小冷，內雞子黃，攪令相得，溫服七合，日三服。

【挈要】

论少阴阴虚阳亢，心烦不得卧寐证治。

【辨脉证】

少阴为水火之脏，内寓真阴真阳。从阳化热，不外如下几种情形：其一：素体阴虚阳亢；其二：体质平和，过食辛燥或过用温燥之药；其三：他经传变。无论何种情形，进入少阴之地界，其基本病理都是少阴真阴不足，火气偏亢。本条原文叙证简单，除心中烦、不得卧之外，结合后世论述及临床，临证时还当注意其舌脉表现。本方证多为舌红赤，舌尖部位为心所主，应注意观察，若舌尖红赤突出，亦提示心火亢盛。若心火旺引动肝火会出现易怒烦躁，心火下移小肠会出现尿少涩痛。舌苔方面，少苔而干燥，其苔可为薄黄或薄黑而干。

【论治疗】

本证心火亢盛、肾阴不足，即所谓"阳亢不入于阴，阴虚不受阳纳"，以致心肾不能相交，水火难以既济，治疗以"泻南补北"为法，方用黄连阿胶汤，芩连共用以清心火、除烦热，其中黄连用量较大，2倍于黄芩，可知黄连为泻心火之要药，但毕竟苦寒之品，应视心火亢盛程度酌用。阿胶、芍药、鸡子黄三味药滋肾阴、养精血、安定心神。其中鸡子黄既能奠安中焦，无甘草助实邪之虞，又能通彻上下，使心肾相交而寐，吴塘言："其交关变化神明不测之妙，全在一鸡子黄。"如此合用，心火得清，肾水得助，水火既济，上下交泰，心烦不得卧自然解除。

【践行案例】

病案：陈治恒验案[1]

杨某，男，52岁，工厂经理。

据述：患乙型病毒性肝炎（简称乙肝）多年，已发展成早期肝硬化，近又发现患有2型糖尿病，现牙龈经常出血，服用西药后，仍然出血不止，故前来求治。患者面色晦暗，唇色深红，舌绛无苔，干燥乏津，口中尚有血丝，脉细数有力。辨为阴虚火旺损伤阳络之候。法当滋阴降火，宁络止血。

处方：黄连12g，黄芩10g，白芍18g，阿胶15g（烊化），鸡子黄2个（冲服），生地黄15g，女贞子12g，牡丹皮12g，旱莲草30g。2剂，依法煎服。

2日后，患者前来二诊，牙龈未再见出血，舌质转红，舌上已有薄白苔，唇色深红亦转为正常，脉象不再带数象，遂开始调治其本病，至今半年病情仍然稳定，仍在继续治疗中。

按：本例患者之牙龈出血，实为肝脏疾病的并发现象，如不及时止血，势必会引起病情发生他变，因此及时止血至关重要。从唇色深红，舌绛无苔，干

1 杨殿兴，罗良娟，邓宜恩，等. 四川名家经方实验录 [M]. 北京：化学工业出版社，2006：272.

燥乏津，脉细数有力来看，则属阴虚火旺之候，故借用黄连阿胶汤滋阴泻火，于方中加生地黄、牡丹皮以清热凉血，加女贞子、旱莲草以养肝肾之阴，意在增强宁络止血作用，关键还是黄连阿胶汤起决定作用，牙龈出血得止，这对稳定患者病情和继续治疗原病起了很大的作用。

【原文】

少陰病，得之一二日，口中和①，其背惡寒者，當灸之，附子湯主之。（304）

附子湯方

附子二枚（炮，去皮，破八片）　茯苓三兩　人參二兩　白术四兩　芍藥三兩

上五味，以水八升，煮取三升，去滓，温服一升，日三服。

少陰病，身體痛，手足寒，骨節痛，脉沉者，附子湯主之。（305）

【挈要】

论少阴阳虚寒湿内盛证治。

【释字词】

①口中和：口中淡而乏味，不苦、不燥、不渴。

【辨脉证】

第304条，少阴阳虚兼寒湿，得病之初，口中不苦不燥而淡然乏味，说明没有里热现象。本条之"口中和"是辨证的关键所在。冠以"少阴病"，揭示了少阴阳虚阴盛的本质。其"背恶寒"以"口中和"为前提，更说明少阴阳虚，督脉不得温煦的实质。同时也与白虎加人参汤证之"背微恶寒"以示区别。病证属于少阴阳虚寒甚，失于温养。

第305条，少阴阳虚，寒湿浸渍筋脉、肌肉、骨节，阳虚温煦无力，故而身体痛，手足寒，骨节痛。其中手足寒不同于四肢厥逆，四肢厥逆其病情重，病势危殆，手冷过肘，足冷过膝。"脉沉"既为少阴阳虚之征，也是寒湿阻滞之象。病证属于少阴阳虚寒湿内盛。

【论治疗】

此两条所论病证虽同属少阳阳虚兼寒湿，但病机侧重有所差异，第304条属于病初，寒湿尚未内盛，仅见"背恶寒"，仲景主张见微知著，采取积极措施进行治疗。先采用灸法温阳驱寒，兼散表寒，以避免寒湿进一步深入，续投附子汤温经扶阳，散寒化湿。第305条附子汤证寒湿内盛已然明显，故只投附子汤温经散寒除湿止痛。

关于灸的穴位，一般灸督脉的穴位如大椎、膈俞、关元、气海，以及少阴经之涌泉、然骨、太溪、复溜、阴谷等。

附子汤方重在附子两枚，除了温补元阳以散寒邪，还主治筋骨痹痛，茯

苓、白术健脾除湿，人参、芍药益气合营而止疼痛，故《伤寒方解》曰："此方扶阳达邪，为寒湿风痛百病仙丹"。

【原文】

少陰病，下利便膿血者，桃花湯主之。（306）

桃花湯方

赤石脂—斤（一半全用，一半篩末）　乾薑—兩　粳米—升

上三味，以水七升，煮米令熟，去滓，温服七合，内赤石脂末方寸匕，日三服。若一服愈，餘勿服。

少陰病，二三日至四五日，腹痛，小便不利，下利不止，便膿血者，桃花湯主之。（307）

少陰病，下利便膿血者，可刺。（308）

【挈要】

虚寒滑脱下利便脓血证治。

【辨脉证】

本证冠以"少阴病"，其"下利""便脓血"不用四逆汤、通脉四逆汤等治疗，却治以桃花汤，可见其病虽属虚寒，却需要详细探究。

以方推测病证、病机。桃花汤由赤石脂、粳米、干姜组成。赤石脂涩肠止泻而固脱，干姜温中散寒，粳米补益脾胃，可见此方重在温中涩肠，其温涩之力较重，而且侧重在中焦脾胃。显然不同于少阴阴盛阳虚的下利清谷，本证属于虚寒滑脱无疑。脾阳虚，不统血致便脓血，脾络不和故腹痛，虽有腹痛，其腹痛必然喜温喜按。肾之不封藏致下利不止，下焦气化不利故而小便不利。

【论治疗】

本证属于虚寒滑脱下利，病势迁延，治疗不可过用辛燥，当先用桃花汤温肠固涩以治标，待下利止、脓血停，再温脾补肾治本。值得注意的是本证之便脓血色淡或紫黯不显，临床切忌一见便脓血，即按肠道湿热论治。

少阴下利便脓血证还可按第308条主张针刺治疗。一般情况下，灸法应用于虚寒证以温阳，刺法运用于实热证以泄邪。但临床实践中，针刺的补泻取决于用针的手法。因此，第306～308条讨论少阴下利便脓血当同属虚寒滑脱下利证，若配合针刺治疗，应该温肾暖脾，固肠止泻穴位选取肾俞、命门、腰阳关、足三里等。

【原文】

少陰病，吐利，手足逆冷，煩躁欲死者，吴茱萸湯主之。（309）

【挈要】

论肝寒犯胃，浊阴上逆证治。

【辨脉证】

从前文第243条"食谷欲呕，属阳明也，吴茱萸汤主之"可知本条之"吐利"是由中焦虚寒，脾胃升降失常，虽吐利并作，但以浊阴上逆为主。手足逆冷是剧烈吐利，使阴阳气不相顺接所致。又因吐而使心神烦乱不安，故"烦躁欲死"。

【论治疗】

本证以呕吐为主，下利次之。手足逆冷，烦躁都是呕吐所致，不是少阴病阳微阴盛证。所以不用四逆辈回阳救逆，而用吴茱萸汤温肝散寒，降逆气机而止呕。

【原文】

少陰病，下利咽痛，胸滿心煩，豬膚湯主之。（310）

豬膚湯方

豬膚一斤

上一味，以水一斗，煮取五升，去滓，加白蜜一升，白粉五合，熬香，和令相得，溫分六服。

少陰病，二三日，咽痛者，可與甘草湯。不差，與桔梗湯。（311）

甘草湯方

甘草二兩

上一味，以水三升，煮取一升半，去滓，溫服七合，日二服。

桔梗湯方

桔梗一兩　甘草二兩

上二味，以水三升，煮取一升，去滓，溫分再服。

少陰病，咽中傷，生瘡，不能語言，聲不出者，苦酒湯主之。（312）

苦酒湯方

半夏（洗，破如棗核）十四枚　雞子一枚（去黃，內上苦酒，著雞子殼中）

上二味，內半夏著苦酒中，以雞子殼置刀環中，安火上，令三沸，去滓，少少含嚥之，不差，更作三劑。

少陰病，咽中痛，半夏散及湯主之。（313）

半夏散及湯方

半夏洗　桂枝去皮　甘草炙

上三味，等分。各別搗篩已，合治之，白飲和服方寸匕，日三服。若不能散服者,以水一升,煎七沸,内散两方寸匕,更煮三沸,下火令小冷,少少嚥之。半夏有毒,不当散服。

【挈要】

论四类咽痛证治。

【辨脉证】

因足少阴肾经循喉咙,挟舌本;手少阴心经属心系,亦挟舌本,因此咽痛证有属于少阴病者。少阴病篇所讨论四种不同类型咽痛证,有的并非少阴病,仲景将其一并列入,目的在于相互鉴别。

第310条"少阴病,下利"与温病后期,热入下焦阴分,逼迫已虚之津液下趋,属于同一性质。本证阴虚下利则更伤津液,以致虚火循经上扰而咽痛。

第311条论热客咽喉痛证治。病因外感邪热,客于咽部。可见咽痛而局部红肿较轻。

第312条阐述了咽部创伤及溃疡证治。包括痰火郁结灼伤咽部而生疮,临床所见以后者尤为多见。辨证要点在于"声不出者"。曹家达先生于《伤寒发微》中云:"声不出者,非无声也,有所阻碍故也。"

第313条论述少阴客寒咽痛证治。因寒滞少阴经脉,津血阻滞。咽痛局部黯红肿胀,犹如冻疮,并伴声嘶,舌淡,苔薄白,脉迟缓。

【论治疗】

第310条咽痛治疗当遵《素问·至真要大论》王冰注"壮水之主,以制阳光",因为本病证以阴伤咽痛为主,下利为或然证,治疗时不仅禁温热,亦不可苦寒直折,用猪肤汤主治。若温病后期之少阴阴虚下利,仅用猪肤汤难以奏效,但可合用一甲煎(牡蛎一味)或黄连阿胶汤。正如程门雪先生所言:"原文治少阴下利,咽痛,胸满,心烦者,本汤主之。舍咽痛外其他皆附证,亦无须牵强解释之。少阴之脉循咽喉,此咽痛当属少阴阴虚,虚火上升,故用药之法如此。猪肤汤治阴虚虚火喉痹亦甚有效。后贤每以此方合黄连阿胶汤同用,实良法也。须知此方主治,但重咽痛。"关于本汤之医案可参考叶桂《临证指南医案》。

第311条风热咽痛,因为感邪不重,病情较轻,故用生甘草一味清热解毒以缓解疼痛;若服用甘草汤后病情不见好转,为外来邪气郁结较重,加桔梗以开外邪之郁结,宣肺利咽解毒。桔梗汤后世又名甘桔汤,为治疗咽部疾患的基本方。甘草汤证与桔梗汤证两证虽在论中俱冠以少阴病,实为风热外邪上犯肺系之证候。因此,其不仅用于治疗咽痛,凡风热外邪犯肺所致失音、咳嗽等症,都可辨证加减应用。

第312条咽痛重点在咽喉部位的创伤、生疮、破溃、红肿。用苦酒汤之

"少少含咽之"是先取药物直接作用于患部，属于外治范畴，而后再吞服，又内治。内外兼治，以增强疗效，开后世口含剂之先河。方中苦酒即米醋，其酸涩入阴，功具消肿敛疮止痛；半夏涤痰散结；鸡子清润燥利咽，三药共用以奏清热涤痰，敛疮止痛之功。

第313条咽痛乃寒凝所致，治疗当温经散寒，活血行津。方用半夏散及汤方，方中桂枝辛温，能辛散寒邪，消除病因；温通经脉，畅通血行；温阳化气，行其水湿；一药三用，自为方中主帅。半夏燥湿运脾，化痰散结，桂枝得其相助，则温阳开结之力更强，而痹结于咽喉之水肿可消。甘草有缓解经脉挛急之功用，三药组合，呈散寒，通津，活血，缓急功效。使外寒得散，水液流通，血行无阻而疾病愈矣。

【原文】

少陰病，下利，白通湯主之。（314）

白通湯方

葱白四莖　乾薑一兩　附子一枚（生，去皮，破八片）

上三味，以水三升，煮取一升，去滓，分温再服。

【挈要】

少阴病阴盛戴阳证治。

【辨脉证】

从条文冠以少阴病，治疗用白通汤，推测本汤证当有脉微细，但欲寐，下利清谷，四肢厥逆等。条文单列"下利"一证，强调本证病机重在阳衰于下。结合第317条方后注："面色赤者加葱九茎"，可知本证当有戴阳于上之"面赤"。

综上，本证阳衰阴盛，虚阳被阴寒逼迫外出，戴阳于上，此乃内真寒外假热。

【论治疗】

治疗当回阳破寒，通达上下，方用白通汤，"白"为葱白，"通"为通阳气之阻隔。即四逆汤以葱白易甘草。葱白味辛性温，能通阳气，因本方不用甘草，去甘草之缓，只用干姜、附子破阴回阳。

【践行案例】

病案：吴钟权验案[1]

原云南省某医院院长秦某某，其独子年13岁，患"伤寒重证"，发热20余日不退。秦精于西医，对其子曾以多种西药施治，未效。又邀约徐、应等数位西医同道会诊，均断言无法挽救。后由秦之门生李某某推荐，邀余于1948年

---

[1]　吴佩衡. 吴佩衡医案[M]. 北京：人民军医出版社，2009：36.

1月7日前往诊视。

患儿已发热不退20余日，晨轻夜重，面色青黯，两颧微发红，口唇焦燥而起血壳，日夜不寐，不省人事，呼吸喘促，时而发迷无神，时而又见烦乱谵语，两手乱抓有如撮空理线，食物不进，小便短赤，大便已数日不通，舌苔黑燥，不渴饮，喂水仅下咽二三口，多则不吮。脉象浮而空，重按无力。此系伤寒转入少阴，阴寒太盛，阴盛格阳，心肾不交，致成外假热而内真寒之阴极似阳证。外虽现一派燥热之象，内则阴寒已极，逼阳外浮，将有脱亡之势。法当大剂扶阳抑阴，回阳收纳，交通心肾，方可挽回，若误认热证，苦寒下咽，必危殆莫救。拟方白通汤加上肉桂主之。

处方：附片250g，干姜50g，葱白4茎，上肉桂15g（研末，泡水兑入）。处方之后，秦对中医药怀有疑虑，见此温热大剂，更不敢用，且对余说，他还有一特效办法，即抽取一伤寒病刚愈患者之血液输给病儿，可望有效。孰料是日输血后，身热尤甚，腹痛呻吟不止，更加烦乱谵语。至此，秦已束手无策，始将余所拟方药煎汤与其子试服。当晚服后，稍见安静，得寐片刻，面部青黯色稍退而略润，脉象不似昨日之空浮，烦躁谵语稍宁，但见欲寐愈甚，现出少阴虚寒本象，又照原方煎服一次。

1月8日复诊：热度稍降，唇舌已较润，烦乱止，但有时仍说昏话，曾呕吐涎痰一次，仍以白通汤加味主之，扶阳抑阴，交通心肾兼化气行水。处方：附片300g，干姜80g，茯苓30g，上肉桂15g（研末，泡水兑入），葱白4茎。上方服后，当晚整夜烦躁不宁，不能入寐，秦君为此又生疑虑，次日促余急往诊视，见到正用硼酸水给患儿洗口。详查病情，脉稍有力，热度较前稍降，神情淡漠，不渴饮。断定此系阴寒太盛，阳气太虚，虽得阳药以助，然病重药轻，药力与病邪相攻，力不胜病，犹兵不胜敌。虽见烦躁不宁，乃药病相争之兆，不必惊疑，尚须加重分量始能克之，拟用大剂四逆汤加味治之。处方：附片400g，干姜150g，上肉桂20g（研末，泡水兑入），朱茯神50g，制远志20g，公丁香5g，生甘草20g。此方药力较重，为救危急，嘱煎透后1小时服药一次。

当天下午5时又诊视之，病势已大松，烦躁平定，人已安静，小便转较长。病有转机，是夜又照原方连进，大便始通，泻出酱黑稀粪三次，发热已退去大半，烦乱谵语已不再作，且得熟寐四五小时。1月10日清晨，脉浮缓，唇舌回润，黑苔退去十之六七，身热退去十之八九，大有转危为安之象。照第三方加西砂仁10g，苍术10g，吴茱萸8g治之。

1月11日复诊。大便又畅泻数次，其色仍酱黑。身热已退净，唇上焦黑血壳已脱去，黑苔更见减少，津液满口。日夜一个对时大便共泄泻十余次，秦君夫妇为此担心害怕，认为有肠出血或肠穿孔的危险，每见其子排泻大便，即流泪惊惶不已。余当即详加解释，良由寒湿邪阴内盛，腹中有如冰霜凝聚，今得阳药温化运行，邪阴溃退，真阳返回而使冰霜化行。所拟方药，皆非泻下之剂，其排泻者为内停寒湿污秽之物，系病除佳兆，邪去则正自能安，方保无虞。于是，病家疑虑始减，继续接受治疗。仍以大剂温化日夜连进。附片400g，干姜80g，上肉桂20g（研末，泡水兑入），西砂仁10g，茯苓50g，苡仁20g，蔻仁8g，甘草30g。

后续按此温化法为主，随证加减，治至15日，患儿咳嗽、腹痛已止，唯正气尚虚，起卧乏力，继以四逆汤加参、芪作善后调理，服五六剂而愈，其后体质健康如常。

【原文】

少陰病，下利脉微者，與白通湯。利不止，厥逆無脉，乾嘔煩者，白通加豬膽汁湯主之。服湯脉暴出①者死，微續②者生。（315）

白通加豬胆汁方

葱白四莖　乾薑一兩　附子一枚（生，去皮，破八片）　人尿五合　豬膽汁一合

上五味，以水三升，煮取一升，去滓，内膽汁、人尿，和令相得，分溫再服，若無膽，亦可用。

【挈要】

少阴阴盛戴阳证治及预后。

【释字词】

①脉暴出：指脉搏由摸不到而突然变成浮大躁动之象。

②微续：脉搏由摸不到而变得逐渐恢复。

【辨脉证】

本条承接上第314条，分三段讲解。

第一，基本精神同第314条；第二，本层讲述了少阴阳虚阴盛，阴阳格拒严重的情况下如何用药。在第一层意思的基础上，服用白通汤，出现了利不止，厥逆无脉，干呕烦，这说明阴盛阳虚的情况较之白通汤证更为严重。阴寒格拒阳气严重，真阳不得固守，阴液内竭，所以"利不止""厥逆无脉"。"干呕""烦"亦是阴盛逼迫虚阳浮越所致。本证阴阳格拒较重，在白通汤破阴回阳的基础上，反佐咸寒之人尿、猪胆汁引阳入阴以解除阴阳相格拒之局势。第三，服用白通加猪胆汁汤后可有两种不同的转归，一种是预后不良的情况，脉暴出者，是阴液枯竭，孤阳无依完全发露于外，衰微的阳气在强大的阴寒面前溃不成军，故断为死；另一种是脉搏逐渐显现，和缓均匀，有序复出，说明阴液未竭，阳气渐复，衰微的阳气、将竭之阴液可以接续，预后较好，故断为生。

【论治疗】

白通加猪胆汁汤,以白通汤破阴回阳,通达上下。从原文的精神来看,主要是人尿不可缺,意在咸寒苦降,引阳入阴。临床实践中,如果阴阳格拒较轻者,可热药冷服;如阴阳格拒较重的,在破阴回阳的基础上需要加入咸寒反佐的药物。从白通汤加猪胆汁、人尿的思路受到启发:阴阳格拒的情况下可加咸寒以反佐,这为引阳入阴。欲求其温,反佐咸寒。在升降不协调的情况下,欲求其升,在升的药物中可以加入降的药物,如补中益气汤中加入枳壳,欲其升举,反加降药。在发散与收敛的问题上,求其发散,不可一味地堆积发散药物,适当加入收敛药,会更有助于发散。如小青龙汤中加五味子即是此意。同样是阴阳的问题,如果阳盛内伏,逼迫津液外泄不止,一味地应用清热药也可能出现格拒现象,当此之际,清热药中适当加温热药,会收到意想不到的效果,如白虎汤适当加桂枝或肉桂即是此意。其他如补中有通,泄中有收,收中有散,引水归经,回阳纳气,引血归经等均是此意之延伸。

【原文】

少陰病,二三日不已,至四五日,腹痛,小便不利,四肢沉重疼痛,自下利者,此為有水氣,其人或欬,或小便利,或下利,或嘔者,真武湯主之。(316)

真武湯方

茯苓三兩　芍藥三兩　白术二兩　生薑三兩(切)　附子一枚(炮,去皮,破八片)

上五味,以水八升,煮取三升,去滓。溫服七合,日三服。若欬者,加五味子半升,細辛一兩,乾薑一兩。若小便利者,去茯苓。若下利者,去芍藥,加乾薑二兩。若嘔者,去附子,加生薑,足前為半斤。

【挈要】

少阴病阳虚水停证治。

【辨脉证】

水气病的形成,不外乎涉及肺脾肾三脏和膀胱三焦两腑。《素问·汤液醪醴论》:"帝曰:其有不从毫毛而生,五脏阳已竭也。津液充郭,其魄独居,精孤于内,气耗于外,形不可与气相保,此四极急而动中,是气拒于内,而形施于外,治之奈何?岐伯曰:平治于权衡,去宛陈莝,微动四极,温衣,缪刺其处,以复其形。开鬼门,洁净府,精以时服。五阳已布,疏涤五脏,故精自生,形自盛,骨肉相保,巨气乃平。"这段经文是对阳虚水气为患的病因病理、治疗大法以及调养的具体描述。

少阴阳虚,寒湿内生,水气为患,上下四方六合均可受病。在外,其水气流溢于四肢,则四肢沉重疼痛;在上,水气泛溢于肺可导致咳;在中,攻冲于胃会出现呕；肾阳虚，火不生土，脾不运化水湿，在下，水湿下趋大肠会下利；下焦阳虚不能治水会小便利；阳虚不能温化膀胱，气化不行，也可小便不利。总之，阳虚阴盛，水气泛溢为内在之病机，其具体表现形式却不一而足。治疗当疏浚水之歧流，引万溪而归墟。阴云密布，洪水肆虐，应疏通之，引导之，分流之，培补之，温化之，如是则四溢之寒水得降服，漫天之阴霾得消散，阳光普照，大地春归。

【论治疗】

方名"真武汤"，真武者，北方治水之真神。附子，禀纯阳之特质，上助心阳以通脉、中温脾阳以健运、下补肾阳以益火、外固卫阳以驱寒，挽救散失之元阳，为回阳救逆之第一要药。茯苓利水渗湿，具有疏导、分利水邪之用。白术健脾兼利水，生姜温胃兼散水。芍药，破泄阴凝，布散阳和，类于疏导河床河底之淤泥杂质。

真武汤的临床适应证：凡阳虚水停之小便不利、遍身浮肿、心悸、四肢沉重、腹痛腹泻、眩晕、肌肉瞤动等症，均可使用本方。现代临床常运用本方治疗慢性肾炎、肾病综合征、心源性水肿、梅尼埃病、抽动障碍以及慢性支气管炎、肺气肿等，辨证属于肾阳虚饮邪泛滥者。

【践行案例】

病案：杨殿兴验案[1]

杨某，男，72岁。1992年6月12日诊。

高血压病史20多年。头晕头痛，口苦咽干，口气重，胸闷，下肢浮肿，大便时干，小便黄，舌质红苔黄厚腻，长期舌苔不退，脉洪大略数。患者身高体胖，面色红赤，气壮声高。查血压：180/115mmHg。初诊为肝阳上亢，肝经湿热，以镇肝熄风汤合龙胆泻肝汤加减，服用六七剂，效果不显。后又以清利湿热，芳香化浊为法，先后用过黄芩滑石汤、三仁汤、甘露消毒丹、天麻钩藤饮等方药，患者只是头晕痛略减，但舌苔不退，水肿不消。余反复思考，不得其解。再诊时，认真查体，详细询问病情，但除上述症状外，似无变化。自感无计可施，惟嘱患者服用复方降压片、罗布麻片和丹参片，控制血压。患者歇诊3月余，其间亦曾就诊于其他医生，效果仍不显。因水肿加重就诊时，偶然发现患者身体虽强壮，面色红赤，但手足不温；小便短少，但夜尿频多；舌苔黄腻，但根部苔腐，黄白相间。

余谨慎思考，疑此患为真寒假热证，阳气虚衰，虚阳上浮，加之阳虚气化不行，湿郁化热，故患者出现一派"热"象，但阳虚是其根本，遂果断以温阳化气行水为法，以真武汤加减。

[1] 杨殿兴，罗良娟，邓宜恩，等. 四川名家经方实验录[M]. 北京：化学工业出版社，2006：182.

处方：制附片 20g（先煎），茯苓 30g，白术 15g，生姜 20g，白芍 15g，泽泻 20g，猪苓 30g，砂仁 10g（打烂，后下），活磁石 30g，龙骨 30g，川芎 15g，炙甘草 5g。水煎服，日 1 剂，先服 3 剂。

再诊时，患者大喜，谓 10 多年的厚腻舌苔已化去大半，尿多，小便通畅，水肿亦消去大半，人亦感觉神清气爽。药已中的，效不更方。附子加到 30g，最大用量时用到 50g，腰膝酸软，加牛膝、巴戟天、枸杞子、菟丝子；头晕痛，加蔓荆子、白芷、藁本、夜交藤；脾虚纳差，加党参、怀山药、扁豆、焦三仙等。

先后服药近 20 剂，舌苔退净，水肿逐渐消退，小便通畅，四肢温暖，红赤面色已退，恢复正常。后以六君子汤、肾气丸加减善后。

按：本证属于不典型的真寒假热证，临床之际真假难分，先是屡用清热药物不效，是被一派"热象"所蒙蔽，屡用不效是其必然。患者的热象是源于阳气虚衰，虚阳上浮，加之气、水不通，郁久化热。医者以寒治寒，阳气愈虚，病情则胶着难解。后抓住手足不温、夜尿频多等点滴阳虚征象，以温通阳气为杠杆，一举撬动多年顽症，正所谓"离照当空，阴霾四散"，阳气恢复，腐秽当去，故水肿、厚腻浊苔尽去。方中应用了磁石、龙骨，是中医治疗阳虚阴盛，浮阳欲脱的妙用。阴盛格阳或阴盛戴阳之证，阳气大虚，浮阳外越，此时在温肾回阳的基础上，伍以磁石、龙骨、牡蛎等，既可以收敛浮阳不致外脱，又可重镇携虚阳下潜回归本位，正所谓"下焦如权，非重不沉"。近、现代先贤名家，如徐放、祝积德，以及山西省名老中医李可先生都是经方应用的大家，又是此等治法应用的高手，多有发挥，又恰到好处。

【原文】

少阴病，下利清谷，里寒外热，手足厥逆，脉微欲绝，身反不恶寒，其人面色赤，或腹痛，或干呕，或咽痛，或利止脉不出者，通脉四逆汤主之。（317）

通脉四逆汤方

甘草二两（炙）　附子大者一枚（生用，去皮，破八片）　干姜三两（强人可四两）

上三味，以水三升，煮取一升二合，去滓，分温再服。其脉即出者愈。面色赤者，加葱九茎。腹中痛者，去葱，加芍药二两。呕者，加生姜二两。咽痛者，去芍药，加桔梗一两。利止脉不出者，去桔梗，加人参二两。病皆与方相应者，乃服之。

【挈要】

少阴病阴盛格阳，虚阳外越证治。

【辨脉证】

少阴病，阴盛阳虚，火不温土，温摄失职，出现下利清谷；阳气虚不能温养四肢则四肢厥逆。注意此处是四肢厥逆，是手冷过肘、足冷过膝，与一般的手足冷，手足不温是有本质的区别的，这是非常严重的少阴虚寒证的表现。少阴阳气大衰，气血不足，所以脉道鼓动无力，充养不足，出现脉微欲绝。当阳气大虚，阴寒盛极，阴寒可以逼迫虚衰的阳气浮越于外或浮越于上。阳气浮越于外为"格阳证"，表现为里寒外热，身反不恶寒；阳气浮越于上，为"戴阳证"，表现为其人面色赤，咽痛。理论上虽这样分格阳、戴阳，但临床实践中格阳、戴阳往往并见，其病机实质是一致的，那就是少阴阳虚，阴寒内盛，阴寒逼迫虚阳浮越。

虚阳被阴寒逼迫外越，论中只叙述了"面色赤"，其实临床实践中，虚阳外越的表现是多种多样的：如阳脱于上表现为眩冒、面红如妆、胸腹或背部自觉灼热难耐、皮肤瘙痒难忍等，皆当重视。

对于条文中的或然证，"腹痛""干呕"皆是阴盛阳虚。寒邪凝滞于中则腹痛，寒气内滞上逆则干呕。而虚阳外越上浮则"咽痛"。泄利过甚，阴液告竭，下无可下，利无可利，故"利止"。阳气衰微，无力鼓动脉道，阴液内竭，不能充养脉道，故"脉不出"。

【论治疗】

本证非一般阳虚阴盛之证可比，四逆汤难以胜任，故用通脉四逆汤破阴回阳，宣通内外。方名"通脉四逆汤"，"通脉"者，是以阳气的绝对衰少为前提，衰微的阳气为阴寒所困，得大辛大热的药力援助，以期迅速冲破困阻之阴寒而解除阴阳相格拒之势，以此得名。

通脉四逆汤与四逆汤相较，姜附用量加大，意在用大剂辛温攻破阴寒之围困，迎阳归舍。服药后，其脉即出者愈，阳气生还，阴寒退却；面色赤，加葱九茎，通达格拒于上之浮阳；腹中痛，去葱加芍药二两，和脾络，破阴凝，布阳和；呕者加生姜，驱散阴寒，和胃降逆；咽痛者去芍药加桔梗一两，虚阳上扰之咽痛，去芍药之阴柔苦泄，加桔梗以开提阴寒，阳气回复有归路；利止脉不出，阳无力鼓动，阴无力接济，阴阳两脱，去桔梗加人参，以益气生津，扶正固脱复脉。

【践行案例】

病案：曾辅民验案[1]

黄某，女，43岁。

初诊：1周前因感寒，自觉身体不适，经来淋漓不断，自购西药口服无效，且经来之势有增无减。现症见手足心热，烦热，全身阵阵发热，神情倦怠，脚

[1] 杨殿兴，罗良娟，邓宜恩，等. 四川名家经方实验录[M]. 北京：化学工业出版社，2006：380.

胀,下肢肿,腰膝酸软,全身怕冷,脉沉细,舌淡。询及患者有2年经漏病史,且易患外感。此虚阳外越之经漏证。因其经漏有年,阴损及阳,虚阳外浮,治当以回阳为治。此病已入少阴,不容忽视,误以感冒治疗,阳气益亏,病必深重。

处方:附片30g(先熬),干姜40g,炙甘草30g,肉桂10g后下,炮姜30g。2剂。

二诊:服上药后经漏已干净,精神转佳,手足心热及身热消除,脚胀,头昏重,白带多,手指冷,舌淡边有齿痕,脉沉细。以温肾散寒之剂收全功。

按:经漏以其经来不止而量少,但淋漓不断,有如屋漏而名。历来治疗崩漏之法,不出清热与温摄两大纲,尤其治崩以温摄为要。而于漏证,因其久而不止,必有伏热,逼血妄行,而反宜清。本例患者不仅不用清法,反而一派辛热纯阳,实为治漏证之变法也。《金匮要略》"妇人年五十,所病下血数十日不止,暮即发热,少腹里急,腹满,手掌烦热,唇口干燥",仲景以温经汤治疗,今本例与《金匮要略》所言如出一辙,不以温经汤治疗,却以大辛大热之剂收其功,实令人费解。此处最需留意,久漏之证,虽有血去阴伤之根基,然而血能载气,病程久延必致阴损及阳;气为血帅,阳气向外浮越之际,势必带出阴液。此二者相因为患,形成恶性循环。病证初起虽以热为主,但病至此际,亦成阴阳并损之候,温摄一法无妨,且舍此再无他法。方中看似一派大辛大热,实则暗含阴阳之至理,阳固而阴留,阳生而阴长之妙。附片、干姜、炙甘草,辛甘合化阳气,炮姜虽温,但经炮制,已化辛为苦,与甘草苦甘化阴,阴阳并补,阳生阴长,尤为至要者,肉桂、炮姜二者引血归经,故而收到显效。

【原文】

少陰病,四逆,其人或欬,或悸,或小便不利,或腹中痛,或泄利下重①者,四逆散主之。(318)

四逆散方

甘草(炙) 枳實(破,水漬,炙乾) 柴胡 芍藥

上四味,各十分,擣篩,白飲和服方寸匕,日三服。

欬者,加五味子、乾薑各五分,并主下利。悸者,加桂枝五分。小便不利者,加茯苓五分。腹中痛者,加附子一枚,炮令坼。泄利下重者,先以水五升,煮薤白三升,煮取三升,去滓,以散三方寸匕内湯中,煮取一升半,分溫再服。

【挈要】

少陰陽郁致厥證治。

【释字词】

①泄利下重:即里急后重。多见腹痛窘迫,时时欲泄,肛门重坠,便出不爽。

【辨脉证】

"四逆"是本条之主症，因为肝郁气滞，阳郁不伸，不能温养通达四末。此四逆必定手冷不过肘，足冷不过膝。其他都是或然证，或然证较多说明了此证病机涉及气滞。肝失条达，气机郁滞，木气上逆侮金则"咳"；木气上逆，阻滞心阳，心阳不得宣通故"心悸"；肝气郁滞影响三焦通调水道的作用故"小便不利"；肝木横逆，克犯脾土故"腹中痛"；肝失条达，脾失健运，故"泄利下重"。

总而言之，本条肝失疏泄，木失调达，气机郁结不利，阳气郁遏在内不能通达于四末，阳气郁而求伸，上可侮金致咳、犯心而悸；中可乘脾，为痛为泄；下可影响水道通调为小便不利。

【论治疗】

此证病机核心在气滞，结合核心病机，临床也可能胸胁满闷甚或疼痛，口苦口干，脉弦而细等。虽四逆而无寒可温，亦无热可下，唯疏畅气机，宣通阳气，用四逆散治疗。四逆散中柴胡畅木气之条达，行阳气之郁结，枳实行气散结，芍药养肝之体，缓肝之急，甘草缓急和中，诸药共奏疏肝解郁。"咳者，加五味子、干姜各五分"，在于温肺气、健脾气，因肝木之横逆往往挟太阳寒水之气一起进犯；"悸者，加桂枝五分"，在于通阳之用；"小便不利，加茯苓五分"，利水渗湿，通达下焦之用；"腹中痛，加炮附子一枚"，在于温阳缓急之用；"泄利下重，加薤白"，《汤液本草》："下重者，气滞也，四逆散加此（薤白），以泄气滞。"

【践行案例】

病案：杨殿兴验案[1]

宋某，女，24岁。1994年6月7日诊。

痛经2年余，每于月经将至时，小腹疼痛难忍，上连胸乳，胀痛不舒，恶心呕吐，手足不温。月经通行第2天后，上述症状缓解，逐渐消失，每月如此。诊见舌红苔薄，脉细弦。

证属：肝气郁滞，冲气上逆。

处方：柴胡10g，炒枳实15g，白芍15g，炙甘草6g，川芎10g，法半夏10g，炒香附12g，台乌12g，益母草30g，3剂，水煎服。

以上方每于月经前两天开始服用，连服3剂，连续治疗4个月经周期，患者恢复正常而痊愈。追访半年余，未见复发。

按：本案属肝郁不舒，气滞血行不畅，导致冲气上逆。四逆散加味，以柴胡配伍香附疏肝解郁；白芍、炙甘草柔肝缓急，炒枳实配伍台乌通滞降逆，川芎、益母草活血调经，法半夏和胃降逆止呕。诸药共奏调经疏郁，降逆止呕之

[1]　杨殿兴，罗良娟，邓宜恩，等. 四川名家经方实验录[M]. 北京：化学工业出版社，2006：173.

功。临床对于妇女肝郁导致的月经不调、痛经、乳房疾患等，可用四逆散为基础方加味治疗，对于胃痛、急性肝炎、慢性肝炎、胆囊炎，病机以肝郁不舒为主者，用此方化裁治疗，疗效亦确切。

【原文】

少陰病，下利六七日，欬而嘔渴，心煩不得眠者，豬苓湯主之。（319）

【挈要】

少阴阴虚水热互结证治。

【辨脉证】

少阴病下利，一般情况下是少阴阳虚，火不温土所致，治疗当用附子理中汤、四逆汤等。本条之"下利"，多解释为下利日久，寒从热化。就寒从热化而言，首先还是肯定了原来是虚寒下利，这样的话，本条之"咳而呕渴""心烦不得眠"也一并是寒证化热而来，但"下利"仍在，故"下利"仍是寒证无疑，那本条岂不是寒热错杂之证，断无用猪苓汤之理？因此，需要对本条进行重新认识。

本条之关键，在于对"下利"的认识。因为我们习惯考虑下利多属于寒证，而且也易于解释，说理通达。很多时候对于阴虚下利无从解释，只好回避不提或含混而过。就下利而言，虚寒下利有之（少阴病之下利清谷）、热邪下利有之（葛根芩连汤证之下利）、气滞下利有之（四逆散证之泄利下重）、阴虚下利有之（少阴阴虚咽痛猪肤汤证之下利）、热结旁流证有之等。本条"少阴病"，本就水热互结，下利日久更是进一步伤阴，热邪上扰神明故"心烦不得眠"；水热互结，津液亏少，气化不及，津不上承故"口渴"；气化不及，津气不能散布于肺故"咳"；水热互结，影响中焦故"呕"；下利伤阴，水热互结，气化不行，故小便不利。

【论治疗】

本证下焦阴伤，气化不及，水液不行，与热结聚，治疗颇为棘手，养阴则助水邪，不养阴则气化不行；利水则伤阴，加剧气化不行。因此，本证治疗养阴不取生地、白芍、麦冬等之增液助水邪，而取血肉有情之阿胶，补养精血以助下焦生生之气，且不会助水邪。真阴耗损，非同于一般阴虚证，一般阴虚证，补阴可用草木无情之品如麦冬、白芍、沙参、石斛、玄参等。真阴损伤则不然，得用血肉有情如阿胶、猪肤、鱼胶、龟甲胶等方可奏效。

【原文】

少陰病，得之二三日，口燥咽乾者，急下之，宜大承氣湯。（320）

少陰病，自利清水，色純青，心下必痛，口乾燥者，可下之，宜大承氣湯。(321)

少陰病，六七日，腹脹不大便者，急下之，宜大承氣湯。(322)

【挈要】

少阴热化，阳明腑实，少阴阴竭证治。

【辨脉证】

第 320 条"少陰病，得之二三日"，病程虽短，但已出现口燥咽干，多因素有宿食，胃肠燥热，才致燥热成实，灼伤少阴真阴。由于少阴阴亏火炽，转属阳明腑实，故除口燥咽干之外，必有胃家实不大便诸症兼见。

第 321 条"自利清水，色純青"，是阳明燥实内结，燥热炽盛，逼迫津液旁流而出，泄下虽稀溏，但浑浊，且臭秽不堪，多伴见口干、口燥等热症。不同于少阴虚寒下利稀溏，完谷不化，伴见全身性的虚寒症，如手足逆冷，畏寒。因阳明燥实内结，阻隔肠胃气机，腑气不通，故"心下痛"。少阴阴液亏虚且阳明燥热内聚，故"口干燥"。病证本为少阴热化津伤，又伴阳明燥热积聚伤阴，病势较重，犹如"火上浇油"。

第 322 条乃少阴热化"六七日"，本就病程较久，伤阴重，又少阴邪热化燥成实而转归阳明腑实证，表现为"腹胀不大便"。阳明腑实既成，必然加重阴液消耗，加速少阴虚耗，病势急。

【论治疗】

上述三条原文都突显了少阴热化证阴液本虚，又增阳明燥热内结，在病重的基础上又增病势急。当下当救急以存少阴阴液。所以仲景主张"宜大承气汤"急下阳明腑实，保存少阴阴液。

【践行案例】

病案：吴钟权验案[1]

马某，男，30 岁，成都人，住四川省会理县北街。

1920 年 3 月患瘟疫病已七八日，延余诊视，见其张目仰卧，烦躁谵语，头汗如洗，问其所苦不能答，脉象沉伏欲绝，四肢厥逆，遍身肤冷。唇焦齿枯，舌干苔黑，起刺如铁钉，口臭气粗。以手试之，则口气蒸手。小便短赤点滴，大便燥结已数日未通，查其前服之方，系以羌活、紫苏、荆芥、薄荷、山楂、神曲、枳实、厚朴、栀子、黄连、升麻、麻黄及葛根等药连进 4 剂，辛散发表过甚，真阴被劫，疫邪内壅与阳明燥气相合，复感少阴君火，热化太过，逼其真阴外越，遂成此热深厥深阳极似阴之证，不急为扑灭，待至真阴灼尽，必殆无救，拟下方治之。

---

[1]　吴佩衡. 吴佩衡医案 [M]. 北京：人民军医出版社，2009：11.

大黄 26g（泡水兑入），生石膏 30g，枳实 15g，厚朴 15g，芒硝 10g，知母 12g，生地黄 60g，黄连 10g。

服 1 剂，病情如故。服 2 剂后大便始通，脉息沉而虚数，但仍神识朦胧，问不能答。

照方再服 2 剂，连下恶臭酱黑粪便，臭不可当，其后口津略生。

又照原方再服 2 剂，大便始渐转黄而溏，舌钉渐软，惟舌中部黑苔钉刺尚硬，唇齿稍润，略识人事，始知其证，索饮而渴。进食稀粥少许，照前方去枳实、厚朴，加天冬、麦冬各 15g，沙参 20g，生地黄 12g（总量 72g），甘草 6g，将大黄分量减半。

连进 4 剂后，人事清醒，津液回生，苔皮渐退而唇舌已润，惟仍喜冷饮。继以生脉散加味，连服 3 剂而愈。人参 15g，麦冬 15g，当归 10g，生地黄 15g，杭白芍 15g，五味子 3g，生石膏 10g，黄连 5g，甘草 6g。

【原文】

少陰病，脉沉者，急温之，宜四逆湯。（323）

四逆湯方

甘草二兩（炙）　乾薑一兩半　附子一枚（生用，去皮，破八片）

上三味，以水三升，煮取一升二合，去滓，分温二服。强人可大附子一枚、乾薑三兩。

【挈要】

少阴病脉沉急温，洞烛机先。

【辨脉证】

就少阴阳虚证而言，初期，脉显沉，没有出现阳虚的其他症状；经过一段时日，阳虚进一步加重，出现一部分阳虚证候；病情后期，四肢厥逆、下利清谷、脉微欲绝、甚或戴阳格阳，这时，病情进入严重阶段，祸不旋踵。仲景在一系列典型少阴阳气虚衰尚未全现时候提出"急温之"，是强调少阴阳虚证应及早治疗，截断病势，集中体现了仲景治未病既病防变的思想，有着非常积极的意义。

【论治疗】

本证治疗，未待虚寒证齐具，有见微知著，防患未然之意，急以"四逆汤"以回阳救逆，阻断病情发展。"四逆汤者，所以治四肢厥冷而名之也"。方中用附子之辛热以温肾复阳；干姜温中散寒，助附子温补脾肾阳气；用炙甘草甘温补中，诸药合用则逐寒回阳之力更著。

四逆汤一类处方，《伤寒论》中的以生附子配干姜为特点。生附子入药回阳救逆,是否会造成附子中毒?根据方后煎煮说明"以水三升,煮取一升二合"并"分温再服"来看,一是煎煮时间不长,方适用于急救;二是分两次服下,药量亦不大,亦不致造成中毒。

四逆汤的临床适应证:或呕吐,或下利清谷,或吐利并作,四肢厥冷,恶寒汗出,口鼻气冷,唇甲青紫而黯,或反发热,苔白滑,脉沉迟而弱等,辨证属少阴阳微欲脱之证。

【原文】

少陰病,飲食入口則吐,心中溫溫①欲吐,復不能吐,始得之,手足寒,脉弦遲者,此胸中實,不可下也,當吐之。若膈上有寒飲,乾嘔者,不可吐也,當溫之,宜四逆湯。(324)

【挈要】

胸中有实邪及膈上有寒饮的辨证治疗和宜忌。

【释字词】

①温温:即愠愠,欲吐不吐,心中自觉泛恶而不适。

【辨脉证】

"少阴病,饮食入口则吐……当吐之。"讨论了胸中之痰实,可用吐法治疗。胸中痰实壅滞导致饮食入口则吐,即使不进食的时候,也泛泛欲吐;因痰涎交阻,黏腻不出,故而欲吐不能。痰浊内阻,胸中阳气不能通达四肢,故"手足寒",且此症在病初即出现,提示病证痰实阻滞较为严重。弦脉主饮,迟脉主寒,弦而兼迟,是痰浊内阻,阳气不布之征。"若膈上有寒饮……宜四逆汤。"讨论了少阴阳虚兼膈上寒饮停留证治。少阴阳虚,胸阳不振,可使寒饮不化而留滞胸膈,症见干呕。

【论治疗】

胸中痰实蕴积证治与寒饮停聚证治迥异。胸中痰实蕴积证,邪在高位,"其高者因而越之",故用吐法,方可用瓜蒂散一类涌吐剂。寒饮停聚证,其人阳气本虚,运行无力,根据《金匮要略·痰饮咳嗽病脉证并治》治疗寒饮的原则"病痰饮者,当以温药合之"。故只可温化,不可涌吐,以免损伤阳气,故文中提出"宜四逆汤"。本条通过欲吐和干呕两个相似症状,辨析的病位相同,临床表现相同,然而病机不同,虚实相反,所以治法上就有涌吐祛邪和温阳化饮之别。

【原文】

少陰病,下利,脉微濇,嘔而汗出,必數更衣,反少①者,當溫其上,灸之②。(325)

【挈要】

少阴病下利而阳虚气陷证治。

【释字词】

①数更衣,反少:大便次数较多而每次解的量不大

②温其上,灸之:温灸身体上部的穴位,例如百会穴。

【辨脉证】

邪入少阴,阴阳两虚。"脉微涩"者,微是阳气虚微,涩是阴血亏少。少阴阴盛阳虚,阴邪上逆则为"呕",阳虚卫外不固则为"汗出"。阳气充足,卫外为固,升举有力,今阳虚气陷发为"数更衣"。虽更衣次数较多,而津液虚少故而量"反少"。

【论治疗】

本证不仅阳虚,而且阴血虚少、阳气下陷、阴盛气逆并存,治疗的时候,单纯温阳则碍于阴血虚少,升举阳气则有碍于阴寒呕逆,降逆止呕则碍于下利,因此,治疗颇为棘手。仲景抓住阳虚气陷这一主线,提出灸法"温其上"的治则,临床可灸百会穴,并可加灸温阳扶正的穴位,如足三里、大椎、风府等。在虚寒证情势急迫或病机错综复杂的时候,灸法不失为治疗的开路先锋,用之得当,可升举下陷之阳气以止利,可挽回外散之阳气以固阴,但灸法终究是权宜之计,待病情有所转机,当酌情选用四逆汤、通脉四逆汤、四逆加人参汤等治疗。

第六章 辨厥阴病脉证并治

□ 第一节　概　说 □

一、厥阴的概念及其生理基础

（一）厥阴概念

厥阴在三阴中属于阴气之最少者，故有"一阴"之称。同时，它还位于太阴、少阴之后，处在三阴的尽头，所以《灵枢·阴阳系日月》说："两阴交尽，故曰厥阴。"《素问·阴阳类论》："一阴至绝，作朔晦。"所谓"朔"，为阴历每月的初一，代表阳之生；所谓"晦"，为阴历每月的最末一天，代表阴之尽。这一由朔至晦的变化，正可说明由阳生到阴尽的结果。阴尽则阳生，亦即又由晦至朔之意。

（二）厥阴生理

厥阴包括手足两经和所属的心包及肝两脏，并通过经脉相络，而与手少阳三焦、足少阳胆为表里。上述经络与脏腑的相互联系，正是产生厥阴之气的主要生理基础，其中手、足厥阴两经和所属的心包及肝两脏本来是一个生理系统，但它还要依靠与之相络的少阳系统的配合，才能完成其整个生理功能活动。

1. 厥阴自身生理

（1）经脉循行关系：手、足厥阴经脉在体表循行经过股、阴器、胸胁及肋、喉咙之后，颃颡、目系、额、颠顶等区域；在体内则与少腹、胃、膈、肺、胸中等有密切关系。手厥阴心包经起于胸中，足厥阴肝经上注肺，肺居胸中，两者在肺相通。两经通过经脉相络与三焦和胆构成了表里关系。

（2）脏腑生理功能活动："包络者，心主之脉也"（《灵枢·邪客》），心包为心通行气血的道路，与心关系密切。"心为君主之官"，心火为君火。心包代君用事，心包之火为相火。生理状态下，通过三焦，达于下焦，温肾水。肝属木，主疏泄，性喜条达。只有这一生理功能正常，人体气血才能调畅。

《素问·五脏生成》："人卧血归于肝，肝受血而能视，足受血而能步，掌受血而能握，指受血而能摄"，阐释了肝储藏血液、调节血量的作用。肝藏血充足，正常调节血量分配，筋脉得到濡养，足能步，掌能握，指能摄，故《素问·痿论》："肝主身之筋膜。"《素问·六节脏象论》："肝者……其充在筋。"《素问·上古天真论》："七八，肝气衰，筋不能动。"筋膜病变多与肝有关。如筋痿不用，可见于肝阴不足；筋脉拘挛抽搐，可见于肝风内动。又因目得血而能视物，所以"肝开窍于目"。

心包络与肝生理功能活动联系紧密。手厥阴心包相火达于下焦肾，以温肾水，由于肝肾乙癸同源，肾水得温，肝木得养。而且厥阴肝木还上接心之君火，君火与心包之相火，相互为用。由此上清下温，气血流畅，疏泄调达正常。此外，厥阴常多血少气，中含相火，其脏阴中有阳，而为阴尽阳生之经。但其气犹未透达，故具有含而不露的特点，所以有"厥阴主阖"之说。

2. 厥阴与少阳互为表里 厥阴所属的心包与肝通过经脉的相络与少阳所属的三焦和胆构成了表里关系。手厥阴心包之相火，借道少阳三焦，才能达于下焦。足厥阴肝所藏阴血要无阴凝之患，离不开足少阳胆"一阳"之气的温煦，如此才能疏泄调达正常。厥阴为两经交尽，少阳为阳之初生，故前者属一阴，后者属一阳。但厥阴之气外出则为少阳之气，少阳之气内发则为厥阴之气。所以，两者除存在表里关系外，还存在着依存关系。

3. 厥阴与其他脏腑存在着有机联系 厥阴肝主疏泄，关系着人体各个脏腑的气血流畅。另外厥阴之所以为阴中有阳之性，关键是其中含有相火。而相火的来源，从根本上讲，又是出自肾的命门，且要为厥阴所用，必须经过其他脏腑。肝与肾乙癸同源，肝心为母子关系，所以厥阴肝下连肾水，上接心火。也正是因此，厥阴多见阴阳寒热错杂，易经脏同病。其他诸如肝藏血，血为脾所生，心所主；肺的宣发肃降离不开肝疏泄调达等，均体现了厥阴与其他脏腑存在密切联系。

二、厥阴病的概念、主要病理机制

（一）概念

厥阴病是邪入厥阴致使其所属的脏腑经络气化失常的反应。由于厥阴是阴阳寒热具备的经脏，邪入其中，最易出现阴阳混淆、寒热错杂的证候。故论中以消渴、气上撞心、心中疼热、饥而不欲食、食则吐蛔，下之利不止等上热下寒之证作为辨厥阴病的提纲证。其反映厥阴病的复杂性，阴阳混淆，寒热错杂之证占主要地位。

根据宋版《伤寒论》"辨厥阴病脉证并治"标题后有"厥利呕哕附"，我们认为厥阴病辨"厥利呕哕"这部分不属于厥阴病，仲景将其附入六经末的厥阴病篇，主要是起到总结、鉴别的作用。

由于厥阴居于三阴之尾，变化复杂，病情危重，故一般又称厥阴病为六经病的最后阶段。

（二）厥阴病成因与发病

1. 病因 厥阴病的成因主要是有内虚因素，邪气才得以深入。主要有本经受邪为病或由他经传入两个方面，后者占主要地位。如太阳受邪较重，或治疗失当，均可陷入厥阴；或由少阴传入厥阴；或者一开始就见厥阴少阴同病。厥阴与少阳为表里，若病在少阳，治疗不当，亦可陷入厥阴。

2. 发病 厥阴的生理特点决定了无论是传经还是直中，凡邪入厥阴，病变都复杂。即使是风寒之邪直入厥阴，有时亦可出现经证，但更多的是经脏证并见，或者一开始就呈现脏证。若由他经传入厥阴者，更是以脏证为主。邪入厥阴，无论是寒热错杂，还是阴阳偏盛的寒证或热证，由于阴阳失去相对平衡，阴阳气不相顺接，故多有手足厥逆见症。随着正邪交争，阴阳消长，表现厥热胜复，临床可借以测知病的转归和预后。

（三）病性、病机

1. 病性 厥阴为阴尽阳生之经，其脏阴中有阳，是阴阳寒热具备的经脏。邪入其中，病已深入，且正气严重不足，因而随着邪正交争，多见寒热错杂之证。结合病人体质偏盛偏衰，病变又可能趋向极端，而见热极或寒极之证。故而厥阴病性质很难一言以概之，只能说厥阴病中，寒热错杂之证占有重要地位。

2. 病机 邪入厥阴，心包之相火不能下达于肾而挟心火炎于上，而为上热；肾水失于温暖，以致厥阴之阴挟肾水之寒而成下寒，从而形成寒热错杂之证，这是厥阴病的基本病理。若其人素偏于寒，外邪直入厥阴，肝木挟肾水而从寒化，则多见寒证。如厥阴寒气上逆，可以出现头痛、干呕、吐涎沫之症；甚或出现阴盛阳衰的寒厥。由于肝肾乙癸同源，故寒厥多与少阴有关，而为厥少同病。若其人素偏于热，相火亢盛，则邪多从火化，而为热证，它既可见阳热内盛，不得外达之热厥；又可见热迫肠中的实热下利。

邪入厥阴，它的阴阳必然失于调节，故无论何种证型，都容易导致阴阳气不相顺接而发厥逆。一般来说，若属寒邪直中厥阴或他经误治而邪气内陷厥阴，使木为寒郁，或从阴化寒，使肝木挟肾水之寒为患，多见阳衰阴盛的寒厥；若寒邪郁而化热，或为传经之证，随着邪热深入，与厥阴之相火相合为患，此时人身之元阳到此亦化阳邪退伏于内，郁而不能外达，则见阳盛于内、格阴于外的热厥。至于阴阳混淆、寒热错杂之证，随着阴阳失于贯通，不能互相顺接，自然也可以出现厥逆之候。文中所论痰厥、水厥，是因痰饮水气内阻，致使阳气不能达于四肢，故与上述病机不同，一般都认为它不属厥阴病范围，而是为了鉴别比较。

无论寒厥和热厥，还是阴阳混淆、寒热错杂之厥，随着正邪剧争，阴阳消长，都常常表现出厥热胜复的现象。厥阴阳气衰退，不能胜邪，则属阳退阴进，四肢厥逆必然加重；反之，如果阳气来复，正能胜邪，则属阴退阳进而见厥回发热。故厥热相应，为阴阳趋于平衡的将愈之兆。若厥多热少，或厥而热不还，为阳不胜阴，病情加剧之征；但厥不热，为有阴无阳的危候。若厥少热多，甚或厥回而热不除者，为阳复太过。厥阴病吐、哕、下利等症，是肝疏泄不利，木克土，中焦气机升降失常所致。

三、厥阴病的转归、预后及治疗原则

（一）转归及预后

病入厥阴，除少数经证之外，大多病情比较严重。但这些证候，只要治疗及时和恰当，亦多可治愈，并非全属不治之证。一般来说，凡是脏邪还腑，由阴出阳，均属顺候。至于阳气来复，正胜邪却的种种病情，更属好的转归。只有阳复太过，才会发生喉痹，便脓血和外发痈脓之变。但此种变证，只要治疗恰当，预后也比较良好。惟有阳复之热误作里热而轻率投以苦寒伤中之品，或暴来而复去，均易发生"除中"危候。此外，值得注意的是，在正邪剧争，厥热胜复特别突出时，往往病情容易发生急剧转变，从而发生危候，论中还列举了难治证和死证多条，厥阴病中的确死候较多，而致死的原因，又多与阳气的存亡有关，这是一个值得注意的问题。

（二）治则

病至厥阴，病变远比他经复杂，总的治则为扶正祛邪，表里先后，治标治本，调整阴阳等，在篇中都有所体现。厥阴病的治疗，完全是依据具体病情和证候性质，进行随证施治。

厥阴病多见寒热错杂证，故温下清上、益气行血、寒热并用是其常；寒证用温用补，热证用清用下，此纯寒纯热之治则是其变。其余治法似又当属于权变内容。总之，对厥阴病的治疗，应特别注意阴阳消长变化、邪正虚实，掌握病机进退，才能采取针对性的方法，施以恰当的治疗。应注意顾护阳气和阴液。

第二节 第326～330条

【导读】

本节共 5 条，为厥阴病总纲。包括以下三方面内容：其一，首条为厥阴病寒热错杂证提纲。其二，第 327、328、329 条，论述了厥阴病的愈期、愈候。其三，第 330 条论述阳虚阴盛之虚寒性逆厥证，以及一切虚证，皆禁用攻下治法。

【原文】

厥陰之為病，消渴①，氣上撞心②，心中疼熱，飢而不欲食，食則吐蚘。下之，利不止。（326）

【挈要】

厥阴病提纲，论厥阴病上热下寒辨证特点。

【释字词】

①消渴：《说文解字》言消："从水，指水将尽而未尽也。"渴："水竭也。"消渴本指的是缺水，水源不足。引申为机体阴亏津伤，欲饮食自救之象。现代常与糖尿病、甲状腺功能亢进症（简称甲亢）等病相对应，但不应局限。

②气上撞心：此"心"非指心脏，而是胃、剑突下心窝部。乃足厥阴之脉，挟胃上贯于膈，提示厥阴风火循经上扰于胃之象。临床也可见心脏症状，说明心与胃关系密切，现代称之为胃心综合征。

【辨脉证】

厥阴病本气不足，阳虚阴亏，在此基础上又出现肝热脾寒，呈现虚实寒热错杂之象。临床上可见口干渴欲饮，可冷饮亦可热饮，胃中热痛，温温欲吐，胃中饥但稍食又不化，故呈饥而不欲食。如前为实证，胃热肠积，下之则舒。但此本虚，故下之则利不止。脉多弦细不足之象，舌苔厚腻少见。

【论治疗】

临床还当与泻心汤证、戴阳证相鉴别。泻心汤证主以胃肠症，苔偏黄白腻。戴阳证主以精神不振，其余寒象尽显。本条病证论治参照乌梅丸证。

【原文】

厥陰中風，脉微浮為欲愈，不浮為未愈。（327）

【挈要】

厥阴中风欲愈候。

【辨脉证】

本论《伤寒论·辨脉法》："凡脉大、浮、数、动、滑，此名阳也；其脉沉、涩、弱、弦、微，此名阴也。凡阴病见阳脉者生，阳病见阴脉者死。"厥阴病属阴证，脉以沉弦细弱为主，即使受风邪，脉亦不起。本条即是阴证见阳脉，主病愈之机，反之，若脉沉而不浮，说明阳气未复，阴寒隆盛，故其病主未愈。但此浮起当为微浮，不可脉大出暴浮，呈阳气虚脱之象。

【论治疗】

本条有脉无证，借脉象以推论阳气之复与不复，虽是辨厥阴欲愈或不愈的重要依据，但在临床判断疾病，不仅要凭脉象，还必须脉证合参。

【原文】

厥陰病，欲解時，從丑至卯上。（328）

【挈要】

论厥阴病可能缓解的时间规律性。

【辨脉证】

厥阴具有阴尽阳生之特点，与丑至卯阴尽阳生的时间段相应，故于此时乘势治疗，助阳气复苏，阳生而阴长。

【论治疗】

临床上对于在丑至卯这个时间段规律性发作的疾病，可考虑从厥阴入手治疗。

【原文】

厥陰病，渴欲飲水者，少少與之愈。（329）

【挈要】

论厥阴阳复阴不足的调护法。

【辨脉证】

厥阴病消渴本是随饮随消，饮不解渴。如若渴饮见减，乃阴阳趋和，阳气得复，阴津得升，阳主阴从，故阴复略现滞后表现。故稍助以水津阴液，进一步促进阴阳调和。

【原文】

諸四逆厥者，不可下之，虛家亦然。（330）

【挈要】

论虚证见厥不可下。

【辨脉证】

四肢逆冷当分虚实，虚者当然不可再予攻下伤正，致厥逆更甚。临证时对虚证的把握当从形神脉气等方面体会，形体不足，神气不佳，脉气无力当然属虚。

【论治疗】

临床上可根据肢冷在指、腕、肘膝等程度的不同测知人体阳气盛衰以及气机流畅度。同时在厥逆的辨证上，需注意"独处藏奸"，尤其宜注重脉诊与腹诊，往往对厥逆虚实的辨别有重要价值。

第三节 第331~337条

【导读】

本节原文7条，论辨厥阴病的各种病机演变，包括根据厥与热出现先后判断虚寒厥利转归；厥利能食，以及厥热胜复的转归；虚寒厥利，若阳复太过致喉痹或便脓血等火热变证；热厥的病理及治则、禁忌等。提出厥证临床特点是"手足逆冷"，基本病机为"阴阳气不相顺接"。

【原文】

傷寒先厥，後發熱而利者，必自止，見厥復利。（331）

【挈要】

论寒利在厥热胜复中的表现。

【辨脉证】

厥热胜复是厥阴病发展过程中，阴阳消长，阴阳融合，正邪进退的反应表现。厥为阴胜，热为阳复，阴阳调和则厥热皆平。本条属阳虚阴盛之寒厥，故见四肢厥冷，便溏甚至完谷不化；经治疗后出现发热，可以是体温升高，也可是自觉身热，总是阳气来复的体现，此时应当还可见胃纳增，利渐止。如果热退厥逆再现，是为阴盛阳复不及，下利又作。

【论治疗】

在临床上尤其住院病房，往往一见发热即予退热处理，而不论其寒热虚实，病情变化趋势。如果理解厥热胜复之理，有时发热选择静观其变，可能比盲目处理更为有效。

【原文】

傷寒始發熱六日，厥反九日而利。凡厥利者，當不能食。今反能食者，恐为除中①。食以索饼，不发热者，知胃气尚在，必愈。恐暴热来出而复去也。后三日脉之，其热续在者，期之旦日夜半愈。所以然者，本发热六日，厥反九日，复发热三日，并前六日，亦为九日，与厥相应，故期之旦日夜半②愈。后三日脉之，而脉数，其热不罢者，此为热气有余，必发痈脓也。（332）

【挈要】

论食欲在厥热胜复中的表现和阳复太过的变证。

【释字词】

①除中：指胃气衰败，不应食而反能食的反常现象。

②旦日夜半：旦日即第二天，夜半即夜之后半段。为第二天丑至卯时。

【辨脉证】

本文当分三段来解读。第一段："伤寒始发热六日……期之旦日夜半愈"，指出在厥利中出现食欲转佳的辨别。"发热六日，厥而下利九日"，此为先热后厥，厥多热少，表明阳复不及，阴寒内盛，中阳虚衰，应该不能食。反而出现能食，可能出现两种情况：一为胃气来复；二为除中。如果食后出现"暴热来出而复去"，即食后突然发热，且很快又下降，则是胃气垂绝之除中危象，为阳气散离不收。如果食后不是暴热出，而现微热者，并持续三日不退，可认定是阳气来复。可预期其病在次日丑至卯时自行缓解，因此时厥阴主令，人体得自然之阳运相助，阴阳和合，故有获愈之机。

第二段："所以然者……故期之旦日夜半愈"，前面发热六日，其后厥与下利又九日，现又发热三日，厥与热正好相等，阴阳有可能趋于平衡，故病自愈。

第三段："后三日脉之而脉数"以下，论述阳复太过的变证。如果阴阳相合，后三日其脉数当渐减，脉象呈和缓阴阳融合之象。但若后三日仍然见到脉数，且发热持续，此为阳复太过，阴不得相融，热气有余，病从热化，反而伤及阴血，发生痈脓变证。

【论治疗】

根据上述理论经验，在临床上对于一些化脓性疾病如肺痈，肠痈，痈疖等呈现寒热阵作者可提前预判，及时早期截断处理。

【原文】

伤寒脉迟六七日，而反与黄芩汤彻其热。脉迟为寒，今与黄芩汤复除其热，腹中应冷，当不能食。今反能食，此名除中，必死。（333）

【挈要】

论除中的成因、特征及预后。

【辨脉证】

伤寒脉迟六七日，迟脉主寒，阳气不足。且持续六七日，恐邪陷三阴。治当温阳散寒，不可乱投苦寒之药。如果临证辨识不清，将虚热看成实热，而误投黄芩汤以清热，必致阳气更伤，胃气大败，出现"腹中应冷，当不能食"。"今反能食"，胃气垂绝，胃气暴发于外，出现反常能食，但食后不久即精神委顿，不能再食，此为除中的特征，预后多不良，故曰"必死"。

【论治疗】

对于误服黄芩汤出现腹中冷、不能食，可以考虑用理中汤，或附子理中汤以救之，或艾灸中脘、神阙、关元等。

【原文】

傷寒先厥後發熱，下利必自止，而反汗出，咽中痛者，其喉為痹。發熱無汗，而利必自止。若不止，必便膿血。便膿血者，其喉不痹。（334）

【挈要】

论厥证阳复太过见症。

【辨脉证】

伤寒病厥证见手足冷，下利，乃体内阴寒太盛，阳气不足。若出现发热，阳气来复，阴寒得退，则下利自止。但若阳复太过，阴津不得与之相和，则易出现伤阴。阳复偏于上，阴津不得润之，则出现汗出、咽喉肿痛。如阳复趋于下，阴津不得滋之，则出现便下脓血且身无汗。"邪之所凑，其气必虚"，病趋一处，邪气得泄，不得复传。故谓"便脓血者，其喉不痹"。

【论治疗】

本条主论病机分析和疾病的转归，故未列出方治。其喉痹可用桔梗汤合白虎汤治疗，便脓血证可用白头翁汤治疗。

【原文】

傷寒一二日至四五日，厥者必發熱，前熱者後必厥，厥深者熱亦深，厥微者熱亦微。厥應下之，而反發汗者，必口傷爛赤。（335）

【挈要】

论热厥的机转。

【辨脉证】

热邪壅闭于内，气机不得外达，故见厥。所以此类厥证，虽见手足逆冷，但其后必然出现发热。如果初起即见发热，随着热势加深，壅滞明显，随后必然出现厥证。热越重则肢冷越盛，热轻则肢冷轻，两者必然相应。对于此类热厥证治疗当"伏其所主,而先其所因",予清下法泄热除厥,如反用汗法,必致火性炎上,致口腔嘴唇溃烂、红肿。

【论治疗】

针对热厥,所谓"厥应下利"的"下",不仅指用苦寒药物攻下通便,而且包括了清泄里热,辛凉清透之法,如白虎汤、大黄黄连泻心汤等,皆属"下"之剂。临床治疗热厥,并不是通通采用攻下之法,也包括温病的清气、透营、凉血等治法。

【原文】

傷寒病,厥五日,熱亦五日。設六日當復厥,不厥者自愈。厥終不過五日。以熱五日,故知自愈。(336)

【挈要】

论厥热平衡则病愈。

【辨脉证】

病厥五日,随后发热亦五日,阴阳平等,没有偏盛,达到相对融合平衡,且阳主生在后,故自愈。如阴阳不得平等,则可能出现热后复厥,或厥热后热不止,呈现阴阳偏盛表现。

【原文】

凡厥者,陰陽氣不相順接,便為厥。厥者,手足逆冷者是也。(337)

【挈要】

论厥证的病机和特征。

【辨脉证】

凡四肢厥逆者,均是阳气不得布达所致,所以临床症见手足逆冷。阳气的敷布取决于人体气机的流畅,阴阳的调和。气血阴阳亏虚,以及痰瘀气滞外邪等阻滞,均会打破机体阴阳平衡,进而影响阳气敷布。因而厥证病机可概括为"阴阳气不相顺接"。

【论治疗】

正气亏虚,邪气阻滞,均导致阴阳气不相顺接,出现四肢厥。临证辨阴阳是根本,需辨清寒热虚实再随证治之。

第四节 第338～357条

【导读】

本节共20条，主要论述厥阴病诸厥证治及转归。种种厥证，病机不同，相应的脉证各有特点，临证时必须详辨。

【原文】

伤寒，脉微而厥，至七八日肤冷，其人躁无暂安时者，此为藏厥[1]，非蛔厥[2]也。蛔厥者，其人当吐蛔。今病者静，而复时烦者，此为藏寒，蛔上入其膈，故烦，须臾复止。得食而呕，又烦者，蛔闻食臭出，其人常自吐蛔。蛔厥者，乌梅丸主之。又主久利。（338）

乌梅丸方

乌梅三百枚　细辛六两　乾薑十两　黄连十六两　当归四两　附子六两（炮，去皮）蜀椒四两（出汗）　桂枝（去皮）六两　人参六两　黄蘗六两

上十味，异捣筛，合治之，以苦酒渍乌梅一宿，去核，蒸之五斗米下，饭熟捣成泥，和药令相得，内臼中，与蜜杵二千下，丸如梧桐子大。先食饮服十丸，日三服，稍加至二十丸。禁生冷、滑物、臭食等。

【挈要】

论脏厥与蛔厥的鉴别及蛔厥的主治。

【释字词】

①藏厥：藏通脏，藏厥即脏厥，指因肾中真阳大虚而致的四肢厥冷。

②蛔厥：因蛔虫窜扰阻滞，气机逆乱而致的四肢厥冷。

【辨脉证】

本条可分为三段。第一段："伤寒脉微而厥……非蛔厥也"，论脏厥的脉证。其人阳气衰微，故脉微，四肢厥冷，可能冰冷至肘膝。病经七八日后，阳气不得来复，进一步虚损，故见周身肌肤皆冷。阳虚欲脱，故病人呈现躁扰不宁之象。总之，如此脏厥为阳气虚极，病情十分危险，预后不良。

第二段："蛔厥者……其人常自吐蛔"，论蛔厥的证候及与脏厥的鉴别。蛔厥证是因蛔虫内扰阻滞气机所致。蛔虫的产生本因肝郁不疏，脾胃运化不足，致机体湿热氤氲所致；而蛔虫生成为有形之物后，进一步加重了气机的阻滞，肝脾疏泄运化更为不利。所以说蛔虫既是病理产物，同时也是致病因素，它的出现提示邪气逐渐加重，由量变为质变。所以患者患蛔虫是有一定基础的，故有"其人常自吐蛔"之表现。蛔虫不安于下而上扰膈，邪阻甚于上，故症见

心烦、呕吐，甚则伴有剧烈的上腹痛。如果蛔虫安静未阻扰气机，则心烦、疼痛等症可自行缓解。进食则因饮食之气味引发蛔虫扰动，致心烦、呕吐等症复出。蛔厥与脏厥均可出现手足厥冷，但蛔厥时静时烦、时作时止，与进食有关，在虚的基础上，可见邪气阻滞的一面；而脏厥周身肌肤寒冷，躁烦不安，脉微，呈现一派虚寒之象。蛔厥证的治疗当清上温下、安蛔止痛，方用乌梅丸。

第三段："蛔厥者……又主久利"，提出乌梅丸不仅能够治疗蛔厥，还可治疗久利。

【论治疗】

《温病条辨》说乌梅丸"酸甘辛苦复法，酸甘化阴，辛苦通降，又辛甘为阳，酸苦为阴"，是寒热刚柔同用，为"治厥阴，防少阳，护阳明之全剂。"乌梅丸现代研究较多，对治疗胆道系统疾病、胃肠疾病如胆道蛔虫病、胆石症、胆囊炎、慢性结肠炎、慢性腹泻、溃疡性结肠炎、胃痛等疗效较佳。另外乌梅丸加减化裁，临床还用于治疗正气虚弱、寒热错杂之崩漏，但应以炮姜易干姜。

【践行案例】

病案：蒲辅周验案[1]

王某，男，47岁。慢性腹泻已3年，常有黏液便，大便日3～5次，常有不消化之物。大便化验有少量白细胞；于某医院乙状结肠镜检查为肠黏膜充血、肥厚；钡餐检查显示慢性胃炎。近年来腹泻加重，纳呆，腹胀，体重下降10余斤。半年来，心悸逐渐加重，伴有疲乏无力，查心电图为频发室性期前收缩，有时呈二联、三联律，服西药及中药活血化瘀之剂未效。脉沉细而结，舌尖边略红，苔灰。证属久利，肠胃失调，厥气上逆，心包受扰。治宜酸以收之，辛以温之，苦以坚之，拟乌梅汤加味。

处方：乌梅3枚，花椒4.5g，黄连6g，干姜4.5g，黄柏6g，细辛3g，党参9g，当归6g，桂枝6g，制附片6g，炙远志4.5g。

服5剂药后，食欲大振，大便次数减少，黏液消失，心悸减轻，睡眠亦见好转。又服7剂，大便已成形，每日1次，复查心电图亦转正常。随访2年余，未再犯病。

按：从患者腹泻数年，泻下不消化物，体重下降，乏力，脉沉细结来看，病呈渐进性消耗，正气不足，当属阴证。但细辨患者又有心悸，舌尖边略红，似又挟有木火乘心，如"气上撞心"表现，故蒲老用乌梅丸取效，且久病腹泻，脾胃已弱，故小量以助之。对此类症临床还宜细辨，如舌苔黄腻，或可用半夏泻心汤；如热象不甚，或可桂枝加龙骨牡蛎汤。

1　薛伯寿. 乌梅丸的临床应用 [J]. 中医杂志，1982，（1）：50.

【原文】

傷寒熱少微厥，指頭寒，嘿嘿不欲食，煩躁。數日小便利，色白者，此熱除也。欲得食，其病為愈。若厥而嘔，胸脅煩滿者，其後必便血。（339）

【挈要】

论热厥轻证向愈及变证。

【辨脉证】

热邪轻微，故厥证表现仅为指头寒，热扰心胸，胃气不振，故见嘿嘿不欲食，烦躁。病经数日，或治疗或未治，而见小便清长且欲饮食，此为邪热得退，故病向愈。如果热邪不退反而加重，故可见厥更深，热不仅扰动胸膈，更下陷入胃肠，故可见呕吐，胸胁烦满，甚者热迫肠出现便血。

【原文】

病者手足厥冷，言我不結胸，小腹滿，按之痛者，此冷結在膀胱關元也。（340）

【挈要】

论下焦寒厥。

【辨脉证】

病患手足厥冷，还见小腹喜温畏寒，满胀不适，小便清长，苔白脉沉迟，甚者细弱，但无胸闷脘痞等症，病属下焦肾阳虚寒凝。

【论治疗】

治疗可参照第343条所言，"灸厥阴"，可予艾灸行间、章门、太冲、大敦等穴，配合任脉关元、气海等，以回阳消阴。

【原文】

傷寒發熱四日，厥反三日，復熱四日，厥少熱多者，其病當愈。四日至七日，熱不除者，必便膿血。（341）

【挈要】

论热多厥少之病退及变证。

【辨脉证】

发热四日，厥反三日，热多于厥，阳复者生，故其病向愈。但如热盛不退，阳复太过，内迫胃肠，伤及血分，欲以泄热，故见便脓血。

【原文】

傷寒厥四日，熱反三日，復厥五日，其病為進。寒多熱少，陽氣退，故為進也。（342）

【挈要】

论厥多热少之病进。

【辨脉证】

如厥四日，而热仅三日，厥多于热，寒多热少，阴盛阳退故为病进。

【原文】

伤寒六七日，脉微，手足厥冷，烦躁，灸厥陰，厥不還者，死。（343）

伤寒發熱，下利厥逆，躁不得卧者，死。（344）

伤寒發熱，下利至甚，厥不止者，死。（345）

伤寒六七日不利，便發熱而利，其人汗出不止者，死。有陰無陽故也。（346）

伤寒五六日，不結胸，腹濡，脉虚復厥者，不可下。此亡血，下之，死。（347）

【挈要】

论厥阴阴盛阳亡死证。

【辨脉证】

上述五条讨论了厥阴病死证，第343条伤寒六七日，病情持续一段时间，如此时见阳复则病向愈。但患者脉微、手足逆冷，烦躁等，乃一派阳虚阴盛之象，此时灸厥阴经络之穴，助阳气生发，但灸后肢冷不减，阳气不复者，就十分危险了，故曰死。

第344条伤寒病至厥阴而见下利，四肢逆冷明显，为阳虚阴盛证。若见发热，神清，厥利渐止，则为阳复病渐愈之佳兆。但本条除见发热，又有"躁不得卧"，提示此发热不是阳复，而是阴盛格阳，病情危重，故曰死。

第345条发热、下利，厥逆并见，与上条"伤寒发热，下利厥逆"证候以及病机都相同。发热由阳微阴盛，阳气外越所致的假热真寒；厥逆、下利为阳微阴寒独盛。本条"下利至甚""厥不止"，厥与利都较上条严重，乃阴液已竭，阳无所附，阴竭阳脱，阴阳离绝之候。

第346条病属阳微阴盛下利，阴盛格阳发热，伴见汗出乃亡阳之兆，即"有阴无阳故也"，故属死证。

第347条伤寒病久，如为阳证，若邪陷胸膈则为结胸，若邪结阳明肠腑则成腑实，但条文中点明了"不结胸"，且"腹濡"，而非阳明腑实证之腑硬满，排除了阳明腑实证，从"脉虚复厥"可知此证属虚，乃气血虚少，脉来运行无力，四肢失于温养则厥。阴血虚少，脉道失于濡养，临证常见大便燥结难下，所谓血虚便秘，阴虚便秘。治疗是只能养血益气，润燥通便，而禁用攻下，若误用攻下，气随液脱，可致死证。

【论治疗】

第 343～346 条所论病证皆属于有阴无阳，阳气将亡，治疗若单用汤药未必能起速效，因此可内服通脉四逆汤或通脉四逆加猪胆汤的同时，还可以配合外治灸法，灸厥阴，急救以回阳，散阴寒以复阳气，穴位选择可参照第 340 条所论。第 347 条血虚、阴虚便秘，治疗可参《伤寒论今释》"血燥津伤，便秘且厥，宜地黄苁蓉附子同用"。

【原文】

發熱而厥，七日下利者，為難治。（348）

【挈要】

论病下利阳不得复为难治。

【辨脉证】

厥阴病厥热胜复是邪正进退，阴阳消长的病理反应。发热多为阳复之机，一般多伴有厥还利止。本条发热与厥逆、下利同见，可见此发热不是阳回之象，而是阴盛格阳，阳气欲从外脱之势。所以"难治"。

【论治疗】

此证虽言"难治"，但病机明确，仍当积极处治，因证属阴寒内盛，虚阳外越。治疗当回阳救逆，破阴回阳，可用通脉四逆汤加猪胆汁汤等方随证治之。

【原文】

傷寒，脉促，手足厥逆，可灸之。（349）

傷寒，脉滑而厥者，裏有熱，白虎湯主之。（350）

手足厥寒，脉細欲絶者，當歸四逆湯主之。（351）

當歸四逆湯

當歸三兩　桂枝三兩（去皮）　芍藥三兩　細辛三兩　甘草二兩（炙）　通草二兩　大棗二十五枚（擘，一法，十二枚）

上七味，以水八升，煮取三升，去滓。温服一升，日三服。

若其人内有久寒者，宜當歸四逆加吳茱萸生薑湯。（352）

當歸四逆加吳茱萸生薑湯

當歸三兩　芍藥三兩　甘草二兩（炙）　通草二兩　桂枝三兩（去皮）　細辛三兩　生薑半斤（切）　吳茱萸二升　大棗二十五枚（擘）

上九味，以水六升，清酒六升和，煮取五升，去滓。温分五服。一方，水酒各四升。

大汗出，熱不去，内拘急①，四肢疼，又下利厥逆而惡寒者，四逆湯主之。（353）

大汗，若大下利而厥冷者，四逆汤主之。（354）

病人手足厥冷，脉乍紧②者，邪结在胸中，心下满而烦，饥不能食者，病在胸中。当须吐之，宜瓜蒂散。（355）

伤寒厥而心下悸，宜先治水，当服茯苓甘草汤，却治其厥。不尔，水渍入胃，必作利也。（356）

伤寒六七日，大下后，寸脉沉而迟③，手足厥逆，下部脉④不至，喉咽不利，唾脓血，泄利不止者，为难治，麻黄升麻汤主之。（357）

麻黄升麻汤方

麻黄二两半（去节） 升麻一两一分 当归一两一分 知母十八铢 黄芩十八铢 萎蕤十八铢（一作菖蒲） 芍药六铢 天门冬六铢（去心） 桂枝六铢（去皮） 茯苓六铢 甘草六铢（炙） 石膏六铢（碎，绵裹） 白术六铢 干姜六铢

上十四味，以水一斗，先煮麻黄一两沸，去上沫，内诸药，煮取三升，去滓。分温三服，相去如炊三斗米顷，令尽，汗出愈。

【挈要】

论诸厥证治。

【释字词】

①内拘急：内当指腹中，尤其少腹多见。拘急即痉挛抽搐状。

②脉乍紧：脉来紧束，左右弹指。提示邪气阻滞，尤其寸脉明显，更是上焦邪盛。如《金匮要略·腹满寒疝宿食病脉证治》云："脉紧如转索无常者，有宿食也。"

③迟：为脉来缓慢，一息不足四至。因为气血弱，或为邪阻；若为寒阻，多有紧象。

④下部脉：寸关尺三部，指尺脉；全身上下，指足部趺阳、太溪脉。

【辨脉证】

第349、353、355三条均讨论了寒厥证治。第349条厥伴"脉促"。脉促可主阳虚证，如"脉促胸满者"（第22条），脉促也可主热证，如"利遂不止，脉促者"（第34条）。若此条"脉促"主热证，其脉促是因为阳热盛于里，鼓动气血运行旺盛，可见促而有力之脉象。因阳热独盛于内，迫阴于外，反见手足厥冷。当然必当伴见烦渴引饮及尿黄短少便干等热证，禁用灸法，治当遵350条，辛寒折热。故结合本条明言"可灸之"可以确定本条病证非热证而是虚寒证。阳虚阴盛，阳气奋起抗争，脉象呈促而无力之象。阳虚不能温达四末，故手足厥逆。

第353条"大汗出，热不去"知非太阳表证。未见烦渴引饮，腹满便秘，排除病在阳明。结合"四肢疼，又下利厥逆而恶寒"可以判断，此证实为阳虚寒

内盛,阳亡于外,真寒假热,大汗出系阳亡于外,真阳外脱之危证,四肢经脉失于温煦濡养,所以四肢疼,厥逆,恶寒。

大汗大下,均耗伤阳气。第354条大汗、大下利后见厥冷,说明阳气已衰。正如《伤寒论本义》"阴寒在内,阳气在外,则通而为汗;阳气在上,阴气在下,则陷而为利"。本条大汗属于阳亡于外,而下利而厥冷,则是阳亡于内,阴盛于里。

第350条讨论热厥证治,"脉滑而厥",其脉当滑数有力,口渴,但无腹胀满,大便燥结等阳明腑实证,故此证为阳热郁闭,气机不畅而致厥。故谓"里有热"。

第351、352条讨论血厥证治,素体厥阴肝血不足,恶受寒邪,气血因寒凝而运行不畅,四肢失于温养,故见四肢厥寒。气血不足,不能充盈血脉,则脉细欲绝。若寒滞肝脉,积于少腹日久,见少腹冷痛,或素体胃虚有寒,或肝胃俱寒见呕吐涎沫,胃脘或少腹冷痛。血厥证除上述见症外,还多伴有肢体或腰、身疼痛如刺,或寒疝疼痛,妇女可见月经衍期,经行量少、色黯不畅,腹痛等,虽四肢不温,但多无明显畏寒,更无身虚寒证见症。本证血虚为本,感寒为标。

第355条讨论胸中痰实致厥证治。有形邪实积于胸中,胸阳阻滞,气机闭郁,阳气不能达于四末,故手足厥冷。虽脉紧,但外无恶寒、身痛等寒邪束闭之症,需考虑内有痰涎或食积等有形之实邪阻滞于胸中。邪阻胸中,胸阳不展,郁闭而烦,且见心下胀满,温温欲吐,饥而不能食,食之更胀满。

第356条讨论水停心下致厥证治。因水停于胃脘,胸中阳气受水饮所阻,不能通达四肢,故外见四肢厥逆,水饮变动不居,上凌心阳则"心下悸"。

第357条讨论邪气内陷,阳郁致厥证治。伤寒六七日,因大下,津液损伤,邪气内陷,阳郁不伸,气血因之运行不畅,所以"寸脉沉而迟"。误下后伤阴,虚热上扰,肺气郁闭则咽喉不利;邪热灼伤血络则唾脓血。误下导致气阴亏虚于下,上焦郁热不能透达,故"下部脉不至"。下法损伤脾阳,运化不利,故"泄利不止"。此证寒热虚实夹杂,阳郁于内,阴阳之气不相顺接,故"手足厥逆"。

【论治疗】

寒厥病机核心为阳虚阴盛,治当遵温阳散寒之大法。以"四逆辈"缓中治之。轻者以四逆汤回阳逐寒,病情严重者,可用通脉四逆加猪胆汁汤或白通加猪胆汁汤回阳救逆,益阴回阳。除服用四逆辈内治外,还可参照第349条,配合灸法,以温经通阳,具体穴位可选用百会,关元、气海等穴,扶阳固本,祛散阴寒。

血厥当用当归四逆汤养血活血,温通经脉。对于寒滞肝脉,积于少腹日久者，可用当归四逆加吴茱萸生姜汤，在养血活血，温通经脉的基础上，暖肝温胃，散寒止呕，并加清酒通经脉，和气血以助药力之行。对于合病少阴阳虚者，可酌加附子、干姜以进一步增强温散力量。临床上腰部椎管狭窄、围绝经期综合征、雷诺病、阳痿、痛经、阴缩等证属血厥者，多按此论治。

至于痰厥，本《素问·阴阳应象大论》"其高者，因而越之"的原则，故用瓜蒂散涌吐痰实。药用瓜蒂、赤小豆、香豉。其中瓜蒂为葫芦科植物甜瓜果蒂，苦寒有毒，性升而涌吐，去膈上痰涎宿食。赤小豆味酸，功能利水消肿，通气健脾。香豉辛甘，轻清宣泄，可增加涌吐之力，又能健胃助消化。三药合用，重以涌吐祛邪，兼以健脾。本方药力峻猛，虚人禁用，临床应用中病即止。

水停心下致厥者，因水停中焦，阳被阴抑，当先用茯苓甘草汤温胃通阳散饮。若不先治水，水饮不去，顺势下趋肠道而下利，中阳进一步受损而致寒水停聚更甚。所以，第356条明示宜先治水，后治其厥。

对于邪气内陷，肺热脾寒，阳郁致厥证，用麻黄升麻汤清上温下，育阴扶阳，发越郁阳，滋阴和阳。麻黄升麻汤以麻黄汤为主，辅以升麻、桂枝，取其辛温发散，发越内陷之阳邪。以石膏、黄芩、知母清肃上焦肺热。以桂枝、干姜温中通行阳气，以葳蕤（即玉竹）、天冬、白芍、当归养血滋阴。茯苓、白术、甘草补脾益气。全方药味多，但用量小，麻黄、升麻的用量则相对偏大，利于发散郁阳。全方以宣发升散，交通阴阳为主。服药后通过宣散汗出，既使内陷之邪得以外透，又使表里上下阳气得以通达，故方后注明"汗出愈"。

【践行案例】

病案：胡天成医案[1]

曾某，男，56岁。1989年6月10日初诊。

自诉：手足冰凉，腰腿冷痛半年，服药针灸皆不验。观其人面色无华，形瘦体弱，腰背弯曲，步履蹒跚，时值夏令，却身穿皮衣皮裤，问其何故。答曰：不如此则腰腿冷痛尤甚。平素喜食热饮，胃纳尚可，二便自调，舌淡紫，苔白，脉沉无力。《伤寒论》云："手足厥寒，脉细欲绝者，当归四逆汤主之。""若其人内有久寒者，宜当归四逆加吴茱萸生姜汤。"遂宗该方加减。

处方：当归15g，桂枝10g，白芍15g，北细辛10g，附片30g（另包先煎），干姜6g，黄芪30g，乳香12g，没药12g，川牛膝12g，通草6g，大枣12g，炙甘草10g。

4剂，水煎服，每日1剂。

二诊：病员自述服药4剂后手足冷好转，腰腿痛亦减轻，别无不适，效不更方，原方再进6剂。

1　杨殿兴，罗良娟，邓宜恩，等. 四川名家经方实验录[M]. 北京：化学工业出版社，2006：311.

三诊：患者已不穿皮衣皮裤，改穿单衣单裤了，自述疼痛大减，腰背稍直，走路稍跛。据此改用独活寄生汤加减调理半月余，疼痛消失，腰背伸直，行走如常。

按：本案系血虚寒阻之痛痹，且内寒明显，治当养血通脉，温经散寒止痛，故在当归四逆汤治疗基础上，加附片、干姜以加强温经散寒止痛功效，还加黄芪益气温阳，加乳香、没药、川牛膝等活血行气止痛，诸药配伍，则阳气足，阴血充，陈寒散，经脉通，则手足温，痹痛自除。尤其方中细辛用至10g，确为胡老医经验之谈。

第五节　第358～375条

【导读】

本节共18条，重在辨治下利。论述了下利先兆、寒格下利、下利顺逆及预后、各种下利证治。

【原文】

傷寒四五日，腹中痛，若轉氣下趣①少腹者，此欲自利也。（358）

【挈要】

论下利的先兆。

【释字词】

①转气下趣：趣（qū，音区）。"趣"同"趋"。病人自觉腹中有气从上至下行，抵达少腹。

【辨脉证】

伤寒四五日，寒邪凝滞，肝失疏泄，肝脾不调。脾主大腹，脾络失和，则腹痛。气机失调，故而腹中胀气肠鸣，脾虚气陷，所以"转气下趋少腹"，转气、肠鸣伴腹痛，随之下利，一般泻后转气腹痛缓解。

【论治疗】

"腹中痛，若转气下趋少腹者"属虚寒性下利先兆。治疗以温中健脾为主，可用理中汤。

临床上亦可见到热利出现转气下趋少腹，热利常伴发热、口渴、肛门灼热感，泻下臭秽，且小便短少而黄，舌红苔黄，脉数等，临证时需鉴别。

【原文】

傷寒本自寒下①，醫復吐下之，寒格②，更逆吐下，若食入口即吐，乾薑黄

芩黄连人参汤主之。(359)

乾薑　黄芩　黄連　人参各三兩

上四味,以水六升,煮取二升,去滓。分温再服。

【挈要】

辨寒格吐利证治。

【释字词】

①本自寒下:病人原有中阳不足虚寒性下利。

②寒格:寒邪格热于上,以致饮食入口即吐的证候。

【辨脉证】

中阳不足虚寒性下利患者,被医生用吐和下法误治,致脾阳更虚,寒邪阻格,致使脾胃升降失和而呕吐、腹泻,而在外之邪化热内陷,形成膈热中虚,上热下寒,寒热格拒,发生呕吐。总而言之,脾阳虚寒,失其健运,寒湿下注而见下利,形成上热下寒,吐利并作之势,仲景称之为"寒格"。

【论治疗】

本证上热下寒,寒热相格,治疗当清上温下,辛开苦降,方用干姜黄芩黄连人参汤。干姜辛热,温中助阳,祛寒止利,黄芩、黄连清上热,使胃气降而止吐,吐泻伤津耗气,故用人参养阴益气生津。全方寒热并用,辛开苦降。

【原文】

下利,有微热而渴,脉弱者,今自愈。(360)

下利,脉數,有微热汗出,今自愈。設復緊,為未解。(361)

【挈要】

辨虚寒下利自愈和未解的脉证。

【辨脉证】

厥阴虚寒下利多伴恶寒蜷卧、肢厥等一派阴寒之象,如第360条,若下利伴微热而渴,则提示阳气来复。结合"脉弱"既可知此证有正气不足,同时也可知此证邪气衰退,故可自愈。

第361条承接前一条,提出虚寒下利阳复自愈也可见"脉数,有微热汗出""脉数"提示阴邪退却,阳气来复,"有微热汗出"而非大热、大汗出,说明阳复未见太过势,所以有自愈之机。若脉"复紧",提示里寒聚集,阳气为阴邪所困,病难有自愈之机,故曰"未解"。

【论治疗】

临床上,虚寒证邪去阳复微热可表现为全身变热或发热、手足变暖,也可能表现为脉数、口干、口苦、口渴欲饮水等热象。此时当嘱咐患者注意饮食清淡，静待脾胃恢复。也可以用四君子汤、参苓白术散等健脾益气，益胃生津，帮助身体尽快恢复。若阳复太过，其热当比微热更盛，另按热证随证治之。

【原文】

下利，手足厥冷，無脉者，灸之不温，若脉不還，反微喘者，死。少陰負趺陽①者，為順也。（362）

【挈要】

下利无脉危候的预后。

【释字词】

①少阴负趺阳：少阴，指太溪穴，即足内踝后凹陷动脉搏动处，可以反映肾气的强弱。趺阳，指足背冲阳穴，中趾次趾间上行五寸。"少阴负趺阳"即太溪脉小于冲阳脉。

【辨脉证】

"下利，手足厥冷，无脉者"属真寒假热之格阳证。阳气衰微，四末失于温养而手足厥逆；阴盛于下，下注则下利；正气衰微，气血鼓动无力，故见"无脉"。

【论治疗】

此病证危重，内服汤剂难达急救之功，故仲景主张灸法急救回阳。穴位可随证选取百会、气海、关元、大敦、太冲等。灸后手足转温，提示阳气来复，尚有一线生机，可后续内服通脉四逆加猪胆汁汤等。

若灸后手足不温，"脉不还"，则说明阳气衰微之极，若伴"微喘"则提示病至气脱，病势险恶，故曰"死"。

临床面对如此重证，可根据趺阳脉和太冲脉，判断胃、肾之气有无或强弱，并可以此判别病证顺逆。若太溪脉力小于趺阳脉，说明胃气尚存，病仍可救治，故曰"为顺"。反之则胃气已绝，病证难于救治，为逆，强调了保胃气在疾病救治中的重要意义。

【原文】

下利，寸脉反浮數，尺中自濇者，必清①膿血。（363）

【挈要】

论阳复太过伤及阴血，化腐成脓便脓血证。

【释字词】

①清：通圊。动词，便下。

【辨脉证】

虚寒性下利，出现寸浮数的脉象，提示阳复，病情有向愈机转。本条寸脉浮数为热盛,尺脉涩则提示阴血壅滞,为里热炽盛,伤及阴血所致。热邪伤及阴血,化腐成脓,故多伴"清脓血"症。

【论治疗】

厥阴下利,阳复太过便脓血证。当查考阳复太过所致邪热壅滞于何经,损伤气血到什么程度,白头翁汤、黄连阿胶汤、黄芩汤等可随证选用。

脉数无力,是虚证,还要结合兼症分辨是阳虚、阴虚。阳虚可用桃花汤(第306条)温涩止利;阴虚,可用白头翁加甘草阿胶汤(《金匮要略·妇人产后病脉证治》)。

【原文】

下利清谷①,不可攻表,汗出必胀满。(364)

【挈要】

论下利清谷兼表证禁用发汗。

【释字词】

①清谷:泻下完谷不化。

【辨脉证】

下利清谷,乃火不暖土,脾肾阳虚之征。病在里,不可发汗。即使有表证未解,也不可单用发表出汗;因为里虚,里阳不足,若再汗法伤阳,致里虚更甚。不仅清阳不升,下利甚,而且浊阴不降,致腹部胀满。正所谓"清气在下,则生飧泄;浊气在上,则生膜胀"(《素问·阴阳应象大论》)。

【论治疗】

下利清谷兼表证发汗后,下利腹胀满证如何治疗?可参照第372条"下利腹胀满,身体疼痛者,先温其里,乃攻其表,温里宜四逆汤,攻表宜桂枝汤"。

单纯"下利清谷",腹泻,完谷不化,病在太阴、少阴,肠道虚寒,阳虚寒盛,可以考虑用理中汤、四逆汤等,温阳逐寒,固肠止泻。

【原文】

下利,脉沉弦者,下重也;脉大者,为未止;脉微弱数者,为欲自止,雖發熱,不死。(365)

【挈要】

根据脉象判断肝经郁热下迫肠道下利之轻重及预后。

【辨脉证】

"下利,脉沉弦者,下重"病属厥阴热利。因厥阴肝经郁热下迫肠道,气机不畅则下利,下重即下利灼热伴肛门重坠。脉沉弦乃厥阴肝经郁热之征。

若厥阴热利见脉沉弦而大,提示邪热炽盛,病势正盛,下利不止。若厥阴热利见脉弱而数,即脉沉弱而数,表明热势衰减,正气渐复,可推测下利将自止,故曰"虽发热,不死"。

【论治疗】

本条重在讨论临证根据脉象判断肝经郁热下迫肠道下利之轻重及预后,关于肝经郁热下迫肠道下利治疗可参照第371条:"热利,下重者,白头翁汤主之"。具体治法方药后续详述。

【原文】

下利,脉沉而迟,其人面少赤,身有微热,下利清谷者,必郁冒①汗出而解,病人必微厥。所以然者,其面戴阳②,下虚故也。(366)

【挈要】

论下利戴阳轻证,阳回从郁冒汗出而解。

【释字词】

①郁冒:指病人头目昏眩。

②戴阳:指面部潮红,面红如妆,为阴盛阳越所致的真寒假热证。

【辨脉证】

本条之下利清谷,脉沉而迟,是阴盛阳衰,寒盛于里。其"面少赤,身有微热"为虚阳热越于上之戴阳证。一个"少"字和一个"微"字则点明了本证虽重为戴阳证,但阳虚而不危,真阳尚未尽格于外,阴寒之势有减,为戴阳之轻证,阳虚危证多为面赤更盛或见"身大热"。而且本条四肢厥冷不重,多表现为"微厥"。

上述种种症状表明了本病证阳气渐复,阳气有与阴邪抗争之机,正邪交争之时,病人自觉头晕目眩,视物不清。若正盛邪却,阳气通达,驱邪于外,随汗而解,所以病可"郁冒汗出而解"。

【论治疗】

本证属于阴寒内盛于下,虚阳上越的戴阳轻证。当阳气来复则有自愈之机。临床当积极用药治疗,可酌情选用白通汤或白通加猪胆汁汤治疗。

若病证属格阳重证,则可参照第317条:"少阴病,下利清谷,里寒外热,手足厥逆,脉微欲绝,身反不恶寒",以通脉四逆汤破阴回阳,通达阳气以急救欲脱之阳。

【原文】

下利,脉数而渴者,自愈;设不差,必清脓血,以有热故也。(367)

【挈要】

论虚寒下利阳复转归的两种情况：阳复自愈证和阳复太过便脓血证。

【辨脉证】

厥阴虚寒下利，见"脉数而渴"，这是阳气来复，阴证转阳，有自愈之机，故曰"自愈"。若阳复之后，脉数不解，口渴不除，则阳复太过，病不愈反而火化灼伤阴络，化腐成脓，故"必清脓血"。

【原文】

下利後，脉絕①，手足厥冷，晬時②脉還，手足溫者生，脉不還者死。（368）

【挈要】

论下利脉绝证转归。

【释字词】

①脉绝：即脉微欲绝，脉伏而不见之脉。

②晬时：即一昼夜，又称周时。

【辨脉证】

"下利后，脉绝"提示下利在前，脉绝在后。属于暴病剧烈腹泻，津液大伤，阳随液脱的气液两伤重证。由于新病，病证突出表现在病势急，难以断定其为必死之证。

临床可通过观察晬时后阳气来复与否来判断预后。若一昼夜后手足转温，脉还，是阳复有生机之象；反之，一昼夜后，厥不止脉不还，则属于气液两脱，阳衰殆尽的危候。

【论治疗】

本条讨论的重点是急性暴泻致虚的脉绝，手足厥逆。类似于临床所见之吐泻所致的脱水证，虽病似阳气虚衰重证，但这类病证临床多可见晬时之后阳气来复，手足转温，病势趋于平缓。也正因此，仲景提出"晬时脉还，手足温者生"的预判。这与久病下利清谷，出现四肢厥冷、脉微欲绝有区别，若属于后者，病属阳衰殆尽，危势危急，临床难有晬时脉还之机，处理上绝不能拖延，当急救回阳，通脉四逆加猪胆汁汤、白通加猪胆汁汤等酌情选用。

【原文】

傷寒，下利日十餘行，脉反實者，死。（369）

【挈要】

论伤寒下利，正虚邪实之死证。

【辨脉证】

伤寒下利日十余次，里虚至甚，体内气液俱伤，阴阳两亏。此正虚之证，顺证当见脉沉细微弱之虚脉，脉证相应。"脉反实"实属反常，提示邪气盛实，正不胜邪，胃气败绝，故仲景断为"死"。

【论治疗】

本证正是"至虚有盛候"，属于真虚假实证，临床凡见此象，多预后不良。临床处置急当救里，回阳救逆，可用下方通脉四逆汤，作下利阳虚阴盛的治疗方案。

【原文】

下利清穀，裏寒外熱，汗出而厥者，通脉四逆湯主之。（370）

【挈要】

论虚寒下利重证治。

【辨脉证】

下利清谷提示脾肾阳气虚衰，阳失温煦之职，故见四肢厥逆，阴寒盛于内，格弱阳于外，故"里寒外热"，真阳欲脱而见假热之象"汗出"。病证总的病机属于阴盛于内，格阳于外。

【论治疗】

本条之下利清谷、肢厥、汗出，是阴寒内盛，阳气大虚，阳气将亡的真寒假热证。与第 317 条"少阴病，下利清谷，里寒外热，手足厥逆，脉微欲绝，身反不恶寒，其人面色赤。或腹痛，或干呕，或咽痛，或利止脉不出者，通脉四逆汤主之"相同。故用通脉四逆汤通达内外之阴阳，以挽救欲脱之阳气。

【原文】

熱利下重①者，白頭翁湯主之。（371）

白頭翁湯方

白頭翁二兩　黄蘗三兩　黄連三兩　秦皮三兩

上四味，以水七升，煮取二升，去滓。温服一升，不愈，更服一升。

【挈要】

论厥阴热利证治。

【释字词】

①下重：下利里急后重。

【辨脉证】

本条点明是厥阴病热利，且下利伴有肛门坠胀感，里急后重。厥阴热利乃由肝经郁热下迫大肠,从而表现为肠道湿热下利,肝经郁热,气机不畅,又因湿重浊黏腻,故而患者下利不爽而见里急后重。又因肝主藏血,若肝经郁热内迫血分,灼伤血络,化腐成脓,又可见下利带脓血。故而肝经郁热下迫肠道的湿热下利以"热利、下重、便脓血"为重要诊断依据。除此之外,临床尚可见到口渴喜冷饮、口苦、心烦、小便短少而黄、肛门灼热等湿热下迫之象。

【论治疗】

本证病机病位在肝,症状病位在肠道,治疗当肝肠同治,清肝热,除肠道湿热兼凉血止利,方用白头翁汤,用白头翁为主药,清热凉血以止腹痛,黄连、黄柏清热燥湿,止利而调和肠胃。秦皮苦寒,清热凉肝,收涩止利。

白头翁汤是治疗热利之祖方,凡下痢赤白,肛门灼痛,舌苔黄根部腻浊,即可使用白头翁汤。若下利之脓血多,腹痛甚又有虚象者,可用遵《金匮要略·妇人产后病脉证治》"产后下利虚极,白头翁汤加甘草阿胶汤主之",以白头翁汤酌加阿胶、甘草,以及旱莲草、槐角等;若用此方治疗急性细菌性痢疾,可加马齿苋等,里急后重突出者,加木香、枳壳,腹痛明显者,加赤芍、白芍及甘草,口渴伤津明显者,加生地、天花粉;若兼发热者,可与葛根黄芩黄连汤合用。

【践行案例】

病案:李斯炽验案[1]

冷某,女,25岁,工人。1972年8月15日初诊。

患者于两天前突然腹中阵痛,频频登圊,排便不爽,里急后重,所下多黏稠脓血,血色鲜红。小便黄涩,身热口渴。8月14日去某医院,诊断为急性细菌性痢疾。诊得两手寸关脉均洪大而数,尺脉涩小,舌质红,苔黄。诊断为热痢,证属肝经湿热下注,方用白头翁汤加味。

处方:白头翁12g,黄连6g,黄柏9g,秦皮9g,金银花炭9g,槟榔3g,木香6g,厚朴9g,枳壳9g,当归9g,白芍12g,甘草3g。服上方2剂后,即告痊愈。

按:痢疾是夏秋最常见的消化道传染病,一般症状为腹痛,里急后重,下利黏液脓血,大便次数增多,便量减少,多伴有恶寒发热,头痛呕吐等。白头翁汤为治疗热痢的第一要方,凡痢证初起,属实属热者,用之效果明显。后世对痢疾的治疗,在《金匮要略》的基础上又有许多发展,如刘河间说:"行血则便脓自愈,调气则后重自除",确属经验之谈。故治痢疾在本方的基础上加入行血调气之药则效果更佳。

---

[1] 杨殿兴,罗良娟,邓宜恩,等. 四川名家经方实验录 [M]. 北京:化学工业出版社,2006:13-14.

【原文】

下利，腹脹滿，身體疼痛者，先温其裏，乃攻其表。温裏宜四逆湯，攻表宜桂枝湯。（372）

【挈要】

本条上承第 370 条，示人下利虚寒证治疗的表里先后顺序。

【辨脉证】

《灵枢·百病始生》："贲响腹胀，多寒则肠鸣飧泄，食不化，多热则溏出糜。"本条下利腹胀满并见，是因为脾胃阳虚，温运失职，寒凝气滞。脾胃阳衰，腐熟和运化失调，故下利见完谷不化。身体疼痛为外兼有表邪，风寒郁闭。本证表里同病，里虚为重。

【论治疗】

本证表里同病，病及少阴为重，故当先治里，仲景主张"先温其里，乃攻其表"。先以四逆汤温里复阳，再以桂枝汤解表。倘若先行发汗攻表，必然会导致亡阳之变。

【原文】

下利，欲飲水者，以有熱故也，白頭翁湯主之。（373）

【挈要】

论厥阴热利证治。

【辨脉证】

本条与第 371 条一样，同属湿热下注，壅滞大肠，肠络损伤，气机壅滞，热伤津液。故见身热，下利赤白，里急后重，肛门灼热，心烦，渴欲饮水等证。

【论治疗】

三阴俱有下利证。自利不渴者，属太阴。自利而渴者，属少阴。唯厥阴下利，属于寒者，下利清谷；属于热者，消渴下利，下重便脓血也。根据其证候和病机，此条之热利，即后世之痢疾，包括了西医学之痢疾病。用白头翁汤清热止利，凉血燥湿，湿去热清，则渴利自解。

【原文】

下利，讝語者，有燥屎也，宜小承氣湯。（374）

下利後更煩，按之心下濡者，為虚煩也，宜梔子豉湯。（375）

【挈要】

此两条论实热下利，热结旁流及厥阴病热利止而余热未清证治。

【辨脉证】

374条"下利""宜小承气汤",可知此下利当属阳明燥屎之热结旁流证。多为"自利清水,色纯清",泻下物臭秽不堪。厥阴病过程中,若厥阴病阳复太过,病从火化,灼伤津液,肠燥津亏而致阳明燥屎内结,逼迫津液下趋旁流,故"下利"。文中"谵语"更是阳明燥热内结的重要依据。临床多伴见腹胀满拒按,口燥咽干,潮热等症,其舌苔黄厚而干,脉沉实。375条"下利后更烦"是"热结旁流"用小承气汤攻下后仍然烦,胃脘按之柔软,说明心下已无燥屎内结,此"烦"乃由无形之热所致,可用栀子豉汤清宣郁热。

【论治疗】

第374条承接上文"热利,下重"进行辨证论治。说明厥阴热利,下重,便脓血者,是肝经湿热下注,当用白头翁汤清热燥湿止利;厥阴热利,臭秽异常,谵语者,以小承气汤通因通用,攻下燥屎。第375条提出若小承气汤通下热结后,利止,腐秽已去,心下按之濡软,无形之热邪留扰而烦实属"虚烦也",后续治疗可酌情采用栀子豉汤清热除烦,宣透无形之郁热。

第六节　第376～381条

【导读】

本节共6条,讨论了厥阴病呕哕证以及类似证证治。

【原文】

呕家有痈脓者,不可治呕,脓尽自愈。(376)

【挈要】

论痈脓致呕禁忌,强调治呕,需治病求本。

【辨脉证】

"呕家有痈脓者"多见于中焦热毒壅盛,灼伤营血,化腐成脓。此为秽浊之物,必借呕吐而排出体外。故而本条呕吐痈脓乃正气排邪反应,此时断不可止呕留邪。

【论治疗】

从治疗角度而言,本条虽未给出具体方药,但点明了痈脓已成,当因势利导,以排脓解毒消痈为主,脓尽呕自止。《伤寒论》桔梗汤、《金匮要略》排脓散、排脓汤亦可酌情选用。后世医家基于此,提出"无论在肺在胃,不离乎辛凉以开其结,苦泄以排其脓,甘寒以养其正"(《伤寒论三注》)。

【原文】

嘔而脉弱，小便復利，身有微熱，見厥者，難治，四逆湯主之。（377）

【挈要】

论阴盛格阳呕逆证治。

【辨脉证】

"呕而脉弱"提示病患正虚气逆，病在里。"小便复利"是下焦虚寒，肾气不固，进而排除此证之呕非水气上冲。"身有微热"而又四肢厥冷，说明病证阳不胜阴，微热乃阴盛格阳之虚阳浮越。病至阴阳格拒，为难治之证。

【论治疗】

仲景主张以四逆汤，破阴回阳，温阳散寒，尤其"以附子散寒，下逆气，助命门之火，上以除呕，下以止小便，外以回厥逆也"（《医宗金鉴·伤寒论注》），阳复则呕利自止。

【原文】

乾嘔，吐涎沫，頭痛者，吳茱萸湯主之。（378）

【挈要】

论肝寒犯胃呕吐证治。

【辨脉证】

厥阴经脉，挟胃，属肝，上贯膈，布胸胁，循喉咙之后，上入颃颡，过目系，上出额，与督脉会于颠顶。寒邪侵犯厥阴，肝寒犯胃，胃失和降，胃中浊阴之邪上逆则干呕吐涎沫，多为清涎冷沫或清稀酸水。浊阴之邪循经上乘阳位，致使厥阴经气不通，故颠顶痛。胃中浊阴导致中阳不能温达四末，病人又可见四肢逆冷或下利等。

【论治疗】

本证为肝寒犯胃，方用吴茱萸汤暖肝温胃、降逆止呕。吴茱萸汤临床适应证：肝胃或胃肠虚寒，有痰水停蓄，症见头顶痛，手指不温，干呕，胸满，胃脘痛，吐涎沫或清稀酸水，舌质不红，苔白滑，脉迟，尿清或腹泻。临床凡属虚寒性之胃痛、吐清水、泛酸，西医学之神经性头痛、梅尼埃病等，辨证为肝胃虚寒者，用本方时还可以加入半夏、陈皮、砂仁、紫苏等，以增强和胃降逆止呕的作用。

【践行案例】

病案：陈学忠验案[1]

朱某，女，27岁。

---

[1]　杨殿兴，罗良娟，邓宜恩，等. 四川名家经方实验录 [M]. 北京：化学工业出版社，2006：275.

反复头痛两年，平均 1～2 周发作 1 次，以头顶部为主，严重时疼痛难忍欲呕，平时畏风怕冷，手足欠温，容易感冒，月经量少。舌质淡，苔白略滑，脉沉细。患者平时工作压力大，思想紧张，头痛发作常服止痛片以缓之。

本案以六经辨证属厥阴头痛，予吴茱萸汤加减。

处方：吴茱萸 8g，细辛 5g，南沙参 30g，半夏 12g，陈皮 15g，川芎 15g，生姜 3 片，大枣 30g，甘草 6g。

服用 3 剂后，头痛即减轻，畏风怕冷、手足欠温等症状都有明显改善，再诊时上方加黄芪 30g，又服 5 剂，病愈，追踪观察半年头痛一直未发作。

按：根据以上症状、体征及病史，辨为寒伤厥阴，浊阴上逆，采取散寒降逆原则。从上可以看出，该病在治疗时并未头痛医头，而是从肝论治，足厥阴肝经之脉上出额，与督脉会于颠，阴寒之气循经上冲，则见颠顶痛；肝寒犯胃，胃失和降，故疼痛难忍欲呕。以温经通脉，散寒降逆之药而治愈。这主要是从整体考虑厥阴寒伤胃，并以此为据进行治疗，所以取得了良好的效果。

【原文】

嘔而發熱者，小柴胡湯主之。（379）

【挈要】

论厥阴病转趋少阳，胆火犯胃呕吐证治。

【辨脉证】

厥阴与少阳相表里，入则厥阴，出则少阳。本条即属厥阴阳气来复，脏邪还腑，转出少阳成为少阳证，故仍从少阳论治。厥阴病主要表现为厥逆、呕吐、下利。本条所论厥阴病阳复，由厥转为发热，是病情由阴出阳；由呕吐下利转为呕，是病由里出表，病情减轻。呕而发热，提示正气有抗邪外出之机，为病由甚转微，由阴转阳，成为少阳证。

【论治疗】

厥阴病，厥热胜复，由阴出阳，脏邪还腑，若见呕、发热等柴胡证表现，用小柴胡汤治疗，既是解少阳枢机，扶正达邪，也是因势利导，宣畅肝胆郁滞。此时的呕和发热，即是一种疾病现象，也是正气来复，驱邪外出之征。

【原文】

傷寒，大吐大下之，極虛。復極汗者，其人外氣怫鬱，復與之水，以發其汗，因得噦。所以然者，胃中寒冷故也。（380）

【挈要】

论误治伤阳，胃寒致哕。

【辨脉证】

病人患伤寒，大吐大下后，正气（脾胃）极为虚弱。又误以大发汗法发其汗，即"复极汗"，但表邪未能尽解，邪郁表不得除。为了祛除表邪，采用服用温水发汗之法，可本证里阳"极虚"，病人多饮（暖）水，必然水饮不化，而停聚上逆，故"哕"。"所以然者，胃中冷故也"点明了本证虽有表邪郁表，但胃气虚寒更为突出，发汗之法不可取。

【论治疗】

关于饮温水发汗之法，《伤寒论》确有应用，《伤寒论》五苓散方后注"多饮暖水，汗出愈"示人服用五苓散后当饮暖水，以助发汗，使表邪从汗而解。但五苓散证以膀胱蓄水为主兼表邪，并无里阳不足。若是里阳虚损，多饮温水不仅难以发汗解表，更有可能因阳不化水而内生水饮之邪，治病发生他变。所以本证"复与之水，以发其汗，因得哕"，出现此变后，可用理中汤加生姜、半夏、吴茱萸，温中散饮止呕。

【原文】

伤寒，哕而腹满，视其前后，知何部不利，利之即愈。（381）

【挈要】

论哕实证诊治思路。

【辨脉证】

哕是由胃气失和，气机不利所致。分虚实两大类：实证由邪气内结，胃气不降，其特点为哕声洪亮，频频作哕；虚证由胃虚气逆，甚至胃气败绝，其特点为哕声低微，良久方哕，腹濡软喜按。

本条"哕而腹满"属于实证，需进一步详察病因，或因小便不利所致，或由大便不通所致。所以需要"视其前后"，查明大小便情况，再确定具体通利之法。

【论治疗】

本条未明确使用某具体方药治疗，但所提出的"知何部不利，利之即愈"的理论指导和实践意义不容忽视。临床上，若因水气停蓄膀胱所致"哕而腹满"，可利其小便，治以化气行水，方可用五苓散类；若因阳明胃肠燥结成实，可通腑泻便以畅达气机，承气汤随证选用。

第七章　辨霍乱病脉证并治

◇ **第一节　概　说** ◇

霍乱是以忽然发生剧烈呕吐下利为主要临床特点的一种急性胃肠疾病。由于本病发生急骤，病情急剧，变起于顷刻之间，犹如挥霍缭乱一样，故将其命为"霍乱"。

仲景著论所讲之霍乱，与《内经》的理论是一脉相承的，他将《内经》的理论结合临床实际运用，创立了一套辨证论治方法，使医者有所遵循，为后世对本病的论治发展奠定了基础。

霍乱本不属于伤寒，但伤寒也可呕吐下利，两者似同而实异，为避免临证发生混淆，需辨明两者异同。因此，《伤寒论》在六经病篇后，列专篇辨治霍乱病。

前边 381 条，仲景按六经分述伤寒的临床表现（证候）和治疗。在此设一霍乱病专篇，其原因有三：一是举霍乱病为例讨论六经辨治（规律），即以霍乱病为例来讨论具体疾病按六经怎样诊治，如何辨病、如何辨证、如何治疗等。二是伤寒与霍乱有极多相似之处，容易混淆，每多误治，仲景设此专篇，一起讨论，以助鉴别。三是仲景继厥阴病之后将霍乱病作为范例，因它来势急骤、变化迅速、挥霍缭乱，有厥阴主风的"善行而数变"的特点；临床以吐利为主要证候，也与厥阴病的木郁乘土的症状类似；霍乱伤在中焦，多伴气机升降失调所致寒热、虚实、表里错杂的兼证，与厥阴病寒热错杂、阴阳混乱的病机相似。

本篇主要论述寒霍乱，对热霍乱和干霍乱未涉及。本篇所说霍乱，是根据发病特点和证候命名，包括的病证范围广泛，包括一切急性呕吐下利之证，与现代医学所称的霍乱不能等同而言。现代医学的霍乱，是《伤寒论》所论霍乱的一部分。

此篇共计 10 条条文，着重讨论霍乱的定义、与伤寒的鉴别诊断、治疗和救逆。

第二节　第382～391条

【原文】

问曰：病有霍亂者何？答曰：嘔吐而利，此名霍亂。（382）

【挈要】

论霍乱病的定义、主症。

【辨脉证】

问：霍乱这种病是什么样子的？答：以呕吐下利为主要临床表现的病证，叫作霍乱。霍乱，这个病名在《内经》中就早已出现。按发病特点命名，它发病急骤迅速，顷刻之间，而致混乱。它的典型表现就是吐利并作，但不是一般的吐利，而是突然出现的剧烈吐泻。其包括了西医的多种急性胃肠炎、甲类传染病霍乱等。

《素问·六元正纪大论》曰："太阴所至为中满，霍乱吐下""土郁之发……呕吐霍乱"；《素问·气交变大论》曰："岁土不及，风乃大行……民病飧泄霍乱。"《灵枢·五乱》曰："清气在阴，浊气在阳，营气顺脉，卫气逆行，清浊相干……乱于肠胃，则为霍乱。"《灵枢·经脉》曰："足太阴之别……入络肠胃，厥气上逆则霍乱，实则肠中切痛，虚则鼓胀。"

结合本条内容和《内经》相关论述可知，本病的病位在胃肠，六经主要属太阴、阳明，发病特点似厥阴，有太阴的症状，有厥阴的速度（善行而数变的特点，阴阳紊乱的特征）。病理特点是"清气在阴，浊气在阳，清浊相干，乱于肠胃"。即邪伤中焦，清阳不升，浊阴不降，清浊相干，乱于肠胃，闷乱吐泻。

【原文】

问曰：病發熱頭痛，身疼惡寒，吐利者，此屬何病？答曰：此名霍亂。霍亂自吐下，又利止，復更發熱也。（383）

【挈要】

论霍乱兼表证。

【辨脉证】

前条明确了霍乱主症以急剧的呕吐下利为特点。多因伤生冷或饮食不结所致，吐下伤中者更易感受外邪，所以霍乱容易合病表证，因此需要与伤寒鉴别以避免混淆。

原文提出"病发热头痛，身疼恶寒，吐利者，此属何病"，就证候而言，"吐利"与"发热头痛，身疼恶寒"同时出现，此证符合霍乱一发病即见吐利的特点。故而自答"此名霍乱"。然而"发热头痛，身疼恶寒"却属于表证，所以"病发热头痛，身疼恶寒，吐利者"属于霍乱兼表证。

霍乱之吐下是一发病即发生，并非失治误治导致，即所谓"霍乱自吐下"。霍乱兼表证，初起上吐下泻居于主要地位，此时表证不突出，一经病势缓解，吐利止后，正气来复，抗邪向外，发热等表证显现，属于正胜邪却，邪有外出之机。

【原文】

傷寒，其脉微濇者，本是霍亂，今是傷寒，卻四五日，至陰經①上，轉入陰必利，本嘔下利者，不可治也。欲似大便，而反失氣，仍不利者，此屬陽明也，便必鞕，十三日愈，所以然者，經盡故也。下利後，當便鞕，鞕則能食者愈，今反不能食，到後經②中，頗③能食，復過一經能食，過之一日當愈。不愈者，不屬陽明也。（384）

【挈要】

论伤寒吐泻与霍乱的不同及其病理转归。

【释字词】

①阴经：指三阴经。

②经：时间单位，六日为一经。经尽，六日或十二日时间已过。

③颇：副词，略微、稍的意思。此处，不作"甚"字解。

【辨脉证】

从"伤寒"至"不可治也"，说明伤寒吐利与霍乱的不同，因而不能混同施治。

"伤寒"指头痛、发热、恶寒、身痛等，由于脉见微涩，微为阳气微，涩为阴血少，微涩脉提示机体津液耗竭，阳气衰微，常发生在霍乱剧烈上吐下泻之后，故而曰"本是霍乱"。但是并非只有霍乱能致此脉象，伤寒亦能。太阳伤寒病至四五日后，邪气转入阴经，发生太阴、少阴或厥阴下利，亦可导致伤精耗气而见微涩脉。临床脉微涩多见于霍乱吐利之后，但伤寒传入阴经的吐利也可以出现。霍乱初起即见吐利，起病突然，且病情急剧。伤寒传入阴经吐利，多病程长，病势缓。因此，两者必须明辨才能无误。

从"欲似大便"至"经尽故也"论述了若能正气来复，霍乱与伤寒同样可以出现由太阴转出阳明向愈。霍乱发病多因寒湿内盛，清浊之气乱于中焦所致。伤寒邪入太阴吐利，亦是寒湿内盛，脾不升清，胃不降浊。两者病机有相似之处，所以只要正气来复，脾阳得复，可实现太阴转出阳明而向愈。

"欲似大便"提示霍乱或伤寒入阴的下利已止，当前仅表现为欲便，即使矢气而出也不伴下利，提示正复邪退。此利止与无物可利的利止截然不同，所谓下结论"此属阳明也"，利止病转属阳明，当大便硬，所以后文接续"便必硬"以明确此证已属阳明。六日为经气运行的一个周期，病或愈或变多在此时，上述病证已由太阴转出阳明，故可通过六日病瘥，再六日正气得复而痊愈。所以"十三日愈，所以然者，经尽故也"。

从"下利后"至"不属阳明也"补叙转入阳明与否之辨。

由于霍乱急剧吐利之后，津液大量耗伤，如果其人胃气尚存，随着正复邪退，则因津伤肠燥，而致大便硬，故云"下利后，当便硬"，但此种便硬，又与邪热伤津所致的胃燥大便硬之实证不同，实际上它是胃气来复的表现，故云"硬则能食者愈"。若属阳明腑实的大便硬，则不能食，临床上当以此为辨，参见阳明病篇第220条，则其义更明。诚然，也有因胃气伤残较甚，也可见反不能食的，但它绝无阳明腑实的潮热、谵语等证候。所以它必须多过几天，待胃气逐渐恢复才能食。故云"今反不能食，到后经中，颇能食，复过一经能食，过之一日当愈"。这又是对当前所说的"十三日愈"的具体补叙和重申。若十三日仍不愈的，那就意味着是胃气衰败不复，此种病人必不能食，这就不属病转阳明，当属另外的问题了。

【原文】

恶寒，脉微而复利，利止，亡血也，四逆加人参汤主之。（385）

四逆加人参汤方

甘草二两（炙）　附子一枚（生，去皮，破八片）　乾薑一两半　人参一两

上四味，以水三升，煮取一升二合，去滓。分温再服。

【挈要】

论霍乱阳虚液脱证治。

【辨脉证】

霍乱急剧吐下后，津液必然大量耗伤，今又见"恶寒，脉微"，则提示阳气亦衰微。若下利不止，则更致津液亡失。假以时日，病至"利止"，此乃津液耗竭，无液可利而利止，津血同源，津液耗竭，血液必然亡失，故称此为"亡血"。

【论治疗】

本证属于阳虚液脱，病情危重，仲景提出治以破阴回阳，益气生津，方用四逆加人参汤。正所谓有形之血（津液），不能速生，无形之阳气所当急固。此方以四逆汤回阳救逆为主，加人参益气固脱，生津养血为辅。方中人参与附子同用，回阳固脱作用更强，后世医家在此基础上变通，炮附子与人参同用，将此药物组合命名为"参附汤"，广泛用于阴阳气血暴脱之证。后又制成针剂使用，疗效肯定。

【践行案例】

病案：胡天成验案[1]

丁某，男，1 岁零 3 个月。

患儿家住农村，身体较弱，20 世纪 70 年代末，中秋节后半月，其家人喂食"麻饼"，导致腹泻，初为不消化物，后泻水样便，因严重脱水，遂入院治疗。其时泻下之物几乎为清水，泻下无度，小便甚少，囟门、眼睛凹陷，神萎肢冷，身热（39.2℃），唇淡红，苔薄白，指纹不显。西医诊为"中毒性消化不良，重度脱水，伴酸中毒，水、电解质紊乱"，行液体疗法。与此同时，中医则按"脾肾阳虚泻"论治，急投桂附理中汤加味。

处方：红参 5g，白术 6g，炮姜 3g，肉桂 3g，附片 9g，赤石脂 15g，煨诃子 5g，炙甘草 3g。

此方服一剂后泻下减少，四肢稍温，身热渐退（37.5℃），效不更方，两剂后泻下止，手足温，身热退。遂以香砂异功散调理几日，痊愈出院。

按：本案小儿因饮食不当而伤中，颇似霍乱。泻下无度，小便甚少，囟门、眼睛凹陷，神萎，肢冷，身热（39.2℃），唇淡红，苔薄白，指纹不显等，明是阳亡液脱重证，中阳重伤，阴液虚损，阴盛格阳，内寒外热，治用中西医结合，西医静脉补液，中医回阳救液、收涩固脱。治疗用桂附理中汤加味，即四逆加人参汤、理中汤、桃花汤、诃黎勒散等加减治疗。一剂泻减，四肢稍温，身热渐退；两剂泻下止，手足温，身热退。后以香砂异功散调理几日，痊愈出院。此案恢复如此迅速，皆因胡师主抓阳虚为主，阳损及阴之本，治疗中医温阳固脱，西医补液，秩序井然，而收全功。其中红参代人参，偏重补阳。

【原文】

霍亂，頭痛發熱，身疼痛，熱多①欲飲水者，五苓散主之；寒多②不用水者，理中丸主之。（386）

　　理中丸方

　　人參　乾薑　甘草（炙）　白术各三兩

上四味，擣篩，蜜和為丸，如雞子黃許大。以沸湯數合，和一丸，研碎，溫服之，日三四，夜二服；腹中未熱，益至三四丸。然不及湯，湯法，以四物依兩數切，用水八升，煮取三升，去滓，溫服一升，日三服。若臍上築③者，腎氣動也，去术，加桂四兩；吐多者，去术，加生薑三兩；下多者，還用术；悸者，加茯苓二兩；渴欲得水者，加术，足前成四兩半；腹中痛者，加人參，足前成四兩半；

────────────

[1]　杨殿兴，罗良娟，邓宜恩，等. 四川名家经方实验录 [M]. 北京：化学工业出版社，2006：315-316.

寒者,加乾薑,足前成四兩半;腹滿者,去术,加附子一枚。服湯後如食頃,飲熱粥一升許,微自温,勿發揭衣被。

【挈要】

辨霍乱表里寒热证治。

【释字词】

①热多:正气较强,抗邪有力,表证发热明显。

②寒多:是指阳气虚,阳虚阴盛则寒多。

③脐上筑:筑者捣也,形容脐上跳动不安如有物捶捣。

【辨脉证】

"霍乱,头痛发热,身疼痛"为霍乱兼表证。此证具体治疗还要仔细分辨寒热多少。仲景用"热多欲饮水"和"寒多不用水"作为辨别依据。

"热多"提示其人正气较强,抗邪有力,表证发热突出。提示该病证以表证、阳证为主,霍乱吐利所致津液亏耗不突出。霍乱是胃肠生理功能紊乱,气化失常,该证见"欲饮水"的同时多伴见小便不利。

"寒多"是指里之寒湿较甚,故不口渴饮水,此"不用水"与277条"自利不渴者,属太阴,以其脏有寒故也"属于同一性质,是霍乱吐利后,中阳不足,抗邪乏力,此表里同病以里虚为急。

【论治疗】

霍乱兼表之证,但随着表里缓急的不同,治法亦异。若霍乱兼表证,病机侧重在表证者,用五苓散,通阳化气兼以解表,借利小便以实大便之法,且五苓散还有升清降浊而调脾胃的作用,故收不治吐利而吐利自止之效。

霍乱兼表证,病机侧重中阳不足者,当用温中补虚的理中丸治疗,如此可可收里和表解之效,若里和之后,表仍未解者,再治其表,可用桂枝汤。

理中丸,是蜜丸,服用时将一粒丸研碎,用少量开水和匀热服。白天服3～4次,晚上服2次,昼夜共服5～6丸。以腹中发热为度,为有效总量。服后若由冷转热,说明有效,若服药后腹中无热感,说明病重药轻,需要加量服用,每次可逐渐加至3～4丸。药效丸不如汤,汤者,荡也,荡涤病邪,扶助正气,快速有效,若条件允许可用理中汤。理中汤的用法是,用参术姜草四味药,按所定药量切成饮片,用水八升(1 600ml),煮取三升(600ml),去药渣,每次趁热服一升(200ml),每日三次。

理中汤临床应用多有化裁,其化裁多围绕"中焦阳虚,寒湿凝滞,兼阴津损伤"这一核心病机展开,因此方后设加减八法,以备临证所需。

患者霍乱兼表,重在里虚时,若又见脐上跳动,是因肾寒(心肾阳虚),气欲上冲,去白术,加桂枝四两,同甘草辛甘化阳,温补心肾,通阳化气,平冲降逆，防治水气上冲。胃寒饮停，胃气上逆，吐多者，去白术之壅滞，加生姜三两，并干姜一起，温中降逆，散寒化饮。"下多者，还用术"，是指吐泻并作，加生姜而留白术，健脾益气，除湿止泻。"悸者"，第65条有"脐下悸"，前述"脐上筑"是脐上悸，均为水饮内停，加茯苓二两，茯苓桂枝系列皆可用。渴欲得水者，是指口渴欲饮水，但饮不解渴者，因脾不升清、水津不布，再加白术一两半，共计四两半，健脾升清、升津布津。腹中痛者，腹中虚痛、隐痛、喜按压，因腹中气阴两虚，再加人参一两半，共计四两半，益气生津，理虚止痛，加强补中之力。寒者，指寒重，腹中冷喜温，加干姜一两半，共计四两半，温中散寒，加强温中之力。"腹满者，去术，加附子一枚"，霍乱大吐大下，一般不见腹满，若见腹满，则说明阳虚寒凝更重于前，属于寒凝气滞的腹满，去术，加附子一枚，温阳破寒，解凝除满，实际上是通脉四逆汤的加强版，再重用人参。

霍乱吐下，中气大伤，饮停寒凝，仲景在这里设加减法，加的多，减的少，只有水气重时考虑白术加不加，整个加减法实际是为病重药轻而设，因霍乱急剧，病情发展迅速，快速解除邪气中阻，固护阳气津液，实为首要任务，用量不避大，丸药一加再加，汤药大量重用。干姜、人参用到全书最大量，加附子，则成回阳重剂。

以上加减，仅属举例，说明仲景并非死守一方不变，主张的是随证加减化裁，务在切合病证。后世在理中汤的基础上，发展成了不少新的方剂，常用的有：中焦虚寒下利，而又兼见挟热大便不爽者，可于原方加黄连，为连理汤；胃寒吐逆不止，原方加丁香、吴茱萸，为丁萸理中汤；兼见吐利者，原方加乌梅、川椒，为椒梅理中汤；寒实结胸，胸膈高起，手不可近者，原方中加枳实、茯苓，为枳实理中丸等。

最后"服汤后如食顷，饮热粥一升许"，以助药力，一方面粥合人参，补养中气，资化源而生津液，二是热气合干姜、生姜，温中阳散寒湿而解表。服药后如果感觉身体微微发热，是阳气恢复的表现，不要着急减少穿着和覆盖的衣被等。

【践行案例】

病案01：傅元谋验案

吾妻尤某，女，31岁，本骑车伤风，又吃未热冷食，回家后出现发热恶寒，腹泻，欲吐，不欲食，不喜多饮，舌淡胖略红，苔薄白略腻，脉急数有力。根据《伤寒论》第31条："太阳与阳明合病者，必自下利，葛根汤主之。"随开葛根汤予之，服后汗出，恶寒减，但低热未退，仍怕风、腹泻、欲呕，不欲饮食，喜卧，舌淡红苔薄白，脉数略软。先后给予理中汤、真武汤、人参败毒散、羌活五苓散等加减调治，未见好转，似乎诸药不效，几近崩溃。医院同事前来看望，建议住院输液治疗。经商议求救于傅元谋老师。

我把始末简单报告了一下，并告诉老师已经用过了五苓散。老师诊脉后，处方如下：附片6g，茯苓15g，白术15g，泽泻25g，炙甘草6g，桂枝10g（单包），沉香粉5g（冲）。3剂。

诸药同煎，泡20min，沸后40分钟取汁。桂枝，用少量沸水泡1~2分钟，兑入煎好的药汁中。沉香末分3次冲服，若服药欲吐，可口含沉香末慢慢咽下，待气下后再饮汤药。

回家后，如法煎服，服药一次见小便多，热退。第二天，便可下床活动，饮食佳。三剂尽，活动如初。

回顾治疗过程，悲喜交加，喜在妻子经过老师治疗迅速好转，未经医院输液治疗，且比之更快，悲在学艺不精，不识圣人苦心、老师高超，总想按张仲景的方式尝试一下，哪知五苓散煎汤已不是仲景用药本意。

按：此案先有编者治疗难以取效，原因一是辨证不清，致使治疗不分表里先后，服药亦不如法。后翻看《伤寒论》霍乱病篇，才知道正是犯了第383条"太阳与阳明合病"与霍乱兼表证不分表里的错误。妻子虽未见剧烈呕吐下利，但腹泻、欲吐已具，且有发热、恶风的表证；虽未见热多欲饮的症状，但有欲呕、舌胖、苔腻，且早有腹泻多，小便减少、小便不利，因只是关注腹泻，未引起注意，水饮不化已在。此证吐泻，实是《伤寒论》霍乱兼表偏里热证，表里同病，里急当先救其里。我一味地试图解表救里或表里双解，结果中虚水湿不化，三焦不利，腹泻不止，表邪不解。虽用五苓散，但桂枝未泡水兑入，难以起到"通阳化气"之功。不懂气化的妙处，药过病所，反而不效。

傅老用五苓散，特用桂枝泡水化气，沉香升清降浊止呕，且能加强桂枝气化作用，三焦气化司职，水液走其常道，小便利，大便实，则吐利止、表邪解。用来治疗霍乱或泄泻，水气不化者，无论有无表证，有难以言喻的妙处。可称之为傅氏五苓汤。傅老说："今天五苓散多用汤，若要加强化气的作用，则只煎四味，桂枝泡10分钟取浸出液，兑入煎液中服用，就能够更好地发挥气化作用。必要的时候在方中加少量的沉香末送服，以升清降浊，就可以很好地避免水逆现象。"

病案02：刁本恕验案[1]

唐某，男，34岁。

因右胁下及上腹部持续性疼痛并进行性加剧3日，于1980年6月14日

---

[1] 杨殿兴，罗良娟，邓宜恩，等. 四川名家经方实验录 [M]. 北京：化学工业出版社，2006：33.

急诊入院。患者伴见全身及巩膜明显黄染，发热，呕吐；墨菲征阳性；血常规检查：WBC：$25×10^9$/L，中性粒细胞 $0.84×10^9$/L。诊断为胆石症，急性化脓性胆管炎。入院后予抗感染，输液，中西医结合排石治疗。次日于大便中排出泥沙样结石，但病情未缓解而加剧，随即转手术治疗，术中证实为胆石症，化脓性胆管炎。予胆总管取石术及"T"管引流。术后胆汁分泌量逐渐增多，开始 24 小时 500ml 左右，3 日后增加到 1 500ml，5 日后增加到 3 000ml。最多时24 小时 5 000～6 000ml。经加大抗生素剂量并多种抗生素联用，胆汁分泌量仍继续增多，复邀中医治疗。症见面色青黄消瘦，精神萎靡，倦怠乏力，懒言欲寐，片刻闭目而闻鼾声，唤之可醒，大便时干时溏，四肢清冷，虽值夏日仍欲盖衣被，咽干口淡，食少，胸脘痞满。舌质黯绛，苔薄白微腻，脉沉细而迟。证属太阴病（脾阳虚、中宫失运），治以温中扶阳。处方：理中汤加味，药用：党参30g，干姜20g，甘草10g，白术20g，砂仁10g，服药 2 剂，引流胆汁顿减，每 24小时 500ml 左右，精神、食欲明显好转。后予香砂六君丸巩固疗效，诸症愈而出院。

原按：胆为奇恒之腑，中藏精汁，为"中正之官"。胆汁者，精汁也，为脾所生化。脾胃生理功能正常，津液的生成、分泌、运化、输布就正常。如中焦病变，脾胃失其运化之功，津液生化紊乱，不能洒陈五脏六腑、四肢百骸，则不循常道而失去固摄，致源源不断外流。"理中者，理中焦"，中焦是脾、胃、肝、胆所居，主气机升降，水谷精液输布，升降失常，则清浊不分，津液失固。本例病机与此证合，故用此方，方中参、术益气建中，姜、草温中阳以建中宫，中气立，阳气复，则清气自生，浊气自降，津液固摄而循常道，是用理中汤取效之理。胆囊术后，胆汁分泌过多，最多时可达 5 000～6 000ml/24h，实属少见，西医除消炎外，无特殊疗法。中医有"利胆"之法，而未见"涩胆"之治。此例以脾阳虚，中宫失运辨治，投理中汤温中扶阳，理健中宫，使胆汁（津液）得以固涩，而获卓功，立法处方独具匠心。

按：此病非霍乱病，但用理中汤温中散寒，回阳救液则一，所救之液奇特之处为胆中精汁。故放此，以供大方家参考。

【原文】
吐利止，而身痛不休者，当消息①和解其外，宜桂枝汤小和之。（387）
【挈要】
论霍乱里和表未解证治。
【释字词】
①消息：斟酌的意思。

【辨脉证】

本条是针对上条服五苓散 / 理中汤，里和表未解的情况而设。"吐利止"是里气已和，表示里邪已去，脾胃升降之机已复，病自向愈。身痛不休，是表邪（寒邪）未尽，体表营卫不畅，气血不通；同时也因为表虚，营卫不足。

【论治疗】

治疗当解表，用药当谨慎，正所谓"当消息和解其外"，解外之时，应当注意方药的选择和服用方法，以免重伤津液和损耗正气，从而发生变证。方用桂枝汤，为了防其解表太过，故而强调"小和之"，即酌情减少服用量，同时，不需要温覆和啜热稀粥助药力。只需要服汤调和营卫即可，不求"遍身絷絷微似有汗"。桂枝汤本是太阳中风证的主方，此处仲景借用来治疗霍乱里和表未解之身痛不休，取其补虚、调和营卫、解肌止痛之功，正是治疗表里先后原则的实际应用。

【原文】

吐利汗出，發熱惡寒，四肢拘急，手足厥冷者，四逆湯主之。（388）

既吐且利，小便復利，而大汗出，下利清穀，內寒外熱，脉微欲絕者，四逆湯主之。（389）

吐已下斷①，汗出而厥，四肢拘急不解，脉微欲絕者，通脉四逆加猪膽湯主之。（390）

通脉四逆加猪膽湯方

甘草二兩（炙）　乾薑三兩（强人可四兩）　附子大者一枚（生，去皮，破八片）　猪膽汁半合

上四味，以水三升，煮取一升二合，去滓，內猪膽汁。分温再服，其脉即來。無猪膽，以羊膽代之。

【释字词】

①吐已下断：指呕吐和下利停止。

【挈要】

论霍乱吐利后真寒假热、阳亡阴竭证治。

【辨脉证】

第388条霍乱急剧吐利，大量阴液耗伤，阳随阴亡，外越于表，故见"发热"；阳虚不固阴，营阴外泄而见"汗出"，阳虚失于温煦而"恶寒""四肢厥冷"；因津液严重耗损，加之阳气外亡，致使筋脉失于濡养和温通而见四肢拘急。

由于寒湿霍乱急剧吐利，津液大量耗伤，阳气亦多随之外亡，一般多伴小便不利和不汗出。但第389条见"小便复利，而大汗出"反常现象。究其原因，乃因阳气大虚，固摄无力。"下利清谷，内寒外热，脉微欲绝"乃盛阴格阳于

外,肾阳将绝之候,病证较上条更重。

第 390 条霍乱急剧吐利,津液严重脱失,以致最后无物吐利,故"吐已下断",在一派阴寒内盛的基础"吐已下断",此证重至阴竭阳亡,虽吐利停止,但病情较前两条更加危重。

【论治疗】

第 388、389 条所论病证均属寒湿内盛,吐利交作,损及肾阳而致阴阳格拒之证,用四逆汤回阳救逆以摄阴。治法遵"有形之血不可速生,无形之气理当急固"之旨。阴液不能速生,阳气亡在顷刻,待阳回吐利止,化气生津,正所谓"阳生阴长"。若阳回吐利之后,阴液未复者,再益其阴。

第 390 条乃阳亡阴竭证,若只用四逆汤回阳救逆,不仅病重药轻,而且还会再损伤阴液,故应在回阳救逆的同时益阳回阴,方用通脉四逆加猪胆汤。本方以通脉四逆汤回阳救逆,散寒通脉,加猪胆汁益阴滋液,益阴和阳,弥补单用四逆汤燥热竭阴之弊。另该方借猪胆汁寒凉之性,以引阳药入阴,借以减少或防止寒盛对辛热药物的格拒,避免发生拒药反应。

【践行案例】

病案:吴钟权验案[1]

于某某,男,55 岁。1966 年 4 月 16 日初诊。患者患慢性肺源性心脏病(简称慢性肺心病)多年,经常住院治疗,去冬受寒后症状加重,住院经各种抗菌消炎针治疗后病情加重。由专家会诊组进行抢救,病势危笃。吴佩衡由儿子吴生元陪同,紧急飞赴成都参加抢救。

4 月 16 日抵达病房,见患者面部浮肿晦暗,口唇乌黑,十指连甲青乌,神疲,嗜卧懒言,胸闷,心悸气短,动则喘甚。喉间痰鸣,咳痰无力,恶寒发热,体温 37.6℃,汗出肢冷,下肢浮肿过膝,纳呆拒食不思饮,终日吸氧,有时烦躁不安,咳喘甚时小便自遗,大便溏而不畅。脉微欲绝,舌紫黯苔白滑而腻。此系肺寒脾湿日久,累及心肾,致使心肾阳气衰极,已成脾肺心肾之阳俱虚之候。急宜扶阳化饮,强心温肾,以大回阳饮加味:附片 200g,干姜 30g,上肉桂10g(泡水兑入),法半夏 15g,广陈皮 10g,茯苓 20g,甘草 6g。4 剂,每日 1 剂,日服 2 次。

四剂后咳喘渐减,咳出较多黏痰,胸闷,心悸减,小便已能控制。尚嗜卧无神,不思饮食,喉间仍有痰阻,余症无明显改善。脉微细,舌紫黯稍减,苔白滑腻稍退。此药不胜病,仍以上方加重剂量治之:附片 400g,干姜 40g,上肉

---

[1] 张存悌,顾树华. 吴附子——吴佩衡·火神派医家系列丛书 [M]. 北京:中国中医药出版社,2017:90-91.

桂 12g（泡水兑入），法半夏 15g，广陈皮 10g，茯苓 30g，白蔻仁 10g，甘草 6g。4 剂。

三诊：服上方后，吐痰已不费力，吐痰多浓痰；胸闷、心悸、喘促等症大为减轻，面黯唇乌减，仅短时吸氧，可平卧，已思食，小便较畅，大便已不溏。唯阳神尚虚，仍少气懒言。上方再加重附片剂量为 500g，稍佐杏仁 8g。4 剂。

半个月来随症加减，附片剂量增为 600g，浓痰转为大量痰涎，各症大为减轻，纳渐增，已不吸氧，口唇已不紫黯，面色渐转红润，可在室内活动。

经一个月余的紧张抢救，患者已脱离危险，各项指标均改善趋于正常，唯咽部痰液培养铜绿假单胞菌阳性，认为仍有炎症，重新用抗生素，并给服重庆市中药研究院同道所拟之剂，内有人参、黄芪、黄连、黄芩、天葵子等。2 日后病情反复，原有之各症一一出现，且恶寒发热，体温 38.6℃。

专家组焦急万分，又邀请吴氏"大会诊"。是时患者咳喘频作，气短难续，喉间痰声辘辘，面唇复现紫黯，各种症状如初，且四肢逆冷，二便不禁。脉沉细而紧滑，舌晦暗苔白滑而腻。此为心肾之阳未复，复遭寒凉，致阳气虚衰，饮邪上泛。当回阳化饮，强心固肾为治。急以大回阳饮加味：附片 400g，干姜 40g，上肉桂 15g，桂枝 15g，茯苓 30g，法半夏 20g，吴茱萸 6g，甘草 10g。每日 1 剂，日服 2 次。

连日巡诊，附片逐日增至每日 800g，随症酌加公丁、砂仁等。10 余日后，各症减轻，已不喘咳，饮食正常，精神渐增，二便调，活动自如，每日可外出散步。患者病情稳定，日趋康复。

按：病人患肺心病多年，因冬天受寒加重，症见喘甚痰鸣，咳痰无力，不思饮食，肺胃气逆，颇近似吐；大便溏，颇近似利；小便自遗，即小便复利；汗出肢冷，见汗出；肢冷、口唇乌黑、十指连甲青乌，是内寒；恶寒发热，体温 37.6℃，是外热；舌紫黯苔白滑而腻，脉微欲绝。阳虚已极，阴盛格阳，内寒外热。吴氏径以大回阳饮投治，因痰湿壅滞而合以二陈汤，附片逐日增加，最后加至每日 800g。其间曾有曲折反复，吴氏慧眼明辨，据理力争，终于挽此重症。

【原文】

吐利發汗，脉平①，小煩②者，以新虚③不勝穀氣④故也。（391）

【挈要】

论霍乱吐利止和表解之后，胃气已虚，应注意饮食调护。

【释字词】

①脉平：脉见平和，表示病邪已去。

②小烦：即微烦。

③新虚：疾病初愈，脾胃之气尚虚。

④谷气：水谷之气。

【辨脉证】

霍乱吐利止，表解后，脉象平和，此时患者处于病瘥未愈之时，脾胃之气尚未恢复如常，此时尤当注意饮食调摄，待正气恢复。若饮食不慎，进食生冷寒凉肥甘厚腻等食物，难以消化，则"小烦"，根本原因是霍乱吐利胃气受损，初愈其气尚弱，不能消化摄入的食物，即"以新虚不胜谷气故也"。正如第398条"病人脉已解，而日暮微烦，以病新差，人强与谷，脾胃气尚弱，不能消谷，故令微烦"。

【论治疗】

大病、久病体虚之人，元气不足，脾胃气尚弱，饮食后出现轻微的心中躁，也可能伴自觉发热、头汗出等症。处理方法可参照"损谷则愈"。即减少食物摄入量，适量进食易消化食物。

该篇最后提出此条，告诫医者，强调保护胃气，大病初愈，要节制饮食，注意饮食调护。

第八章　辨阴阳易差后劳复脉证并治

◇ **第一节　概　说** ◇

　　伤寒、霍乱等病，为热病、大病，在病变过程中，密切观察，分六经论治，及时地给予治疗。有病早治，既病防变，治疗中本就带有治未病的意思。大病瘥后，正气尚虚，阴阳未复，余邪未尽，需要慎起居，节饮食，静养护理，期待痊愈，防止疾病复发，是瘥后防复，也属治未病的范畴。

　　本章共计原文7条，着重是论述大病瘥后应注意调摄的问题，并对调摄失宜，因劳致复的各种病情作了例举，并出示伤寒瘥后辨治方法，首先提到需要禁戒房事。因为大病未愈，男女同房，可能因为房劳导致固有疾病复发，称为房劳复；也可能因同房而将疾病传给对方，称为阴阳易。其次还要注意饮食起居，因饮食不慎而复发者，称为食复；因劳动而发者，称为劳复。

　　病后护理，善后收尾治疗在整个疾病治疗过程是不容忽视的，是疾病完整治疗过程中不可或缺的内容。

◇ **第二节　第392～398条** ◇

【原文】

　　傷寒，陰易①之為病，其人身體重，少氣，少腹裏急，或引陰中拘攣，熱上衝胸，頭重不欲舉，眼中生花。膝脛拘急者，燒褌散主之。（392）

　　燒褌散方

　　婦人中褌②，近隱處，取燒作灰。

　　上一味，水服方寸匕，日三服，小便即利，陰頭微腫，此為愈矣。婦人病取男子褌燒服。

【挈要】

　　论伤寒阴易证治。

【释字词】

①阴易：女子病后尚未康复，与男子交合，男子得病，叫阴易；若男子病后尚未康复，与女子交合，女子得病，叫阳易。合称阴阳易。

②中裈：裈，古代称裤子。中裈，即内裤。

【辨脉证】

女子伤寒后余邪未尽，与男子交合，男子得病。这与房劳复不同，劳复是患者自己因房事损伤精气而疾病复发，阴阳易是疾病通过房事传给对方。典型临床表现有4组症状：①人身体重，少气；②少腹里急，或引阴中拘挛，膝胫拘急；③热上冲胸，头重不欲举，眼中生花；④小便不利，阴头肿。此4组症状，皆因房劳后精气内虚，邪气内侵。精虚，则身体重、少气；精虚，筋脉失养，则少腹里急，或引阴中拘挛，膝胫拘急；精虚，气不固摄，冲脉上逆，精血不足以养肝，则热上冲胸，头重不欲举，眼中生花；精虚，气化不行，邪气阻滞，则小便不利。

这是伤寒后，正气未复，与有病女子交合而出现的一类疾病。抵抗力下降，有感染各种病邪的可能性，所以这里的阴阳易，是一类疾病，包括现今的尿路感染、妇科炎症，各种性病等。

【论治疗】

仲景提出用烧裈散治疗，即男女内裤近外阴处，剪下，烧成灰，水冲服，每次一方寸匕，每日三次。男子病，取女子裤裆灰；女子病，用男子裤裆灰。若男子服用后，小便通利，阴头微肿，为邪毒外出，是痊愈的迹象。

关于烧裈散的争议很多。似乎难以理解，难以让人接受。但烧裈散存在千年以上，没有被删除，一定有它存在的道理，而且从汉至今确有很多医家用过，证明确有其疗效。

我们认为烧裈散的使用是古人大胆尝试，勇于创新的结果。烧裈是针对病因，同气相求，导邪外出。既然疾病是因同房感染而得，取对方的内裤近外阴处烧灰内服，同类相求，以浊导浊引邪外出。

仲景在这里提出一种治疗方法，是针对病因，并没有说不需要辨证，只是说烧裈散这种方法，对阴阳易有一定的针对性。仲景给的不是一个辨证的处方，而是一个辨病的处方。而且它针对的不是一种病，而是一类疾病。

在仲景的病证论治体系中，有六经辨证、脏腑辨证、病因辨证等辨证体系，也有伤寒、中风、温病、痉病、湿病、暍病、阴阳易等辨病体系，寓辨证于辨病中，于辨病中不忘辨证，正是仲景病证结合的两大特色。

关于"烧裈"，可以看作专病专药，以浊导浊，同气相求，导邪外出。实际上，以浊导浊并非只见此一处，如《伤寒论》用人尿、烧裈；《备急千金要方》用童女月经衣合血烧末；《温热论》用金汁、人中黄；《随息居重订霍乱论》用晚蚕沙等。

【原文】

大病①差後，勞②復者，枳實梔子湯主之。（393）

枳實三枚（炙）　梔子十四個（擘）　豉一升（綿裹）

上三味，以清漿水③七升，空煮取四升，内枳實、梔子，煮取二升，下豉，更煮五六沸，去滓。温分再服，覆令微似汗。若有宿食者，内大黄如博碁子五六枚，服之愈。

【挈要】

论大病瘥后劳复证治。

【释字词】

①大病：即伤寒，因其病变复杂，牵涉范围广泛，故称之。《诸病源候论》云："大病者，中风、伤寒、热劳、温疟之类是也。"

②劳："劳"并非专指强力作劳，其他如活动太过，久站、坐、行、言均属此范围。

③清浆水：又叫酸浆水，是一种发酵后的液体，滤取其清者，性凉善走，开胃助食。《千金翼方》认为是酢浆；徐大椿说是久贮有酸味的米泔水。也有学者认为，仲景故乡河南南阳历来有制作"浆水"的风俗习惯：即用水微煮芹菜或白菜，加发面的酵头，置低于60℃环境中24～48小时，待气味微酸后食用，民间常用此水加葱煮面条，俗称"浆水面"，夏秋季服此，善开胃，除烦，解渴。

【辨脉证】

本条为伤寒瘥后劳复治法的例举。由于大病新瘥，正气未复，每多余邪未尽，此时若过早作劳使病复发，则为"劳复"。其症见胸中烦热不适，倦怠食少，口苦，小便黄等。或因饮食不节导致积滞不化，余热之邪复萌，则称为食复。临床见胸中烦热，胃脘痞闷，不思饮食，大便秘结等。

【论治疗】

本证属伤寒热病初愈，过劳、过食而致热扰胸膈，热实（湿、痰、饮、食）互结阳明（胃、肠、心下、胸膈、胸、腹），治当泄热开郁，和中导滞。方用枳实栀子豉汤，由栀子豉汤加枳实而成。纵观全方药物剂量，枳实1枚约14.4g，三枚约43g；栀子14个约21g；豆豉一升（200ml）约91g；大黄如博棋子5～6枚，约6～7g。枳实微寒下气，使气降则火降。香豉用量最大，傅元谋教授认为，豆豉在方中起三方面作用：其一为宣郁。劳复之病，热出自内，郁而不散。其二，为健胃。劳复之人胃气多弱，重用以增强健胃之力。其三，为宣散外邪，兼散体虚腠理疏松复感之外邪。清浆水，性凉善走，具有清热除烦，通关开胃，协助消化以能助脾胃升降之机，又可使劳复之热从内传外透而解。仲景明示清浆水必须先煎空煮一段时间，实则高温消毒，以防清浆水变败伤人。若有宿食可加入大黄适量，以泻下肠胃积滞，则病可愈。

枳实栀子豉汤，一方之中见五法，即汗、下、和、消、清。可见瘥后劳复，热复阳明病，病机虚实夹杂，仲景临证用药缜密入微，紧扣病机而施治，是医者榜样。

【践行案例】

病案：吴棹仙医案 [1]

抗战初期，重庆山洞地区麻疹流行。冬末诊一男孩，两岁许。病儿初时疹出身热不甚，不恶寒，微烦咳，纳呆神倦，大便 2 日未下，脉细而数。及至麻疹出齐后，忽昏愦喘促，病势危笃。吴师脉证合参后谓此可按《伤寒论》"大病瘥后劳复者，枳实栀子豉汤主之"。书方："枳实小者 1 枚（炮，小碎），山栀子、香豆豉各 6g，加米泔水煎药。"仅服一剂及神清，再剂而喘定，三服则余热悉去，病告痊愈。

按：劳复多指成人大病之后，复因风寒外袭，多言多怒，形劳房劳，梳洗沐浴，饮食不节等，致疾病复发甚则加剧；在幼儿可考虑风寒侵袭，饮食损伤，正衰不胜余热。以该幼儿论，麻疹齐后，病当向愈。然元气受损，气血未复，余热未尽，正不胜邪，重复发热，死灰复燃。故此，有昏愦喘促，病势危急之象。此乃虚热郁火，从内发也。其子又问吴师："习俗用枳实，皆以钱计量，而此独以枚记何也？"师答曰："凡物用枚者，取其气之全也，气全则力足矣。今病既重，正气已衰，量重则正气不支，量小则邪气不破，今用气全之物，而力可倍，结可开矣。"

引者按：患儿麻疹出齐后，调摄不慎，或因风寒侵袭，或因饮食损伤，正衰不胜余热，昏愦喘促，病势危笃。吴老辨证老到、高超，识得阳明热复，内陷心胸，以枳实栀子豉汤，透热转气，泄热开郁，和中导滞，救危亡于顷刻。

【原文】

伤寒差以後，更發熱，小柴胡湯主之。脉浮者，以汗解之；脉沉實者，以下解之。（394）

【挈要】

论瘥后发热证治。

---

[1]　杨殿兴，罗良娟，邓宜恩，等. 四川名家经方实验录 [M]. 北京：化学工业出版社，2006：174-175.

【辨脉证】

伤寒瘥后，出现发热反复，多属正虚余邪未尽，而有外出之机，此类发热多呈阵发性，或往来寒热。

但也有例外，如见脉浮，属病在表，多属营卫失和，余邪未尽，当汗解，一般用桂枝汤滋阴和阳，调和营卫，以解肌祛风；如见脉沉实，多属饮食积滞，可下而解之，一般可用小剂调胃承气汤以和胃气。

【论治疗】

伤寒瘥后，出现阵发性发热或往来寒热。以小柴胡汤和解，借其枢转，使邪从外而解。发热属病在表者，可参照第387条："当消息和解其外，宜桂枝汤，小和之。"发热属饮食积滞者，可下而解之，酌情选用小剂调胃承气汤以和胃气。

【原文】

大病差後，從腰以下有水氣^①者，牡蠣澤瀉散主之。（395）

牡蠣澤瀉散方

牡蠣（熬）　澤瀉　蜀漆（煖水洗，去腥）　葶藶子（熬）　商陸根（熬）　海藻（洗，去鹹）栝樓根各等分

上七味，異擣，下篩為散，更於臼中治之。白飲和服方寸匕，日三服。小便利，止後服。

【挈要】

论瘥后腰下水肿的治法。

【释字词】

①腰以下有水气：指腰以下水肿，如腰、膝、胫、足等出现水肿，或腹部肿满，小便不利，脉沉实有力等。

【辨脉证】

伤寒瘥后，常脾肾阳虚，致水气不化而见水肿，这种水肿属虚肿。如脾阳虚水肿，多见脘闷腹胀，纳减便溏，面色萎黄，神疲肢冷，小便短少，舌淡苔白滑，脉沉缓无力；肾阳虚水肿多见面浮，阴下冷湿，腰痛痠重，尿量减少或反利，四肢厥冷，怯寒神疲，面色灰黯，舌质胖嫩，色淡苔白，脉沉细无力等。

临床水肿也不全是虚肿，水气为病，需具体问题，具体分析，辨清虚实寒热。本条以余邪不尽，湿热壅滞，气化不行，水蓄于下焦导致实性水肿为示例。临床表现为小便不利及腰、膝、胫、足跗等肿重，即所谓"从腰以下有水气"，此类水肿脉多沉实有力，而且病势多呈急性发病，病程较短。

【论治疗】

《金匮要略·水气病脉证并治》"腰以下肿，当利小便"方用牡蛎泽泻散逐水

泻热，直接捣其巢，以防水盛犯阳位，使病情加剧。方中用牡蛎咸寒，软坚入肾以行水；泽泻甘寒入肾与膀胱，利水渗湿泄热；葶苈子辛苦大寒入肺与膀胱以下气行水；商陆根苦寒入肺、脾、肾三经通便行水；蜀漆有祛痰破结之功，以开痰水之结；海藻咸寒，《神农本草经》谓其能下十二种水肿。如此则可使三焦通利，腰以下水气荡然无存。但该水肿毕竟见于大病瘥后，行水过猛，有伤津耗液之弊，故加入瓜蒌根生津，使水去而津不伤。

本方服用时注意三点。一是用散，而不用汤，有谓商陆根水煮后容易引起毒性反应，用散量少可以减少其毒副作用，二是用白饮和服，有益胃气作用；三是小便利，止后服。总之，大便瘥后，虽有实邪，但攻之不宜过猛，以免再度损伤正气。

此方，全方应用的临床报道比较少，因蜀漆、商陆根临床少用，故确需用时，可以用猪牙皂代替蜀漆，牵牛子代替商陆根。

临床可用于盆腔积液、肝囊肿、肾囊肿、卵巢囊肿、输卵管积水、肝硬化腹水、肝癌腹水、结核性腹膜炎腹水、心源性或肾源性下肢水肿等。

【原文】

大病差後，喜唾①，久不了了，胸上有寒，當以丸藥溫之，宜理中丸。（396）

【挈要】

论瘥后虚寒喜唾证治。

【释字词】

①喜唾：不由自主地时时吐浊唾涎沫或痰涎。

【辨脉证】

本条上承第395条，从热到寒，从实到虚，从水到唾，同样是津液的病变，因病机不同，病理要素不同，治疗方法也不同。

上条属热证、实证，急则治标，病急，用散；本条属虚证、寒证，缓则治本，病缓，用丸。

大病解后，不由自主地时时吐浊唾涎沫或痰涎，久久不已，需要平脉辨证，看是什么原因引起的，疾病的关键在何处。若是浊唾涎沫，自觉唾沫清冷或是口淡无味，质地稀薄，属阴证，或脾肺虚寒，或肾阳不固，或肝寒犯胃，阳虚寒凝，津液不化，聚于胸胃，时时泛溢，则吐浊唾涎沫不止。若是吐物黏稠，色黄味臭，属阳证，或肺热郁闭，或胃热灼津，或胆热犯胃，或肝火刑金，热伤气耗，津液不布，聚于肺胃，气逆欲吐。

此条仲景以脾肺虚寒为例，下条（第397条）以肺胃热伤为例。同为津液不化，一因水（第395条）、一因寒（第396条）、一因热（第397条），一用散、一用丸、一用汤,示人缓急各异,剂型不同。就这三方而言,散最快,救急;汤第二,扶正养阴,荡涤余邪;丸最慢,慢病缓图。

【论治疗】

本证属于脾肺虚寒,气不化津,阳损及阴,阳虚伴阴津损伤,因此用理中丸,温补脾肺,散寒布津,浊唾自去。本方以干姜温阳散寒,温补脾肺;党参,益气生津;白术,健脾除湿;炙甘草,益气和中。共奏温运脾肺,阳气自和,津液自布,浊唾自化之功。

【践行案例】

病案:陈绍宏病案[1]

肖某,男,54岁,工人。1994年8月15日初诊。

患者5年前出现胃脘部隐痛,饥饿后、夜间痛甚,食则痛减,特别进热食后缓解,痛时喜温喜按,时作时止,逐年加重,未正规治疗。就诊前两周,因食冷饮而致胃脘绞痛,阵发加剧,痛剧难忍,入成都市某医院住院治疗,胃镜示十二指肠球后壁溃疡,大约1.5cm×1.5cm,深约1cm,予西咪替丁静脉滴注治疗10天,无缓解,痛剧时须用哌替啶止痛,建议手术,患者拒绝而转入笔者所在医院治疗。

症见形体消瘦,颜面鳌黑晦,畏寒肢冷,四末不温,口淡无味,不思饮食,喜食热饮,胃脘绞痛,饮冷而发,时作时止,痛剧难忍,痛时喜温喜按,饮冷则痛剧,入夜尤甚。舌淡苔白,脉沉紧。

中医辨证:脾胃虚寒,寒凝气滞。治法:温中健脾,理气散寒。

处方:党参30g,炒白术30g,干姜15g,炙甘草10g,公丁香3g,吴茱萸10g,荜茇10g,荜澄茄10g。

患者服药1剂后,则痛立减,未再用哌替啶、阿托品等镇痛药,连服30剂,每日1剂,1个月后胃镜复查,十二指肠球后壁溃疡已愈,出院后服香砂六君子丸(中成药)半年,至今10年随访,未再复发。

按: 患者素有内寒,加饮冷致外寒直中,更损脾阳,两寒相合,寒为阴邪,寒性凝滞,寒性收引,致气血凝滞、筋脉拘急而卒然绞痛,痛剧难忍,夜间阳气衰、阴气盛而痛剧,得食则产热,按则气运,温则气散,故喜食热饮,食则痛减,痛时喜温喜按。再合舌脉,舌淡苔白无热,脉沉主里,紧主寒,乃脾胃虚寒,外寒直中,寒凝气滞之证,故以温中健脾散寒理中汤为基本方,加公丁香、吴茱萸辛热之品以理气散寒止痛,即丁萸理中汤,仍恐理气散寒之力不够,再加荜茇、荜澄茄辛热温中散寒之品,而一剂痛止,一月而病愈。

---

[1] 杨殿兴,罗良娟,邓宜恩,等. 四川名家经方实验录[M]. 北京:化学工业出版社,2006:16.

【原文】

伤寒解後，虚羸少氣，氣逆欲吐，竹葉石膏湯主之。（397）

竹葉石膏湯方

竹葉二把　石膏一斤　半夏半升（洗）　麥門冬一升（去心）　人參二兩　甘草二兩（炙）　粳米半升

上七味，以水一斗，煮取六升，去滓，内粳米，煮米熟湯成，去米。温服一升，日三服。

【挈要】

论伤寒解后，余热未清，气阴两伤，热灼痰凝、胃气上逆证治。

【辨脉证】

本条上接第396条大病瘥后，脾肺虚寒，气津两伤，转而讨论伤寒解后，余热未清，气津两伤证治。从寒转到热，从阳伤到阴气损，讨论瘥后阴阳未平的两方面。

从津液代谢的角度看，同为津液不化，一因寒（第396条）、一因热（第397条），用药则一用丸、一用汤，示人缓急不同，剂型异用。

伤寒热病，大热已去，余热未清，或因劳复，热邪复炽，伤阴耗气，故见患者虚羸少气；肺胃阴伤，气逆不降，又见患者恶心欲吐；热邪炽盛，煎灼津液，可见咳吐黏腻痰涎等。此为伤寒解后，余热不解，阴气损伤，热灼痰凝、胃气上逆证。本条叙述简略，以方测证，本证除了虚羸少气、恶心欲吐、咳、吐黏腻痰涎等，当还有发热、心烦、口渴、舌红少苔或黄腻而干、小便短赤、脉虚数、脉数少力等。

【论治疗】

本证为胃虚津伤，余热未尽，治以清热生津，益气和胃，方用竹叶石膏汤，本方为白虎加人参汤加减而成。方中用竹叶清热除烦，石膏清肺胃之热；人参、甘草益气生津；半夏降逆止呕，麦冬、粳米滋养胃液。全方滋阴清热、益气生津，为清补之剂，适用于虚少实少证，故以之治伤寒解后，胃热津伤，余热未除之证。

药物煎煮，以水一斗（即10升，10升＝2 000ml），煮取六升（1 200ml），去药渣，加入粳米，煮到米熟，汤就做成了，去粳米，温服一升，每日三服。本方与白虎汤、白虎加人参汤的不同之处，是本方先煮药，后煮米，而且是药汁和粳米再煮；白虎汤、白虎加人参汤是药米同煮。

竹叶石膏汤广泛应用于大叶性肺炎、病毒性肺炎、麻疹合并肺炎、慢性支气管炎、肺结核低热、急/慢性胃炎、糖尿病、急性黄疸性肝炎、无名低热、流脑后期、慢性肾炎、神经性呕吐、金黄色葡萄球菌败血症、脑脊髓神经炎等证属热灼阴伤、痰凝气逆者。

【践行案例】

病案：杨仁旭医案[1]

叶某，女，45 岁，工人。

2 个月前因发热、咳脓痰诊断为大叶性肺炎，后经西医治愈。乏力、少气，时时心胸烦闷，莫名所苦，欲呕，午后烘热汗出。虚烦不寐，口渴欲饮，脉细数，舌质红，苔少，已服中药 1 个月余，多认为系更年期综合征，予滋补肝肾之品。越服，心慌不已，坐卧不宁。诊为热病后余热未尽，气津两伤。亟宜清热生津，益气和胃。

处方：竹叶 10g，石膏 30g，半夏 10g，麦冬 15g，北沙参 30g，粳米 12g，甘草 3g。

服中药 2 剂后，患者排出较多的、如冻蹄膀似的胶质状大便，顿觉心中舒畅。继进 4 剂，痊愈。

按： 大叶性肺炎，后经西医治愈，是现代版的伤寒热病解后；乏力、少气，属"虚羸少气"；欲呕，是"气逆欲吐"，又兼见时时心胸烦闷，莫名所苦，午后烘热汗出，虚烦不寐，口渴欲饮，舌质红，苔少，脉细数。属于典型伤寒热病解后，余热未清，气阴两伤证，故以竹叶石膏汤原方治之。杨教授用北沙参，笔者认为生晒参、党参、西洋参、南沙参、北沙参、太子参皆可用。此病例的奇特地方，在服中药 2 剂后患者排出较多的、如冻蹄膀似的胶质状大便，而且排出后顿觉心中舒畅。当为热灼阴液，胶着成痰，属于隐匿于里的痰浊，阻碍气机，更生烦热，成为内在病理因素。仲景半夏、麦冬搭配，滋阴化痰互动，正是为此而设，足见圣人之高见，也提醒我们半夏不可随意删除不用。

【原文】

病人脉已解，而日暮[1]微烦[2]，以病新差[3]，人强與穀，脾胃氣尚弱，不能消穀，故令微煩，損穀則愈。（398）

【挈要】

论疾病瘥后，因饮食过饱，下午微烦证治。

【释字词】

①日暮：指傍晚。

②微烦：轻度的烦闷。

③新差：新瘥，即疾病初愈，病邪已解，阴阳未平，元气未复。

---

1 杨殿兴，罗良娟，邓宜恩，等. 四川名家经方实验录 [M]. 北京：化学工业出版社，2006：157-158.

【辨脉证】

"病人脉已解",为病邪已去。"而日暮微烦",但病人下午天阳衰退之时出现轻度心烦。"以病新差,人强与谷,脾胃气尚弱,不能消谷,故令微烦"解释原因。因为疾病刚刚痊愈,家人强迫多吃,以求身体早日恢复健康,但病人脾胃气很弱,不能消化过多的水谷,过食则胃中水谷难以运化,积滞胃肠而生热,郁热扰心,因此导致轻度的烦闷。

【论治疗】

本证治疗未给出具体方药,仅仅提出"损谷则愈",即减少饮食,阳气自复。

本条与第393条相呼应,示人病人瘥后可因劳复、食复,大病瘥后,需注意饮食,不要过食,不要吃生冷,不好消化食物,必要时先吃稀粥,逐渐恢复至正常饮食。这就是中医的治未病,病后防复思想。

临床上,若饮食不慎,出现傍晚、晚上阳气减退时心烦、不欲饮食,说明现在的饮食量过大,首先考虑减少饮食。如果症状不缓解,心烦不解,发热反复,心下胀满等,则为食复,可考虑用枳实栀子豉汤治疗。如果出现腹泻、腹胀、完谷不化、舌淡、脉沉等,为阳虚不运,可考虑用理中汤、四逆汤治疗。

最后一条,非药而医,可见药食同理、饮食调摄的重要性。整本《伤寒论》以"太阳之为病"开始,以"损谷则愈"结束。以病开始,以愈结束;以伤寒外感开始,以损谷治未病结束。无论是无心插柳,还是精心安排,都表达出中医经典的无穷价值,医圣惜生爱命的永恒初心。

附录一　经方的剂量与剂型

中医方剂的剂量及剂型是关系到临床疗效的重要因素，对其研究一直是后世医家学者对《伤寒论》经方研究的重点。

一、经方的剂量

（一）重量

《伤寒论》成书于东汉末年，使用的药物剂量单位包括铢、两、斤、合、斗、尺、个、枚等，其剂量与现代度量衡的转换问题长期以来一直颇有争议，未能定论。现代学者以明代赵开美刻本《伤寒论》为底本通过文献及药物实测考证，仲景经方 1 两约为今 15.625g，亦有考证为 13.8g 者，而临床以 1 两为 15g 进行参考。

1. 根据古代衡器（权）核算　《伤寒论》成书于汉代，考证其剂量应以汉代的量、衡器最具说服力。《汉书·律历志》云："千二合黍重十二铢，二十四铢为两，十六两为斤。"目前，汉光和大司农铜权是推算汉制的权威标准。此权高 7.6cm，底径 10cm，重 2 996g。权为半圆形，身有一镶"检封"的方穴。器身有铭文"大司农以戊寅诏书，秋分之日，同度量，均衡石，捅斗桶，正权概，特更为诸州作铜秤，依黄钟律历、九章算术，以均长短、轻重、大小，用齐七政，令海内都同。光和二年闰月廿三日，大司农曹祾、丞淳于宫、右库曹椽朱音、史韩鸿造，青州乐安郡寿光金曹胡吉作"。"光和"为汉灵帝刘宏年号，光和二年为公元 179 年，与张仲景为同年代。从铭文可知，此权为当时中央政府为统一全国衡器而颁布的标准铜权。按秦汉衡制的单位量值和权的量级程序，此权当为 12 斤权，标准重量当为 3 000g。据此东汉 1 斤合今之 250g，1 两合今之 15.625g。

后世对汉代药物剂量的认识不尽相同，亦有汉代一两合今 13～18g 的文献。如唐之"三小两为一大两（合今 40g）"，即一小两约为 13.3g；康熙年间，御制《律吕正义》以古十二铢为今二钱五分（康熙十八年即公元 1679 年，据清律法定铜砝码计算，每钱约合 3.6g），即古十二株约为 9g，古之一两约为今 18g。

2. 根据古币与嘉量核算　据史料记载东汉之度量衡承于新莽时期,《中国度量衡史》引用了据新莽货币推算 1 两合今之 13.674 64g, 及据新莽嘉量推算 1 两合今之 14.166 6g 的数据。将这两个数据加以平均, 新莽时 1 两合今 13.920 6g, 1 斤合今 222.73g。此数据主要依据为新莽时期的货币和计量, 具有一定可靠性及权威性。中国中医科学院、广州中医药大学曾合编之《中医名词术语选释》就引用本数据。

3. 根据药"秤"折算　南北朝陶弘景云:"古秤唯有铢两而无分名, 今则以十黍为一铢……"日本丹波元简《药治通义》载:"汉制虽有百黍为一铢之制, 方家从来依此十铢为一铢之秤而用之。"王伊明等据"十黍为一铢"之说, 在称量 240 粒黍的重量后, 认为汉代 1 两合今 1g 左右, 最大不超过 1.6g。然《汉书•律历志》明确规定"千二百黍重十二铢", 即一百黍为一铢。可见神农秤仅等于汉制的十分之一。神农秤究竟是否存在, 后世争论颇多。吴惠考证认为, 汉代有一种特殊的小量器。据此推测, 汉代存在大小两制, 除上述特殊小量器外可能存在特殊小衡器, 用于称量药物; 不排除神农秤存在于仲景时代, 然该秤剂量局限, 不可能用于称量所有药物, 如《伤寒论》猪肤汤中猪肤 1 斤等。据此推测, 神农秤是专为称某些精贵药材所设, 如麝香、朱砂, 但不应同常用药物剂量混淆。

《伤寒论语译》一方面引用之前所证东汉 1 两合今之 13.92g 的资料。一方面根据唐代苏敬《新修本草》"古秤皆复, 今南秤是也。晋秤始, 后汉末以来, 分一斤为二斤耳, 一两为二两耳。金银丝绵, 并与药同, 无轻重矣。古方唯有仲景而已涉今秤, 若用古秤作汤, 则水为殊少, 故知非复秤, 悉用今者尔"的文字, 认为东汉时期有药秤, 是当时常用秤的二分之一, 将《伤寒论》中的 1 两折合今之 6.96g。

4. 根据临床应用折算　《伤寒论讲义》认为, 古今剂量标准不一, 汉时以六铢为一分, 四分为一两, 即二十四铢为一两。具体临床应用时, 除根据前人考证的量制折算, 更重要的是依据实践。《伤寒论》中一两, 折今约一钱; 一升, 按重量折今六钱至一两不等, 按容量可折 60～80ml。据此一两合一钱, 约为 3g。此后的教材, 包括五版教材《伤寒论讲义》均采用了此说。事实上在古代医家中也有以临床折算的, 李时珍《本草纲目》认为"今古异制, 古之一两, 今用一钱可也", 汪昂《汤头歌诀》亦有"大约古用一两, 今用一钱足矣"。因李时珍、汪昂的著作影响深远, 故这种认识流传较广。但该剂量与《伤寒论》经方的权器考证有较大差异。

5. 根据药物比重推算　陈家骅根据《金匮要略•腹满寒疝宿食病脉证治》篇乌头桂枝汤证"以蜜二斤, 煎减半, 去滓, 以桂枝汤五合解之。得一升后……"

有关煎服法的记载分析：1斤蜜的容积为0.5升（五合），据东汉1升合今之198ml的推算，0.5升为99ml。而生蜜比重为1.27g/ml，故东汉1斤合126g，1两略低于8g。

6. 根据其余古籍记载核算　除按陶弘景所论计算外，据孔继涵《同度记》汉粟米法及章太炎《医论》第八集在《论汤剂轻重之理》"古一两今在二钱到三钱间者为近"考据一两为7.5～11.25g。章氏并于《论宋人煮散之得失》《古汤剂水药重量比例说》与《伤寒论若干方重量与水之折合》等多处，以"汉一两当今二钱五分"约9.375g的结论作为伤寒方在临床使用的折算标准。

据杨绍伊《伊尹汤液经》附录《论方药分量》考据结论说明，伤寒方应是继承古代伊尹《汤液经法》的计量单位，"一两约合现代三钱"。

概而言之，从不同角度分析，药物重量的转换差距较大。按具体考证以1两应为13～15g为是，但《伤寒论讲义》系列教材提出临床运用以1两为3g进行换算。

（二）容量

汉代的容量单位包括龠、合、升、斗、斛。《汉书·律历志》载："量者，龠、合、升、斗、斛也，所以量多少也""十合为升，十升为斗"。吴承洛《中国度量衡史》认为东汉1升合今之198.1ml；刘复从新莽嘉量上测得1升容量合今之200.634 9ml；现藏上海博物馆的"商鞅铜方升"容量为200ml；山西太原发现的西汉初年"尚方半"（半斗即五升）容量为1 000ml；藏于上海博物馆东汉"光和大司农铜斛"容量为20 400ml，东汉"元初大司农铜斗"容量为1 970ml；藏于南京博物院东汉"永平大司农铜合"容量为20ml。据此东汉1升合今之200ml。而1合约之20ml，1斗约今之2 000ml，1斛约今之20 000ml。就容量而言，各考量差距不大。

二版教材《伤寒论讲义》按临床常规用量将东汉1升折为60～80ml；王伊明按《本草经集注》："一撮者，四刀圭也。十撮为一勺，十勺为一合。以药升分之者，谓药有虚实轻重，不得用斤两，则以升平之。药升合方作，上径一寸，下径六分，深八分"的记载，折算汉1药升合今之6.34～10.4ml。

关于《伤寒论》中的方寸匕，《中药大辞典》附篇提出方寸匕是依古尺正方一寸所制的量器，形状如刀匕。一方寸匕的容量，约等于现代的2.7ml。其重量，以金石药末约为2g，草木药末约为1g。赵有臣认为东汉1方寸匕合今之5ml；张同振认为东汉1方寸匕合今之12cm³。

（三）容量及个数剂量换算

柯雪帆等根据东汉1升合今之200ml的数据，将《伤寒论》中以容量为单位的某些主要药物，据上海中医药大学中药标本室所陈列的药物进行了测定。

结果如下：半夏半升约 42g；五味子半升约 38g；芒硝半升约 62g；麦冬半升约 45g；麻仁半升约 50g；赤小豆一升约 150g；葶苈子半升约 62g；杏仁半升约 56g；香豉五合约 48g；吴茱萸一升约 70g。对某些以个数为单位的药物也进行了测定，如大枣十二枚约 30g；杏仁五十个约 15g；附子小者 10g 左右，大者 20～30g，特大者约 70g；栀子十四个约 7g；枳实四枚约 22g；栝楼实一枚，小者约 40g，中等大小者 70g 左右，大者可达 120g；乌梅三百枚因干湿不一而重量有异，干者约 300g，湿润约 680g。上述数据基本符合在方剂中的比例。

目前常用剂量的换算情况如下：1 石 = 四钧 = 29 760g；1 钧 = 三十斤 = 7 440g；1 斤 = 16 两 = 248g = 液体 250ml；1 两 = 24 铢 = 15.625g；1 圭 = 0.5g；1 撮 = 2g；1 方寸匕 = 金石类药末约 2.74g = 草木类药末约 1g；半方寸匕 = 一刀圭 = 一钱匕 = 1.5～1.8g；一铢 = 0.65g；一铢 = 100 个黍米的重量；一分 = 3.9～4.2g；1 斛 = 10 斗 = 20 000ml；1 斗 = 10 升 = 2 000ml；1 升 = 10 合 = 200ml；1 合 = 2 龠 = 20ml；1 龠 = 5 撮 = 10ml；1 撮 = 4 圭 = 2ml；1 圭 = 0.5ml。

二、经方的剂型

东汉末年，张仲景所著的《伤寒论》对药剂学的发展作出了伟大贡献，书中的剂型极为丰富。主要的剂型如汤剂、丸剂、散剂、栓剂、灌肠剂、酒剂、醋剂等。

（一）汤剂

汤剂是《伤寒论》中最常用的剂型，113 方中有近百个方都选择了汤剂。汤剂指将药物用水、甘澜水、浆水、潦水、清酒等溶剂进行煎煮成药汤，进行服用，这也是中医方剂的主要剂型。

（二）丸剂

《伤寒论》的丸剂分为两种。一种是汤剂的进一步发展，在制造过程中，仅以原处方所规定的药物为标准，不加入任何其他成分，利用药物自身的油脂、胶质等黏性成分相互黏结成块而成"丸"，如抵当丸。另一种，对没有黏性成分的一般药材，需要加入蜜、饭泥、大枣等黏合剂辅助制备丸药。

在《伤寒论》中，直接吞服的丸剂体积较小，如乌梅丸、麻仁丸"如梧桐子大"；而用于煎服的煮丸剂体积一般较大，如抵当丸等。煎服丸剂与汤剂的不同之处就在于汤剂须去滓后服，而丸剂煎服是水与滓一同服用。

（三）散剂

《伤寒论》中散剂制备方法多样，如研磨法、搅拌法、过筛法等。这些方法也为后人所沿用至今。如四逆散需要"捣筛"等。

（四）栓剂

《伤寒论》中详细地提出了栓剂的制备方法，如"蜜煎导方"，其制法为"于铜器内微火煎，当须凝如饴状，搅之勿令焦著，欲可丸，并手捻作挺，令头锐，大如指，长二寸许，当热时急作，冷则硬，以内谷道中"。因此，蜜煎导方属于典型的栓剂。

（五）灌肠剂

对于大便不通者，仲景用"大猪胆一枚，泻汁，和少许法醋，以灌谷道内，如一食顷，当大便出宿食恶物，甚效"。以此为基础，现代灌肠通便之剂型亦属其继承并发展。

（六）乳剂

《伤寒论》中提到的乳剂即以猪肤（即猪皮）为主药的猪肤汤"以水一斗，煮取五升，去滓，加白蜜一升，白粉五合，熬香，和令相得，分温六服"，猪肤加热后生成脂肪油，白蜜为胶黏性物质，"和令相得"后，即成为典型的乳剂。

附录二 伤寒经方煎服与调护

对于中医学而言，能否恰地煎服药物，药后如何调护，这些看似细节的内容却对发挥方药的疗效有极为重要的意义。《伤寒论》在每个汤方中均提出其具体的药物炮制方法、煎煮、服用方法以及服药之后的调护事项，这些方后注经常容易被学习者所忽视，殊不知此内容一直对临床运用具有重要的指导意义。

一、经方的煎服

《伤寒论》中的煎煮法与现代的煎煮方法不尽相同。煎是指将药物煮出液去滓后，继续放在文火上加温，以起到将药液进一步浓缩的作用。煮是指将药物加溶剂后放在火上加温的方法，与现代中药饮片的煎煮方法一致。

(一) 煎法

1. 先煎 即指将某药物加水先煎后加入其他诸药再煎。先煎的药物常见于各方中的主药，或者是用量较大而又适于加热时间较长者。为了使其药料充分释出，以突出其功效，如葛根汤中的葛根等。有的药物先煎是为了易于采取某种特殊的取舍方法，如麻黄汤中先煮麻黄为"去上沫"。但也有学者认为麻黄先煎去上沫是为了减少毒性；葛根是块根，久煎才能保证有效浓度；蜀漆先煎减少其毒性；大陷胸汤中的大黄先煎减缓其泻下作用，而消炎收敛作用又可尽量煎出；茵陈先煎是为了保证药液清热利胆有效成分的浓度，破坏挥发油，缓解对胃肠的刺激。总之，这些先煎的方法与如今单纯用于质地沉重、坚硬并且难于析出有效成分的介壳、石类药物有所不同。

2. 后下 即指加水先煮其他药物，然后加入该药再煮。一般多用于易出料而加热时间过久会影响其药效者，如栀子豉汤中的香豉。有学者总结其主要作用有：充分利用贵重药物；减少药物挥发性有效成分的损失；避免部分药物所含的胶质、糖分溶解后改变药液质地进而影响其他药材有效成分的煎出。

3. 烊化 即待其余药物煎取汁去滓后，加入该药物再加温溶化。多用于胶类及其他易烊化的药物。如黄连阿胶汤中的阿胶。既可避免胶类黏附在药渣内造成浪费，又可防止同煎时这些药物溶化后药液浓度过高而影响其他药物成分析出。

4. 兑冲　即待其他药物煎好去渣后，将该药物和入搅匀而不再加热煎，或稍稍加热微煮的一种汤剂制法。多用于不甚适合煎煮，主要成分难溶于水，加热后有效成分容易被分解或破坏，并且可直接服用的药物。如大陷胸汤中的甘遂。

5. 去滓再煎　即进行两次的煎煮过程，第一次先将药液由一斗（半夏泻心汤、生姜泻心汤、甘草泻心汤）或一斗二升（小柴胡汤）煮至六升，去滓后将药液再煎浓缩为前者的一半（三升）服用。此种方法与药物的组成、用量、药物的溶出量、药物之间相互化合作用等有很大关系，既可挥发药液中的水分，又可使有效成分保留在药液中从而增加药物疗效，还可以减少汤药的体积，使每次服药量不至太大，使药力集中，充分发挥作用。本方法多用于和剂的煎煮。

6. 煮丸　即将药物捣碎后加工成丸，然后用水煎丸药，并连汤带渣吞服。如《伤寒论》中的抵当丸。这种煎煮法有利于药物有效成分的充分煎出，虽为丸剂，但经煎煮后的药力并不弱。

7. 浸渍　即将药物用沸水浸泡一会儿去滓后服用，或与另煎的其他汤液相合后服用。如大黄黄连泻心汤、附子泻心汤。其法主要取其轻扬宣散之性而并非其厚重之味，可用于清泄上焦无形邪热，消痞散结而不伤胃气。

8. 毒剧药的煎煮　对于一些毒副作用较大的药物，《伤寒论》采用了久煎或加蜜同煎的方法。如大陷胸丸加蜜同煎，以减轻其副作用。

9. 煎煮时间　因为东汉时期没有普及的、便捷的、能精确计时的器具，故《伤寒论》用煎后减去的汤液量来计算煎煮时间。各煎煮中煎去水7升、5升、4升、2升者最多，占汤剂近66%。有学者取其中等剂量的草药加水1 000ml，煎35分钟后可取汁200ml，即煎去800ml，每分钟煎去约23ml。如用文火煎煮保持药液在沸腾状态则每分钟煎去约17ml。补阳剂、清解宣散剂煎煮时间偏短，温寒剂、补阴剂、寒热并用剂煎煮时间偏长。

10. 煎取量　《伤寒论》方煎煮后的药液量在1~6升之间，其中3升者48方，2升者20方，两者占汤剂的70%之多。煎取3升者大部分是太阳病桂枝汤系列、少阳病的方剂。煎取2升者多为太阳病表郁不解证、热痞证、风湿证及其他经病的一些方剂。

（二）溶剂

《伤寒论》经方在煎煮的时候，使用何种溶剂也是根据不同的需求进行选择的。由此可见仲景对药物使用的精细要求，体现出了医学上精益求精的匠心精神。

1. 水　水是《伤寒论》中煎煮药物最常用的溶剂，大多数中草药中的有效成分都能溶于水，其用量与药量的多少、药物的性质、煎时的蒸发量、服用量、服用方法及疾病状况等有关。现代实验证明，药物的很多有效成分为水溶性，故在煎煮过程中即溶解在水中；另外，药物在加热过程中相互作用而产生新的有效成分，也可溶解在水中。

2. 甘澜水　出现于茯苓桂枝甘草大枣汤证中，方后注有作甘澜水法："以水二斗，置大盆内，以杓扬之，水上有珠子五六千颗相逐，取用之。"水之性，咸而体重，扬之千遍，则转为甘而气清，使该药液不助肾邪而益脾胃，充分发挥茯苓桂枝甘草大枣汤温脾制水的作用。

3. 潦水　出现于麻黄连轺赤小豆汤证中，方后注用潦水煎煮。据李时珍《本草纲目》注释"降注雨谓之潦；有淫雨为潦"，潦水应为雨后地面之积水，又或地面流动的水。其性质甘平而味薄，可以助脾而去湿热。潦水所含杂质较少，比较符合现代制剂选择煎药用水的原则。

4. 清浆水　一名酸浆水，又名为米泔汁。可见于枳实栀子豉汤证。其性凉善走，能调中宣气，通关开胃，解烦渴化滞物，用其以增开胃调中的作用。

5. 酒　《伤寒论》中之酒，类似于现代之清酒、黄酒。可见于炙甘草汤证、当归四逆加吴茱萸生姜汤证中。在补益剂（炙甘草汤）中加酒，通药性之迟滞，又通经隧，达到补而不滞的作用。在祛寒剂（当归四逆加吴茱萸生姜汤）中加酒，能破阴寒之凝结，助行药势，达到温经通脉的作用等。

6. 苦酒　《伤寒论选读》《中医大辞典》等均认为苦酒即米醋。该药可见于治疗少阴咽痛之苦酒汤证，具有消肿敛疮的作用。钱潢《伤寒溯源集》曰："咽中伤烂，肺受火刑……阴火上逆，非寒凉可治，当用酸敛以收之，故用味酸性敛之苦酒为佐，使阴中热淫之气敛降，如雾敛云收，则天清气朗而清明如故矣"。

7. 蜜　蜜具有清热、补中、解毒、润燥、止痛等作用。《伤寒论》中常与水同煮，如大陷胸丸用蜜与水同煮，取其缓和药力，防止其余药物力量过于峻猛而损伤正气的作用，并能和中益胃矫味。

8. 热汤　若水烧热但未滚沸，即未开之热水，此水非生非熟，称为热汤。热汤可见于涌吐剂瓜蒂散的服用中，有人提出，因其半生半熟故有促进呕吐的辅助作用。

9. 麻沸汤　麻沸汤，即沸水。汪琥云："麻沸汤者，热汤也，汤将热时，其面沸泡如麻，以故云麻。"可见于大黄黄连泻心汤、附子泻心汤证中，用麻沸汤渍之是取其气轻而味薄，不欲其味重浊，以利清上部无形之热痞。

10. 暖水　即热开水。暖水因阳热之气蓄积，性温而散，有开腠理，泄汗孔，助药发散之功。五苓散服后注云"多饮暖水，汗出愈"。

（三）服法

1. 服药的次数　《伤寒论》中的服药方法从顿服至六次等多种方法。顿服是取其药力集中、取效迅速、单刀直入之特色，但是其量一般不大，涉及的有汤剂、丸剂、散剂，如桂枝麻黄各半汤、桂枝甘草汤、干姜附子汤、大陷胸丸、瓜蒂散等，多选用于缓解急证。两次服用者多为阳气衰微、阴寒内盛、湿热壅滞之证，病情稍偏重急，如四逆汤、白头翁汤等。三次服者多为一般情况，和剂较多。四次服用者仅柴胡加龙骨牡蛎汤，为病情复杂且较严重。五次、六次服者分别为当归四逆加吴茱萸生姜汤与猪肤汤，取小量频服，维持药力的作用。

《伤寒论》中关于药物服用的次数也可以根据服药后病情变化而灵活处理，即初服根据服药后的病情变化而确定是否再次用药及用药的剂量、方法和时间。如桂枝汤方后提出，"一服汗出病差，停后服，不必尽剂。若不出汗，更服依前法，又不汗，后服小促其间，半日许令三服尽。病症犹在者，更作服。若汗不出，乃服至二、三剂"。另外，即使是相同的方剂也可以根据不同的病情而选择不同的服用方法，如调胃承气汤有"少少温服之"及"顿服"的不同服药方法。同样的药物根据特性的不同而选用不同剂型，服药方法也有可能不一致。如理中丸与汤，药物相同，剂型各别，丸者，缓也；汤者，荡也。丸剂的服药方法是"日三四，夜二服，腹中未热，益至三四丸"，汤剂的服药方法是"日三服"。

2. 服药的时间　某些方剂采用昼夜服的方法，多为温阳解表散寒，健脾和胃降逆，清热燥湿止利之剂，且急证较多。意在使药力持续不断，更好发挥药效。《伤寒论》还有三首方剂采用空腹服的方法，为荡涤，攻逐，安蛔之剂。如桃核承气汤、十枣汤、乌梅丸等。意在空腹服能使药力直达病所，奏效更捷。另外，还有平旦用药、夜间用药、先其时用药等都强调了具体的服用时间，具有充分的科学性。

3. 服药的剂量　服药的剂量根据病情及方药性质而定。有一次服一升、八合、六合、或一升分三次服用者，也有少少温服者。体质较弱或病证较轻者，中病即止，治病又不伤正。如三物白散的服法"强人半钱匕，羸者减之"。对于久病、难治病不但要增加药物的剂量，还要增加每次所服的药液量和每天的服药次数，如黄连汤"煮取六升，温服，昼三夜二"。

4. 毒剧药物的服法　《伤寒论》对于毒剧药物采用了根据体质强弱调整服药的方法，从小剂量开始逐渐加量服药法、间隔时间服药法、辅助服药法等。

5. 服用禁忌　《伤寒论》中对于用药后的禁忌有诸多条注，涉及饮食、体质、药后反应等多个方面。桂枝汤证中提出"禁生冷、粘滑、肉面、五辛、酒酪、臭恶等物"等饮食禁忌。大陷胸汤证中提出"得快利,止后服"是针对药后反应的禁忌。桂枝附子去桂加白术汤证中提出"虚家及产妇宜减服之"是虚人和产后禁忌。

6. 其他　《伤寒论》经方的服用一般规律是:病位在表时服用药物以得汗为度;病位在里时服法则随证变通;病在上部多次少量服;病在下部少次多量服;病轻缓用常规服药法;病重应多次连服;病急者顿服;壮者少次服;弱者多次服;体强用量大;羸者用量小;峻剂分次服;缓剂连续服;效显证轻减量服等。其中涉及了常规服药法、中病即止法、人体效应法、祛邪顿服法、食疗相佐法、连续服药法、逐渐加量法、试探服药法、提前服药法、据病性服药法、据病势服药法等。

清代医家徐大椿说:"煎药之法,最宜深讲,药之效不效,全在乎此……故方药虽中病,而煎法失度,其药必无效""方虽中病,而服之不得其法,则非特无功而反有害",可见煎服法对疗效之重要性。《伤寒论》为此提供了许多经验与方法,这亦是辨证论治体系的重要组成部分,认真研究探索《伤寒论》中的煎服法,对于我们提高药物的临床疗效具有重要作用。

二、经方的调护

(一)药食相配

《伤寒论》中很重视药物与食物的协同治病作用,如桂枝汤后啜热粥,四逆散、牡蛎泽泻散、五苓散后服白饮,猪肤汤中的白粉(米粉),白虎汤、白虎加人参汤、竹叶石膏汤、桃花汤中的粳米,三物小白散后的热粥及冷粥服,十枣汤后的糜粥自服,五苓散后的多饮暖水。其中粳米、米粉、米汤、米粥、暖水有益胃和中的作用,体现出张仲景固护胃气的学术思想。其他还选用了平时饮食中常用的佐料或菜或零食,如桂枝汤中的生姜、大枣,白虎汤中的粳米,猪肤汤中的猪皮,黄连阿胶汤中的鸡蛋黄,苦酒汤中的鸡蛋清等都是饮食中常用常吃的;另外还有消肿敛疮作用的苦酒,温通血脉作用的清酒等,体现了张仲景"药食同用"治疗疾病的思想。可以说张仲景对中医药膳学的发展具有积极影响,为后世中医药膳学说的形成奠定了基础。

(二)药后护理

《伤寒论》不仅能指导医生诊疗,同样能指导临床护理。如葛根汤证里的温覆,即加盖衣被以助发汗。大青龙汤证中在服药后出现大汗用温粉粉之。

(三)药后禁忌

《伤寒论》中经方的禁忌指将息法,将息法包括饮食禁忌,房事禁忌,寒温适度,勿当风等。

　　饮食禁忌，如桂枝汤后有明文规定"禁生冷、粘滑、肉面、五辛、酒酪、臭恶、臭食、滑物等物"，指服药期间，禁食生冷与不易消化的、有刺激性的及腐败的食物，同时疾病初愈后也要少饮食、清淡饮食。因病时或病后脾胃虚弱，如勉强食入不易消化、生冷、腐败、有刺激性的食物，不能腐熟运化，积滞在胃脘，轻则出现小烦、微烦之症状，重则加重病情或使变证蜂起，故而病后应当饮食有所禁忌。房事禁忌，虽然书中方剂后未明写房事禁忌，但是在《伤寒论•辨阴阳易差后劳复病脉证并治》中的伤寒阴阳易之病原文及枳实栀子豉汤证原文中可以看出，病后房事可以传给夫妻对方，过劳会使病情复发，所以病后或是初愈之人要禁忌房事和休息。寒温适度、勿当风，是指服药后应当避风，以免再受外邪而反复。

（四）药后得效反应

　　《伤寒论》中药后反应，是指服药后出现机体、药物抗邪的反应作用于人体的一种药效表现。如服桂枝汤后"当遍身漐漐微似有汗者益佳，不可令如水流离，病必不除"；桂枝加葛根汤后"覆取微似有汗"；桂枝去桂加白术汤后"初一服，其人身如痹，半日许复服之，三服都尽，其人如冒状，勿怪，此以附子、术，并走皮内，逐水气未得除，故使之耳"；其他如"小便利则愈""多饮温水，汗出愈""得吐利，止后服""得快利，止后服""初服微烦，复服，汗出便愈""得快吐，乃止"等。

　　药后得效的反应是张仲景对经方临床运用的经验总结。掌握其要点，可以直接指导用药，提高临床疗效。另外，熟知其要点之后，医生不会因为一些药后反应而无主见或者是由于患者的慌张而改变用药思路，而致病情越来越重。所以，临床医生应该对用药后得效的反应了然于胸。

附录三　条文索引

续表

条文号码	页码	条文号码	页码	条文号码	页码	条文号码	页码
117	148	156	191	195	235	234	262
118	150	157	192	196	236	235	262
119	151	158	194	197	236	236	263
120	151	159	196	198	237	237	264
121	151	160	198	199	237	238	265
122	151	161	199	200	237	239	265
123	152	162	201	201	237	240	265
124	153	163	201	202	238	241	265
125	153	164	203	203	239	242	265
126	153	165	204	204	239	243	267
127	153	166	204	205	239	244	267
128	155	167	206	206	239	245	267
129	156	168	206	207	241	246	267
130	157	169	207	208	241	247	267
131	157	170	207	209	242	248	269
132	159	171	209	210	245	249	269
133	159	172	210	211	246	250	270
134	160	173	211	212	247	251	270
135	162	174	213	213	248	252	271
136	163	175	216	214	249	253	271
137	163	176	218	215	250	254	271
138	164	177	221	216	251	255	273
139	167	178	224	217	251	256	274
140	168	179	227	218	252	257	275
141	169	180	227	219	253	258	275
142	171	181	229	220	254	259	276
143	172	182	229	221	255	260	276
144	174	183	229	222	255	261	276
145	174	184	229	223	255	262	276
146	175	185	230	224	255	263	285
147	177	186	231	225	257	264	285
148	179	187	231	226	257	265	286
149	180	188	231	227	258	266	287
150	183	189	232	228	258	267	287
151	184	190	233	229	258	268	288
152	185	191	233	230	258	269	289
153	186	192	234	231	259	270	289
154	187	193	234	232	259	271	290
155	189	194	235	233	261	272	290

条文号码	页码	条文号码	页码	条文号码	页码	条文号码	页码
273	294	305	317	337	344	369	358
274	295	306	318	338	345	370	359
275	295	307	318	339	347	371	359
276	296	308	318	340	347	372	361
277	296	309	318	341	347	373	361
278	298	310	319	342	347	374	361
279	299	311	319	343	348	375	361
280	300	312	319	344	348	376	362
281	306	313	319	345	348	377	363
282	307	314	321	346	348	378	363
283	307	315	323	347	348	379	364
284	307	316	324	348	349	380	364
285	307	317	326	349	349	381	365
286	307	318	328	350	349	382	367
287	308	319	330	351	349	383	367
288	308	320	330	352	349	384	368
289	308	321	331	353	349	385	369
290	308	322	331	354	350	386	370
291	309	323	332	355	350	387	374
292	310	324	333	356	350	388	375
293	311	325	333	357	350	389	375
294	311	326	339	358	353	390	375
295	312	327	339	359	354	391	377
296	312	328	340	360	354	392	379
297	312	329	340	361	354	393	381
298	312	330	340	362	355	394	382
299	312	331	341	363	355	395	383
300	312	332	342	364	356	396	384
301	313	333	342	365	356	397	386
302	313	334	343	366	357	398	387
303	315	335	343	367	357		
304	317	336	344	368	358		

方剂索引

40检